中医典籍丛刊

类　经

（明）张介宾　撰

【上】

中医古籍出版社

图书在版编目（CIP）数据

类经／（明）张介宾撰. — 北京：
中医古籍出版社，2016.6
ISBN 978-7-5152-1251-7

Ⅰ．①类… Ⅱ．①张… Ⅲ．①《内经》-分类-汇编
Ⅳ．①R221.3
中国版本图书馆 CIP 数据核字（2016）第 081791 号

类　经（全二册）

（明）张介宾 撰

责任编辑　魏　民　刘从明
出版发行　中医古籍出版社
社　　址　北京东直门内南小街 16 号（100700）
经　　销　全国各地新华书店
印　　刷　北京毅峰迅捷印刷有限公司
开　　本　880mm×1230mm　1/32
印　　张　33
字　　数　700 千字
版　　次　2016 年 6 月第 1 版　2016 年 6 月第 1 次印刷
书　　号　ISBN 978-7-5152-1251-7
定　　价　98.00 元

出版说明

《类经》是明代大医学家张景岳注释《黄帝内经》的一部经典之作。原书共计三十二卷,分为十二类,三百九十节,成书于天启四年(1624 年)。全书将《灵枢》《素问》合为一书,按摄生、阴阳、藏象、脉色、经络、标本、气味、论治、疾病、针刺、运气、会通等十二类重新分类编注,使得《内经》原文条理分明,纲目并举,令人"一展卷而重门洞开,秋毫在目"。《类经》在编写过程中敢于突破旧制,理论上多有创见,是一部学习《内经》的重要参考书。

张景岳(1563-1640 年),名介宾,字惠卿,号景岳,明末会稽(今浙江绍兴)人,是温补学派的代表人物。张景岳生于官宦之家,自幼聪颖,少时便博览群书,诸子百家无不通晓。十四岁时从父进京,师从于当时的名医金英。青年时性格豪放,交游广阔。壮岁从军,足迹遍布河南、河北、东北等地区。五十余岁时,返回乡里,专心于医学理论的研究。张景岳医术精湛,"时人比之仲景、东垣"。

本次整理出版的《类经》,以明代金阊童涌泉刻本为底本。整理过程中,以保持原本原貌为原则,对原书不删节,不改动。原书繁体竖排,现改为简体横排,并加现代标点,方便当今读者阅读。

类经序

　　合天地人，性命为重。命从谁生？生命者，曰父，曰母。命从谁司？司命者，曰君，曰相，曰师。司命者，谁为之总？总君父师，相之权者，曰医。上古时神农、黄帝君而医，岐伯诸公师而医，实首于伏羲。羲惧天下后世离天地人而二之也，首立一画以为天地人之总，仲尼名之为太极。太极者，天地人之心也，即所谓性命也。由一心而生八卦，复生六十四卦，列三百八十四画，而世人之病，病在于三百八十四画中求活计，而不知一画为总，此羲之所以医千万世之病原也。自是神农有《本草经》，轩岐有《灵》《素》经，两大经出而言医者咸宗之。顾易卦有文王、周公、孔子三大圣人为之羽翼，然後易义昭明于天地，而《灵》《素》之后无能羽翼之者。自秦越人以下，世称神医，而实非文王、周公、孔子之偶，况如王太仆之俦乎？今略举其大者，如：三焦胞络本有形也，而二十五难以为无形，两肾皆藏也，而三十六难以右肾为藏精系胞之命门，头为诸经之会也，而四十七难以为诸阳之会，此秦越人之与《内经》左也。君火以明，相火以位，而王注改明为名，是君火第有空名而都无真明也，此王太仆之与《内经》左也。夫曰难曰注而失有如是，轩岐再起，其谓之何？此吾友张景岳所以慨然而叹，毅然而起，直以发明《内经》为己任也。

　　景岳，名介宾，字会卿，为会稽之杰士。幼禀明慧，自六经以及诸子家无不考镜，而从其尊人寿峰公之教，得观《内经》，遂确然深信，以为天地人之理尽备于此，此即所为伏羲之易也。于是出而治世之病，一以《内经》为主，小试则小效，大试则大，无所不试则无所不效，而医林之诸子百家咸听吾所用，而不为诸子百家所用。如关格之脉，本以人迎气口辨阴阳之否绝，而仲景祖《难经》之说，云在尺为关，在寸为格，关则不得小便，格则吐逆，遂致后世误传，此则用仲景而不为仲景用也。上以候上，下以候下，此藏气脉候之正理，而《脉经》以小肠、大肠附配两寸，藏象岂容颠倒乎？人迎系阳明之府脉，气口系太阴之藏脉，而《脉经》以左为人迎，右为气口，以左候表，以右修里，表里岂容混乱乎？此则用叔和而不为叔和用也。病机十九条，此明五藏六气病化所属之本，非皆言其太过也，而《原病式》尽以有余为训，则不足之候，何以能堪？此则用河间而不为河间用也。至阴虚天气绝，至阳盛地气不足，此明阴阳不交之败乱也，而丹溪引之，以证阳道实、阴道虚，而谓阳常有余，阴常不足，斲伐生机，莫此为甚，此则用丹溪而不为丹溪用也。脉有更代，是名代脉，自仲景以中止为代，而后世述之，是脉代之不明也，至今日而明矣。《伤寒》本传十二经，自刘草窗有传足不传手之说，而诸家宗之，是传经之不明也，至今日而明矣。凡皆景岳之主持《内经》，运用诸子，轩岐之后，文不在兹乎？犹恐《内经》资其自用而不能与天下共用，遂乃著而为《类经》：一曰摄生，二曰阴阳，三曰藏象，四曰脉色，五曰经络，六曰标本，七曰气味，八曰论治，九曰疾病，十曰针刺，十一曰运气，十二曰会通，共三十二卷，犁为三百九十条。更益以图翼十一卷，附翼四卷。观其运气诸图注，则天道可悉诸掌；观其经络诸布置，则藏象可洞其垣；观其治法之玄机，则见之诸条详按。凡其辨疑发隐，补缺正讹，别精气，析神明，分真假，知先后，察气数初中之妙，审阴阳阖辟之机，原始要终，因常知变，靡不殚精极微，秋毫无漏。此书一出，当使《灵》《素》与羲《易》并行，其有功于轩岐大矣。要之，此书不但有功于轩岐，而并有功于羲《易》。景岳于《内经》外，更作《医易》等篇。余尝观邵子之圆图、方图，多所未白，得景岳之图解，而了然无疑也。孰知此《类经》者，合羲《易》与《内经》，而两相发明哉！

余初与景岳交，自癸卯岁始。余以苦心诵著，耗脾家之思虑，兼耗肾家之伎巧，于是病泄泻者二十年，医家咸以为火盛，而景岳独以为火衰，遂用参术桂附之剂，培命门之火，而吠者竞起，余独坚信不固，服之五年而不辍，竟使前病全瘳，而脾肾还元。余之敢于多服者，胆力之决断也；景岳之敢于多用者，识力之明透也。非景岳不能有此识，非余不能有此胆，余两人之相与亦奇矣。余既受景岳之赐，因问景岳何以及此，则归功于《内经》。因是每持《内经》相与谈论，余才得其皮毛，而景岳已得其精髓。景岳谓余将注《内经》，为世人式。余喜之甚，从臾成之。及余官汴梁，又迎景岳治余母太安人，延寿者八载，时《类经》尚未竣也。余自江右参藩归家十余年，而景岳亦自长安归家，特从会稽过毂水，见余于峥嵘山下，曰：《类经》成矣。余得而读之，一读一踊跃，再读再踊跃，即请付之梓，而景岳犹虑识者寡也。余曰：太阳未出，爝火生明；太阳一出，孤灯失照。向日之《内经》不明，而诸家横出，灯之光也；今《类经》一出，太阳中天而灯失色矣。人情不甚相远，既能见灯，岂不见日，景岳又何虑焉？于是意决，将付之梓，而请余为序。

夫景岳之妙旨，载在《类经》，不待余序。余所序者，谓其注《内经》，而并著《医易》。世之能注《易》者不出于程朱，能注《内经》者不出于秦越人、王太仆。景岳一人，却并程朱秦王之四人合为一人，而直接羲黄之脉于千古之上，恐非程朱秦王所能驾也。今程氏《易传》，朱氏《本义》，业遍天下，家传户诵，而张氏之《类经》，非特医家所当传习，儒者尤当服膺，自今以后，家传户诵。景岳之造福于天下者不小，而造福于千万世者胡可量哉！余获此编，大喜大快，冀速其传，遂为序之，而赞其刻之。

时皇明天启四载，岁在甲子，阳月上浣，赐进士第，湖广按察司副使，分守荆西道，前奉敕提督河南学政，江西布政使司右参政，分巡南瑞道，通家友弟叶秉敬顿首拜撰。

类经序

　　《内经》者，三坟之一。盖自轩辕帝同岐伯、鬼臾区等六臣，互相讨论，发明至理，以遗教后世。其文义高古渊微，上极天文，下穷地纪，中悉人事，大而阴阳变化，小而草木昆虫，音律象数之肇端，藏府经络之曲折，靡不缕指而胪列焉。大哉！至哉！垂不朽之仁慈，开生民之寿域。其为德也，与天地同，与日月并，岂直规规治疾方术已哉！

　　按晋皇甫士安《甲乙经》叙曰：《黄帝内经》十八卷，今《针经》九卷，《素问》九卷，即《内经》也。而或者谓《素问》《针经》《明堂》三书，非黄帝书，似出于战国。夫战国之文能是乎？宋臣高保衡等叙，业已辟之，此其臆度无稽，固不足深辨。而又有目医为小道，并是书且弁髦置之者，是岂巨慧明眼人欤！观坡仙《楞伽经跋》云：经之有《难经》，句句皆理，字字皆法。亦岂知《难经》出自《内经》，而仅得其什一，《难经》而然，《内经》可知矣。夫《内经》之生全民命，岂杀于《十三经》之启植民心？故玄晏先生曰：人受先人之体，有八尺之躯，而不知医事，此所谓游魂耳。虽有忠孝之心，慈惠之性，君父危困，赤子涂地，无以济之，此圣贤所以精思极论，尽其理也。由此言之，儒其可不尽心是书乎？奈何今之业医者，亦置《灵》《素》于罔闻，昧性命之玄要，盛盛虚虚而遗人夭殃，致邪失正而绝人长命，所谓业擅专门者如是哉！此其故，正以经文奥衍，研阅诚难，其于至道未明，而期冀夫通神运微，印大圣上智于千古之邈，断乎不能矣。自唐以来，虽赖有启玄子之注，其发明玄秘尽多，而遗漏亦复不少。盖有遇难而默者，有于义未始合者，有互见深藏而不便检阅者。凡其阐扬未尽,《灵枢》未注,皆不能无遗憾焉。及乎近代诸家,尤不过顺文敷演,而难者仍未能明,精处仍不能发,其何神之与有?

初,余究心是书,尝为摘要,将以自资。继而绎之,久久则言言金石,字字珠玑,竟不知孰可摘而孰可遗。因奋然鼓念,冀有以发隐就明,转难为易,尽启其秘而公之于人,务俾后学了然,见便得趣,由堂入室,具悉本原,斯不致误己误人,咸臻至善。于是乎详求其法,则唯有尽易旧制,颠倒一番,从类分门,然后附意阐发,庶晰其韫,然惧擅动圣经,犹未敢也。粤稽往古,则周有扁鹊之摘难,晋有玄晏先生之类分,唐有王太仆之补削,元有滑撄宁之撮钞,鉴此四君子而后意决。且此非《十三经》之比,盖彼无须类,而此欲醒瞆指迷,则不容不类以求便也。由是遍索两经,先求难易,反复更秋,稍得其绪,然后合两为一,命曰类经。类之者,以《灵枢》启《素问》之微,《素问》发《灵枢》之秘,相为表里,通其义也。两经既合,乃分为十二类。夫人之大事,莫若死生,能葆其真,合乎天矣,故首曰摄生类。生成之道,两仪主之,阴阳既立,三寸位矣,故二曰阴阳类。人之有生,藏气为本,五内洞然,三垣治矣,故三曰藏象类。欲知其内,须察其外,脉色通神,吉凶判矣,故四曰脉色类。藏府治内,经络治外,能明终始,四大安矣,故五曰经络类。万事万殊,必有本末,知所先后,握其要矣,故六曰标本类。人之所赖,药食为天,气味得宜,五宫强矣,故七曰气味类。驹隙百年,谁保无恙,治之弗失,危者安矣,故八曰论治类。疾之中人,变态莫测,明能烛幽,二竖遁矣,故九曰疾病类。药饵不及,古有针砭,九法搜玄,道超凡矣,故十曰针刺类。至若天道茫茫,运行今古,苟无穷,协惟一,推之以理,指诸掌矣,故十一曰运气类。又若经文连属,难以强分,或附见于别门,欲求之而不得,分条索隐,血脉贯矣,故十二曰会通类。汇分三十二卷,此外复附著图翼十五卷。盖以义有深邃而言不能该者,不拾以图,其精莫聚;图象虽显而意有未达者，不翼以说，其奥难窥。自是而条理分，纲目举，晦者明，隐者见，巨细通融，歧贰毕彻，一展卷而重门洞开，秋毫在目，不惟广裨乎来学，即凡志切尊生者，欲求兹妙，无不信手可拈矣。

是役也，余诚以前代诸贤，注有未备，间多舛错，掩质埋光，俾至道不尽明于世者，迨四千余禩矣。因敢忘陋效颦，勉图蚊负，固非敢弄斧班门，然不屑沿街持钵，故凡遇驳正之处，每多不讳，诚知非雅，第以人心积习既久，讹以传讹，即决长波，犹虞难涤，使辨之不力，将终无救正日矣，此余之所以载思而不敢避也。吁！余何人斯，敢妄正先贤之训？言之未竟，知必有阚余之谬而随议其后者。其是其非，此不在余而在乎后之明哲矣。虽然，他山之石，可以攻玉，断流之水，可以鉴形，即壁影萤光，能资志土，竹头木屑，曾利兵家，是编者倘亦有千虑之一得，将见择于圣人矣，何幸如之！独以应策多门，操觚只手，一言一字，偷隙毫端，凡历岁者三旬，易稿者数四，方就其业。所谓河海一流，泰山一壤，盖亦欲共掖其高深耳。后世有子云，其悯余劳而锡之斤正焉，岂非幸中又幸，而相成之德，谓孰非后进之吾师云。

时大明天启四年，岁次甲子，黄锺之吉，景岳子自序于通一斋。

目 录

类经上册

类经一卷 ······ 1

  摄生类 ······ 1

    一、上古之人春秋百岁，今时之人半百而衰 ······ 1

    二、上古圣人之教下 ······ 2

    三、古有真人至人圣人贤人 ······ 3

    四、四气调神 ······ 7

    五、天气清静藏德不止圣人从之故无奇病 ······ 9

    六、四时阴阳，从之则生，逆之则死 ······ 10

    七、不治已病治未病 ······ 11

类经二卷 ······ 13

  阴阳类 ······ 13

    一、阴阳应象 ······ 13

    二、法阴阳 ······ 19

    三、天不足西北，地不满东南 ······ 23

    四、天精地形，气通于人 ······ 23

    五、阴阳之中，复有阴阳 ······ 25

类经三卷 ······ 28

  藏象类 ······ 28

    一、十二官 ······ 28

    二、藏象 ······ 30

    三、藏府有相合，三焦曰孤府 ······ 32

四、五藏之应，各有收受 ························· 33

五、四时阴阳，外内之应 ························· 35

六、五气之合人，万物之生化 ····················· 39

七、脾不主时 ······························· 43

八、五藏所合所荣所主，五味所宜所伤之病 ············· 43

九、本神 ································· 44

十、五藏异藏，虚实异病 ························· 49

十一、气口独为五藏主 ························· 50

十二、食饮之气，归输藏府 ······················· 53

十三、有子无子，女尽七七，男尽八八 ··············· 54

十四、天年常度 ····························· 58

十五、寿夭 ······························· 61

十六、人身应天地 ··························· 63

十七、妇人无须，气血多少 ······················· 64

类经四卷 ································· 66

藏象类 ································· 66

十八、老壮少小脂膏肉瘦之别 ····················· 66

十九、血气阴阳清浊 ··························· 67

二十、首面耐寒，因于气聚 ······················· 69

二十一、坚弱勇怯，受病忍痛不同 ··················· 70

二十二、耐痛耐毒，强弱不同 ····················· 73

二十三、奇恒藏府，藏写不同 ····················· 74

二十四、逆顺相传，至困而死 ····················· 75

二十五、精气津液血脉，脱则为病 ··················· 77

二十六、肠胃小大之数 ························· 79

二十七、平人绝谷，七日而死 ····················· 80

二十八、本藏二十五变 ························· 81

二十九、身形候藏府 ··························· 85

三十、人有阴阳,治分五态 ･･････････････ 87

三十一、阴阳二十五人 ･･････････････ 91

三十二、五音五味,分配藏府 ･･････････････ 99

类经五卷 ･･････････････ 101

脉色类 ･･････････････ 101

一、诊法常以平旦 ･･････････････ 101

二、部位 ･･････････････ 102

三、呼吸至数 ･･････････････ 105

四、五藏之气,脉有常数 ･･････････････ 106

五、三部九候 ･･････････････ 108

六、七诊 ･･････････････ 111

七、诊有十度,诊有阴阳 ･･････････････ 111

八、诊有大方 ･･････････････ 114

九、脉合四时阴阳规矩 ･･････････････ 118

十、四时藏脉,病有太过不及 ･･････････････ 119

十一、脉分四时,无胃曰死 ･･････････････ 123

十二、逆从四时,无胃亦死 ･･････････････ 127

十三、五藏平病死脉,胃气为本 ･･････････････ 129

十四、三阳脉体 ･･････････････ 131

十五、六经独至,病脉分治 ･･････････････ 131

十六、寸口尺脉诊诸病 ･･････････････ 134

十七、三诊六变,与尺相应 ･･････････････ 135

十八、诊尺论疾 ･･････････････ 138

类经六卷 ･･････････････ 140

脉色类 ･･････････････ 140

十九、藏脉六变,病刺不同 ･･････････････ 140

二十、搏坚耎散,为病不同 ･･････････････ 145

二十一、诸脉证诊法 ･･････････････ 146

二十二、关格 ……………………………………… 149

二十三、孕脉 ……………………………………… 152

二十四、诸经脉证死期 …………………………… 153

二十五、决死生 …………………………………… 158

二十六、脉有阴阳真藏 …………………………… 161

二十七、骨枯肉陷,真藏脉见者死 ……………… 163

二十八、真藏脉死期 ……………………………… 165

二十九、阴阳虚搏,病候死期 …………………… 165

三十、精明五色 …………………………………… 166

三十一、五官五阅 ………………………………… 167

三十二、色藏部位,脉病易难 …………………… 168

三十三、色脉诸诊 ………………………………… 174

三十四、能合脉色,可以万全 …………………… 176

三十五、经有常色,络无常变 …………………… 178

三十六、新病久病,毁伤脉色 …………………… 179

三十七、五藏五色死生 …………………………… 179

类经七卷 ……………………………………… 181

　经络类 …………………………………………… 181

　一、人始生,先成精,脉道通,血气行 ………… 181

　二、十二经脉 …………………………………… 182

　三、十二经离合 ………………………………… 191

　四、十二经筋结支别 …………………………… 194

　五、十五别络病刺 ……………………………… 200

　六、经络之辨,刺诊之法 ……………………… 204

　七、气穴三百六十五 …………………………… 207

　八、孙络溪谷之应 ……………………………… 210

　九、气府三百六十五 …………………………… 212

　十、项腋头面,诸经之次 ……………………… 216

十一、五藏背腧 …………………………………………………… 218

十二、诸经标本气街 ……………………………………………… 219

类经八卷 ………………………………………………………… 223

经络类 ……………………………………………………………… 223

十三、三经独动 …………………………………………………… 223

十四、井荥腧经合数 ……………………………………………… 225

十五、十二原 ……………………………………………………… 226

十六、五藏五腧，六府六腧 ……………………………………… 227

十七、脉度 ………………………………………………………… 233

十八、骨度 ………………………………………………………… 234

十九、骨空 ………………………………………………………… 237

二十、十二经血气表里 …………………………………………… 238

二十一、诸脉髓筋，血气溪谷所属 ……………………………… 239

二十二、五藏之气，上通七窍，阴阳不和，乃成关格 ………… 241

二十三、营卫三焦 ………………………………………………… 242

二十四、营气运行之次 …………………………………………… 247

二十五、卫气运行之次 …………………………………………… 249

二十六、一万三千五百息，五十营气脉之数 …………………… 254

类经九卷 ………………………………………………………… 256

经络类 ……………………………………………………………… 256

二十七、任冲督脉为病 …………………………………………… 256

二十八、跷脉分男女 ……………………………………………… 259

二十九、阴阳离合 ………………………………………………… 260

三十、诸经根结，开阖病刺 ……………………………………… 263

三十一、阴阳内外，病生有纪 …………………………………… 266

三十二、人之四海 ………………………………………………… 269

三十三、十二经水，阴阳刺灸之度 ……………………………… 271

三十四、手足阴阳系日月 ………………………………………… 277

　　三十五、身形应九野天忌 ……………………………… 280

类经十卷 ……………………………………………… 282

　标本类 …………………………………………………… 282

　　一、六气标本，所从不同 …………………………… 282

　　二、病有标本，取有逆顺 …………………………… 283

　　三、病反其本，得标之病，治反其本，得标之方 …… 284

　　四、病有标本，刺有逆从 …………………………… 284

　　五、标本逆从，治有先后 …………………………… 285

类经十一卷 …………………………………………… 287

　气味类 …………………………………………………… 287

　　一、天食人以五气，地食人以五味 ………………… 287

　　二、五谷五味，其走其宜其禁 ……………………… 289

　　三、五味之走，各有所病 …………………………… 291

类经十二卷 …………………………………………… 294

　论治类 …………………………………………………… 294

　　一、治病必求于本 …………………………………… 294

　　二、为治之道，顺而已矣 …………………………… 295

　　三、治有缓急，方有奇偶 …………………………… 297

　　四、气味方制，治法逆从 …………………………… 300

　　五、方制君臣，上下三品 …………………………… 304

　　六、病之中外，治有先后 …………………………… 304

　　七、寒之而热取之阴，热之而寒取之阳 …………… 305

　　八、邪风之至，治之宜早，诸变不同，治法亦异 …… 307

　　九、五方病治不同 …………………………………… 311

　　十、形志苦乐，病治不同 …………………………… 313

　　十一、有毒无毒，制方有约，必先岁气，无伐天和 … 314

　　十二、久病而瘠，必养必和 ………………………… 315

　　十三、妇人重身，毒之何如 ………………………… 316

十四、揆度奇恒,脉色主治 ································ 316

十五、汤液醪醴,病为本,工为标 ··················· 318

十六、祝由 ·· 321

十七、治之要极,无失色脉,治之极于一 ·········· 325

十八、五过四德 ··· 329

十九、四失 ·· 333

二十、辟疗五疫 ··· 335

类经十三卷 ·· 337

疾病类 ··· 337

一、病机 ··· 337

二、百病始生,邪分三部 ······························ 346

三、邪之中人,阴阳有异 ······························ 350

四、邪变无穷 ··· 351

五、生气邪气,皆本于阴阳 ··························· 354

六、阴阳发病 ··· 363

七、阴阳贵贱合病 ···································· 366

八、三阳并至,其绝在肾 ······························ 371

九、三阴比类之病 ···································· 374

类经十四卷 ·· 378

疾病类 ··· 378

十、十二经病 ··· 378

十一、六经病解 ··· 385

十二、阳明病解 ··· 389

十三、太阴阳明之异 ···································· 390

十四、五决十经 ··· 392

十五、八虚以候五藏 ···································· 393

十六、邪盛则实,精夺则虚 ··························· 394

十七、五藏虚实病刺 ···································· 397

十八、有余有五,不足有五 …………………… 399

十九、气血以并,有者为实,无者为虚 …… 403

二十、阴阳虚实寒热,随而刺之 …………… 405

二十一、虚实之反者病 ……………………… 408

二十二、五实五虚死 ………………………… 409

二十三、病气一日分四时 …………………… 412

二十四、五藏病气法时 ……………………… 413

类经十五卷 ………………………………… 418

疾病类 ………………………………………… 418

二十五、宣明五气 …………………………… 418

二十六、情志九气 …………………………… 422

二十七、八风五风,四时之病 ……………… 425

二十八、风证 ………………………………… 426

二十九、风传五藏 …………………………… 430

三十、风厥劳风 ……………………………… 432

三十一、肾风风水 …………………………… 433

三十二、酒风 ………………………………… 437

三十三、贼风鬼神 …………………………… 437

三十四、厥逆 ………………………………… 438

三十五、十二经之厥 ………………………… 441

三十六、厥逆头痛 …………………………… 443

三十七、厥腰痛 ……………………………… 444

三十八、厥逆之治,须其气并 ……………… 445

三十九、伤寒 ………………………………… 445

四十、两感 …………………………………… 453

四十一、温病暑病 …………………………… 454

四十二、遗证 ………………………………… 454

四十三、阴阳交 ……………………………… 455

四十四、五藏热病刺法 ……………………………… 455

四十五、寒热病,骨痹肉苛 ………………………… 460

四十六、移热移寒 …………………………………… 462

四十七、乳子病热死生 ……………………………… 464

类经十六卷 ………………………………………… 466

　疾病类 ……………………………………………… 466

　四十八、痎疟 ……………………………………… 466

　四十九、又论疟 …………………………………… 472

　五十、诸经疟刺 …………………………………… 475

　五十一、如疟证 …………………………………… 479

　五十二、欬证 ……………………………………… 480

　五十三、动静勇怯,喘汗出于五藏 ……………… 483

　五十四、热食汗出 ………………………………… 484

　五十五、鼓胀 ……………………………………… 485

　五十六、藏府诸胀 ………………………………… 485

　五十七、水胀肤胀鼓胀,肠覃石瘕石水 ………… 490

　五十八、五癃津液别 ……………………………… 492

　五十九、风水黄疸之辨 …………………………… 494

　六十、消瘅热中 …………………………………… 495

　六十一、脾瘅胆瘅 ………………………………… 498

类经下册

类经十七卷 ………………………………………… 501

　疾病类 ……………………………………………… 501

　六十二、胎孕 ……………………………………… 501

　六十三、血枯 ……………………………………… 504

　六十四、阳厥怒狂 ………………………………… 506

　六十五、癫疾 ……………………………………… 506

六十六、诸卒痛 ……………………………… 507

六十七、痹证 ………………………………… 510

六十八、周痹众痹之刺 ……………………… 514

六十九、十二经筋痹刺 ……………………… 516

七十、六经痹疝 ……………………………… 520

七十一、痿证 ………………………………… 522

七十二、肠澼 ………………………………… 525

七十三、伏梁 ………………………………… 529

七十四、息积 ………………………………… 531

七十五、疹筋 ………………………………… 531

七十六、风邪五变 …………………………… 531

七十七、病成而变 …………………………… 534

七十八、杂病所由 …………………………… 535

类经十八卷 ………………………………… 536

疾病类 ………………………………………… 536

七十九、口问十二邪之刺 …………………… 536

八十、涕泪 …………………………………… 541

八十一、神乱则惑、善忘、饥不嗜食 ……… 543

八十二、不得卧 ……………………………… 545

八十三、不卧多卧 …………………………… 546

八十四、阴阳之逆，厥而为梦 ……………… 549

八十五、梦寐 ………………………………… 551

八十六、痈疽 ………………………………… 553

八十七、风寒痈肿 …………………………… 557

八十八、胃脘痈颈痈 ………………………… 557

八十九、痈疽五逆 …………………………… 558

九十、瘰疬 …………………………………… 559

九十一、失守失强者死 ……………………… 560

九十二、五逆缓急 ……………………………………………… 561

九十三、风痹死证 ……………………………………………… 562

九十四、病传死期 ……………………………………………… 562

九十五、阴阳气绝死期 ………………………………………… 566

九十六、四时病死期 …………………………………………… 567

九十七、十二经终 ……………………………………………… 568

类经十九卷 …………………………………………………… 570

针刺类 …………………………………………………………… 570

一、九针之要 …………………………………………………… 570

二、九针 ………………………………………………………… 572

三、九针之义应天人 …………………………………………… 575

四、九针之宜,各有所为 ……………………………………… 576

五、九变十二节 ………………………………………………… 577

六、三刺浅深,五刺五藏 ……………………………………… 579

七、用针虚实补写 ……………………………………………… 580

八、阴阳虚实,补写先后 ……………………………………… 584

九、宝命全形,必先治神,五虚勿近,五实勿远 …………… 585

十、九针推论 …………………………………………………… 589

十一、官能 ……………………………………………………… 592

十二、内外揣 …………………………………………………… 593

十三、八正神明,写方补员 …………………………………… 594

十四、经脉应天地,呼吸分补写 ……………………………… 598

十五、候气察三部九候 ………………………………………… 602

十六、候气 ……………………………………………………… 604

类经二十卷 …………………………………………………… 607

针刺类 …………………………………………………………… 607

十七、五变五输,刺应五时 …………………………………… 607

十八、四时之刺 ………………………………………………… 608

十九、刺分四时,逆则为害 …………………………… 611

二十、肥瘦婴壮,逆顺之刺 …………………………… 615

二十一、血络之刺,其应有异 ………………………… 618

二十二、行针血气六不同 ……………………………… 620

二十三、持针纵舍屈折,少阴无俞 …………………… 621

二十四、六府之病,取之于合 ………………………… 624

二十五、邪在五藏之刺 ………………………………… 626

二十六、卫气失常,皮肉气血筋骨之刺 ……………… 627

二十七、五乱之刺 ……………………………………… 629

二十八、四盛关格之刺 ………………………………… 630

二十九、约方关格之刺 ………………………………… 633

三十、缪刺巨刺 ………………………………………… 636

类经二十一卷 ………………………………………… 643

针刺类 …………………………………………………… 643

三十一、阴阳形气,外内易难 ………………………… 643

三十二、刺有三变,营卫寒痹 ………………………… 645

三十三、刺有五节 ……………………………………… 646

三十四、五邪之刺 ……………………………………… 649

三十五、解结推引 ……………………………………… 650

三十六、刺诸风 ………………………………………… 652

三十七、刺灸癫狂 ……………………………………… 654

三十八、肾主水,水俞五十七穴 ……………………… 658

三十九、热病五十九俞 ………………………………… 661

四十、诸热病死生刺法 ………………………………… 662

四十一、刺寒热 ………………………………………… 668

四十二、灸寒热 ………………………………………… 669

四十三、刺头痛 ………………………………………… 670

四十四、刺头项七窍病 ………………………………… 671

四十五、卒然失音之刺 …………………………………… 675

四十六、刺心痛并虫瘕蛟蛔 …………………………… 676

类经二十二卷 ………………………………………… 679

针刺类 ……………………………………………………… 679

四十七、刺胸背腹病 …………………………………… 679

四十八、上膈下膈虫痈之刺 …………………………… 683

四十九、刺腰痛 ………………………………………… 684

五十、刺厥痹 …………………………………………… 689

五十一、刺四支病 ……………………………………… 693

五十二、久病可刺 ……………………………………… 694

五十三、刺诸病诸痛 …………………………………… 695

五十四、刺痈疽 ………………………………………… 698

五十五、冬月少针，非痈疽之谓 ……………………… 699

五十六、贵贱逆顺 ……………………………………… 700

五十七、刺有大约，须明逆顺 ………………………… 702

五十八、五禁、五夺、五过、五逆、九宜 …………… 703

五十九、针分三气，失宜为害 ………………………… 704

六十、用针先诊，反治为害 …………………………… 706

六十一、勿迎五里，能杀生人 ………………………… 707

六十二、得气失气在十二禁 …………………………… 708

六十三、刺禁 …………………………………………… 709

六十四、刺害 …………………………………………… 711

类经二十三卷 ………………………………………… 715

运气类 ……………………………………………………… 715

一、六六九九以正天度而岁气立 ……………………… 715

二、气淫气迫，求其治也 ……………………………… 723

三、天元纪 ……………………………………………… 725

四、五运六气，上下之应 ……………………………… 734

五、南政北政,阴阳交,尺寸反 ……………………… 738

六、天地六六之节,标本之应,亢则害,承乃制 …… 741

类经二十四卷 ………………………………………… 747

运气类 ………………………………………………… 747

七、天符岁会 ………………………………………… 747

八、六步四周,三合会同,子甲相合,命曰岁立 …… 750

九、上下升降,气有初中,神机气立,生化为用 …… 753

十、五运太过不及,下应民病,上应五星,德化政令,灾变异候

………………………………………………… 760

十一、五星之应 ……………………………………… 773

十二、德北政令,不能相过 ………………………… 776

类经二十五卷 ………………………………………… 778

运气类 ………………………………………………… 778

十三、五运三气之纪,物生之应 …………………… 778

十四、天气地气,制有所从 ………………………… 791

十五、岁有胎孕不育,根有神机气立 ……………… 797

十六、天不足西北,地不满东南,阴阳高下,寿夭治法 …… 800

类经二十六卷 ………………………………………… 804

运气类 ………………………………………………… 804

十七、六十年运气病治之纪 ………………………… 804

十八、至有先后,行有位次 ………………………… 833

十九、数有终始,气有同化 ………………………… 835

二十、用寒远寒,用热远热 ………………………… 836

二十一、六气正纪十二变 …………………………… 838

二十二、上下盈虚 …………………………………… 844

二十三、五郁之发之治 ……………………………… 846

类经二十七卷 ………………………………………… 854

运气 …………………………………………………… 854

二十四、六气之化,分司天地,主岁纪岁,间气纪步,少阴不司气
化 ················· 854

二十五、天地淫胜病治 ················· 859

二十六、邪气反胜之治 ················· 865

二十七、六气相胜病治 ················· 866

二十八、六气之复病治 ················· 869

二十九、天枢上下,胜复有常 ················· 873

三十、客主胜而无复,病治各有正味 ················· 875

三十一、六气之胜,五藏受邪脉应 ················· 879

三十二、胜复蚤晏脉应 ················· 881

三十三、三阴三阳幽明分至 ················· 882

三十四、六气补写,用有先后 ················· 883

三十五、九宫八风 ················· 884

三十六、贼风邪气乘虚伤人 ················· 888

类经二十八卷 ················· 891

　运气类 ················· 891

三十七、升降不前,须穷刺法 ················· 891

三十八、升降不前,气变民病之异 ················· 894

三十九、司天不迁正不退位之刺 ················· 899

四十、不迁正退位,气变民病之异 ················· 901

四十一、刚柔失守,三年化疫之刺 ················· 904

四十二、刚柔失守之义 ················· 912

四十三、十二藏神失守位,邪鬼外干之刺 ················· 917

四十四、神失守位,邪鬼外干之义 ················· 922

类经二十九卷 ················· 925

　会通类 ················· 925

一、摄生 ················· 925

二、阴阳五行 ················· 926

三、藏象 …………………………………………… 931

四、脉色 …………………………………………… 936

五、经络 …………………………………………… 942

六、标本 …………………………………………… 951

类经三十卷 …………………………………………… 952

会通类 …………………………………………… 952

七、气味 …………………………………………… 952

八、论治 …………………………………………… 955

九、针灸 …………………………………………… 961

十、运气 …………………………………………… 966

十一、奇恒 …………………………………………… 970

类经三十一卷 …………………………………………… 978

会通类 …………………………………………… 978

十二、疾病上 …………………………………………… 978

类经三十二卷 …………………………………………… 1000

会通类 …………………………………………… 1000

十三、疾病下 …………………………………………… 1000

类经一卷

会稽通一子景岳张介宾类注

类经名义 类经者，合两经而汇其类也。两经者，曰《灵枢》，曰《素问》，总曰《内经》。内者性命之道，经者载道之书。平素所讲问，是谓《素问》。神灵之枢要，是谓《灵枢》。

摄生类

一、上古之人春秋百岁，今时之人半百而衰素问上古天真论

昔在黄帝，生而神灵，弱而能言，幼而徇齐，长而敦敏，成而登天。 按《史记》：黄帝姓公孙，名轩辕，有熊国君少典之子，继神农氏而有天下，都轩辕之丘，以土德王，故号黄帝。神灵，聪明之至也，以质言。徇，顺也。齐，中正也。敦，厚大也。敏，感而遂通，不疾而速也。此节乃群臣纪圣德禀赋之异，发言之蚤。方其幼也，能顺而正；及其长也，既敦且敏。故其垂拱致治，教化大行，其于广制度以利天下，垂法象以教后世，自古帝王，无出其右者。成而登天，谓治功成，天年尽，在位百年，寿百十一岁而升退也。凡人之死，魂归于天，今人云死为升天者，盖本诸此。世传黄帝后铸鼎于鼎湖之山，鼎成而白日升天者，似涉于诞。徇，徐俊切。长，上声。**乃问于天师曰：余闻上古之人，春秋皆度百岁，而动作不衰；今时之人，年半百而动作皆衰者，时世异耶？人将失之耶？**《内经》一书，乃黄帝与岐伯、鬼臾区、伯高、少师、少俞、雷公等六臣，平素讲求而成。六臣之中，惟岐伯之功独多，而爵位隆重，故尊称之为天师。**岐伯对曰：上古之人，**

其知道者,**法于阴阳**,**和于术数**,上古,太古也。道,造化之名也。老子曰:有物混成,先天地生,寂兮寥兮,独立而不改,周行而不殆,可以为天下母。吾不知其名,字之曰道者是也。法,取法也。和,调也。术数,修身养性之法也。天以阴阳而化生万物,人以阴阳而荣养一身。阴阳之道,顺之则生,逆之则死,故知道者,必法则于天地,和调于术数也。**食饮有节**,**起居有常**,**不妄作劳**,**故能形与神俱**,**而尽终其天年**,**度百岁乃去**。节饮食以养内,慎起居以养外,不妄作劳以保其天真,则形神俱全,故得尽其天年。天年者,天畀之全。百岁者,天年之概。去者,五藏俱虚,神气皆去,形骸独居而终矣。**今时之人不然也**,不同于古也。**以酒为浆**,甘于酒也。**以妄为常**,肆乎行也。**醉以入房**,酒色并行也。**以欲竭其精**,**以耗散其真**,欲不可纵,纵则精竭。精不可竭,竭则真散。盖精能生气,气能生神,营卫一身,莫大乎此。故善养生者,必宝其精,精盈则气盛,气盛则神全,神全则身健,身健则病少,神气坚强,老而益壮,皆本乎精也。广成子曰:必静必清,无劳女形,无摇女精,乃可以长生。正此之谓。**不知持满**,**不时御神**,持,执持也。御,统御也。不知持满,满必倾复;不时御神,神必外驰。**务快其心**,**逆于生乐**,**起居无节**,**故半百而衰也**。快心事过,终必为殃,是逆于生乐也。起居无节,半百而衰,皆以斲丧精神,事事违道,故不能如上古之尽其天年也。老子曰:生之徒,十有三;死之徒,十有三;民之生动之死地,亦十有三。其今人之谓软!乐音洛。

二、上古圣人之教下 素问上古天真论

夫上古圣人之教下也,**皆谓之虚邪贼风**,**避之有时**,此上古圣人之教民远害也。虚邪,谓风从冲后来者,主杀主害。故圣人之畏虚邪,如避矢石然,此治外之道也。虚邪义详《运气类》三十五、六及

《疾病类》四。夫音扶。**恬憺虚无，真气从之，精神内守，病安从来？**恬，安静也。憺，朴素也。虚，湛然无物也。无，窅然莫测也。恬憺者，泊然不愿乎其外；虚无者，漠然无所动于中也。所以真气无不从，精神无不守，又何病之足虑哉？此治内之道也。又无为恬憺详义见《阴阳类》二。恬音甜。憺音淡。窅音杳。**是以志闲而少欲，心安而不惧，形劳而不倦，**志闲而无贪，何欲之有？心安而无虑，何惧之有？形劳而神逸，何倦之有？**气从以顺，各从其欲，皆得所愿。**气得所养，则必从顺。惟其少欲，乃能从欲，故无所往而不遂。**故美其食，**精粗皆甘也。**任其服，**美恶随便也。**乐其俗，**与天和者，乐天之时；与人和者，乐人之俗也。**高下不相慕，其民故曰朴。**高忘其贵，下安其分，两无相慕，皆归于朴，知止所以不殆也。**是以嗜欲不能劳其目，淫邪不能惑其心，**嗜欲，人欲也。目者，精神之所注也。心神既朴，则嗜欲不能劳其目。目视不妄，则淫邪焉能惑其心？**愚智贤不肖，不惧于物，故合于道。**无论愚智贤不肖，但有养于中，则无惧于物，故皆合养生之道矣。**所以能年皆度百岁而动作不衰者，以其德全不危也。**执道者德全，德全者形全，形全者圣人之道也，又何危焉？

三、古有真人至人圣人贤人素问上古天真论

黄帝曰：余闻上古有真人者，提挈天地，把握阴阳，真，天真也。不假修为，故曰真人。心同太极，德契两仪，故能斡旋造化，燮理阴阳，是即提挈把握之谓。**呼吸精气，独立守神，肌肉若一，**呼接于天，故通乎气。吸接于地，故通乎精。有道独存，故能独立。神不外驰，故曰守神。神守于中，形全于外，身心皆合于道，故云肌肉若一，即首篇形与神俱之义。按此节所重者，在精气神三字，惟道家言之独详，今并先贤得理诸论，采附于左以助参悟。白乐天曰：王乔赤松，

吸阴阳之气，食天地之精，呼而出故，吸而入新。方扬曰：凡亡于中者，未有不取足于外者也。故善养物者守根，善养生者守息，此言养气当从呼吸也。曹真人曰：神是性兮炁是命，神不外驰炁自定。张虚静曰：神若出，便收来，神返身中炁自回。此言守神以养气也。《淮南子》曰：事其神者神去之，休其神者神居之。此言静可养神也。《金丹大要》曰：炁聚则精盈，精盈则炁盛。此言精炁之互根也。《契秘图》曰：坎为水为月，在人为肾，肾藏精，精中有正阳之气，炎升于上；离为火为日，在人为心，心藏血，血中有真一之液，流降于下。此言坎离之交构也。吕纯阳曰：精养灵根炁养神，此真之外更无真。此言修真之道，在于精炁神也。《胎息经》曰：胎从伏气中结，气从有胎中息。气入身来为之生，神去离形为之死。知神气可以长生，固守虚无以养神气。神行即气行，神住即气住。若欲长生，神气须注。心不动念，无来无去，不出不入，自然常住，勤而行之，是真道路。《胎息铭》曰：三十六咽，一咽为先。吐唯细细，纳唯绵绵。坐卧亦尔，行立坦然。戒于喧杂，忌以腥膻。假名胎息，实曰内丹。非只治病，决定延年。久久行之，名列上仙。此言养生之道，在乎存神养气也。张紫阳曰：心能役神，神亦役心，眼者神游之宅，神游于眼而役于心，心欲求静，必先制眼，抑之于眼，使归于心，则心静而神亦静矣。此言存神在心，而静心在目也。又曰：神有元神，气有元气，精得无元精乎？盖精依气生，精实而气融，元精失则元气不生，元阳不见，元神见则元气生，元气生则元精产。此言元精元气元神者，求精气神于化生之初也。李东垣《省言箴》曰：气乃神之祖，精乃气之子，气者精神之根蒂也。大矣哉！积气以成精，积精以全神，必清必静，御之以道，可以为天人矣，有道者能之。余何人哉，切宜省言而已。此言养身之道，以养气为本也。愚按诸论，无非精气神之理。夫生化之道，以气为本，天地万物莫不由之。故气在天地之外，则包罗天地,气在天地之内,则运行天地,日月星辰得以明,雷雨风云得以施,四时万物得以生长收藏,何非气之所为?人之有生,全赖此气。故《天元纪大论》曰:在天为气,在地为形,形气相感而化生万物矣。惟是气义有二:曰先天气,后天气。先天者,真一之气,气化于虚,因气化形,此气自虚无中来;后天者,血气之气,气化于谷,因形化气,此气自调摄中来。此一形字,即精字也。盖精为天一所生,有形之祖。《龙虎经》曰:水能生万物,圣人独知之。《经脉篇》曰:人始生,先成精,精成而脑髓生。《阴阳应象大论》曰:精化为气,故先天之气,气化为精,后天之气,精化为气,精之与气,本自互生,精气既足,神自王矣。虽神由精气而生,然所以统驭精气而为运用之主者,则又在吾心之神,三者合一,可言道矣。今之人,但知禁欲即为养生,殊不知心有妄动,气随心散,气散不聚,精逐气亡。释氏有戒欲者曰:断阴不如断心,心为功曹,若止功曹,从者都息,邪心不止,断阴何益?此言深得制欲之要,亦足为入门之一助也。又呼吸精气、存三守一详按,见《运气类》四十一。又气内为宝义,见《论治类》十八。癉,世连切。**故能寿敝天地,无有终时,此其道生**。敝,尽也。真人体合于道,故后天地而生,原天地之始,先天地而化,要天地之终,形去而心在,气散而神存,故能寿敝天地而与道俱生也。

　　中古之时,有至人者,淳德全道,至,极也。淳,厚也。至极之人,其德厚,其道全也。**和于阴阳,调于四时**,和,合也,合阴阳之变化。调,顺也,顺时令之往来。**去世离俗,积精全神**,去世离俗,藏形隐迹也。积精全神,聚精会神也。**游行天地之间,视听八远之外**,至道之人,动以天行,故神游宇宙;明察无外,故闻见八荒。**此盖益其寿命而强者也,亦归于真人**。此虽同归于真人,然但能延寿而不衰,已异于寿敝天地者矣。故曰亦者,有间之辞也。

　　其次有圣人者,处天地之和,从八风之理,次真人、至人者,谓之圣人。圣，大而化也。圣人之道，与天地合德，日月合明，四时合序，鬼神合吉凶，所以能处天地之和气，顺八风之正理，而邪弗能伤也。八风义见《运气类》三十五，有图。**适嗜欲于世俗之间，无恚嗔之心**，适，安便也。恚，怒也。嗔，恶也。欲虽同俗，自得其宜，随遇皆安，故无嗔怒。嗜音示。恚音畏。嗔，昌真切。**行不欲离于世**，和其光，同其尘也。**被服章**，五服五章，尊德之服。《皋陶谟》曰：天命有德，五服五章哉。**举不欲观于俗**，圣人之心，外化而内不化。外化所以同人，故行不欲离于世；内不化所以全道，故举不欲观于俗。观俗者，效尤之谓。**外不劳形于事，内无思想之患，以恬愉为务，以自得为功，形体不敝，精神不散，亦可以百数。**恬，静也。愉，悦也。敝，坏也。外不劳形则身安，故形体不敝；内无思想则心静，故精神无伤。内外俱有养，则恬愉自得而无耗损之患，故寿亦可以百数。恬音甜。愉音俞。

　　其次有贤人者，法则天地，次圣人者，谓之贤人。贤，善也，才德之称。法，效也。则，式也。天地之道，天圆地方，天高地厚，天复地载，天动地静。乾为天，乾者健也；坤为地，坤者顺也。君子之自强不息，安时处顺，能复能载，能包能容，可方可圆，可动可静，是皆效法天地之道。**象似日月**，象，自也。似，息也。日为阳精，月为阴精，月以夜见，日以昼明，日中则昃，月盈则亏，日去则死，日来则生，故贤人象似之。**辨列星辰**，辨，别也。列，分解也。二十八宿为星之经，金木水火土为星之纬，经有度数之常，纬有进退之变，日月所会谓之辰，辰有十二谓之次，会当朔晦之期，次定四方之位，故贤人辨列之。**逆从阴阳**，逆，反也。从，顺也。阳主生，阴主死，阳主长，阴主消，阳主升，阴主降，升者其数顺，降者其数逆，然阳中有阴，阴中有阳，盛衰不可不辨也，故贤人逆从之。**分别四时**，四时义见下章。**将从上古，合同于道，亦可使益寿，而有极时。**将，随也。极，尽也。

贤人从道于上古，故亦可益寿，而但有穷尽耳。呜呼！人操必化之
器，托不停之运，乌飞兔走，谁其免之？独怪夫贪得者忘殆，自弃者
失时，时其有止也，若之何？盖不知时命耳，彼贤人者则不然也。

四、四气调神素问四气调神论

　　春三月，此谓发陈，发，启也。陈，故也。春阳上升，发育庶物，
启故从新，故曰发陈。**天地俱生，万物以荣，**万象更新也。**夜卧早
起，广步于庭，**广，大也。所以布发生之气也。**被发缓形，以使志生，**
缓，和缓也。举动和缓以应春气，则神定而志生，是即所以使也。后
放此。**生而勿杀，予而勿夺，赏而勿罚，**皆所以养发生之德也。故君
子于启蛰不杀，方长不折。予，与同。**此春气之应，养生之道也。**四
时之令，春生夏长，秋收冬藏。凡此应春气者，正所以养生气也。**逆
之则伤肝，夏为寒变，奉长者少。**逆，不顺也。奉，承也。肝属木王
于春。春失所养，故伤肝，肝伤则心火失其所生。故当夏令则火有
不足，而寒水侮之，因为寒变。寒变者，变热为寒也。春生既逆，承
生气而夏长者少矣。

　　夏三月，此谓蕃秀，蕃茂也。阳王已极，万物俱盛，故曰蕃秀。
蕃音烦。**天地气交，万物华实，**岁气阴阳盛衰，其交在夏，故曰天地
气交。斯时也，阳气生长于前，阴气收成于后，故万物华实。**夜卧蚤
起，无厌于日，**起卧同于春时，不宜藏也。无厌于长日，气不宜惰也。
使志无怒，使华英成秀，长夏火土用事，怒则肝气易逆，脾土易伤，故
欲使志无怒，则华英成秀。华英，言神气也。**使气得泄，若所爱在
外，**夏气欲其疏泄，泄则肤腠宣通，故若所爱在外。**此夏气之应，养
长之道也。**凡此应夏气者，正所以养长气也。长，上声。**逆之则伤
心，秋为痎疟，奉收者少，**心属火，王于夏。夏失所养，故伤心。心伤
则暑气乘之，至秋而金气收敛，暑邪内郁，于是阴欲入而阳拒之，故

为寒,火欲出而阴束之,故为热,金火相争,故寒热往来而为痎虐。夏长既逆,承长气而秋收者少矣。痎音皆。**冬至重病**。火病者畏水也。

秋三月,此谓容平,阴升阳降,大火西行,秋容平定,故曰容平。**天气以急,地气以明**,风气劲疾曰急,物色清肃曰明。**蚤卧蚤起,与鸡俱兴**,蚤卧以避初寒,蚤起以从新爽。**使志安宁,以缓秋刑**,阳和日退,阴寒日生,故欲神志安宁以避肃杀之气。**收敛神气,使秋气平,无外其志,使肺气清**,皆所以顺秋气欲使肺金清净也。**此秋气之应,养收之道也**。凡此应秋气者,正所以养收气也。**逆之则伤肺,冬为飧泄,奉藏者少**。肺属金,王于秋。秋失所养,故伤肺,肺伤则肾水失其所生,故当冬令而为肾虚飧泄。飧泄者,水谷不分而为寒泄也。秋收既逆,承收气而冬藏者少矣。飧音孙。

冬三月,此谓闭藏,阳气藏伏,闭塞成冬也。**水冰地坼,无扰乎阳**,坼,裂也。天地闭塞,故不可烦扰以泄阳气。坼音策。**蚤卧晚起,必待日光**,所以避寒也。**使志若伏若匿,若有私意,若已有得**,皆所以法冬令,欲其自重,无妄动也。**去寒就温,无泄皮肤,使气亟夺**,去寒就温,所以养阳,无使泄夺,所以养气。亟,数也。真氏曰:冬气闭藏不密,温暖无霜雪,则来年阳气无力,五谷不登。人身亦是如此,静时纷扰,则动时安能中节? 故周子以主静为本,程子以主敬为本,其理一也。亟,棘、器二音。**此冬气之应,养藏之道也**。凡此应冬气者,正所以养藏气也。**逆之则伤肾,春为痿厥,奉生者少**。肾属水,王于冬。冬失所所养,故伤肾,肾伤则肝木失其所生,肝主筋,故当春令而筋病为痿。阳欲藏,故冬不能藏,则阳虚为厥。冬藏既逆,承藏气而春生者少矣。

五、天气清静藏德不止圣人从之故无奇病 素问四气调神论

天气，清静光明者也。天之气，至清静、至光明者也。人禀此气而生，故特言之，以明人之本质亦犹是也。**藏德不止，故不下也。**天德不露，故曰藏德。健运不息，故曰不止。惟其藏德，故应用无穷，惟其健运，故万古不下，天道无为故无不为，天犹若此，可以修身之士而不知所藏德乎？**天明则日月不明，邪害空窍，**惟天藏德，不自为用，故日往月来，寒往暑来，以成阴阳造化之道。设使天不藏德，自专其明，是大明见则小明灭，日月之光隐矣，昼夜寒暑之令废，而阴阳失其和矣，此所以大明之德不可不藏也。所喻之意，盖谓人之本元不固，发越于外而空窍疏，则邪得乘虚而害之矣。空，孔同。**阳气者闭塞，地气者冒明，**若天气自用，必孤阳上亢，而闭塞乎阴气，则地气隔绝，而冒蔽乎光明矣。**云雾不精，则上应白露不下。**雾者云之类，露者雨之类。《阴阳应象大论》曰：地气上为云，天气下为雨。雨出地气，云出天气。若上下否隔，则地气不升，而云雾不得精于上，天气不降，而白露不得应于下，是即至阴虚天气绝，至阳盛地气不足之谓也。吴氏曰：人身膻中之气，犹云雾也。膻中气化则通调水道，下输膀胱。若膻中之气不化，则不能通调水道，下输膀胱，而失降下之令，犹之白露不降矣。**交通不表万物命，故不施，不施则名木多死。**独阳不生，独阴不成，若上下不交，则阴阳乖而生道息，不能表见于万物之命，故生化不施，不施则名木先应，故多死。**恶气不发，风雨不节，白露不下，则菀藁不荣。**恶气不发，浊气不散也。风雨不节，气候乖乱也。白露不下，阴精不降也。气交若此，则草木之类，皆当抑菀枯藁而不荣矣。菀，郁同。藁音稿。**贼风数至，暴雨数起，天地四时不相保，与道相失，则未央绝灭。**央，中半也。阴阳既失其和，则贼风暴雨，数为残害，天地四时，不保其常，是皆与道相违，故

凡禀化生气数者,皆不得其半而绝灭矣。数音朔。**唯圣人从之,故身无奇病,万物不失,生气不竭**。从,顺也。唯圣人者,顺承乎天,故能存神葆真以从其藏,纯亦不已以从其健,知乾坤不用坎离代之之义,以从其不自明,察地天之交泰,水火之既济,以从其阴阳之升降,是圣人之体藏乎天,故身无奇病,而于万物之理既无所失,此所以生气不竭也。

六、四时阴阳,从之则生,逆之则死素问四气调神论

前篇四气调神,言四时相承之病,此言当时之病。

逆春气,则少阳不生,肝气内变。一岁之气,春夏为阳,秋冬为阴,春夏主生长,秋冬主收藏。春令属木,肝胆应之。《藏气法时论》曰:肝主春,足厥阴少阳主治。故逆春气,则少阳之令不能生发,肝气被郁,内变为病。此不言胆而止言肝者,以藏气为主也。后放此。**逆夏气,则太阳不长,心气内洞**。夏令属火,心与小肠应之。《藏气法时论》曰:心主夏,手少阴太阳主治。故逆夏气,则太阳之令不长,而心虚内洞,诸阳之病生矣。**逆秋气,则太阴不收,肺气焦满**。秋令属金,肺与大肠应之。《藏气法时论》曰:肺主秋,手太阴阳明主治。故逆秋气,则太阴之令不收,而肺热叶焦,为胀满也。**逆冬气,则少阴不藏,肾气独沉**。冬令属水,肾与膀胱应之。《藏气法时论》曰:肾主冬,足少阴太阳主治。故逆冬气,则少阴之令不藏,而肾气独沉。藏者藏于中,沉者沉于下。肾气不蓄藏,则注泄沉寒等病生矣。**夫四时阴阳者,万物之根本也**。生成之所由也。**所以圣人春夏养阳,秋冬养阴,以从其根**。夫阴根于阳,阳根于阴,阴以阳生,阳以阴长。所以圣人春夏则养阳,以为秋冬之地,秋冬则养阴,以为春夏之地,皆所以从其根也。今人有春夏不能养阳者,每因风凉生冷,伤此阳气,以致秋冬,多患疟泻,此阴胜之为病也;有秋冬不能养阴者,每因

纵欲过热,伤此阴气,以致春夏,多患火证,此阳胜之为病也。善养生者,宜切佩之!**故与万物沉浮于生长之门,逆其根则伐其本,坏其真矣**。能顺阴阳之性,则能沉浮于生长之门矣。万物有所生,而独知守其根,百事有所出,而独知守其门,则圣人之能事也。**故阴阳四时者,万物之终始也,死生之本也**,阴阳之理,阳为始,阴为终。四时之序,春为始,冬为终。死生之道,分言之,则得其阳者生,得其阴者死;合言之,则阴阳和者生,阴阳离者死。故为万物之始终,死生之本也。**逆之则灾害生,从之则苛疾不起,是谓得道**。苛音呵,残虐也。**道者,圣人行之,愚者佩之**。圣人与道无违,故能行之;愚者信道不笃,故但佩服而已。夫既佩之,已匪无悟,而尚称为愚。今有并阴阳不知而曰医者,又何如其人哉?老子曰:上士闻道,勤而行之;中士闻道,若存若亡;下士闻道大笑之,不笑不足以为道。正此谓也。**从阴阳则生,逆之则死。从之则治,逆之则乱。反顺为逆,是谓内格**。阴阳即道,道即阴阳,从道则生,何者不治?逆道则死,何者不乱?若反顺为逆,则阴阳内外,皆相格拒。内格者,逆天者也。世有道天而能生者,吾未之见也。

七、不治已病治未病素问四气调神论连前篇

是故圣人不治已病治未病,不治已乱治未乱,此之谓也。此承前篇而言圣人预防之道,治于未形,故用力少而成功多,以见其安不忘危也。**夫病已成而后药之,乱已成而后治之,譬犹渴而穿井,斗而铸兵,不亦晚乎**!渴而穿井,无及于饮,斗而铸兵,无济于战,诚哉晚矣,而病不早为之计者,亦犹是也。观扁鹊之初见齐桓侯曰:君有疾,在腠理,不治将深。后五日复见曰:君有疾,在血脉,不治将深。又五日复见曰:君有疾,在肠胃间,不治将深。而桓侯俱不能用。再后五日复见,扁鹊望颜而退走曰:疾之居腠理也,汤熨之所及也;在

血脉,针石之所及也;在肠胃,酒醪之所及也;其在骨髓,虽司命无奈之何矣。后五日桓侯疾作,使人召扁鹊,而扁鹊已去,桓侯遂死。夫桓侯不早用扁鹊之言,及其病深而后召之,是即渴而穿井,斗而铸兵也。故在圣人则常用意于未病未乱之先,所以灾祸不侵,身命可保。今之人多见病势已成,犹然隐讳,及至于不可为,则虽以扁鹊之神,亦云无奈之何,而医非扁鹊,又将若之何哉?嗟夫!祸始于微,危因于易,能预此者,谓之治未病,不能预此者,谓之治已病,知命者其谨于微而已矣。

类经二卷

阴阳类

一、阴阳应象素问阴阳应象大论

黄帝曰:阴阳者,天地之道也,道者,阴阳之理也。阴阳者,一分为二也。太极动而生阳,静而生阴,天生于动,地生于静,故阴阳为天地之道。**万物之纲纪,**大曰纲,小曰纪,总之为纲,周之为纪,物无巨细,莫不由之,故为万物之纲纪。王氏曰,滋生之用也,阳与之正气以生,阴为之主持以立者,亦是。**变化之父母,**《天元纪大论》曰:物生谓之化,物极谓之变。《易》曰:在天成象,在地成形,变化见矣。朱子曰:变者化之渐,化者变之成。阴可变为阳,阳可化为阴。然而变化虽多,无非阴阳之所生,故为之父母。**生杀之本始,**生杀之道,阴阳而已。阳来则物生,阳去则物死。凡日从冬至以后,自南而北谓之来,来则春为阳始,夏为阳盛,阳始则温,温则生物,阳盛则热,热则长物;日从夏至以后,自北而南谓之去,去则秋为阴始,冬为阴盛,阴始则凉,凉则收物,阴盛则寒,寒则藏物,此阴阳生杀之道也。然如下文曰:阳生阴长,阳杀阴藏。则阳亦能杀,阴亦能长矣。《六节藏象论》曰:生之本,本于阴阳。则阴亦能生矣。故生于阳者,阴能杀之,生于阴者,阳能杀之,万物死生,皆由乎此,故谓之本始。本,根本也。始,终始也。**神明之府也,**神,变化不测也。明,三光著象也。府,所以藏物也。神明出于阴阳,故阴阳为神明之府。此自首节阴阳二字,一贯至此,义当联玩。《天元纪大论》亦有以上数句,见《运气类》第三。**治病必求于本。**本,致病之原也。人之疾病,或在表,或在里,或为寒,或为热,或感于五运六气,或伤于藏府经络,皆不外阴阳二气,必有所本。故或本于阴,或本于阳,病变虽多,其本则一。知病所从生,知乱所由起,而直取之,是为得一之道。譬之伐木而引其柢,则千枝万叶,莫得弗从矣。倘但知见病治病,而不求其致病之因,则流散无穷,此许学士所谓广络原野,以冀一人之获,诚哉疏矣。**故积阳为天,积阴为地。**阴阳体象,大小不同,形气生成,不积不厚,故必积阳至大而为天,积阴至厚而为地。**阴静阳躁,**阴性柔,阳性刚也。**阳生阴长,阳杀阴藏。**此即四象之义,阳生阴长,言阳中之阳阴也;阳杀阴藏,言阴中之阴阳也。盖阳不独立,必得阴而后成,如发生赖于阳和,而长养由乎雨露,是阳生阴长也;阴不自专,必因阳而后行,如闭藏因于寒冽,而肃杀出乎风霜,是阳杀阴藏也。此于对待之中,而复有互藏之道,所谓独阳不生,独阴不成也。如《天元纪大论》曰:天以阳生阴长,地以阳杀阴藏。实同此义。详《运气类》三,所当互考。一曰:阳之和者为发生,阴之和者为成实,故曰阳生阴长。阳之亢者为焦枯,阴之凝者为固闭,故曰阳杀阴藏。此以阴阳之淑慝言,于义亦通。**阳化气,阴成形。**阳动而散,故化气。阴静而凝,故成形。**寒极生热,热极生寒。**阴寒阳热,乃阴阳之正气。寒极生热,阴变为阳也;热极生寒,阳变为阴也。邵子曰:动之始则阳生,动之极则阴生;静之始则柔生,静之极则刚生。此《周易》老变而少不变之义。如人伤于寒,则病为热,本寒而变热也;内热已极,而反寒栗,本热而变寒也。故阴阳之理,极则必变。**寒气生浊,热气生清。**寒气凝滞,故生浊阴。热气升散,故生清阳。**清气在下,则生飧泄;浊气在上,则生䐜胀。**清阳主升,阳衰于下而不能升,故为飧泄;浊阴主降,阴滞于上而不能降,故为䐜胀。飧泄,完谷而泄也。䐜胀,胸膈满也。飧音孙。䐜音嗔。**此阴阳反作,病之逆从**

也。作，为也。此字，承上文治病必求其本以下而言。如阴云长，阳云杀，寒生热，热生寒，清在下，浊在上，皆阴阳之反作，病之逆从也。顺则为从，反则为逆，逆从虽殊，皆有其本，故必求其本而治之。

故清阳为天，浊阴为地；地气上为云，天气下为雨；雨出地气，云出天气。此下言阴阳精气之升降，以见天人一理也。天地者，阴阳之形体也。云雨者，天地之精气也。阴在下者为精，精者水也，精升则化为气，云因雨而出也；阳在上者为气，气者云也，气降则化为精，雨由云而生也。自下而上者，地交于天也，故地气上为云，又曰云出天气；自上而下者，天交于地也，故天气下为雨，又曰雨出地气。《六微旨大论》曰：升已而降，降者谓天；降已而升，升者谓地。天气下降，气流于地；地气上升，气腾于天。可见天地之升降者，谓之云雨；人身之升降者，谓之精气。天人一理，此其为最也。气水同类详义，有按在后第四章，所当参阅。**故清阳出上窍，浊阴出下窍；**本乎天者亲上，本乎地者亲下也。上窍七，谓耳目口鼻。下窍二，谓前后二阴。**清阳发腠理，浊阴走五藏；**腠理，肌表也。阳发散于皮肤，故清阳归之。阴受气于五藏，故浊阴走之。腠音凑。**清阳实四支，浊阴归六府。**四支为诸阳之本，故清阳实之。六府传化水谷，故浊阴归之。**水为阴，火为阳，**水润下而寒，故为阴。火炎上而热，故为阳。水火者，即阴阳之征兆；阴阳者，即水火之性情。凡天地万物之气，无往而非水火之运用，故天以日月为水火，易以坎离为水火，医以心肾为水火，丹以精炁为水火。夫肾者水也，水中生气，即真火也；心者火也，火中生液，即真水也。水火互藏，乃至道之所在，医家首宜省察。**阳为气，阴为味。**气无形而升，故为阳。味有质而降，故为阴。此以药食气味言也。**味归形，形归气，**归，依投也。五味生精血以成形，故味归于形。形之存亡，由气之聚散，故形归于气。**气归精，**气者，真气也，所受于天，与谷气并而充身者也。人身精血，由气而化,故气归于精。**精归化**。精者,坎水也。天一生水,为五行之最先。故物之初生,其形皆水,由精以化气,由气以化神,是水为万化之原,故精归于化。**精食气,形食味**,食,如子食母乳之义。气归精,故精食气。味归形,故形食味。**化生精**,万物化生,必从精始,故化生精。前言精归化者,言未化之前,由精为化也。此言化生精者,言既化之后,由化生精也。**气生形**。气聚则形生,气散则形死也。**味伤形,气伤精**,味既归形,而味有不节,必反伤形。气既归精,而气有失调,必反伤精。**精化为气**,精化为气,谓元气由精而化也。《珠玉集》曰:水是三才之祖,精为元炁之根。其义即此。然上文既云气归精,是气生精也;而此又曰精化气,是精生气也。二者似乎相反,而不知此正精气互根之妙,以应上文天地云雨之义也。夫阳化气,即云之类;阴成形,即雨之类。雨乃不生于地而降于天之云,气归精也。云乃不出于天而升于地之气,精化为气也。人身精气,全是如此。故气聚则精盈,精盈则气盛,精气充而形自强矣。帝所以先举云雨为言者,正欲示人以精气升降之如此耳。**气伤于味**。上文曰味伤形,则未有形伤而气不伤者。如云味过于酸,肝气以津,脾气乃绝之类,是皆味伤气也。**阴味出下窍,阳气出上窍**。味为阴故降,气为阳故升。**味厚者为阴,薄为阴之阳;气厚者为阳,薄为阳之阴**。此言气味之阴阳,而阴阳之中,复各有阴阳也。味为阴矣,而厚者为纯阴,薄者为阴中之阳;气为阳矣,而厚者为纯阳,薄者为阳中之阴。**味厚则泄,薄则通;气薄则发泄,厚则发热**。阴味下行,故味厚者能泄于下,薄者能通利;阳气上行,故气薄者能泄于表,厚者能发热也。**壮火之气衰,少火之气壮。壮火食气,气食少火;壮火散气,少火生气**。火,天地之阳气也。天非此火,不能生物;人非此火,不能有生。故万物之生,皆由阳气。但阳和之火则生物,亢烈之火反害物,故火太过则气反衰,火和平则气乃壮。壮火散气,故云食气,犹言火食此气也。少火生气，故云食火，犹言气食此火也。此虽承气味而言，然造化之道，少则壮，壮则衰，自是如此，不特专言气味者。**气味辛甘发散为阳，酸苦涌泄为阴。**此言正味之阴阳也。辛散甘缓。故发肌表。酸收苦泄，故为吐泻。涌，湧同。

　　阴胜则阳病，阳胜则阴病。此下言阴阳偏胜之为病也。阴阳不和，则有胜有亏，故皆能为病。**阳胜则热，阴胜则寒。**太过所致。**重寒则热，重热则寒。**物极则变也。此即上文寒极生热、热极生寒之义。盖阴阳之气，水极则似火，火极则似水，阳盛则隔阴，阴盛则隔阳。故有真寒假热，真热假寒之辨，此而错认，则死生反掌。重，平声。**寒伤形，热伤气。**寒为阴，形亦属阴，寒则形消故伤形。热为阳，气亦属阳，热则气散故伤气。**气伤痛，形伤肿。**气欲利，故伤之则痛。形有质，故伤之则肿。**故先痛而后肿者，气伤形也；先肿而后痛者，形伤气也。**气先病而后及于形，因气伤形也。形先病而后及于气，因形伤气也。**风胜则动，**风胜者，为振掉摇动之病，即医和云风淫末疾之类。**热胜则肿，**热胜者，为丹毒痈肿之病，即医和云阳淫热疾之类。**燥胜则干，**燥胜者，为津液枯涸、内外干涩之病。**寒胜则浮，**寒胜者阳气不行，为胀满浮虚之病，即医和云阴淫寒疾之类。**湿胜则濡写。**脾恶湿而喜燥，湿胜者必侵脾胃，为水谷不分濡写之病，即医和云雨淫腹疾之类。濡音如，湿滞也。**天有四时五行，以生长收藏，以生寒暑燥湿风。**四时者，春夏秋冬。五行者，木火土金水。合而言之，则春属木而主生，其化以风；夏属火而主长，其化以暑；长夏属土而主化，其化以湿；秋属金而主收，其化以燥；冬属水而主藏，其化以寒。五行各一，惟火有君相之分。此言寒暑燥湿风者，即五行之化也。五运行等论言寒暑燥湿风火者，是为六气。**人有五藏，化五气，以生喜怒悲忧恐。**五藏者，心肺肝脾肾也。五气者，五藏之气也。由五气以生五志。如本论及《五运行大论》，俱言心在志

为喜,肝在志为怒,脾在志为思,肺在志为忧,肾在志为恐。《天元纪
大论》亦以悲作思。**故喜怒伤气,寒暑伤形。**喜怒伤内故伤气,寒暑
伤外故伤形。举喜怒言,则悲忧恐同矣。举寒暑言,则燥湿风同矣。
上文言寒伤形、热伤气,与此二句似乎不同,盖彼以阴阳分形气,此
以内外分形气也。**暴怒伤阴,暴喜伤阳。**气为阳,血为阴。肝藏血,
心藏神。暴怒则肝气逆而血乱,故伤阴。暴喜则心气缓而神逸,故
伤阳。如《行针篇》曰:多阳者多喜,多阴者多怒。亦各从其类也。
厥气上行,满脉去形。厥,逆也。言寒暑喜怒之气,暴逆于上,则阳
独实,故满脉。阳亢则阴离,故去形。此孤阳之象也。《脉经》曰:诸
浮脉无根者死,有表无里者死。其斯之谓。**喜怒不节,寒暑过度,生
乃不固。**固,坚也。**故重阴必阳,重阳必阴。**重者,重叠之义,谓当
阴时而复感寒,阳时而复感热,或以天之热气伤人阳分,天之寒气伤
人阴分,皆谓之重。盖阴阳之道,同气相求,故阳伤于阳,阴伤于阴。
然而重阳必变为阴证,重阴必变为阳证,如以热水沐浴身反凉,凉水
沐浴身反热,因小可以喻大,下文八句,即其征验。此与上文重寒则
热、寒极生热,义相上下,所当互求。重,平声。**故曰:冬伤于寒,春
必病温;**冬伤于寒者,以类相求,其气入肾,其寒侵骨。其即病者,为
直中阴经之伤寒;不即病者,至春夏则阳气发越,营气渐虚,所藏寒
毒,外合阳邪而变为温病。然其多从足太阳始者,正以肾与膀胱为
表里,受于阴而发于阳也。愚按:伤寒温疫,多起于冬不藏精,及辛
苦饥饿之人。盖冬不藏精,则邪能深入,而辛苦之人,其身常煖,其
衣常薄,煖时窍开,薄时忍寒,兼以饥饿劳倦,致伤中气,则寒邪易
入,待春而发,此所以大荒之后,必有大疫,正为此也。但此辈疫气
既盛,势必传染,又必于虚者先受其气,则有不必冬寒而病者矣。避
之之法,必节欲节劳,仍勿忍饥而近其气,自可无虑。**春伤于风,夏
生飧泄;**春伤于风,木气通于肝胆,即病者乃为外感,若不即病而留

连于夏,脾土当令,木邪相侮,变为飧泄也。飧音孙,完谷而泄也。**夏伤于暑,秋必痎疟**;夏伤于暑,金气受邪,即病者乃为暑证,若不即病而暑汗不出,延至于秋,新凉外束,邪郁成热,金火相拒,寒热交争,故病为痎疟。痎音皆。**秋伤于湿,冬生欬嗽**。夏秋之交,土金用事,秋伤于湿,其即病者,湿气通脾,故为濡泄等证,若不即病,而湿蓄金藏,久之变热,至冬则外寒内热,相搏乘肺,病为欬嗽。《生气通天论》亦云:秋伤于湿,上逆而欬。按此四节,春夏以木火伤人而病反寒,秋冬以寒湿伤人而病反热,是即上文重阴必阳、重阳必阴之义。**故曰:天地者,万物之上下也**;天覆物,故在上。地载物,故在下。《五运行大论》曰:所谓上下者岁上下见阴阳之所在也。以司天在泉言,见《运气类》四。**阴阳者,血气之男女也**;阳为气为男,阴为血为女。**左右者,阴阳之道路也**;阳左而升,阴右而降。《五运行大论》曰:左右者,诸上见厥阴,左少阴,右太阳之类。以司天在泉左右间气言,见同前。**水火者,阴阳之征兆也**;征,证也。兆,见也。阴阳不可见,水火即其证而可见也。**阴阳者,万物之能始也**。能始者,能为变化生成之元始也,能始则能终矣。**故曰:阴在内,阳之守也;阳在外,阴之使也**。阴性静,故为阳之守;阳性动,故为阴之使。守者守于中,使者运于外。以法象言,则地守于中,天运于外;以人伦言,则妻守于中,夫运于外;以气血言,则营守于中,卫运于外。故朱子曰:阳以阴为基,阴以阳为偶。

二、法阴阳素问阴阳应象大论

帝曰:法阴阳奈何? 法,则也,以辨病之阴阳也。**岐伯曰:阳胜则身热,腠理闭,喘粗为之俛仰,汗不出而热,齿干,以烦冤腹满死,能冬不能夏。** 阳胜者火盛,故身热。阳盛者表实,故腠理闭。阳实于胸,则喘粗不得卧,故为俛仰。汗闭于外,则热郁于内,故齿干。

阳极则伤阴，故以烦冤腹满死。阴竭者，得冬之助，犹可支持；遇夏之热，不能耐受矣。冤，郁而乱也。腠音凑。俛，俯同。能，耐同。**阴胜则身寒，汗出身常清，数栗而寒，寒则厥，厥则腹满死，能夏不能冬。**阴胜则阳衰，故身寒。阳衰则表不固，故汗出而身冷。栗，战栗也。厥，厥逆也。阴极者，阳竭于中，故腹满而死。阳衰者，喜煖恶寒，故能夏不能冬也。《脉要精微论》亦曰：阳气有余为身热无汗，阴气有余为多汗身寒。见《脉色》二十一。**此阴阳更胜之变，病之形能也。**更胜，迭为胜负也，即阴胜阳病、阳胜阴病之义。形言阴阳之病形，能言气余之耐受也。**帝曰：调此二者奈何？**帝以阴阳为病俱能死，故问调和二者之道。**岐伯曰：能知七损八益，则二者可调，不知用此，则蚤衰之节也。**上文言阴阳之变病，此言死生之本原也。七为少阳之数，八为少阴之数。七损者言阳消之渐，八益者言阴长之由也。夫阴阳者，生杀之本始也。生从乎阳，阳不宜消也；死从乎阴，阴不宜长也。使能知七损八益之道，而得其消长之几，则阴阳之柄，把握在我，故二者可调，否则未央而衰矣。愚按：阴阳二气，形莫大乎天地，明莫著乎日月。虽天地为对待之体，而地在天中，顺天之化；日月为对待之象，而月得日光，赖日以明。此阴阳之征兆，阴必以阳为主也。故阳长则阴消，阳退则阴进，阳来则物生，阳去则物死，所以阴邪之进退，皆由乎阳气之盛衰耳。故生气通天等论皆专重阳气，其义可知。又华元化曰：阳者生之本，阴者死之基。阴常宜损，阳常宜盈。顺阳者多长生，顺阴者多消灭。《中和集》曰：大修行人，分阴未尽则不仙；一切常人，分阳未尽则不死。亦皆以阳气为言。可见死生之本，全在阳气。故《周易》三百八十四爻，皆卷卷于扶阳抑阴者，盖恐其自消而剥，自剥而尽，而生道不几乎息矣。观圣贤虑始之心，相符若此，则本篇损益大义，又安能外乎是哉？一曰：七损八益者，乃互言阴阳消长之理，欲知所预防也。如《上古天真论》云：女得七数，男得八数。使能知七之所以损，则女可预防其损而益自在也；能知八之所以益，则男可常守其益而损无涉也。阴阳皆有损益，能知所预，则二者何不可调哉？此说亦通。按启玄子注此，谓女为阴七可损，则海满而血自下，男为阳八宜益，交会而精泄，以用字解为房事。然经血宜调，非可言损，交会精泄，何以言益？故马氏因之而注为采取之说，岂此论专为男而不为女耶？矧亵狎之训，亦岂神圣正大之意哉！**年四十，而阴气自半也**，阴，真阴也。四十之后，精气日衰，阴减其半矣。然此言常人之大较，至若彭殇椿菌，禀赋不齐，而太极初中，则又各有其局象。愚按：真阴之义，即天一也，即坎水也，丹家谓之元精。道书曰：涕唾精津汗血液，七般灵物总属阴。又曰：四大一身皆属阴，不知何物是阳精。此阳精二字，专指神气为言，谓神必由精而生也。又《钟吕集》曰：真气为阳，真水为阴。阳藏水中，阴藏气中。气主于升，气中有真水；水主于降，水中有真气。真水乃真阴也，真气乃真阳也。凡此之说，皆深得阴阳之精义。试以人之阳事验之，夫施而泄者，阴之精也，坚而热者，阳之气也，精去而阳痿，则阴之为阳，尤易见矣。此即阴气自半之谓。故《本神篇》曰：五藏主藏精者也，不可伤，伤则失守而阴虚，阴虚则无气，无气则死矣。由此观之，可见真阴者，即真阳之本也。夫水火皆宅于命门，拆之则二，合之则一，造化由此而生，万物由此而出。其在人身，为性命之根柢，为藏府之化原。故许叔微云：补脾不若补肾。诚独见之玄谈，医家之宗旨也。后世有以苦寒为补阴者，伐阴者也，害莫甚矣，不可不为深察。**起居衰矣。**真阴已半，所以衰也。**年五十，体重，耳目不聪明矣。**肝受血而能视，足受血而能步，今精血渐衰，故体重而耳目不聪矣。**年六十，阴痿，气大衰，九窍不利，下虚上实，涕泣俱出矣。**阴痿，阳不举也。阴气内亏，故九窍不利。阴虚则阳无所归而气浮于上，故上实下虚而涕泣俱出。**故曰，知之则**

强，**不知则老**，知，谓知损益之道。**故同出而名异耳**。同出者，人生同此阴阳也。而知与不知，则智愚之名异矣。**智者察同，愚者察异**，智者所见，皆合于道，故察同。愚者闻道则笑，而各是其是，故察异。**愚者不足，智者有余**，愚者失之，智者得之也。**有余则耳目聪明，身体轻强，老者复壮，壮者益治**。此智者有余之征验。**是以圣人为无为之事，乐恬憺之能**，无为者，天地之道也。恬憺者，自然之乐也。老子曰：道常无为而无不为。又曰：人法地，地法天，天法道，道法自然。夫自然而然者，即恬憺无为之道也。庄子曰：天无为以之清，地无为以之宁，故两无为相合，万物皆化。芒乎芴乎而无从出乎？芴乎芒乎而无有象乎？万物职职，皆从无为殖。故曰天地无为也，而无不为也，人也孰能得无为哉？二子之言，皆本乎此。能者，如关尹子所谓惟有道之士能为之，亦能能之而不为之之义。**从欲快志于虚无之守，故寿命无穷，与天地终，此圣人之治身也**。从欲，如孔子之从心所欲也。快志，如庄子之乐全得志也。虚无之守，守无为之道也。故欲无不从，志无不快，寿命可以无穷，而与天地同其终矣。愚按：圣人之道，惟圣人能之，人非生知，诚未能也。然而效法圣贤，则在明哲之所必不容已者，欲得其门，当自养心保身始。故但能于动中藏静，忙里偷闲，致远钩深，庶乎近矣。观谭景升曰：明镜无心，无物不照；昊天无心，万象自驰；行师无状，敌不敢欺；至人无虑，元精自归。能师于无者，无所不之。故镜以察物，物去而镜自镜；心以应事，事去而心自心。此养心之道也。《南华经》曰：知道者，必达于理；达于理者，必明于权；明于权者，不以物害己。故至德者，火弗能热，水弗能溺，寒暑弗能害，禽兽弗能贼，非谓其薄之也，言察乎安危，宁于祸福，谨于去就，莫之能害也。《淮南子》曰：得道之士，内有一定之操，而外能诎伸卷舒，于物推移，故万举而不陷。所以贵圣人者，以其能龙变也，此保身之道也。知此二者，则跻圣功夫，必有能因学而至者矣。又恬憺虚无义，见《摄生类》二。

三、天不足西北，地不满东南素问阴阳应象大论

岐伯曰：天不足西北，故西北方阴也，而人右耳目不如左明也。地不满东南，故东南方阳也，而人左手足不如右强也。天为阳，西北阴方，故天不足西北。地为阴，东南阳方，故地不满东南。日月星辰，天之四象，犹人之有耳目口鼻，故耳目之左明于右，以阳胜于东南也。水火土石，地之四体，犹人之有皮肉筋骨，故手足之右强于左，以阴强于西北也。**帝曰：何以然？岐伯曰：东方阳也，阳者其精并于上，并于上则上明而下虚，故使耳目聪明而手足不便也。西方阴也，阴者其精并于下，并于下则下盛而上虚，故其耳目不聪明而手足便也。**并，聚也。天地之道，东升西降，升者为阳，降者为阴。阳气生于子中，极于午中，从左升而并于上，故耳目之明亦在左，而左之手足不便也。阴气生于午中，极于子中，从右降而并于下，故手足之强亦在右，而右之耳目不聪也。**故俱感于邪，其在上则右甚，在下则左甚，此天地阴阳所不能全也，故邪居之。**俱，兼上下而言也。夫邪之所凑，必因其虚。故在上则右者甚，在下则左者甚。盖以天之阳不全于上之右，地之阴不全于下之左，故邪得居之而病独甚也。

四、天精地形，气通于人素问阴阳应象大论

故天有精，地有形，天有八纪，地有五里，五行精气，成象于天，则为七政二十八宿，以定天之度；布位于地，则为山川河海，以成地之形。惟天有精，故八节之纪正；惟地有形，故五方之里分。纪，考记也。里，道里也。**故能为万物之父母。**乾知大始，坤作成物，阳以化气，阴以成形，阴阳合德，变化见矣，故天地为万物之父母。**清阳上天，浊阴归地，**阳升阴降也。**是故天地之动静，神明为之纲纪，**神

明者，阴阳之情状也。天地动静，阴阳往来，即神明之纲纪也。《易》曰：神也者，妙万物而为言者也。动万物者莫疾乎雷，挠万物者莫疾乎风，燥万物者莫熯乎火，说万物者莫说乎泽，润万物者莫润乎水，终万物始万物者莫盛乎艮。故水火相逮，雷风不相悖，山泽通气，然后能变化既成万物者。是皆神明纲纪之义。**故能以生长收藏，终而复始。**一阴一阳，互为进退，故消长无穷，终而复始。**惟贤人上配天以养头，下象地以养足，中傍人事以养五藏。**清阳在上，故头配天以养其清。浊阴在下，故足象地以养其静。五气运行于中，故五藏傍人事以养其和。此虽以头足五藏为言，而实谓上中下，无非法于天地人也。**天气通于肺，地气通于嗌，**天气，清气也，谓呼吸之气。地气，浊气也，谓饮食之气。清气通于五藏，由喉而先入肺。浊气通于六府，由嗌而先入胃。嗌，咽也。《六节藏象论》曰：天食人以五气，地食人以五味。五气入鼻，藏于心肺；五味入口，藏于肠胃。《太阴阳明论》曰：喉主天气，咽主地气。其义皆同。嗌音益。**风气通于肝，**风为木气，肝为木藏，同气相求，故通于肝。上文二句，总言天地阴阳通于人；此下四句，分言五行气候通于人。此详言天气通肺，以及于五藏者也。**雷气通于心，**雷为火气，心为火藏，故相通。**谷气通于脾，**山谷土气，脾为土藏，故相通。**雨气通于肾，**雨为水气，肾为水藏，故相通。**六经为川，肠胃为海，**六经者，三阴三阳也，周流气血，故为人之川。肠胃者，盛受水谷，故为人之海。此详言地气通于嗌也。**九窍为水注之气。**上七窍，下二窍，是为九窍。水注之气，言水气之注也，如目之泪，鼻之涕，口之津，二阴之尿秽皆是也。虽耳若无水，而耳中津气湿而成垢，是即水气所致。气至水必至，水至气必至，故言水注之气。愚按：阴阳合一之妙，于气水而见之矣。夫气者阳也，气主升；水者阴也，水主降。然水中藏气，水即气也；气中藏水，气即水也。升降虽分阴阳，气水实为同类。何也？请以釜观，得其象矣。夫水在釜中，下得阳火则水干，非水干也，水化气而去也；上加复固则水生，非水生也，气化水而流也。故无水则气从何来，无气则水从何至？水气一体，于斯见矣。而人之精气亦犹是也，故言气注之水亦可，言水注之气亦可。然不曰气注之水，而曰水注之气者，至哉妙哉！此神圣发微之妙，于颠倒中而见其真矣。**以天地为之阴阳**，此重申上文，言贤人之养身，皆法乎天地之阴阳，如天气地气、风雷谷雨、川海九窍之类皆是也。**阳之汗，以天地之雨名之**；汗出于阳而本于阴，故以天地之雨名之。雨即人之汗，汗即天之雨，皆阴精之所化。知雨之为义，则可与言汗矣。**阳之气，以天地之疾风名之**。气本属阳，阳胜则气急，故以天地之疾风名之。知阴阳之权衡，动静之承制，则可与言气矣。**暴气象雷**，天有雷霆，火郁之发也；人有刚暴，怒气之逆也。故语曰雷霆之怒。**逆气象阳**。天地之气，升降和则不逆矣。天不降，地不升，则阳亢于上，人之气逆亦犹此也。**故治不法天之纪，不用地之理，则灾害至矣**。上文言人之阴阳，无不合乎天地，故贤人者必法天以治身。设不知此，而反天之纪，逆地之理，则灾害至矣。此理字与前五里之里不同，盖彼言广舆之里，此言理气之理。

五、阴阳之中，复有阴阳素问金匮真言论

故曰：阴中有阴，阳中有阳。故曰，引辞也。既言阴矣，而阴中又有阴；既言阳矣，而阳中又有阳。此阴阳之道，所以无穷，有如下文云者。**平旦至日中，天之阳，阳中之阳也；日中至黄昏，天之阳，阳中之阴也；合夜至鸡鸣，天之阴，阴中之阴也；鸡鸣至平旦，天之阴；阴中之阳也**。一日之气，自卯时日出地上为昼，天之阳也；自酉时日入地中为夜，天之阴也。然于阴阳之中，复有阴阳，如午前为阳中之阳，午后则阳中之阴也；子前为阴中之阴，子后为阴中之阳也。故以

一日分为四时,则子午当二至之中,卯酉当二分之令;日出为春,日中为夏,日入为秋,夜半为冬也。**故人亦应之。**人之阴阳,亦与一日四时之气同。故子后则气升,午后则气降,子后则阳盛,午后则阳衰矣。**夫言人之阴阳,则外为阳,内为阴。**以表里言。**言人身之阴阳,则背为阳,腹为阴。**以前后言。**言人身之藏府中阴阳,则藏者为阴,府者为阳。肝心脾肺肾,五藏皆为阴,胆胃大肠小肠膀胱三焦,六府皆为阳。**五藏属里,藏精气而不写,故为阴。六府属表,传化物而不藏,故为阳。**所以欲知阴中之阴、阳中之阳者何也?为冬病在阴,夏病在阳,春病在阴,秋病在阳,皆视其所在,为施针石也。**此举一岁之候,以明病治之阴阳也。冬气伏藏故在阴,夏气发越故在阳。春病在阴者,以春阳尚微而余阴尚盛也。秋病在阳者,以秋阴尚微而余阳尚盛也。必当体察气宜,庶无误治。此虽以四时针石言,而凡药食之类,无不皆然,不可不为详察也。**故背为阳,阳中之阳,心也;背为阳,阳中之阴,肺也;腹为阴,阴中之阴,肾也;腹为阴,阴中之阳,肝也;腹为阴,阴中之至阴,脾也。**人身背腹阴阳,议论不一。有言前阳后阴者,如老子所谓万物负阴而抱阳是也;有言前阴后阳者,如此节所谓背为阳、腹为阴是也,似乎相左。观邵子曰:天之阳在南,阴在北;地之阴在南,阳在北。天阳在南,故日处之;地刚在北,故山处之。所以地高西北,天高东南。然则老子所言,言天之象,故人之耳目口鼻动于前,所以应天阳面南也。本经所言,言地之象,故人之脊膂肩背峙于后,所以应地刚居北也。矧以形体言之,本为地象,故背为阳,腹为阴,而阳经行于背,阴经行于腹也。天地阴阳之道,当考伏羲六十四卦方圆图,圆图象天,阳在东南,方图象地,阳在西北,其义最精,了然可见。又如人之五藏,何以心肺为背之阳,肝脾肾为腹之阴?盖心肺居于膈上,连近于背,故为背之二阳藏;肝脾肾居于膈下,藏载于腹,故为腹之三阴藏。然阳中又分阴阳,则心象人之日,故曰牡藏,为阳中之阳。肺象人之天,天象玄而不自明。朱子曰:天之无星空处谓之辰。故天体虽阳,而实包藏阴德,较乎日之纯阳者,似为有间。故肺曰牝藏,为阳中之阴。若阴中又分阴阳,则肾属人之水,故曰牝藏,阴中之阴也。肝属人之木,木火同气,故曰牡藏,阴中之阳也。脾属人之土,其体象地,故曰牝藏,为阴中之至阴也。**此皆阴阳表里、内外雌雄相输应也,故以应天之阴阳也。**雌雄,即牝牡之谓。输应,转输相应也。此总结上文以人应天之义。地即天中之物,言天则地在其中矣。牝牡义,见《针刺类》十七。

类经三卷

藏象类

一、十二官素问灵兰秘典论全

黄帝问曰:愿闻十二藏之相使贵贱何如? 藏,藏也。六藏六府,总为十二。分言之,则阳为府,阴为藏;合言之,则皆可称藏,犹言库藏之藏,所以藏物者。如《宣明五气篇》曰,心藏神、肺藏魄之类是也。相使者,辅相臣使之谓。贵贱者,君臣上下之分。藏,去声。**岐伯对曰:悉乎哉问也! 请遂言之。心者,君主之官也,神明出焉。**心为一身之君主,禀虚灵而含造化,具一理以应万几,藏府百骸,惟所是命,聪明智慧,莫不由之,故曰神明出焉。**肺者,相傅之官,治节出焉。**肺与心皆居膈上,位高近君,犹之宰辅,故称相傅之官。肺主气,气调则营卫藏府无所不治,故曰治节出焉。节,制也。相,去声。**肝者,将军之官,谋虑出焉。**肝属风木,性动而急,故为将军之官。木主发生,故为谋虑所出。**胆者,中正之官,决断出焉。**胆禀刚果之气,故为中正之官,而决断所出。胆附于肝,相为表里,肝气虽强,非胆不断,肝胆相济,勇敢乃成。故《奇病论》曰:肝者中之将也,取决于胆。**膻中者,臣使之官,喜乐出焉。**膻中在上焦,亦名上气海,为宗气所积之处,主奉行君相之令而布施气化,故为臣使之官。《行针篇》曰:多阳者多喜,多阴者多怒。膻中为二阳藏所居,故喜乐出焉。按十二经表里,有心包络而无膻中。心包之位正居膈上,为心之护卫。《胀论》曰:膻中者,心主之官城也。正合心包臣使之义,意者其即指此欤？膻，唐坦切。**脾胃者，仓廪之官，五味出焉。**脾主运化，胃司受纳，通主水谷，故皆为仓廪之官。五味入胃，由脾布散，故曰五味出焉。《刺法论》曰：脾为谏议之官，知周出焉。见《运气类》四十三。**大肠者，传道之官，变化出焉。**大肠居小肠之下，主出糟粕，故为肠胃变化之传道。小肠者，受盛之官，化物出焉。小肠居胃之下，受盛胃中水谷而分清浊，水液由此而渗于前，糟粕由此而归于后，脾气化而上升，小肠化而下降，故曰化物出焉。**肾者，作强之官，伎巧出焉。**伎，技同。肾属水而藏精，精为有形之本，精盛形成则作用强，故为作强之官。水能化生万物，精妙莫测，故曰伎巧出焉。**三焦者，决渎之官，水道出焉。**决，通也。渎，水道也。上焦不治则水泛高原，中焦不治则水留中脘，下焦不治则水乱二便。三焦气治，则脉络通而水道利，故曰决渎之官。**膀胱者，州都之官，津液藏焉，气化则能出矣。**膀胱位居最下，三焦水液所归，是同都会之地，故曰州都之官，津液藏焉。膀胱有下口而无上口，津液之入者为水，水之化者由气，有化而入，而后有出，是谓气化则能出矣。《营卫生会篇》曰：水谷俱下而成下焦，济泌别汁，循下焦而渗入膀胱。正此谓也。然气化之原，居丹田之间，是名下气海，天一元气，化生于此。元气足则运化有常，水道自利，所以气为水母。知气化能出之旨，则治水之道，思过半矣。气化大义，又见三焦胞络命门辨及膀胱图注中。**凡此十二官者，不得相失也。**失则气不相使而灾害至矣。**故主明则下安，以此养生则寿，殁世不殆，以为天下则大昌。**心主明则十二官皆安，所以不殆。能推养生之道，以及齐家治国平天下，未有不大昌者矣。**主不明则十二官危，使道闭塞而不通，形乃大伤，以此养生则殃，以为天下者其宗大危，戒之戒之！**心不明则神无所主，而藏府相使之道闭塞不通，故自君主而下，无不失职，所以十二藏皆危，而不免于殃也。身且不免，况于天下乎？重言戒之者，甚言心君之不可不明也。**至道在微，变化无穷，孰知其原？**至道之大，其原甚微，及其变化，则有莫测，人能见其多，而不能见其少，安得知原者相与谈是哉！**窘乎哉，消者瞿瞿，孰知其要？闵闵之当，孰者为良？**窘，穷也。瞿瞿，不审貌。闵闵，忧恤也。消者瞿瞿，孰知其要，谓十二官相失，则精神日消，瞿瞿然莫审其故，诚哉窘矣，然所致之由，果孰得而知其要也？闵闵之当，孰者为良，谓能忧人之忧而恤人之危者，又孰知以当其明哲之良哉？盖甚言知道之少也。《气交变大论》作肖者瞿瞿，其义稍异，见《运气类》十一。瞿音劬。**恍惚之数，生于毫厘，**恍惚者，无形之始。毫厘者，有象之初。即至道在微之征也。**毫厘之数，起于度量，千之万之，可以益大，推之大之，其形乃制。**毫厘者，度量之所起也。千之万之者，积而不已，而形制益多也。喻言大必由于小，著必始于微，是以变化虽多，原则一耳。故但能知一，则无一之不知也；不能知一，则无一之能知也。正以见人之安危休咎，亦惟心君为之原耳。**黄帝曰：善哉！余闻精光之道，大圣之业，而宣明大道，非斋戒择吉日，不敢受也。黄帝乃择吉日良兆，而藏灵兰之室，以传保焉。**洗心曰斋，远欲曰戒。盖深敬大道，而示人以珍重之甚也。

二、藏象素问六节藏象论

帝曰：**藏象何如？**象，形象也。藏居于内，形见于外，故曰藏象。岐伯曰：**心者，生之本，神之变也。其华在面，其充在血脉，为阳中之太阳，通于夏气。**心为君主而属阳，阳主生，万物系之以存亡，故曰生之本。心藏神，神明由之以变化，故曰神之变。心主血脉，血足则面容光彩，脉络满盈，故曰其华在面，其充在血脉。心属火，以阳藏而通于夏气，故为阳中之太阳。**肺者，气之本，魄之处也。其华在毛，其充在皮，为阳中之太阴，通于秋气。**诸气皆主于肺，故曰气之本。肺藏魄，故曰魄之处。肺主身之皮毛，故其华在毛，其充在皮。肺金以太阴之气而居阳分，故为阳中之太阴，通于于秋气。**肾者，主蛰封藏之本，精之处也。其华在发，其充在骨，为阴中之少阴，通于冬气。**肾者，胃之关也，位居亥子，开窍二阴而司约束，故为主蛰封藏之本。肾主水，受五藏六府之精而藏之，故曰精之处也。发为血之余，精足则血足而发盛，故其华在发。肾之合骨也，故其充在骨。肾为阴藏，故为阴中之少阴，通于冬气。愚按：新校正言全元起本及《甲乙经》《太素》，俱以肺作阳中之少阴，肾作阴中之太阴。盖谓肺在十二经虽属太阴，然阴在阳中，当为少阴；肾在十二经虽属少阴，然阴在阴中，当为太阴也。此说虽亦理也，然考之《刺禁论》云：鬲肓之上，中有父母。乃指心火肺金为父母也。父曰太阳，母曰太阴，自无不可。肾虽属水而阳生于子，即曰少阴，于义亦当。此当仍以本经为正。**肝者，罢极之本，魂之居也。其华在爪，其充在筋，以生血气，其味酸，其色苍，此为阳中之少阳，通于春气。**人之运动，由乎筋力，运动过劳，筋必罢极。肝藏魂，故为魂之居。爪者筋之余，故其华在爪，其充在筋。肝属木，位居东方，为发生之始，故以生血气。酸者木之味，苍者木之色。木王于春，阳犹未盛，故为阳中之少阳，通于春气。按：上文三藏，皆不言色味，而肝脾二藏独言之，意必脱简也。五藏色味，详载《五运行大论》及《阴阳应象大论》等篇，见后五、六。罢音皮。**脾胃大肠小肠三焦膀胱者，仓廪之本，营之居也。名曰器，能化糟粕转味而入出者也。**此六者皆主盛受水谷，故同称仓廪之本。营者水谷之精气也，水谷贮于六府，故为营之所居而皆名曰器，凡所以化糟粕转五味者，皆由乎此也。粕音朴。**其华在唇四白，其充在肌，其味甘，其色黄，此至阴之类，通于土气。**四白，唇之四际白肉也。唇者脾之荣。肌肉者脾之合。甘者土之味。黄者土之色也。脾以阴中之至阴而分王四季，故通于土气。此虽若指脾为言,而实总结六府者,皆仓廪之本,无非统于脾气也,故曰此至阴之类。**凡十一藏,取决于胆也。**五藏六府,共为十一,禀赋不同,情志亦异,必资胆气,庶得各成其用,故皆取决于胆也。愚按:五藏者,主藏精而不写,故五藏皆内实;六府者,主化物而不藏,故六府皆中虚。惟胆以中虚,故属于府;然藏而不写,又类乎藏。故足少阳为半表半里之经,亦曰中正之官,又曰奇恒之府,所以能通达阴阳,而十一藏皆取决乎此也。然东垣曰:胆者少阳春升之气,春气升则万化安。故胆气春升,则余藏从之,所以十一藏皆取决于胆。其说亦通。

三、藏府有相合,三焦曰孤府 灵枢本输篇

肺合大肠,大肠者,传道之府。此言藏府各有所合,是为一表一里。肺与大肠为表里,故相合也。传道之官义见前一。**心合小肠,小肠者,受盛之府。**心与小肠为表里,故相合也。受盛之义亦见前。**肝合胆,胆者,中精之府。**肝与胆为表里,故相合也。胆为中正之官,藏清净之液,故曰中精之府。盖以他府所盛者皆浊,而此独清也。**脾合胃,胃者,五谷之府。**脾与胃为表里,而胃司受纳,故为五谷之府。**肾合膀胱,膀胱者,津液之府也。**肾与膀胱为表里,而津液藏焉,故为津液之府。**少阳属肾,肾上连肺,故将两藏。**少阳,三焦也。三焦之正脉指天,散于胸中,而肾脉亦上连于肺;三焦之下腧属于膀胱,而膀胱为肾之合,故三焦亦属乎肾也。然三焦为中渎之府,膀胱为津液之府,肾以水藏而领水府,理之当然,故肾得兼将两藏。将,领也。两藏,府亦可以言藏也。《本藏篇》曰:肾合三膀胱。其义即此。**三焦者,中渎之府也,水道出焉,属膀胱,是孤之府也。是六府之所与合者。**中渎者,谓如川如渎,源流皆出其中也。即水谷之入于口,出于便,自上而下,必历三焦,故曰中渎之府,水道出焉。膀

胱受三焦之水,而当其疏泄之道,气本相依,体同一类,故三焦下腧出于委阳,并太阳之正入络膀胱约下焦也。然于十二藏之中,惟三焦独大,诸藏无与匹者,故名曰是孤之府也。三焦下腧义见《经络类》十六。愚按:本篇之表里相配者,肺合大肠皆金也,心合小肠皆火也,肝合胆皆木也,脾合胃皆土也,肾合膀胱皆水也。惟三焦者,虽为水渎之府,而实总护诸阳,亦称相火,是又水中之火府。故在本篇曰三焦属膀胱,在《血气形志篇》曰少阳与心主为表里。盖其在下者为阴,属膀胱而合肾水;在上者为阳,合包络而通心火。此三焦之所以际上极下,象同六合,而无所不包也。观本篇六府之别,极为明显。以其皆有盛贮,因名为府。而三焦者曰中渎之府,是孤之府,分明确有一府。盖即藏府之外,躯体之内,包罗诸藏,一腔之大府也。故有中渎是孤之名,而亦有大府之形。《难经》谓其有名无形,诚一失也。是盖譬之探囊以计物,而忘其囊之为物耳。遂致后世纷纷,无所凭据,有分为前后三焦者,有言为肾傍之脂者,即如东垣之明,亦以手三焦足三焦分而为二。夫以一三焦,尚云其无形,而诸论不一,又何三焦之多也?画蛇添足,愈多愈失矣,后世之疑将焉释哉?余因著有《三焦包络命门辨》,以求正于后之君子焉。详见《附翼》第三卷。

四、五藏之应,各有收受素问金匮真言论

帝曰:五藏应四时,各有收受乎? 收受者,言同气相求,各有所归也。**岐伯曰:有。东方青色,入通于肝,开窍于目,藏精于肝,** 东为木王之方,肝为属木之藏,故相通也。青者木之色。目者肝之窍。木之精气,藏于肝曰魂。**其病发惊骇,** 风木之气多振动,故病为惊骇。**其味酸,其类草木,** 酸者木之味。**其畜鸡,**《易》曰:巽为鸡。东方木畜也。**其谷麦,** 麦成最蚤,故应东方春气。《五常政大论》曰:其

畜犬,其谷麻。**其应四时,上为岁星,**木之精气,上为岁星。是以春气在头也,木王春,春气上升也。**其音角,**木音曰角,其应春,其化丁壬巳亥。**其数八,**河图数,天二生水,地八成之。是以知病之在筋也,肝主筋也。**其臭臊。**臭,气之总名也。臊为木气所化。《礼·月令》曰:其臭膻。膻与臊类。臭,许救、尺救二切。臊音骚。

　　南方赤色,入通于心,开窍于耳,藏精于心,南为火王之方,心为属火之藏,其气相通。赤者火之色。耳者心之窍。火之精气,藏于心曰神。《阴阳应象大论》曰:心在窍为舌,肾在窍为耳。可见舌本属心,耳则兼乎心肾也。**故病在五藏,**心为五藏之君主,心病则五藏应之。**其味苦,其类火,**火之味苦。**其畜羊,**《五常政大论》曰其畜马,而此曰羊者,意谓午未俱属南方耳。**其谷黍,**黍之色赤,糯小米也。《五常政大论》曰:其谷麦。**其应四时,上为荧惑星,**火之精气上为荧惑星。**是以知病之在脉也,**心主血脉也。**其音徵,**火音曰徵,其应夏,其化戊癸子午。**其数七,**地二生火,天七成之。其臭焦,焦为火气所化。

　　中央黄色,入通于脾,开窍于口,藏精于脾,土王四季,位居中央,脾为属土之藏,其气相通。黄者土之色。口者脾之窍。土之精气,藏于脾曰意。**故病在舌本,**脾之脉连舌本,散舌下。**其味甘,其类土,**土之味甘。**其畜牛,**牛属丑而色黄也。《易》曰:坤为牛。**其谷稷,**稷,小米也。粳者为稷,糯者为黍,为五谷之长,色黄属土。**其应四时,上为镇星,**土之精气,上为镇星。**是以知病之在肉也,**脾主肌肉也。**其音宫,**土音曰宫,其应长夏,其化甲己丑未。**其数五,其臭香。**香为土气所化。

　　西方白色,入通于肺,开窍于鼻,藏精于肺,西为金王之方,肺为属金之藏,其气相通。白者金之色。鼻者肺之窍。金之精气,藏于肺曰魄。**故病在背,**肺在胸中,附于背也。**其味辛,其类金,**金之味辛。**其畜马,**肺为乾象,《易》曰:乾为马。**其谷稻,**稻坚而白,故属金。**其应四时,上为太白星,**金之精气上为太白星。**是以知病之在皮毛也,**肺主皮毛也。**其音商,**金音曰商,其应秋,其化乙庚卯酉。**其数九,**地四生金,天九成之。**其臭腥。**腥为金气所化。

北方黑色,入通于肾,开窍于二阴,藏精于肾,北为水王之方,肾为属水之藏,其气相通。黑者水之色。二便者肾之窍。水之精气,藏于肾曰志。**故病在溪,**《气穴论》曰:肉之大会为谷,肉之小会为溪。溪者,水所流注也,故病在溪。**其味咸,其类水,**水之味咸。**其畜彘,**彘猪也。《易》曰:坎为豕。彘音治。**其谷豆,**菽也,黑者属水。**其应四时,上为辰星,**水之精气,上为辰星。**是以知病之在骨也,肾主骨也,其音羽,**水音曰羽,其应冬,其化丙辛辰戌。**其数六,**天一生水,地六成之。**其臭腐。**腐为水气所化。《礼·月令》云其臭朽。朽与腐类。

故善为脉者,谨察五藏六府,一逆一从,阴阳表里,雌雄之纪,藏之心意,合心于精,善诊者,必能察此阴阳藏象之精微,而合于吾心,庶神理明而逆从变化无遁情矣。**非其人勿教,非其真勿授,是谓得道。**不得贤智而教之,适足以害道;不得真人而授之,适足以乱真。《气交变大论》曰:得其人不教,是谓失道;传非其人,慢泄天宝。此之谓也。义详《运气类》十。

五、四时阴阳,外内之应素问阴阳应象大论

帝曰:余闻上古圣人,论理人形,列别藏府,端络经脉,会通六合,各从其经,气穴所发,各有处名,溪谷属骨,皆有所起,分部逆从,各有条理,四时阴阳,尽有经纪,外内之应,皆有表里,其信然乎?论理,讲求也。列别,分辨也。端言经脉之发端,络言支脉之横络。两经交至谓之会,他经相贯谓之通。十二经之表里,谓之六合。气穴

溪谷、分部逆从等义，如《经脉篇》及《气穴》《气府》《皮部》《骨空》等论，各有详载，而此篇所答，则惟四时五行藏象气味之化，其他则散见各篇也。别，必列切。**岐伯对曰：东方生风，**风者天地之阳气，东者日升之阳方，故阳生于春，春王于东，而东方生风。**风生木，**风动则木荣也。**木生酸，**《洪范》曰：木曰曲直，曲直作酸。故凡物之味酸者，皆木气之所化。**酸生肝，**酸先入肝也。**肝生筋，**肝主筋也。**筋生心，**木生火也。**肝主目。**目者肝之官也。**其在天为玄，**玄，深微也。天道无穷，东为阳升之方，春为发生之始，故曰玄。**在人为道，**道者，天地之生意也。人以道为生，而知其所生之本，则可与言道矣。**在地为化。**化，生化也。有生化而后有万物，有万物而后有终始。凡自无而有，自有而无，总称曰化。化化生生，道归一气，故于东方首言之。**化生五味，**万物化生，五味具矣。**道生智，**生意日新，智慧出矣。**玄生神。**玄冥之中，无有而无不有也，神神奇奇，所从生矣。按：在天为玄至此六句，他方皆无，而东独有之。盖东方为生物之始，而元贯四德，春贯四时，言东方之化，则四气尽乎其中矣。此盖通举五行六气之大法，非独指东方为言也。观《天元纪大论》有此数句，亦总贯五行而言，其义可见。详《运气类》三。**神在天为风，**飞扬散动，风之用也。鼓之以雷霆，润之以雨露，无非天地之神，而风则神之一者。又风为六气之首，故应东方。**在地为木，**五行在地，东方属木。**在体为筋，**筋属众体之木。**在藏为肝，**肝属五藏之木。**在色为苍，**苍属五色之木。**在音为角，**角属五音之木。**在声为呼，**怒则叫呼。**在变动为握，**握同搐搦，筋之病也。**在窍为目，**肝之窍也。**在味为酸，**木之味也。**在志为怒。**强则好怒，肝之志也。《宣明五气篇》曰：并于肝则忧。**怒伤肝，**怒出于肝，过则伤肝。**悲胜怒；**悲忧为肺金之志，故胜肝木之怒。悲则不怒，是其征也。**风伤筋，**同气相求，故风伤筋。**燥胜风；**燥为金气，故胜风木。**酸伤筋，**酸走筋，过则伤筋而拘挛。**辛胜酸**。辛为金味,故胜木之酸。

　　南方生热,阳极于夏,夏王于南,故南万生热。**热生火**,热极则生火也。**火生苦**,《洪范》曰:火曰炎上,炎上作苦。故物之味苦者,由火气之所化。**苦生心**,苦先入心也。**心生血**,心主血脉也。**血生脾**,火生土也。**心主舌**。舌为心之官也。**其在天为热**,六气在天者为热。**在地为火**,五行在地者为火。**在体为脉**,脉属众体之火。**在藏为心**,心属五藏之火。**在色为赤**,赤属五色之火。**在音为徵**,徵属五音之火。**在声为笑**,喜则发笑,心之声。**在变动为忧**,心藏,神有余则笑,不足故忧。**在窍为舌**,心之窍也。**在味为苦**,火之味也。**在志为喜**。心之志也。**喜伤心**,喜出于心,过则伤心。**恐胜喜**;恐为肾水之志,故胜心火之喜。恐则不喜,是其征也。**热伤气**,壮火食气也。**寒胜热**;水胜火也。**苦伤气**,苦从火化,故伤肺气,火克金也。又如阳气性升,苦味性降,气为苦遏,则不能舒伸,故苦伤气。**咸胜苦**。咸为水味,故胜火之苦。愚按:气为苦伤而用咸胜之,此自五行相制之理。若以辛助金,而以甘泄苦,亦是捷法。盖气味以辛甘为阳,酸苦咸为阴,阴胜者制之以阳,阳胜者制之以阴,何非胜复之妙?而其中宜否,则在乎用之权变耳。

　　中央生湿,土王中央,其气化湿。**湿生土**,湿润则土气王而万物生。**土生甘**,《洪范》曰:土爱稼穑,稼穑作甘。凡物之味甘者,皆土气之所化。**甘生脾**,甘先入脾也。**脾生肉**,脾主肌肉也。**肉生肺**,土生金也。**脾主口**。口唇者脾之官也。**其在天为湿**,气化于天,中央为湿。**在地为土**,形成于地,中央属土。**在体为肉**,肉属众体之土。**在藏为脾**,脾属五藏之土。**在色为黄**,黄属五色之土。**在音为宫**,宫属五音之土。**在声为歌**,得意则歌,脾之声也。**在变动为哕**,哕,于决切,呃逆也。**在窍为口**,脾之窍也。**在味为甘**,土之味也。**在志为思**。脾之志也。《宣明五气篇》曰:并于脾则畏。**思伤脾**,脾志为思,过则伤脾。**怒胜思**;怒为肝木之志,故胜脾土之思。怒则不思,是其征也。**湿伤肉**,脾主肉而恶湿,故湿胜则伤肉。**风胜湿**;木胜土也。**甘伤肉**,过于甘也。**酸胜甘**。酸为木味,故胜土之甘。

西方生燥,金王西方,其气化燥。**燥生金**,燥则刚劲,金气所生也。**金生辛**,《洪范》曰:金曰从革,从革作辛。故味辛者,皆金气之所化。**辛生肺**,辛先入肺也。**肺生皮毛**,肺主皮毛也。**皮毛生肾**,金生水也。**肺主鼻**。鼻者肺之官也。**其在天为燥**,气化于天,在西为燥。**在地为金**,形成于地,在西属金。**在体为皮毛**,皮毛属众体之金。**在藏为肺**,肺属五藏之金。**在色为白**,白属五色之金。**在音为商**,商属五音之金。**在声为哭**,悲哀则哭,肺之声也。**在变动为欬**,邪伤于肺,其病为欬。**在窍为鼻**,肺之窍也。**在味为辛**,金之味也。**在志为忧**。肺之志也。金气惨凄,故令人忧。宣明五气篇曰:并于肺则悲。**忧伤肺**,忧则气消,故伤肺也。**喜胜忧**;喜为心火之志,能胜肺金之忧。喜则神畅,故胜忧也。**热伤皮毛**,热胜则津液耗而伤皮毛,火克金也。**寒胜热**;水制火也。**辛伤皮毛**,辛能散气,故伤皮毛。**苦胜辛**。苦为火味,故胜金之辛。

北方生寒,水王北方,其气化寒。**寒生水**,寒气阴润,其化为水。**水生咸**,《洪范》曰:水曰润下,润下作咸。故物之味咸者,皆水气之所化。**咸生肾**,咸先入肾也。**肾生骨髓**,肾主骨髓也。**髓生肝**,水生木也。**肾主耳**。耳者肾之官也。**其在天为寒**,气化于天,在北为寒。**在地为水**,形成于地,在北属水。**在体为骨**,骨属众体之水。**在藏为肾**,肾属五藏之水。**在色为黑**,黑属五色之水。**在音为羽**,羽属五音之水。**在声为呻**,气郁则呻吟,肾之声也。**在变动为栗**,战栗也。大寒甚恐则有之,故属水。**在窍为耳**,肾之窍也。按前篇《金匮真言论》云:南方赤色,开窍于耳。北方黑色,开窍于二阴。则耳又为心之窍。如《本藏篇》以耳之高下坚脆而验肾,则耳信为肾之窍,而又属于心也。**在味为咸**,水之味也。**在志为恐**。肾之志也。**恐伤肾**,恐则精却,故伤肾。凡猝然恐者多遗尿,甚则阳痿,是其征也。**思胜恐**;思为脾土之志,故胜肾水之恐。深思见理,恐可却也。**寒伤血**,寒则血凝涩,故寒伤血。《阴阳应象大论》云:寒伤形。盖形即血也。**燥胜寒**;燥则水涸故胜寒。**咸伤血**,咸从水化,故伤心血,水胜火也。食咸则渴,伤血可知。**甘胜咸**。甘为土味,故胜水之咸。按:新校正云:详此篇论所伤之旨,其例有三:东方云风伤筋、酸伤筋,中央云湿伤肉、甘伤肉,是自伤者也;南方云热伤气、苦伤气,北方云寒伤血、咸伤血,是伤己所胜也;西方云热伤皮毛,是被胜伤己也,辛伤皮毛,是自伤者也。凡此五方所伤,有此三例不同。愚按北方云燥胜寒,若以五行正序,当云湿胜寒;但寒湿同类,不能相胜,故曰燥胜寒也。诸所不同如此,盖因其切要者为言也。

　　故曰:天地者,万物之上下也;阴阳者,血气之男女也;左右者,阴阳之道路也;水火者,阴阳之征兆也;阴阳者,万物之能始也。故曰阴在内,阳之守也;阳在外,阴之使也。此节重出,注见《阴阳类》一。又《天元纪大论》亦稍同,详《运气类》三。

六、五气之合人,万物之生化素问五运行大论

　　帝曰:寒暑燥湿风火,在人合之奈何?其于万物,何以生化?此明人身之表里,万物之化生皆合乎天地之气也。**岐伯曰:东方生风,风生木,木生酸,酸生肝,肝生筋,筋生心**。此东方之生化也。明此者,可以治肝补心。**其在天为玄,在人为道,在地为化。化生五味,道生智,玄生神,化生气**。气由化生,物因气化也。此下二节,与《天元纪大论》同,见《运气类》三。**神在天为风,在地为木**,凡此篇文义与前篇《阴阳应象大论》相同者,注皆见前。后准此。**在体为筋,在气为柔**,得木化者,其气柔耎,筋之类也。**在藏为肝。其性为暄**,暄,

温暖也。肝为阴中之阳,应春之气,故其性暄。暄音萱。**其德为和,**
春阳布和,木之德也。**其用为动,**春风动摇,木之用也。**其色为苍,**
浅青色也。**其化为荣,**物色荣美,木之化也。**其虫毛,**毛虫丛植,得
木气也。**其政为散,**阳散于物,木之政也。按散义有二:一曰升散,
木气之升也;一曰散落,金气之杀也。**其令宣发,**宣扬升发,春木令
也。**其变摧拉,**摧拉,损折败坏也。风气刚强,木之变也。摧,坐陪
切。拉音腊。**其眚为陨,**眚,灾也。陨,坠落也。木兼金化,陨为灾
也。眚,诗梗切。陨音允。**其味为酸,其志为怒。怒伤肝,悲胜怒;**
风伤肝,前篇曰风伤筋者,其义同。**燥胜风;酸伤筋,辛胜酸。**此东
方之性用德化政令,皆本乎木,而内合人之肝气者也,故肝主于左。

　　南方生热,热生火,火生苦,苦生心,心生血,血生脾。此南方之
生化也。明此者,可以治心补脾。**其在天为热,在地为火,在体为**
脉,在气为息,经终流行,脉之体也。血气和平,息之调也。心主血
脉,故皆属火。**在藏为心。其性为暑,**南方暑热,火之性也。心为火
藏,其气应之。**其德为显,**阳象明显,火之德也。**其用为燥,**阳用躁
动,火之性也。**其色为赤,其化为茂,**万物茂盛,火之化也。**其虫羽,**
羽虫飞扬,得火气也。**其政为明,**阳明普照,火之政也。**其令郁蒸,**
暑热郁蒸,夏火令也。**其变炎烁,**炎烁焦枯,火之变也。烁,收勺切。
其眚燔焫,燔焫焚烧,火之灾也。燔音烦。焫,如岁切。**其味为苦,**
其志为喜。喜伤心,恐胜喜;热伤气,寒胜热;苦伤气,咸胜苦。此南
方之性用德化政令,皆本乎火,而内合人之心气者也,故心主于前。

　　中央生湿,湿生土,土生甘,甘生脾,脾生肉,肉生肺。此中央之
生化也。明此者,可以治脾补肺。**其在天为湿,在地为土,在体为**
肉,在气为充,土之施化,其气充盈,故曰充气。脾健则肉丰,此其征
也。**在藏为脾。其性静兼,**脾属至阴,故其性静。土养万物,故其性
兼。**其德为濡,**濡润泽物,土之德也。**其用为化,**万化所归,土之用

也。**其色为黄,其化为盈,**万物充盈,土之化也。**其虫倮,**赤体曰倮,土应肉也。倮,即果切。**其政为谧,**谧,静也。安静宁谧,土之政也。谧音密。**其令云雨,**云雨湿蒸,土之令也。**其变动注,**风雨动注,土之变也。**其眚淫溃,**霖淫崩溃,土之灾也。**其味为甘,其志为思。思伤脾,怒胜思;湿伤肉,风胜湿;甘伤脾,酸胜甘。**此中央之性用德化政令,皆本乎土,而内合人之脾气者也,故脾主乎中。

　　西方生燥,燥生金,金生辛,辛生肺,肺生皮毛,皮毛生肾。此西方之生化也。明此者,可以治肺补肾。**其在天为燥,在地为金,在体为皮毛,在气为成,**庚桑子曰:春气发而百草生,正得秋而万宝成。盖物得金气而后坚,故金曰坚成。**在藏为肺。其性为凉,**西方凉爽,金之气也。肺为金藏,故应之。**其德为清,**秋气清肃,金之德也。**其用为固,**坚而能固,金之用也。**其色为白,其化为敛,**万物收敛,金之化也。**其虫介,**皮甲坚固,得金气也。**其政为劲,**风气刚劲,金之政也。**其令雾露,**凉生雾露,秋金令也。**其变肃杀,**凋残肃杀,金之变也。**其眚苍落,**青苍毁败,金之灾也。**其味为辛,其志为忧。忧伤肺,喜胜忧;热伤皮毛,寒胜热;辛伤皮毛,苦胜辛。**此西方之性用德化政令,皆本乎金,而内合人之肺气也,故肺主乎右。

　　北方生寒,寒生水,水生咸,咸生肾,肾生骨髓,髓生肝。此北方之生化也。明此者,可以治肾补肝。**其在天为寒,在地为水,在体为骨,在气为坚,**物之热者,遇寒则坚,此其征也。**在藏为肾。其性为凛,**凛烈战栗,水之性也。**其德为寒,**冬气寒冷,水之德也。**其用为藏,**藏字原阙,脱简也,今补之。闭藏生气,水之用也。**其色为黑,其化为肃,**肃然静定,水之化矣。**其虫鳞,**鳞潜就下,得水气也。**其政为静,**清静澄彻,水之政也。**其令闭塞,**闭塞二字原阙,今补足之。天地闭塞,冬水令也。**其变凝冽,**寒凝严冽,水之变也。**其眚冰雹,**非时冰雹,水之灾也。雹音泊。**其味为咸,其志为恐。恐伤肾,思胜**

恐;**寒伤血,燥胜寒;咸伤血,甘胜咸。**此北方之性用德化政令,皆本乎水,而内合人之肾气者也,故肾主于下。**五气更立,各有所先。**五行之气,化有不同。天干所临,是为五运;地支所司,是为六气。五运六气,皆有主客之分。故岁时变迁,五气更立,各有所先,以主岁气也。**非其位则邪,当其位则正。**运气既立,则位之当与不当,气之或邪或正,可得而察矣。此与《六微旨大论》同,见《运气类》七。

　　帝曰:病之生变何如?岐伯曰:气相得则微,不相得则甚。主客相遇,上下相临,气有相得不相得,则病变由而生矣。相得者,如彼此相生,则气和而病微;不相得者,如彼此相克,则气乖而病甚也。**帝曰:主岁何如?岐伯曰:气有余,则制己所胜而侮所不胜;其不及,则己所不胜侮而乘之,己所胜轻而侮之。**主岁,谓五运六气各有所主之岁也。己所胜,我胜彼也。所不胜,彼胜我也。假令木气有余,则制己所胜而土受其克,湿化乃衰;侮所不胜,则金反受木之侮,而风化大行也。木气不足,则己所不胜者,乘虚来侮,而金令大行;己所胜者,因弱相轻,而土邪反甚也。《六节藏象论》曰:未至而至,此谓太过,则薄所不胜而乘所胜也,命曰气淫。至而不至,此谓不及,则所胜妄行,而所生受病,所不胜薄之也,命曰气迫。运气相同,举此可类推矣。**侮反受邪,**若恃己之强,肆行暴侮,有胜必复,反受其邪。《五常政大论》曰:乘危而行,不速而至,暴虐无德,灾反及之。正此谓也。**侮而受邪,寡于畏也。**五行之气,各有相制,畏其所制,乃能守位,寡于畏则肆无忌惮,而势极必衰,所以反受其邪,此天道之盈虚,自毫发无容爽者。上文自五气更立至此详义,见《五运太少齐兼化逆顺图解》及《主气客气》《主运客运》《司天在泉》各图说中,在《图翼》二卷。**帝曰:善。**

七、脾不主时 素问太阴阳明论

帝曰:脾不主时何也? 此言时惟四而藏有五,如肝心肺肾分主四时,而脾为五藏之一,独无所主者何也? **岐伯曰:脾者土也,治中央,常以四时长四藏各十八日寄治,不得独主于时也。** 五藏所主,如肝木主春而王于东,心火主夏而王于南,肺金主秋而王于西,肾水主冬而王于北。惟脾属土而蓄养万物,故位居中央,寄王四时各一十八日,为四藏之长,而不得独主于时也。考之历法:凡于辰戌丑未四季月,当立春立夏立秋立冬之前,各土王用事十八日,一岁共计七十二日。凡每季三月各得九十日,于九十日中除去十八日,则每季亦止七十二日,而为五行分王之数。总之五七三十五,二五一十,共得三百六十日,以成一岁之常数也。**脾藏者,常著胃土之精也。土者生万物而法天地,故上下至头足,不得主时也。** 脾胃相为表里,脾常依附于胃,以膜连著,而为之行其精液。然脾胃皆属乎土,所以生成万物,故曰法天地也。土为万物之本,脾胃为藏府之本,故上至头,下至足,无所不及,又岂得独主一时而已哉?《平人气象论》曰:人无胃气曰逆,逆者死。脉无胃气亦死。此所以四时五藏,皆不可一日无土气也。

八、五藏所合所荣所主,五味所宜所伤之病 素问五藏生成篇

心之合脉也,其荣色也,其主肾也。 心生血,血行脉中,故合于脉。血华在貌,故荣于色。心属火,受水之制,故以肾为主。**肺之合皮也,其荣毛也,其主心也。** 肺属金,皮得金之坚,故合于皮。毛得皮之养,故荣于毛。五藏之应天者肺,故肺主皮毛。凡万物之体,其表必坚,正合乾金之象,所谓物物一太极也。金受火之制,故肺以心为主。**肝之合筋也,其荣爪也,其主肺也。** 肝属木,木曲直而柔,筋

体象之,故合于筋。**爪者筋之余,故荣于爪。木受金之制,故肝以肺**
为主。脾之合肉也,其荣唇也,其主肝也。脾属土,肉象地之体,故
合肉也。脾气通于唇,故荣唇也。土受木之制,故脾以肝为主。**肾**
之合骨也,其荣发也,其主脾也。肾属水,肾藏精,骨藏髓,精髓同
类,故肾合骨。发为精血之余,精髓充满,其发必荣,故荣在发。水
受土之制,故肾以脾为主。**是故多食咸,则脉凝泣而变色;**咸从水
化,水能克火,故病在心之脉与色也。《五味篇》曰:心病禁咸。泣,
涩同。**多食苦,则皮槁而毛拔;**苦从火化,火能克金,故病在肺之皮
毛也。《五味篇》曰:肺病禁苦。**多食辛,则筋急而爪枯;**辛从金化,
金能克木,故病在肝之筋爪也。《五味篇》曰:肝病禁辛。**多食酸,则**
肉胝䐢而唇揭;胝,皮厚也,手足骈胝之谓。酸从木化,木能克土,故
病在脾之肉与唇也。《五味篇》曰:脾病禁酸。胝音支。䐢音绉。**多**
食甘,则骨痛而发落。此五味之所伤也。甘从土化,土能克水,故病
在肾之骨与发也。《五味篇》曰:肾病禁甘。**故心欲苦,**合于火也。
肺欲辛,合于金也。**肝欲酸,**合于木也。**脾欲甘,**合于土也。**肾欲**
咸。合于水也。**此五味之所合,五藏之气也。**凡此皆五味之合于五
藏者。旧本也字在合字之下,于义不通。按全元起本及《太素》,俱
云此五味之所合五藏之气也,今改从之。

九、本神 灵枢本神篇

　　黄帝问于岐伯曰:凡刺之法,必先本于神。血脉营气精神,此五
藏之所藏也。至其淫泆离藏则精失,魂魄飞扬,志意恍乱,智虑去身
者,何因而然乎? 天之罪与? 人之过乎? 何谓德气生精神魂魄心意
志思智虑? 请问其故。泆淫放也。恍,恍惚也。详如下文。泆音
逸。岐伯答曰:天之在我者德也,地之在我者气也,德流气薄而生者
也。人禀天地之气以生。天地者,阴阳之道也。自太极而生两仪,

则清阳为天,浊阴为地;自两仪而生万物,则乾知大始,坤作成物。故《易》曰:天地之大德曰生。《宝命全形论》曰:人生于地,悬命于天。然则阳先阴后,阳施阴受,肇生之德本乎天,成形之气本乎地,故天之在我者德也,地之在我者气也。德流气薄而生者,言理赋形全,而生成之道斯备矣。**故生之来谓之精,**太极动而生阳,静而生阴,阴阳二气,各有其精。所谓精者,天之一,地之六也。天以一生水,地以六成之,而为五行之最先。故万物初生,其来皆水,如果核未实犹水也,胎卵未成犹水也,即凡人之有生,以及昆虫草木无不皆然。《易》曰:男女构精,万物化生。此之谓也。**两精相搏谓之神,**两精者,阴阳之精也。搏,交结也。《易》曰:天数五,地数五,五位相得而各有合。周子曰:二五之精,妙合而凝。是皆两精相搏之谓。凡万物生成之道,莫不阴阳交而后神明见。故天之生也,必合阴阳之气,构父母之精,两精相搏,形神乃成,所谓天地合气,命之曰人也。又《决气篇》曰:两神相搏,合而成形,常先身生,是谓精。见《本类》后二十五。愚按:神者,灵明之化也,无非理气而已。理依气行,气从形见,凡理气所至,即阴阳之所居,阴阳所居,即神明之所在,故曰阴阳者,神明之府也。《天元纪大论》曰:阴阳不测之谓神。《气交变大论》曰:善言化言变者,通神明之理。《易》曰:知变化之道者,其知神之所为乎!是皆神之为义。然万物之神,随象而应,人身之神,惟心所主。故本经曰:心藏神。又曰:心者君主之官,神明出焉。此即吾身之元神也。外如魂魄志意五神五志之类,孰匪元神所化而统乎一心?是以心正则万神俱正,心邪则万神俱邪,迨其变态,莫可名状。如《八正神明论》曰:神乎神,耳不闻,目明心开而志先,慧然独悟,口弗能言,惧视独见,适若昏,昭然独明,若风吹云,故曰神。《淮南子》曰:或问神。曰:心。请闻之。曰:潜天而天,潜地而地,天地神明而不测者也。《黄庭经》曰:至道不烦诀存真,泥丸百节皆有神。

《金丹大要》曰:心为一身君主,万神为之听命。以故虚灵知觉,作生作灭,随机应境,千变万化,瞬息千里,梦寝百般,又能逆料未来,推测祸福,大而天下国家,小而僻陋蟑隙,无所不至。然则神至心必至,心住神亦住。《邪客篇》曰:心者,五藏六府之大主也,精神之所舍也。心伤则神去,神去则死矣。故曰事其神者神去之,休其神者神居之。则凡治身者,太上养神,其次养形也。诸神详义见《藏象会通》。搏音博。**随神往来者谓之魂,并精而出入者谓之魄,**精对神而言,则神为阳而精为阴;魄对魂而言,则魂为阳而魄为阴。故魂则随神而往来,魄则并精而出入。愚按:精神魂魄,虽有阴阳之别,而阴阳之中,复有阴阳之别焉。如神之与魂皆阳也,何谓魂随神而往来?盖神之为德,如光明爽朗、聪慧灵通之类皆是也。魂之为言,如梦寐恍惚、变幻游行之境皆是也。神藏于心,故心静则神清;魂随乎神,故神昏则魂荡。此则神魂之义,可想象而悟矣。精之与魄皆阴也,何谓魄并精而出入?盖精之为物,重浊有质,形体因之而成也。魄之为用,能动能作,痛痒由之而觉也。精生于气,故气聚则精盈;魄并于精,故形强则魄壮。此则精魄之状,亦可默会而知也。然则神为阳中之阳,而魂则阳中之阴也;精为阴中之阴,而魄则阴中之阳者乎?虽然,此特其阴阳之别耳。至若魂魄真境,犹有显然可鞠者,则在梦寐之际。如梦有作为而身不应者,乃魂魄之动静,动在魂而静在魄也;梦能变化而寤不能者,乃阴阳之离合,离从虚而合从实也。此虽皆魂魄之证,而实即死生之几。苟能致心如太虚,而必清必静,则梦觉死生之关,知必有洞达者矣。又神气魂魄详义,见后十四,所当互考。**所以任物者谓之心,**心为君主之官,统神灵而参天地,故万物皆其所任。**心有所忆谓之意,**忆,思忆也。谓一念之生,心有所向而未定者,曰意。**意之所存谓之志,**意之所存,谓意已决而卓有所立者,曰志。**因志而存变谓之思,**因志而存变,谓意志虽定,而复有反复计度者,曰思。**因思而远慕谓之虑**,深思远慕,必生忧疑,故曰虑。**因虑而处物谓之智**。疑虑既生,而处得其善者,曰智。按此数者,各有所主之藏,今皆生之于心,此正诸藏为之相使,而心则为之主宰耳。**故智者之养生也,必顺四时而适寒暑,和喜怒而安居处,节阴阳而调刚柔,如是则僻邪不至,长生久视**。此言四时也,寒暑也,喜怒也,居处也,皆明显易晓。惟节阴阳调刚柔二句,其义最精,其用最博,凡食息起居、病治脉药,皆有最切于此而不可忽者。欲明是理,当求易义而渐悟之。

是故**怵惕思虑者则伤神,神伤则恐惧流淫而不止**。此节言情志所伤之为害也。怵,恐也。惕,惊也。流淫,谓流泄淫溢,如下文所云恐惧而不解则伤精,精时自下者是也。思虑而兼怵惕,则神伤而心怯,心怯则恐惧,恐惧则伤肾,肾伤则精不固。盖以心肾不交,故不能收摄如此。怵,出、恤二音。**因悲哀动中者,竭绝而失生**。悲则气消,悲哀太甚则胞络绝,故致失生。竭者绝之渐,绝则尽绝无余矣。**喜乐者,神惮散而不藏**。喜发于心,乐散在外,暴喜伤阳,故神气惮散而不藏。惮,惊惕也。**愁忧者,气闭塞而不行**。愁忧则气不能舒,故脉道为之闭塞。**盛怒者,迷惑而不治**。怒则气逆,甚者必乱,故致昏迷皇惑而不治。不治,乱也。**恐惧者,神荡惮而不收**。恐惧则神志惊散,故荡惮而不收。上文言喜乐者神惮散而不藏,与此稍同。但彼云不藏者,神不能持而流荡也,此云不收者,神为恐惧而散失也,所当详辨。

心怵惕思虑则伤神,神伤则恐惧自失,破䐃脱肉,毛悴色夭,死于冬。此下言情志所伤之病,而死各有时也。心藏神,神伤则心怯,故恐惧自失。䐃者,筋肉结聚之处。心虚则脾弱,故破䐃脱肉。毛悴者,皮毛憔悴也。下文准此。色夭者,心之色赤,欲如白裹赤,不欲如赭也。火衰畏水,故死于冬。䐃,劬允切。**脾愁忧而不解则伤意,**

意伤则悗乱,四肢不举,毛悴色夭,死于春。忧本肺之志,而亦伤脾者,母子气通也。忧则脾气不舒,不舒则不能运行,故悗闷而乱。四肢皆禀气于胃而不得至经,必因于脾乃得禀也,故脾伤则四肢不举。脾色之夭者,黄欲如罗裹雄黄,不欲如黄土也。土衰畏木,故死于春。悗,美本切。**肝悲哀动中则伤魂,魂伤则狂忘不精,不精则不正,当人阴缩而挛筋,两胁骨不举,毛悴色夭,死于秋**。肝藏魂,悲哀过甚则伤魂,魂伤则为狂为忘而不精明,精明失则邪妄不正,其人当阴缩挛筋。两胁骨不举者,皆肝经之败也。肝色之夭者,青欲如苍璧之泽,不欲如蓝也。木衰畏金,故死于秋。**肺喜乐无极则伤魄,魄伤则狂,狂者意不存人,皮革焦,毛悴色夭,死于夏**。喜本心之志,而亦伤肺者,暴喜伤阳,火邪乘金也。肺藏魄,魄伤则神乱而为狂。意不存人者,傍若无人也。五藏之伤无不毛悴,而此独云皮革焦者,以皮毛为肺之合,而更甚于他也。肺色之夭者,白欲如鹅羽,不欲如盐也。金衰畏火,故死于夏。**肾盛怒而不止则伤志,志伤则喜忘其前言,腰脊不可以俛仰屈伸,毛悴色夭,死于季夏**。怒本肝之志,而亦伤肾者,肝肾为子母,其气相通也。肾藏志,志伤则意失,而善忘其前言也。腰脊不可俛仰屈伸者,腰为肾之府也。肾色之夭者,黑欲如重漆色,不欲如地苍也。水衰畏土,故死于季夏。**恐惧而不解则伤精,精伤则骨痠痿厥,精时自下**。此亦言心肾之受伤也。盖盛怒云伤肾,而恐惧则肾藏之本志,恐则气下而陷,故能伤精。肾主骨,故精伤则骨痿。痿者阳之痿。厥者阳之衰。命门不守则精时自下,是虽肾藏受伤之为病,然《邪气藏府病形篇》曰,愁忧恐惧则伤心,上文曰神伤则恐惧流淫而不止,义与此通。痠,酸同。**是故五藏主藏精者也,不可伤,伤则失守而阴虚,阴虚则无气,无气则死矣**。此总结上文而言藏各有其精,伤之则阴虚,以五藏之精皆阴也。阴虚则无气,以精能化气也。气聚则生,气散则死,然则死生在气,而气本于精,故《阴阳应象大论》曰,年四十而阴气自半者,正指此阴字为言也。详《阴阳类》二,当互求之。**是故用针者,察观病人之态,以知精神魂魄之存亡得失之意,五者以伤,针不可以治之也。**此承篇首之问而言。凡用针者,必当察病者之形态,以酌其可刺不可刺也。设或五藏精神已损,必不可妄用针矣。故《五阅五使篇》曰:血气有余,肌肉坚致,故可苦以针。《邪气藏府病形篇》曰:诸小者阴阳形气俱不足,勿取以针而调以甘药也。《根结篇》曰:形气不足,病气不足,此阴阳气俱不足也,不可刺之。观此诸篇之训,可见针能治有余而不可治虚损明矣。凡用针者,当知所慎也。

十、五藏异藏,虚实异病灵枢本神篇连前章

肝藏血,血舍魂,肝气虚则恐,实则怒。《宣明五气篇》曰:肝藏魂。《五藏生成篇》曰:人卧则血归于肝。《调经论》曰:肝藏血,血有余则怒,不足则恐。**脾藏营,营舍意,脾气虚则四肢不用,五藏不安,实则腹胀经溲不利。**营出中焦,受气取汁,变化而赤是谓血,故曰脾藏营。营舍意,即脾藏意也。脾虚则四肢不用,五藏不安,以脾主四肢,而脾为五藏之原也。太阴脉入腹络胃,故脾实则腹胀经溲不利。《调经论》曰:形有余则腹胀经溲不利。经当作泾。溲音搜。**心藏脉,脉舍神,心气虚则悲,实则笑不休。**《宣明五气篇》曰:心主脉。《调经论》曰:心藏神,神有余则笑不休,神不足则悲。**肺藏气,气舍魄,肺气虚则鼻塞不利少气,实则喘喝,胸盈仰息。**喘喝者,气促声粗也。胸盈,胀满也。仰息,仰面而喘也。《宣明五气篇》曰:肺藏魄。《调经论》曰:气有余则喘欬上气,不足则息利少气。**肾藏精,精舍志,肾气虚则厥,实则胀。**《九针论》曰:肾藏精、志也。《调经论》曰:肾藏志,志有余则腹胀飧泄,不足则厥。**五藏不安,必审五藏之病形,以知其气之虚实,谨而调之也。**此与前《本神》原属同篇,彼言

情志损伤，此分五藏虚实。故凡五藏有不安者，必审其病形虚实情志所属，乃可随其藏以调之。此总结前章而言其治法也。

十一、气口独为五藏主 素问五藏别论

帝曰：气口何以独为五藏主？ 气口之义，其名有三：手太阴肺经脉也，肺主诸气，气之盛衰见于此，故曰气口；肺朝百脉，脉之大会聚于此，故曰脉口；脉出太渊，其长一寸九分，故曰寸口。是名虽三而实则一耳。五藏六府之气味，皆出于胃，变见于气口，故为五藏之主。义见下文。愚按：气口、寸口、脉口之义，乃统两手而言，非独指右手为气口也。如《经脉篇》曰：手太阴之脉入寸口，上循鱼际。又曰：经脉者，常不可见也，其虚实也，以气口知之。《经筋篇》曰：手太阴之筋，结于鱼后，行寸口外侧。《经脉别论》曰：权衡以平，气口成寸，以决死生。《平人气象论》曰：欲知寸口太过与不及。《小针解》曰：气口虚而当补，盛而当写。本篇曰：气口何以独为五藏主。《难经》曰：十二经皆有动脉，独取寸口，以决五藏六府死生吉凶之法，何谓也？曰：寸口者，脉之大会，五藏六府之所终始，故取法于寸口也。诸如此者，岂独指右手为言耶？而王叔和未详经旨，突谓左为人迎，右为气口，左手寸口人迎以前，右手寸口气口以前等说，自晋及今，以讹传讹，莫可解救。甚至以左候表，以右候里，无稽之言，其谬为甚。夫肝心居左，岂不可以为里？肠胃在右，岂不可以言表？如仲景为伤寒之祖，但曰大浮数滑动者，此名阳也；沉涩弱弦微者，此名阴也。又曰：表有病者，脉当浮而大；里有病者，脉当沉而细。又如其上取寸口，太阴脉也；下取趺阳，阳明脉也。是皆阴阳表里之谓，初未闻以左为人迎而候表，右为气口而候里。即余初年亦尝为左表右里之说所惑，及今见多识定，乃知脉体自有阴阳，诸经皆具表里。凡今之习讹者，但见左强，便曰外感而攻其表；但见右盛，便曰内伤

而攻其里。亦焉知藏气有不齐，脉候有禀赋，或左脉素大于右，或右脉素大于左，孰者为常？孰者为变？或于偏弱中略见有力，已隐虚中之实；或于偏盛中稍觉无神，便是实中之虚。设不知此而执欲以左右分表里，岂左无里而右无表乎？故每致攻伐无过，颠倒阴阳，非惟大失经旨，而遗害于人不小，无怪乎脉之日难也，此不得不为辨正。再按：人迎气口之脉，本皆经训。但人迎为足阳明之脉，不可以言于手，气口总手太阴而言，不可以分左右，如《动输》《本输》《经脉》等篇，明指人迎为结喉旁胃经动脉。愚尝考之《四时气篇》曰：气口候阴，人迎候阳。《五色篇》曰：人迎盛坚者伤于塞，气口盛坚者伤于食。《禁服篇》曰：寸口主中，人迎主外。《经脉》《终始》等篇曰，人迎一盛二盛三盛，脉口一盛二盛三盛等义。皆言人迎为阳明之府脉，故主乎表；脉口为太阴之藏脉，故主乎里。如《太阴阳明论》曰：太阴为之行气于三阴，阳明为之行气于三阳。《阴阳别论曰》三阳在头，正言人迎行气于三阳也；三阴在手，正言脉口行气于三阴也。盖上古诊法有三：一取三部九候以诊通身之脉，一取太阴阳明以诊阴阳之本，一取左右气口以诊藏府之气。然则人迎自有其位，脉经则扯人迎于左手，而分气口于右手，不知何据何见而云然？愚初惑之，未敢遽辩，及见纲目之释人迎气口者，亦云人迎在结喉两旁，足阳明之脉也。又见庞安常论脉曰：何谓人迎？喉旁取之。近见徐东皋曰：脉经谓左手关前一分为人迎，误也。若此数君者，已觉吾之先觉矣，兹特引而正之。呜呼！夫一言之谬，遗误千古，成心授受，何时复正哉？立言者，可不知所慎乎？**岐伯曰：胃者，水谷之海，六府之大源也。五味入口，藏于胃以养五藏气，气口亦太阴也。是以五藏六府之气味，皆出于胃，变见于气口。**人有四海而胃居其一，是为水谷之海。藏府之属，阳为府，阴为藏，胃属阳而为六府之本，故云六府之大源。然五味入口，藏于胃以养五藏气，故又曰胃为五藏六府之海。气口本属太阴，而曰亦太阴者何也？盖气口属肺，手太阴也；布行胃气，则在于脾，足太阴也。按《营卫生会篇》曰：谷入于胃，以传于肺，五藏六府，皆以受气。《厥论》曰：脾主为胃行其津液者也。《经脉别论》曰：饮入于胃，游溢精气，上输于脾，脾气散精，上归于肺。然则胃气必归于脾，脾气必归于肺，而后行于藏府营卫，所以气口虽为手太阴，而实即足太阴之所归，故曰气口亦太阴也。是以五藏六府之气味，皆出于胃而变见于气口，故胃为藏府之大源，然无不由脾达肺也。见音现。**故五气入鼻，藏于心肺。心肺有病，而鼻为之不利也。**气味之化，在天为气，在地为味。上文言五味入口藏于胃者，味为阴也；此言五气入鼻藏于心肺者，气为阳也。鼻为肺之窍，故心肺有病而鼻为之不利。观此两节曰味曰气，皆出于胃而达于肺。既达于肺，亦必变见于气口，故气口独为五藏主。**凡治病必察其下，适其脉，观其志意，与其病也。**此治病之四要也。下言二阴，二阴者，肾之窍，胃之关也。《脉要精微论》曰：仓廪不藏者，是门户不要也。得守者生，失守者死。故二便为胃气之关锁，而系一身元气之安危，此下之不可不察也。适，测也。脉为气血之先，故独取寸口以决吉凶之兆。如《平人气象论》曰：人无胃气曰逆，逆者死。脉无胃气亦死。此脉之不可不察也。志意者，如《本藏篇》曰：志意和则精神专直，魂魄不散，悔怒不起，五藏不受邪矣。是志意关乎神气而存亡系之，此志意之不可不察。病有标本，不知求本，则失其要矣；病有真假，不知逆从，则及于祸矣。此病因之不可不察也。合是四者而会观之，则治病之妙，无遗法矣。**拘于鬼神者，不可与言至德。**阳之灵曰神，阴之灵曰鬼。张子曰：鬼神者，二气之良能也。程子曰：鬼神只是一个造化，天尊地卑，乾坤定矣，鼓之以雷霆，润之以风雨是也。然则鬼神者，即天地之灵耳。祸福有因，惟人自作，天地无私，鬼神焉得而蔽之？彼昧理者，不知鬼神不可媚，而崇尚虚无，不求实济,何益之有?若此者,即与论天人至德,必不见信,又何足与道哉?故曰信巫不信医,一不治也,即此之谓。**恶于针石者,不可与言至巧。**针石之道,法三才而调阴阳,和气血而通经络,故曰知机之道者,不可挂以发,盖言其至精至微也。而或有恶于针石者,诚不可与言至巧矣。**病不许治者,病必不治,治之无功矣。**不治已病治未病,圣人之道也。其有已病而尚不许治者,特以偏见不明,信理不笃,如拘于鬼神、恶于针石之类皆是也。既不相信,不无掣肘,强为之治,焉得成功?即有因治而愈者,彼亦犹谓不然,总亦属之无功也。

十二、食饮之气,归输藏府 素问经脉别论

食气入胃,散精于肝,淫气于筋。精,食气之精华也。肝主筋,故胃散谷气于肝,则浸淫滋养于筋也。**食气入胃,浊气归心,淫精于脉。**浊,言食气之厚者也。如《阴阳清浊篇》曰,受谷者浊,受气者清是也。心主血脉,故食气归心,则精气浸淫于脉也。**脉气流经,经气归于肺,肺朝百脉,输精于皮毛。**精淫于脉,脉流于经,经脉流通,必由于气,气主于肺,故为百脉之朝会。皮毛为肺之合,故肺精输焉。**毛脉合精,行气于府。**肺主毛,心主脉;肺藏气,心生血。一气一血,称为父母,二藏独居胸中,故曰毛脉合精,行气于府。府者,气聚之府也,是谓气海,亦曰膻中。**府精神明,留于四藏,气归于权衡。**宗气积于肺,神明出于心,气盛则神王,故气府之精为神明。神王则藏安,故肺肝脾肾四藏,无不赖神明之留以为主宰,然后藏气咸得其平而归于权衡矣。权衡,平也,故曰主明则下安,主不明则十二官危。**权衡以平,气口成寸,以决死生。**藏府之气既得其平,则必变见于气口而成寸尺也。气口者,脉之大会,百脉俱朝于此,故可以决生死。凡如上文所言者,皆食气之所化,而食气之化,又必由于胃气,故上

文食气入胃,下文言饮入于胃也。**饮入于胃,游溢精气,上输于脾。脾气散精,上归于肺**。游,浮游也。溢,涌溢也。水饮入胃,则其气化精微,必先输运于脾,是谓中焦如沤也。脾乃散气,上如云雾,而归于肺,是谓上焦如雾也。**通调水道,下输膀胱**。肺气运行,水随而注,故肺能通调水道,下输膀胱,是谓水出高原,下焦如渎也。**水精四布,五经并行**,水因气生,气为水母,凡肺气所及,则水精布焉。然水名虽一,而清浊有分。清者为精,精如雨露;浊者为水,水如江河。故精归五藏,水归膀胱,而五经并行矣。五经,五藏之经络也。**合于四时五藏,阴阳揆度以为常也**。若是则食饮精气,即得其滋养升降之宜,故四时五藏,皆合于阴阳揆度以为常也。

十三、有子无子,女尽七七,男尽八八素问上古天真论 附:种子说

帝曰:人年老而无子者,材力尽邪?将天数然也? 材力,精力也。天数,天赋之限数也。**岐伯曰:女子七岁肾气盛,齿更发长。** 七为少阳之数,女本阴体而得阳数者,阴中有阳也。人之初生,先从肾始,女至七岁,肾气稍盛。肾主骨,齿者骨之余,故齿更。肾为精血之藏,发者血之余,故发长。愚按:男子属阳,当合阳数,女子属阴,当合阴数,而今女反合七,男反合八,何也?盖天地万物之道,惟阴阳二气而已。阴阳作合,原不相离,所以阳中必有阴,阴中必有阳,儒家谓之互根,道家谓之颠倒,皆所以发明此理也。如离火属阳居南,而其中则偶,是外阳而内阴也;坎水属阴居北,而其中则奇,是外阴而内阳也。震坎艮是为三男,而阴多于阳;巽离兑是为三女,而阳多于阴。《悟真篇》曰:日居离位反为女,坎配蟾宫却是男。是皆阴阳颠倒之义。故女子外为阴体而内合阳数,男子外为阳体而内合阴数。如《左传》昭公元年医和云,女阳物而晦时,乃亦以女为阳矣,此皆医家当察也。更,平声。长,上声。下同。**二七而天癸至,任脉**

通，**太冲脉盛**，**月事以时下**，**故有子**。天癸者，天一之气也。任冲者，奇经之二也。任主胎胞，冲为血海，气盛脉通，故月事下而有子。月事者，言女子经水按月而至，其盈虚消长应于月象。经以应月者，阴之所生也。愚按：天癸之义，诸家俱即以精血为解。然详玩本篇谓女子二七天癸至，月事以时下，男子二八天癸至，精气溢写，是皆天癸在先，而后精血继之，分明先至后至，各有其义，焉得谓天癸即精血，精血即天癸？本末混淆，殊失之矣。夫癸者，天之水，干名也。干者支之阳，阳所以言气；癸者壬之偶，偶所以言阴。故天癸者，言天一之阴气耳，气化为水，因名天癸，此先圣命名之精而诸贤所未察者。其在人身，是为元阴，亦曰元气。人之未生，则此气蕴于父母，是为先天之元气；人之既生，则此气化于吾身，是为后天之元气。第气之初生，真阴甚微，及其既盛，精血乃王，故女必二七、男必二八而后天癸至。天癸既至，在女子则月事以时下，在男子则精气溢写，盖必阴气足而后精血化耳。阴气阴精，譬之云雨，云者阴精之气也，雨者阴气之精也，未有云雾不布而雨雪至者，亦未有云雾不浓而雨雪足者。然则精生于气，而天癸者，其即天一之气乎，可无疑矣。列子曰：有生者，有生生者；有形者，有形形者。其斯之谓。**三七肾气平均**，**故真牙生而长极**。肾气，即天癸也。平均，充满之谓。真牙，谓牙之最后生者。肾主骨，故肾气平则真牙生而长极。**四七筋骨坚**，**发长极**，**身体盛壮**。女子天癸之数，七七而止，年当四七，正及材力之中，故身体盛壮，发长极矣。**五七阳明脉衰**，**面始焦**，**发始堕**。女为阴体，不足于阳，故其衰也，自阳明始。阳明之脉行于面，循发际，故面焦发堕。**六七三阳脉衰于上**，**面皆焦**，**发始白**。三阳脉皆盛于面也。**七七任脉虚**，**太冲脉衰少**，**天癸竭**，**地道不通**，**故形坏而无子也**。至是则冲任血少，阴气竭，故经水止绝而坤道不通也。天癸竭绝，故形体衰坏而不能有子矣。**丈夫八岁肾气实**，**发长齿更**。八为少阴之数,男本阳体而得阴数者,阳中有阴也。发长齿更义同前。
二八肾气盛,天癸至,精气溢写,阴阳和,故能有子。男女真阴,皆称
天癸。天癸既充,精乃溢写,阴阳和合,故能生子。子者统男女而
言,男曰男子,女曰女子。愚按:有子之道,必阴阳合而后胎孕成,故
天一生水而成于地之六,地二生火而成于天之七,所以万物之生,未
有不因阴阳相感而能成其形者,此一阴一阳之谓道也。至于成男成
女之说,按北齐褚澄曰:男女之合,二精交畅,阴血先至,阳精后冲,
血开裹精,精入为骨,而男形成矣;阳精先入,女血后参,精开裹血,
血入为本,而女形成矣。启玄子曰:男女有阴阳之质不同,天癸则精
血之形亦异。故自后医家皆宗其说,而近者玄台马氏驳之曰:男女
之精,皆可以天癸称。今王注以女子之天癸为血,则男子之天癸亦
为血耶?《易》曰:男女构精,万物化生。故交构之时,各有其精,而
行经之时,方有其血。未闻交构之时,可以血言。广嗣诸书,皆言精
裹血、血裹精者亦非。此马氏之说诚是也。又按李东垣曰:经水断
后一二日,血海始净,精胜其血,感者成男;四五日后血脉已旺,精不
胜血,感者成女。朱丹溪曰:夫乾坤,阴阳之情性也;左右,阴阳之道
路也;男女,阴阳之仪象也。阴阳交构,胎孕乃凝,所藏之处,名曰子
宫,一系在下,上有两岐,中分为二,形如合钵,一达于左、一达于右。
精胜其血,则阳为之主,受气于左子宫而男形成;精不胜血,则阴为
之主,受气于右子宫而女形成。若此诸说不同,未必皆为确论。然
以愚见,亦有谓焉。如王氏以精血为天癸,盖以经文言女子之血,男
子之精,皆随天癸而至故也。此虽未得其真,而其义犹不相远。至
于褚氏之说,则必所不然。盖男女相合,两精和畅,本无血至之事。
惟是结胎之后,男以精而肇其元,女以血而成其体,此以男精女血而
谓之构,自是正理。若以交会之际,而言其精裹血、血裹精者,诚然
谬矣。此不若丹家以阳精为天壬、阴精为地癸者为妥。其说曰:天

壬先至,地癸随至,癸裹壬则成男子;地癸先至,天壬随至,壬裹癸则
成女子。壬癸齐至,则成双胎;一迟一速,俱不成胎。天壬地癸者,
乃天地元精元气也。虽然,此固一说也,但亦涉于渺茫耳。若东垣
之说,则以数日之后,感必成女。第以近验,求男者每用三十时辰、
两日半之法,而有必不免于女者,有在二十日以外而得男者,此皆与
东垣相反矣。若丹溪以左右者阴阳之道路一句为论,乃指既受之后
为言,而亦未明其所以然。且左右者,言阴阳升降之理,岂此两岐之
谓,尤属太奇。若必欲得其实理,则乾道成男,坤道成女,阳胜阴者
为男,阴胜阳者为女,此为不易之至论。然阴阳盛衰之说固如此,而
亦何以见其详? 如老阴少阴,强弱判矣;赢阳壮阴,盛衰分矣。壮而
不畜,同乎弱矣;老而知养,同于少矣。期候有阴阳,忽之者其气衰;
起居有消长,得之者其气盛。两军相对,气可夺于先声;一静自持,
机待时而后动。以寡击众,孰谓无方? 转弱为强,果由妙用。受与
不受在阖辟,不在浅深,言迟疾者殊谬;男与不男在盈虚,不在冲裹,
道先后者尤差。凡寡欲而得之男女贵而寿,多欲而得之男女浊而
夭,何莫非乾坤之道乎? 知之者,岂惟擅璋瓦之权,而蓝田久无烟焰
者,不外此也,子女生而夭弱者,不外此也。有子女之念者,其留意
于是焉。**三八肾气平均,筋骨劲强,故真牙生而长极。**肾水生肝血,
故筋亦劲强也。余注同前女子。**四八筋骨隆盛,肌肉满壮。**男子气
数至此,盛之极也。**五八肾气衰,发堕齿槁。**男为阳体,不足于阴,
故其衰也自肾始,而发齿其征也。**六八阳气衰竭于上,面焦,发鬓颁
白。**阳气亦三阳气也。颁,班同。**七八肝气衰,筋不能动,天癸竭,
精少,肾藏衰,形体皆极。**肝主筋,肝衰故筋不能动。肾主骨,肾衰
故形体疲极。**八八则齿发去。**衰之甚也。**肾者主水,受五藏六府之
精而藏之,故五藏盛乃能写。**肾为水藏,精即水也。五藏六府之精,
皆藏于肾,非肾藏独有精也,故五藏盛则肾乃能写。**今五藏皆衰,筋**

骨解堕，天癸尽矣。故发鬓白，身体重，行步不正，而无子耳。凡物壮则老，此上文所谓天数也。解，懈同。**帝曰：有其年已老而有子者何也？岐伯曰：此其天寿过度，气脉常通，而肾气有余也。**此天禀有余，即所谓材力也。**此虽有子，男不过尽八八，女不过尽七七，而天地之精气皆竭矣。**天癸大数，女已尽于七七，男已尽于八八，精气既竭，此外多难于子矣。**帝曰：夫道者年皆百数，能有子乎？岐伯曰：夫道者能却老而全形，身年虽寿，能生子也。**道者，言合道之人也。既能道合天地，则其材力天数，自是非常，却老全形，寿而生子，固有出人之表，而不可以常数限者矣。此篇大意，帝以材力天数为问，而岐伯之答，如天癸盛衰者，言材力也，七七八八者，言天数也。虽材力之强者，若出于数限之外，而其所以能出者，又何莫非天禀之数乎？其有积精全神，而能以人力胜天者，惟法则天地而合同于道者，为能及之也。

十四、天年常度 灵枢天年篇

黄帝问于岐伯曰：愿闻人之始生，何气筑为基？何立而为楯？何失而死？何得而生？基，址也。楯，材具也。楯音巡。**岐伯曰：以母为基，以父为楯，失神者死，得神者生也。**人之生也，合父母之精而有其身。父得乾之阳，母得坤之阴，阳一而施，阴两而承，故以母为基，以父为楯。譬之稼穑者，必得其地，乃施以种。种劣地优，肖由乎父；种优地劣，变成乎母；地种皆得而阴阳失序者，虽育无成也。故三者相合，而象变斯无穷矣。夫地者基也，种者楯也，阴阳精气者神也，知乎此则知人生之所以然矣。**黄帝曰：何者为神？岐伯曰：血气已和，荣卫已通，五藏已成，神气舍心，魂魄毕具，乃成为人。**神者，阴阳合德之灵也。二气合而生人，则血气荣卫五藏，以次相成，神明从而见矣。惟是神之为义有二：分言之，则阳神曰魂，阴神曰魄,以及意志思虑之类皆神也。合言之,则神藏于心,而凡情志之属,惟心所统,是为吾身之全神也。夫精全则气全,气全则神全,未有形气衰而神能王者,亦未有神既散而形独存者,故曰失神者死,得神者生。至于魂魄之义,如前《本神篇》曰:随神往来者谓之魂,并精而出入者谓之魄。及诸家得理之论,再附于左以详其义。唐孔氏曰:人之生也,始变化为形,形之灵曰魄,魄内自有阳气,气之神曰魂。魂魄,神灵之名,初生时耳目心识手足运动,此魄之灵也;又其精神性识渐有知觉,此则气之神也。乐祁曰:心之精爽是谓魂魄,魄属形体,魂属精神。精又是魄,魄是精之神;神又是魂,魂是气之神。邵子曰:气形盛则魂魄盛,气形衰则魂魄亦从而衰。魂随气而变,魄随形而化,故形存则魄存,形化则魄散。朱子曰:魂神而魄灵,魂阳而魄阴,魂动而魄静。生则魂载于魄,而魄检其魂;死则魂游散而归于天,魄沦坠而归于地。运用动作底是魂,不运用动作底是魄。魄盛则耳目聪明,能记忆,老人目昏耳聩记事不得者,魄衰也。又曰:人生则魂魄相交,死则各相离去。月之黑晕是魄,其光是魂。魂是魄之光焰,魄是魂之根柢。火是魂,镜是魄,灯有光焰,物来便烧,镜虽照见,却在里面。火日外景,金水内景,火日是魂,金水是魄。阴主藏受,故魄能记忆在内;阳主运用,故魂能发用出来。二物本不相离,精聚则魄聚,气聚则魂聚,是为人物之体,至于精竭魄降,则气散魂游而无所知矣。**黄帝曰:人之寿夭各不同,或夭寿,或卒死,或病久,愿闻其道。岐伯曰:五藏坚固,血脉和调,肌肉解利,皮肤致密,营卫之行,不失其常,呼吸微徐,气以度行,六府化谷,津液布扬,各如其常,故能长久。**坚固者不易损,和调者不易乱,解利者可无留滞,致密者可免中伤。营卫之行不失其常者,经脉和也。呼吸微徐气以度行者,三焦治也。六府化谷,津液布扬,则藏府和平,精神充畅,故能长久而多寿也。**黄帝曰:人之寿百岁而死,何以致之?岐伯**

曰：使道隧以长，基墙高以方，通调营卫，三部三里起，骨高肉满，百岁乃得终。《礼记》：百岁谓之期颐。使道指七窍而言，谓五藏所使之道路，如肺气通于鼻，肝气通于目，脾气通于口，心气通于舌，肾气通于耳，是即五官之道路也。隧，深邃貌。基墙，指面部而言。骨胳为基，蕃蔽为墙，义见《脉色类》三十一、二等篇。凡营卫部里及骨高肉满若此者，即致寿之道，故得百岁而终。**黄帝曰：其气之盛衰，以至其死，可得闻乎？岐伯曰：人生十岁，五藏始定，血气已通，其气在下，故好走。**天地之气，阳主乎升，升则向生；阴主乎降，降则向死。故幼年之气在下者，亦自下而升也。**二十岁，血气始盛，肌肉方长，故好趋。三十岁，五藏大定，肌肉坚固，血脉盛满，故好步。**盛满则不轻捷，故好步矣。**四十岁，五藏六府十二经脉，皆大盛以平定，腠理始疏，荣华颓落，发颇斑白，平盛不摇，故好坐。**天地消长之道，物极必变，盛极必衰，日中则昃，月盈则亏，人当四十，阴气已半，故发颇斑白而平盛不摇好坐者，衰之渐也。**五十岁，肝气始衰，肝叶始薄，胆汁始减，目始不明。六十岁，心气始衰，苦忧悲，血气懈惰，故好卧。七十岁，脾气虚，皮肤枯。八十岁，肺气衰，魄离，故言善误。九十岁，肾气焦，四藏经脉空虚。百岁，五藏皆虚，神气皆去，形骸独居而终矣。**魄离者，形体衰败也。肾气焦者，真阴亏竭也。此与前篇《上古天真论》女尽七七、男尽八八互相发明。彼以七八言者，言阴阳之限数；此以十言者，言人生之全数。然则人之气数，固有定期，而长短不齐者，有出于禀受，有因于人为。故惟智者不以人欲害其天真，以自然之道，养自然之寿，而善终其天年，此圣智之所同也。今之人非惟不能守其所有，而且欲出尘逃数，解脱飞升，因人惑己，因己惑人，是焉知无则无极，有则有尽，而固窈窈然自以为觉，亦何异梦中占梦，其不觉也亦甚矣。**黄帝曰：其不能终寿而死者，何如？**谓不及天数而蚤殁者也。**岐伯曰：其五藏皆不坚，使道不长，使道如**

上文。不长,短促也。**空外以张**,九窍张露也。**喘息暴疾**,喘息者气促,暴疾者易伤,皆非延寿之征也。**又卑基墙,薄脉少血,其肉不石,**石,坚也。**数中风寒,血气虚,脉不通,真邪相攻,乱而相引**,数中风寒,表易犯也。血气虚,中不足也。脉不通,经络多滞也。故致真邪易于相攻。然正本拒邪,正气不足,邪反随之而入,故曰相引。数音朔。**故中寿而尽也**。凡此形体血气,既已异于上寿,则其中寿而尽,固有所由,此先天之禀受然也。夫人生器局,既禀于有生之初,则其二定之数,似不可以人力强者。第禀得其全而养能合道,必将更寿;禀失其全而养复违和,能无更夭。故知之者下可以希中,中可以希上;不知者上仅得其次,次仅得其下矣。所谓天定则能胜人,人定亦能胜天也。夫禀受者,先天也;修养者,后天也。先天责在父母,后天责在吾心。

十五、寿夭 灵枢寿夭刚柔篇

黄帝问于伯高曰:余闻形有缓急,气有盛衰,骨有大小,肉有坚脆,皮有厚薄,其以立寿夭奈何?此欲因人之形体气质而知其寿夭也。**伯高答曰:形与气相任则寿,不相任则夭**。任,相当也。盖形以寓气,气以充形,有是形当有是气,有是气当有是形,故表里相称者寿,一强一弱而不相胜者夭。**皮与肉相果则寿,不相果则夭**。肉居皮之里,皮为肉之表。肉坚皮固者是为相果,肉脆皮疏者是为不相果。相果者气必畜故寿,不相果者气易失故夭。**血气经络胜形则寿,不胜形则夭**。血气经络者,内之根本也。形体者,外之枝叶也。根本胜者寿,枝叶胜者夭也。**黄帝曰:何谓形之缓急?伯高答曰:形充而皮肤缓者则寿,形充而皮肤急者则夭**。形充而皮肤和缓者,气脉从容,故当寿。**形充而皮肤紧急者,气脉促迫,故当夭。形充而脉坚大者顺也,形充而脉小以弱者气衰,衰则危矣**。形充脉大者,表里如一，故曰顺。形充脉弱者，外实内虚，故曰危。**若形充而颧不起者骨小，骨小则夭矣。**人之形体，骨为君，肉为臣，君胜臣者顺，臣胜君者逆。颧者骨之本也，故形充而颧不起者，其骨必小。骨小肉充，臣胜君者也，故当夭。**形充而大肉䐃坚而有分者肉坚，肉坚则寿矣；形充而大肉无分理不坚者肉脆，肉脆则夭矣。**大肉，臀肉也。䐃者，筋肉结聚之处坚而厚者是也。有分者，肉中分理明显也。此言形体虽充，又必以肉之坚脆分寿夭，其必验于大肉者，以大肉为诸肉之宗也。故凡形充而臀削者，必非福寿之兆。䐃，劬允切。臀音豚。**此天之生命，所以立形定气而视寿夭者，必明乎此立形定气，而后以临病人，决死生。黄帝曰：余闻寿夭，无以度之。**度，入声。**伯高答曰：墙基卑高不及其地者，不满三十而死；其有因加疾者，不及二十而死也。**墙基者，面部四旁骨胳也。地者，面部之肉也。基墙不及其地者，骨衰肉胜也，所以不寿。再加不慎而致疾，其夭更速，故不及二十而死也。按《五色篇》曰：明堂者鼻也，阙者眉间也，庭者颜也，蕃者颊侧也，蔽者耳门也。其间欲方大，去之十步皆见于外，如是者寿必中百岁。详《脉色类》三十二。**黄帝曰：形气之相胜以立寿夭奈何？伯高答曰：平人而气胜形者寿。**人之生死由乎气，气胜则神全，故平人以气胜形者寿。设外貌虽充而中气不足者，必非寿器。**病而形肉脱，气胜形者死，形胜气者危矣。**若病而至于形肉脱，虽其气尚胜形，亦所必死。盖气为阳，形为阴，阴以配阳，形以寓气，阴脱则阳无所附，形脱则气难独留，故不免于死。或形肉未脱而元气衰竭者，形虽胜气，不过阴多于阳，病必危矣。按：本篇大义，乃自天禀而言。又如《五常政大论》以阴阳高下言人寿夭，则地势使然，又不可不知也。详《运气类》十六。

十六、人身应天地 灵枢邪客篇

黄帝问于伯高曰：愿闻人之肢节以应天地奈何？ 四肢骨节也。**伯高答曰：天圆地方，人头圆足方以应之。** 圆者径一围三，阳奇之数；方者径一围四，阴偶之数。人首属阳居上，故圆而应天；人足属阴居下，故方而应地。**天有日月，人有两目。** 天有日月而照临万方，人有眼目而明见万象。**地有九州，人有九窍。** 九州者，荆梁雍豫徐扬青兖冀也。九窍者，上有七窍，下有二阴。清阳出上窍，而有阳中之阴阳；浊阴出下窍，而有阴中之清浊。**天有风雨，人有喜怒。** 和风甘雨天之喜，摧拉霖溃天之怒。**天有雷电，人有音声。** 阴阳相搏，天地发为雷电；情志所见，人物发为音声。**天有四时，人有四肢。** 四肢者，两手两足也。**天有五音，人有五藏。** 五音者，宫商角徵羽。五藏者，心肺脾肝肾。**天有六律，人有六府。** 六律者，黄钟、太簇、姑洗、蕤宾、夷则、无射为六阳律，大吕、夹钟、仲吕、林钟、南吕、应钟为六阴律。六府者，胃胆大肠小肠三焦膀胱也。**天有冬夏，人有寒热。** 寒应冬，热应夏也。**天有十日，人有手十指。** 十日者，甲乙丙丁戊己庚辛壬癸，是谓天干，故应人之手指。**辰有十二，人有足十指茎垂以应之，女子不足二节，以抱人形。** 十二辰者，子丑寅卯辰巳午未申酉戌亥，是谓地支，故应人之足指，足指惟十，并茎垂为十二。茎者，宗筋也。垂者，睾丸也。女子少此二节，故能以抱人形。抱者，怀胎之义，如西北称伏鸡为抱者是也。睾音高。**天有阴阳，人有夫妻。** 天为阳，地为阴，夫为阳，妻为阴，故曰夫乃妇之天。**岁有三百六十五日，人有三百六十节。** 节，骨节也。**地有高山，人有肩膝。** 肩膝骨大而高，故以应山。**地有深谷，人有腋腘。** 腋腘深陷，故以应谷。腘音国。**地有十二经水，人有十二经脉。** 详见《经络类》三十二。**地有泉脉，人有卫气。** 泉脉出于地下，卫气行于肉中。**地有草蓂，人有毫**

毛。蓂荚,瑞草也。尧时生于庭,随月凋荣,朔后一日英生,望后一日英落。历得其分度,则蓂荚生。**天有昼夜,人有卧起。**昼为阳,人应阳而动;夜为阴,人应阴而静。**天有列星,人有牙齿。**齿牙疏朗,故象似列星。《说文》云:牙,牡齿也。一曰锐者为牙,齐者为齿。《上古天真论》以女子三七,男子三八,则真牙生而长极,是以后生之大者为牙也。女子七岁,男子八岁,齿更,是以前生之小者为齿也。故男子八月生齿,八岁而龀;女子七月生齿,七岁而龀。龀,毁齿也。龀,抄近切。**地有小山,人有小节。**小节者,小骨指节之类。**地有山石,人有高骨。**高骨者,颧肩膝踝之类。**地有林木,人有募筋。**募者,筋脉聚畜之处。募音暮。**地有聚邑,人有䐃肉。**䐃肉者,脂肉之聚处也。䐃,劬允切。**岁有十二月,人有十二节。**四肢各三节,是为十二节。**地有四时不生草,人有无子。**地有不毛之地,人有不育之人。**此人与天地相应者也。**人身小天地即此之谓。

十七、妇人无须,气血多少灵枢五音五味篇

黄帝曰:妇人无须者,无血气乎?岐伯曰:冲脉任脉,皆起于胞中,上循背里,为经络之海。凡男妇之有须无须者,皆由于冲任二脉之血有盛衰也。冲任为经络之海,其起脉之处,则在胞中而上行于背里。所谓胞者,子宫是也,此男女藏精之所,皆得称为子宫。惟女子于此受孕,因名曰胞。然冲任督脉皆起于此,所谓一原而三岐也。胞义详《气味类》三。子宫命门详义具《附翼》三卷,三焦包络命门辨中。**其浮而外者,循腹右上行,会于咽喉,别而络唇口。血气盛则充肤热肉,血独盛则澹渗皮肤,生毫毛。**冲任,阴脉也,故循腹右上行。然左乳之下,则有胃之大络,此正左阳右阴,相配之妙也。详《脉色》十一。**今妇人之生,有余于气,不足于血,以其数脱血也。冲任之脉,不荣口唇,故须不生焉。**数脱血,谓血不留而月事以时下也。冲

任为血之海,须为血之余,血不足则冲任之脉不荣于口,而须不生矣。**数音朔。黄帝曰:士人有伤于阴,阴气绝而不起,阴不用,然其须不去,其故何也?宦者独去何也?愿闻其故。**阴不用者,阳痿不举也。此言士人之阴伤而绝者,须何不去,何宦官之血不常脱而须独无也。**岐伯曰:宦者去其宗筋,伤其冲脉,血写不复,皮肤内结,唇口不荣,故须不生。**士人者,阴气虽伤而宗筋未坏,彼宦官者,去其宗筋,则伤其冲脉矣。血一写而不能复,皮肤内结而经道不行,故冲脉不荣于口,而须不生也。**黄帝曰:其有天宦者,未尝被伤,不脱于血,然其须不生,其故何也?**谓身为男子,而终身无须,若天生之宦官然,故曰天宦。**岐伯曰:此天之所不足也。其任冲不盛,宗筋不成,有气无血,唇口不荣,故须不生。**天之所不足,言先天所禀,有任冲之不足者,故亦不生须也。**黄帝曰:善乎哉!圣人之通万物也,若日月之光影,音声鼓响,闻其声而知其形,其非夫子,孰能明万物之精?**日月有光,见影可识,音声有应,闻响可知。惟圣人者,能明物理之精,故因此可以知彼,因外可以知内也。**是故圣人视其颜色,黄赤者多热气,青白者少热气,黑色者多血少气。**黄赤者为阳,青白黑者为阴也。**美眉者太阳多血,通髯极须者少阳多血,美须者阳明多血,此其时然也。**在颊曰髯,在口下及两颐者曰须,在口上曰髭。凡此所言者,即其经行之地。**夫人之常数,太阳常多血少气,少阳常多气少血,阳明常多血多气,厥阴常多气少血,少阴常多血少气,太阴常多血少气,此天之常数也。**十二经之血气多少,各有不同,两经所言之数凡三,皆有互异。意者气血多少四字,极易混乱,此必传录之误也,当以《素问·血气形志篇》者为是。详见《经络》二十。

类经四卷

藏象类

十八、老壮少小脂膏肉瘦之别_{灵枢卫气失常篇}

黄帝问于伯高曰：人之肥瘦大小寒温，有老壮少小，别之奈何？寒温者，言禀有阴阳也。**伯高对曰：人年五十已上为老，二十已上为壮，十八已上为少，六岁已上为小。黄帝曰：何以度知其肥瘦？伯高曰：人有肥有膏有肉。**肥者，即下文所谓脂也。**黄帝曰：别此奈何？伯高曰：腘肉坚，皮满者，肥。腘肉不坚，皮缓者，膏。皮肉不相离者，肉。**腘肉，肉之聚处也。此言伟壮之人，而有脂膏肉三者之异：脂者紧而满，故下文曰肉坚身小；膏者泽而大，故下文曰肉淖垂腴；皮肉连实而上下相应者曰肉，故下文曰身体容大。腘，劬允切。**黄帝曰：身之寒温何如？伯高曰：膏者其肉淖，而粗理者身寒，细理者身热。脂者其肉坚，细理者热，粗理者寒。**淖，柔而润也。膏者肉淖，脂者肉坚。若其寒热，则粗理者皆寒，细理者皆热。淖音闹。**黄帝曰：其肥瘦大小奈何？伯高曰：膏者，多气而皮纵缓，故能纵腹垂腴。肉者，身体容大。脂者，其身收小。**纵，宽纵也。腴，脂肥也。膏者纵腹垂腴，脂者其身收小，是膏肥于脂也。肉为皮肉连实，自与脂膏者有间。纵，去声。腴，音俞。**黄帝曰：三者之气血多少何如？伯高曰：膏者多气，多气者热，热者耐寒。肉者多血则充形，充形则平。脂者其血清，气滑少，故不能大。此别于众人者也。**膏者多气，气为阳，故质热而耐寒也。肉者多血，血养形，故形充而气质平也。脂者血清而气滑少，故不能大。若此三者，虽肥盛皆别于众人，而脂者之气血，似不及乎膏肉也。愚按：世传肥白之人多气虚，而此云膏者多气，不无相左。若据余闻见之验，则苍瘦之气虚者，固不减于肥白，是以不宜胶柱也。**黄帝曰：众人奈何？伯高曰：众人皮肉脂膏不能相加也，血与气不能相多，故其形不小不大，各自称其身，命曰众人。**众人者，言三者之外，众多之常人也。其皮肉脂膏血气各有品格，故不能相加，亦不能相多，而形体大小皆相称而已。**黄帝曰：善。治之奈何？伯高曰：必先别其三形，血之多少，气之清浊，而后调之，治无失常经。**三形既定，血气既明，则宜补宜写，自可勿失常经矣。**是故膏人纵腹垂腴，肉人者上下容大，脂人者虽脂不能大也。**此重言其详也。

十九、血气阴阳清浊灵枢阴阳清浊篇

黄帝曰：余闻十二经脉，以应十二经水者，其五色各异，清浊不同，人之血气若一，应之奈何？十二经水义，详《经络类》三十三。此言经脉经水各有清浊之异，而人之血气如一，其何以分别应之？**歧伯曰：人之血气，苟能若一，则天下为一矣，恶有乱者乎？**人之血气若果如一，则天下皆同，当无杂乱矣，盖言必不能同也。恶音乌。**黄帝曰：余问一人，非问天下之众。岐伯曰：夫一人者，亦有乱气，天下之众，亦有乱人，其合为一耳。**察之一人亦有乱气，况于天下乎？故推于一人，即可以知天下。然则人己血气本不一，而不一之理则一也。**黄帝曰：愿闻人气之清浊。岐伯曰：受谷者浊，受气者清。**人身之气有二：曰清气，曰浊气。浊气者，谷气也，故曰受谷者浊；清气者，天气也，故曰受气者清。二者总称真气。《刺节真邪篇》曰：真气者，所受于天，与谷气并而充身也。《五味篇》曰：天地之精气，其大数常出三入一，故谷不入，半日则气衰，一日则气少矣。是指入者为

天气，出者为谷气。**清者注阴，浊者注阳。**喉主天气，故天之清气，自喉而注阴，阴者五藏也。咽主地气，故谷之浊气，自咽而注阳，阳者六府也。**浊而清者上出于咽，清而浊者则下行，清浊相干，命曰乱气。**浊之清者，自内而出，故上行。清之浊者，自外而入，故下行。一上一下，气必交并，二者相合而一有不正，则乱气出乎其中矣。**黄帝曰：夫阴清而阳浊，浊者有清，清者有浊，清浊别之奈何？岐伯曰：气之大别，清者上注于肺，浊者下走于胃。胃之清气，上出于口；肺之浊气，下注于经，内积于海。**大别，言大概之分别也。上文以天气谷气分清浊，而此言清中之浊，浊中之清，其所行复有不同也。清者上升故注于肺，浊者下降故走于胃。然而浊中有清，故胃之清气上出于口，以通呼吸津液；清中有浊，故肺之浊气下注于经，以为血脉营卫。而其积气之所，乃在气海间也。上气海在膻中，下气海在丹田。**黄帝曰：诸阳皆浊，何阳浊甚乎？岐伯曰：手太阳独受阳之浊，手太阴独受阴之清。**手太阳，小肠也，小肠居胃之下承受胃中水谷，清浊未分，秽污所出，虽诸阳皆浊，而此其浊之浊者也，故曰独受阳之浊。手太阴，肺也，肺者五藏六府之盖也，为清气之所注，虽诸阴皆清，而此其清之清者也，故曰独受阴之清。**其清者上走空窍，其浊者下行诸经。**此即上文胃之清气上出于口、肺之浊气下注于经之义。空，孔同。**诸阴皆清，足太阴独受其浊。**足太阴，脾也。胃司受纳水谷，而脾受其气以为运化，所以独受其浊，而为清中之浊也。**黄帝曰：治之奈何？岐伯曰：清者其气滑，浊者其气涩，此气之常也。故刺阴者，深而留之；刺阳者，浅而疾之；清浊相干者，以数调之也。**此又以针下之气，言清浊阴阳也。清者气滑，针利于速；浊者气涩，针利于迟。阴者在里，故宜深而留之；阳者在表，故宜浅而疾之。其或清中有浊，浊中有清，乃为清浊相干，当察其孰微孰甚，而酌其数以调之也。

二十、首面耐寒,因于气聚 灵枢邪气藏府病形篇

黄帝问于岐伯曰:首面与身形也,属骨连筋,同血合于气耳。天寒则裂地凌冰,其卒寒或手足懈惰,然而其面不衣何也? 人之头面身形,本同一气,至于猝暴严寒,则地裂水冰,肢体为之凛栗,而面独不惧,故以为问。**岐伯答曰:十二经脉,三百六十五络,其血气皆上于面而走空窍,** 头面为人之首,凡周身阴阳经络无所不聚,故其血气皆上行于面而走诸窍。空,孔同。**其精阳气上走于目而为睛,** 精阳气者,阳气之精华也,故曰五藏六府之精气,皆上注于目而为之精。**其别气走于耳而为听,** 别气者,旁行之气也。气自两侧上行于耳,气达则窍聪,所以能听。**其宗气上出于鼻而为臭,** 宗气,大气也。宗气积于胸中,上通于鼻而行呼吸,所以能臭。**其浊气出于胃,走唇舌而为味。** 浊气,谷气也。谷入于胃,气达于唇舌,所以知味。**其气之津液,皆上熏于面,** 凡诸气之津液,皆上熏于面。如《脉度篇》曰:五藏常内阅于上七窍也,故肺气通于鼻,心气通于舌,肝气通于目,脾气通于口,肾气通于耳。此五藏之气皆上通乎七窍,不独诸阳经络乃得上头也。**而皮又厚,其肉坚,故天气甚寒,不能胜之也。** 一身血气既皆聚于头面,故其皮厚肉坚异于他处,而寒气不能胜之也。愚按:本篇所言首面耐寒之义,原无阴阳之分。考之四十七难曰:人面独耐寒者何也?然人头者,诸阳之会也。诸阴脉皆至颈胸中而还,独诸阳脉皆上至头耳,故令面耐寒也。此说殊有不然。夫头为诸阳之会则是,曰阴不上头则非。盖阴阳升降之道,亦焉有地不交天藏不上头之理?即如本篇有曰:诸阳之会,皆在于面。盖言面为阳聚之处,而非曰无阴也。义见《疾病类》三。又如《阴阳别论》曰:三阳在头,三阴在手。盖一言阳明主表,指人迎也;一言太阴主里,指脉口也。亦非云阴不上头也。又如《本输篇》所列颈项诸经行次,止言六

阳而不言阴者，盖单言诸阳之次序，如伤寒止言足经而手在其中之意，亦非无阴之谓也。《难经》之意，本据此数者，而实未究其详。观《太阴阳明论》曰：阴气从足上行至头，而下行循臂至指端；阳气从手上行至头，而下行至足。及本篇所谓十二经脉，三百六十五络，其血气皆上于面而走空窍，岂阴经独不上头耶？第近代所传经穴诸图，亦但云阳穴上头，而阴穴止于胸腋者，盖阳穴之见于肌表者若此，而阴脉之内行者不能悉也。矧阴阳表里，俱有所会，故但取阳穴则可为阴经之帅，而阴亦在其中矣。及详考经脉等论，则手足六阴无不上头者，今列诸脉于左，以便明者考校。手少阴上挟咽，走喉咙，系舌本，出于面，系目系，合目内眦。手厥阴循喉咙，出耳后，合少阳完骨之下。手足少阴太阴皆会于耳中，上络左角。手太阴循喉咙。足少阴循喉咙，系舌本；其筋上至项，结于枕骨，与足太阳之筋合。足太阴合于阳明上行结于咽，连舌本；支者结舌本，贯舌中，散舌下。足厥阴循喉咙之后，上入颃颡，络于舌本，连目系，上出额，与督脉会于巅；其支者从目系，下颊里，环唇内。

二十一、坚弱勇怯，受病忍痛不同灵枢论勇篇全 附：酒悖

黄帝问于少俞曰：有人于此，并行并立，其年之长少等也，衣之厚薄均也，卒然遇烈风暴雨，或病或不病，或皆病，或皆不病，其故何也？卒音猝。少俞曰：帝问何急？黄帝曰：愿尽闻之。急者，先也。少俞曰：春青风，夏阳风，秋凉风，冬寒风。凡此四时之风者，其所病各不同形。春之青风得木气，夏之阳风得火气，秋之凉风得金气，冬之寒风得水气。凡此四时之风，各有所王，有所王则有所制，故其所病各不同形也。黄帝曰：四时之风，病人如何？少俞曰：黄色薄皮弱肉者，不胜春之虚风。黄者，土之色。黄色薄皮弱肉者，脾气不足也，故不胜春木之虚风。虚风义见《运气类》三十五。白色薄皮弱肉

者,不胜夏之虚风。白者,金之色。白色薄皮弱肉者,肺气不足也,故不胜夏火之虚风而为病。**青色薄皮弱肉,不胜秋之虚风。**青者,木之色。青色薄皮弱肉者,肝气不足也,故不胜秋金之虚风而为病。**赤色薄皮弱肉,不胜冬之虚风也。**赤者,火之色。赤色薄皮弱肉者,心气不足也,故不胜冬水之虚风而为病。**黄帝曰:黑色不病乎?少俞曰:黑色而皮厚肉坚,固不伤于四时之风。其皮薄而肉不坚、色不一者,长夏至而有虚风者病矣。**黑者,水之色。黑色而皮薄肉不坚,及色时变而不一者,肾气不足也,故不胜长夏土令之虚风而为病。**其皮厚而肌肉坚者,长夏至而有虚风,不病矣;其皮厚而肌肉坚者,必重感于塞,外内皆然乃病。黄帝曰:善。**若黑色而皮厚肉坚者,虽遇长夏之虚风,亦不能病。但既感于风,又感于寒,是为重感,既伤于内,又伤于外,是为外内俱伤,乃不免于病也。然则黑色而皮肉坚者,诚有异于他色之易病者矣。

黄帝曰:夫人之忍痛与不忍痛者,非勇怯之分也。夫勇士之不忍痛者,见难则前,见痛则止;夫怯士之忍痛者,闻难则恐,遇痛不动。夫勇士之忍痛者,见难不恐,遇痛不动;夫怯士之不忍痛者,见难与痛,目转面盻,恐不能言,失气惊悸,一本无悸字。颜色变更,一本作变化。乍死乍生。余见其然也,不知其何由,愿闻其故。此问能忍痛与不能忍痛者,非由勇怯而然也。夫勇士之气刚,而有不能忍痛者,见难虽不恐,而见痛则退矣。怯士之气馁,而有能忍痛者,闻难则恐,而遇痛不动也。又若勇而忍痛者,见难与痛皆不惧;怯而不忍痛者,见难与痛则目转眩旋,面盻惊顾,甚至失言变色,莫知死生。此四者之异,各有所由然也。**少俞曰:夫忍痛与不忍痛者,皮肤之薄厚,肌肉之坚脆缓急之分也,非勇怯之谓也。**此性质之当辨也。**黄帝曰:愿闻勇怯之所由然。少俞曰:勇者,目深以固,长衡直扬,三焦理横,其心端直,其肝大以坚,其胆满以傍,怒则气盛而胸张,肝**

举而胆横,眥裂而目扬,毛起而面苍,此勇士之由然者也。目者五藏六府之精也,目深以固,藏气之坚也。长衡,阔大也,即从衡之意。直扬,视直而光露也。三焦理横,凡刚急者肉必横,柔缓者肉必纵也。其心端直者,刚勇之气也。大以坚、满以傍者,傍即傍开之谓,过于人之常度也。怒则气盛而胸张、眥裂而目扬者,勇者之肝胆强,肝气上冲也。毛起者,肝血外溢也。面苍者,肝色外见也。此皆勇士之由然。然则勇怯之异,其由于肝胆者为多,故肝曰将军之官,而取决于胆。**黄帝曰:愿闻怯士之所由然。少俞曰:怯士者,目大而不减,阴阳相失,其焦理纵,䯏骭短而小,肝系缓,其胆不满而纵,肠胃挺,胁下空,虽方大怒,气不能满其胸,肝肺虽举,气衰复下,故不能久怒,此怯士之所由然者也。**减,当作缄,封藏之谓。目大不缄者,神气不坚也。阴阳相失者,血气易乱也,即转盼惊顾之意。其焦理纵者,肉理不横也。䯏骭短小者,其心卑小而甘出人下也。肝系缓者,不急也。胆不满而纵者,汁少形长也。肠胃挺者,曲折少也。胁下空者,肝气不实也。此其肝胆不充,气不能满,以故旋怒旋衰,是皆怯士之由然。愚按:勇者刚之气,怯者懦之质。然勇有二:曰血气之勇,曰礼义之勇。若临难不恐,遇痛不动,此其资禀过人;然随触而发,未必皆能中节也。若夫礼义之勇,固亦不恐不动,而其从容有度,自非血气之勇所可并言者。盖血气之勇出乎肝,礼义之勇出乎心。苟能守之以礼,制之以义,则血气之勇可自有而无;充之以学,扩之以见,则礼义之勇可自无而有。昔人谓勇可学者,在明理养性而已。然则勇与不勇虽由肝胆,而其为之主者,则仍在乎心耳。纵,平声。䯏骭,音结于。

　　黄帝曰:怯士之得酒,怒不避勇士者,何藏使然?少俞曰:酒者,水谷之精,熟谷之液也。其气慓悍,其入于胃中则胃胀,气上逆,满于胸中,肝浮胆横。当是之时,固比于勇士,气衰则悔,与勇士同类,

不知避之，名曰酒悖也。慓，急也。悍，猛也。酒之性热气悍，故能胀胃浮肝，上气壮胆。方其醉也，则神为之惑，性为之乱，自比于勇而不知避；及其气散肝平，乃知自悔。是因酒之所使，而作为悖逆，故曰酒悖。愚按：酒为水谷之液，血为水谷之精，酒入中焦，必求同类，故先归血分。凡饮酒者身面皆赤，即其征也。然血属阴而性和，酒属阳而气悍，血欲静而酒动之，血欲藏而酒乱之，血无气不行，故血乱气亦乱，气散血亦散，扰乱一番，而血气能无耗损者，未之有也。又若人之禀赋，藏有阴阳，而酒之气质，亦有阴阳。盖酒成于酿，其性则热；汁化于水，其质则寒。故阳藏者得之则愈热，阴藏者得之则愈寒。所以纵酒不节者，无论阴阳，均能为害。凡热盛而过饮者，阳日胜则阴日消，每成风痹肿胀；寒盛而过饮者，热性去而寒质留，多至伤肾败脾。当其少壮，则旋耗旋生，固无所觉；及乎中衰而力有不胜，则宿孽为殃，莫能御矣。然则酒悖之为害也，所关于寿元者非细，其可不知节乎？慓音飘。悍音旱。

二十二、耐痛耐毒，强弱不同 灵枢论痛篇

　　黄帝问于少俞曰：筋骨之强弱，肌肉之坚脆，皮肤之厚薄，腠理之疏密，各不同，其于针石火焫之痛何如？肠胃之厚薄坚脆亦不等，其于毒药何如？愿尽闻之。焫，火焫也，灸灼之类。毒药，谓药之峻利者。人有能胜毒者，有不能胜毒者，义见末节。焫，如税切。**少俞曰：人之骨强筋弱、肉缓皮肤厚者耐痛，其于针石之痛、火焫亦然。黄帝曰：其耐火焫者，何以知之？少俞答曰：加以黑色而美骨者，耐火焫。黄帝曰：其不耐针石之痛者，何以知之？少俞曰：坚肉薄皮者，不耐针石之痛，于火焫亦然。**美骨者，骨强之谓。砭，音边，石针也。**黄帝曰：人之病，或同时而伤，或易已，或难已，其故何如？少俞曰：同时而伤，其身多热者易已，多寒者难已。**此皆指外邪致病为言

也。多热者病在阳分,故易已;多寒者病在阴分,故难已。**黄帝曰:
人之胜毒,何以知之? 少俞曰:胃厚色黑、大骨及肥者,皆胜毒;故其
瘦而薄胃者,皆不胜毒也。**胃厚者藏坚,色黑者表固,骨大者体强,
肉肥者血盛,故能胜峻毒之物。若肉瘦而胃薄者,气血本属不足,安
能胜毒药也。胜,平声。

二十三、奇恒藏府,藏写不同素问五藏别论

**黄帝问曰:余闻方士,或以脑髓为藏,或以肠胃为藏,或以为府,
敢谓更相反,皆自谓是,不知其道,愿闻其说。**方士,谓明悟方术之
士。藏府之称,异同不一,故欲辨正之也。即在本经亦有之矣,如
《灵兰秘典论》曰:愿闻十二藏之相使。《六节藏象论》曰:凡十一藏
取决于胆也。是亦此类。**岐伯对曰:脑髓骨脉胆女子胞,此六者地
气之所生也,皆藏于阴而象于地,故藏而不写,名曰奇恒之府。**凡此
六者,原非六府之数,以其藏畜阴精,故日地气所生,皆称为府。然
胆居六府之一,独其藏而不写,与他府之传化者为异。女子之胞,子
宫是也,亦以出纳精气而成胎孕者为奇。故此六者,均称为奇恒之
府。奇,异也。恒,常也。胞音包。**夫胃大肠小肠三焦膀胱,此五者
天气之所生也,其气象天,故写而不藏,此受五藏浊气,名曰传化之
府,此不能久留输写者也。**凡此五者,是名六府,胆称奇恒,则此惟
五矣。若此五府,包藏诸物而属阳,故日天气所生。传化浊气而不
留,故日写而不藏。因其转输运动,故日象天之气。**魄门亦为五藏
使,水谷不得久藏。**魄门,肛门也。大肠与肺为表里,肺藏魄而主
气,肛门失守则气陷而神去,故日魄门。不独是也,虽诸府糟粕固由
其写,而藏气升降亦赖以调,故亦为五藏使。**所谓五藏者,藏精气而
不写也,故满而不能实。六府者,传化物而不藏,故实而不能满也。**
五藏主藏精气,六府主传化物。精气质清,藏而不写,故但有充满而

无所积实;水谷质浊,传化不藏,故虽有积实而不能充满。**所以然者,水谷入口,则胃实而肠虚;**食未下也。**食下,则肠实而胃虚。**水谷下也。**故曰实而不满,满而不实也。**

二十四、逆顺相传,至困而死素问玉机真藏论

五藏受气于其所生,传之于其所胜,气舍于其所生,死于其所不胜。病之且死,必先传行至其所不胜,病乃死。凡五藏病气,有所受,有所传,有所舍,有所死。舍,留止也。受气所生者,受于己之所生者也。传所胜者,传于己之所克者也。气舍所生者,舍于生己者也。死所不胜者,死于克己者也。**此言气之逆行也,故死。**不胜则逆,故曰逆行,逆则当死。**肝受气于心,传之于脾,气舍于肾,至肺而死。**此详言一藏之气,皆能遍及诸藏也。肝受气于心,心者肝之子,受气于其所生也。脾者肝之克,传其所胜也。肾者肝之母,气舍所生也。肺者肝之畏,死所不胜也。**心受气于脾,传之于肺,气舍于肝,至肾而死。脾受气于肺,传之于肾,气舍于心,至肝而死。肺受气于肾,传之于肝,气舍于脾,至心而死。肾受气于肝,传之于心,气舍于肺,至脾而死。此皆逆死也。**逆死之义如上文,下言顺传之序也。**一日一夜五分之,此所以占死生之蚤暮也。**五分者,朝主甲乙,昼主丙丁,四季土主戊己,晡主庚辛,夜主壬癸。此一日五行之次,而藏有不胜,即其死生之期也。**黄帝曰:五藏相通,移皆有次。五藏有病,则各传其所胜。**传其所胜者,如本篇下文云,风入于肺为肺痹,弗治,则肺传之肝为肝痹,弗治,则肝传之脾为脾风,弗治,则脾传之肾曰疝瘕,弗治,则肾传之心曰瘛,弗治,则心复反传而行之肺,法当死者是也。见《疾病类》二十九,原与此同篇,所当并考。**不治,法三月若六月,若三日若六日,传五藏而当死,**病不早治,必至相传,远则三月六月,近则三日六日,五藏传遍,于法当死。所谓三六者,

盖天地之气,以六为节。如三阴三阳,是为六气,六阴六阳,是为十二月,故五藏相传之数,亦以三六为尽。若三月而传遍,一气一藏也;六月而传遍,一月一藏也。三日者,昼夜各一藏也;六日者,一日一藏也。藏惟五而传遍以六者,假令病始于肺,一也;肺传肝,二也;肝传脾,三也;脾传肾,四也;臂传心,五也;心复传肺,六也,是谓六传。六传已尽,不可再传,故五十三难曰:一藏不再伤,七传者死也。又如以三阴三阳言三六之数,则三者阴阳之合数,六者阴阳之拆数,合者奇偶交其气,拆者牝牡异其象也。观《热论》云,伤寒一日巨阳受之,二日阳明,三日少阳,四日太阴,五日少阴,六日厥阴,亦六数也。至若日传二经,病名两感者,则三数也。启玄子曰:三月者,谓一岁之迁移。六月者,谓至其所胜之位。三日者,三阳之数以合日也。六日者,谓兼三阴以数之尔。是亦三六之义也。故有七日而病退得生者,以真元未至大伤,故六传毕而经尽气复,乃得生也。《易》曰:七日来复,天行也。义无二焉。**是顺传所胜之次。**上文言逆者,言藏之气。盖五藏受克,其气必逆,故曰逆行。此言顺者,言病之传。凡传所胜,必循次序,故曰顺传。是顺传者,即气之逆也,故五藏传遍者当死。**故曰别于阳者,知病从来;别于阴者,知死生之期。**阳者言表,谓外候也;阴者言里,谓藏气也。凡邪中于身,必证形于外,察其外证,即可知病在何经,故别于阳者,知病从来;病伤藏气,必败真阴,察其根本,即可知危在何日,故别于阴者,知死生之期。此以表里言阴阳也。如《阴阳别论》曰:所谓阴者,真藏也,见则为败,败必死也。所谓阳者,胃脘之阳也。别于阳者,知病处也;别于阴者,知死生之期,乃以脉言阴阳也。详《脉色类》二十六。**言知至其所困而死。**至其所因而死,死于其所不胜也。凡年月日时,其候皆然。

二十五、精气津液血脉,脱则为病灵枢决气篇全

黄帝曰:余闻人有精气津液血脉,余意以为一气耳,今乃辨为六名,余不知其所以然。六者之分,总由气化,故曰一气;而下文云六气者,亦以形不同而名则异耳,故当辨之。**岐伯曰:两神相搏,合而成形,常先身生,是谓精。**两神,阴阳也。搏,交也。精,天一之水也。凡阴阳合而万形成,无不先从精始,故曰常先身生是谓精。按:《本神篇》曰:两精相搏谓之神。而此曰:两神相搏,合而成形,常先身生,是谓精。盖彼言由精以化神,此言由神以化精,二者若乎不同,正以明阴阳之互用者,即其合一之道也。详见本类前九。**何谓气?岐伯曰:上焦开发,宣五谷味,熏肤充身泽毛,若雾露之溉,是谓气。**上焦,胸中也。开发,通达也。宣,布散也。气者,人身之大气,名为宗气,亦名为真气。《邪客篇》曰:宗气积于胸中,出于喉咙,以贯心脉而行呼吸焉。《刺节真邪篇》曰:真气者,所受于天,与谷气并而充身也。《营卫生会篇》曰:人受气于谷,谷入于胃,以传于肺,五藏六府皆以受气。故能熏肤充身泽毛,若雾露之温润,而溉养万物者,为气也。**何谓津?岐伯曰:腠理发泄,汗出溱溱,是谓津。**津者阳之液,汗者津之泄也。腠理者皮肤之隙。溱溱,滋泽貌。溱音臻。**何谓液?岐伯曰:谷入气满,淖泽注于骨,骨属屈伸泄泽,补益脑髓,皮肤润泽,是谓液。**淖泽,濡润也。液者,阴之津。谷入于胃,其气满而化液,故淖泽而注于骨。凡骨属举动屈伸,则经脉流行而泄其泽,故内而补益脑髓,外而润泽皮肤,皆谓之液。愚按:津液本为同类,然亦有阴阳之分。盖津者,液之清者也;液者,津之浊者也。津为汗而走腠理,故属阳;液注骨而补脑髓,故属阴。观《五癃津液别篇》曰:三焦出气以温肌肉、充皮肤为其津,其留而不行者为液。其义正与此合。详《疾病类》五十八。淖音闹。洩,泄同。**何谓血?岐**

伯曰：**中焦受气取汁，变化而赤，是谓血。**中焦者，并胃中，出上焦之下。凡水谷之入，必先归胃，故中焦受谷之气，取谷之味，输脾达藏，由黄白而渐变为赤，以奉生身者，是谓之血。**何谓脉？岐伯曰：壅遏营气，令无所避，是谓脉。**壅遏者，堤防之谓。犹道路之有封疆，江河之有涯岸，俾营气无所回避而必行其中者，是谓之脉。然则脉者，非气非血，而所以通乎气血者也。**黄帝曰：六气者，有余不足，气之多少，脑髓之虚实，血脉之清浊，何以知之？**前言一气，总言之也；此言六气，分言之也。盖精气津液血脉，无非气之所化也。**岐伯曰：精脱者，耳聋；**肾藏精，耳者肾之窍，故精脱则耳聋。**气脱者，目不明；**五藏六府精阳之气，皆上注于目而为睛，故阳气脱则目不明。**津脱者，腠理开，汗大泄；**汗，阴津也，汗大泄者津必脱，故曰亡阳。**液脱者，骨属屈伸不利，色夭，脑髓消，胫痠，耳数鸣；**液所以注骨益脑而泽皮肤者，液脱则骨髓无以充，故屈伸不利而脑消胫痠。皮肤无以滋，故色枯而夭。液脱则阴虚，故耳鸣也。**血脱者，色白，夭然不泽；**血之荣在色，故血脱者色白如盐。夭然不泽，谓枯涩无神也。**其脉空虚，此其候也。**脉贵有神，其脉空虚，即六脱之候。**黄帝曰：六气者贵贱何如？岐伯曰：六气者，各有部主也。其贵贱善恶，可为常主，然五谷与胃为大海也。**部主，谓各部所主也，如肾主精，肺主气，脾主津液，肝主血，心主脉也。贵贱善恶，以衰旺邪正言，如春夏则木火为贵，秋冬则金水为贵，而失时者为贱也。六气之得正者为善，而太过不及者为恶也。贵贱善恶，主各有时，故皆可为常主。然六气资于五谷，五谷运化于胃，是为水谷之海，故胃气为藏府之本。

二十六、肠胃小大之数_{灵枢肠胃篇全}

　　黄帝问于伯高曰:余愿闻六府传谷者,肠胃之小大长短,受谷之多少奈何? 此以水谷之自口而入,以至广肠所出之处,而统问其详也。**伯高曰:请尽言之,谷所从出入浅深远近长短之度:唇至齿长九分,口广二寸半。** 长,深也。广,阔也。**齿以后至会厌,深三寸半,大容五合。** 会厌在咽喉之上,乃所以分水谷,司呼吸,而不容其相混者也。**舌重十两,长七寸,广二寸半。咽门重十两,广二寸半,至胃长一尺六寸。** 咽门,即食喉也,其名曰咽。至胃长一尺六寸,乃并胃脘而言。**胃纡曲屈,伸之,长二尺六寸,大一尺五寸,径五寸,大容三斗五升。** 纡曲,曲折也。大言周围之数,径言直过之数,余准此。《平人绝谷篇》曰:其中之谷常留二斗,水一斗五升而满。纡音于。**小肠后附脊,左环回周叠积,其注于回肠者,外附于脐上,回运环十六曲,大二寸半,径八分分之少半,长三丈二尺。** 小肠居胃之下,在脐十二寸所,后附于脊,左旋而环。其下口注于回肠者,外附近于脐上一寸,当水分穴处是也。八分分之少半,言八分之外,尚有如一分之少半也。余放此。**回肠当脐,左环回周叶积而下,回运环反十六曲,大四寸,径一寸寸之少半,长二丈一尺。** 回肠,大肠也。叶积,如叶之积,亦叠积之义。大肠上口即小肠下口,当脐左旋,而下接广肠也。**广肠传脊以受回肠,左环叶脊上下,辟大八寸,径二寸寸之太半,长二尺八寸。** 广肠,大肠下节也,亦名直肠。直肠居后,绕脊而下,故曰传脊。传,布也。叶脊上下,言叠于脊之上下而至尾骶也。辟,辟同。以其最广,故云辟大八寸。**肠胃初入至所出,长六丈四寸四分,回曲环反三十二曲也。** 此总结上文自口而入、自便而出之全数。三十二曲,合小肠大肠而言也。

二十七、平人绝谷，七日而死灵枢平人绝谷篇全

黄帝曰：愿闻人之不食，七日而死何也？伯高曰：臣请言其故。

胃大一尺五寸，径五寸，长二尺六寸，横屈受水谷三斗五升。其中之谷常留二斗，水一斗五升而满。上焦泄气，出其精微慓悍滑疾，下焦下溉诸肠。精微慓悍滑疾，言水谷之质粗也。

小肠大二寸半，径八分分之少半，长三丈二尺，受谷二斗四分，水六升三合合之大半。

回肠大四寸，径一寸寸之少半，长二丈一尺，受谷一斗，水七升半。

广肠大八寸，径二寸寸之大半，长二尺八寸，受谷九升三合八分合之一。

肠胃之长，凡五丈八尺四寸，受水谷九斗二升一合合之大半，此肠胃所受水谷之数也。五丈八尺四寸，乃止合肠胃之数，非若前篇总计唇口咽门而言也。**平人则不然，胃满则肠虚，肠满则胃虚，更虚更满，故气得上下，五藏安定，血脉和利，精神乃居，故神者水谷之精气也。**上文云受水谷九斗二升一合合之大半者，乃言肠胃能容之总数也。若平人常数，则不皆然。盖胃中满则肠中虚，肠中满则胃中虚，有满有虚，则上下之气得以通达，五藏血脉得以和调，而精神乃生，故神为水谷之精气也。**故肠胃之中，常留谷二斗，水一斗五升。故平人日再后，后二升半，一日中五升，七日五七三斗五升，而留水谷尽矣。故平人不食饮，七日而死者，水谷精气津液皆尽故也。**平人肠胃之中，所存水谷，惟三斗五升而已。然人之二便，大约日去五升，当七日而尽，故平人不食饮七日而死也。古今量数不同，详见《附翼》二卷。

二十八、本藏二十五变灵枢本藏篇全

黄帝问于岐伯曰：人之血气精神者，所以奉生而周于性命者也。 奉，养也。周，给也。人身以血气为本，精神为用，合是四者以奉生，而性命周全矣。**经脉者，所以行血气而营阴阳，濡筋骨、利关节者也。** 经脉者，即营气之道。营，运也。濡，润也。营行脉中，故主于里而利筋骨。**卫气者，所以温分肉，充皮肤，肥腠理，司关阖者也。** 肉有分理，故云分肉。卫行脉外，故主表而司皮毛之关阖。**志意者，所以御精神，收魂魄，适寒温，和喜怒者也。** 御，统御也。适，调燮也。**是故血和，则经脉流行，营覆阴阳，筋骨劲强，关节清利矣。** 覆，包藏也。**卫气和，则分肉解利，皮肤调柔，腠理致密矣。** 致音致。**志意和，则精神专直，魂魄不散，悔怒不起，五藏不受邪矣。** 专直，如《易·系》所谓其静也专，其动也直，言其专一而正也。**寒温和，则六府化谷，风痹不作，经脉通利，肢节得安矣。此人之常平也。** 凡此者，是皆常人之平者也。**五藏者，所以藏精神血气魂魄者也。** 如《疾病类》宣明五气所谓。**六府者，所以化水谷而行津液者也。此人之所以具受于天也，无愚智贤不肖，无以相倚也。** 倚，偏也。一曰当作异。**然有其独尽天寿，而无邪僻之病，百年之衰，虽犯风雨卒猝同。寒大暑，犹有弗能害也。** 此言天禀有出常之强者。**有其不离屏蔽室内，无怵惕之恐，然犹不免于病何也？愿闻其故。** 此言天禀有出常之弱者。**岐伯对曰：窘乎哉问也。五藏者，所以参天地，副阴阳，而连四时，化五节者也。** 窘，言难也。参，参同。副，配也。连，通也。化五节者，应五行之节序而为之变化也。**五藏者，固有小大高下、坚脆端正偏倾者，六府亦有小大长短、厚薄结直缓急。凡此二十五者各不同，或善或恶，或吉或凶，请言其方。** 言所以为强弱者，皆由藏府之气致然也。

心小则安，邪弗能伤，易伤以忧；心大则忧不能伤，易伤于邪。心高则满于肺中，悗而善忘，难开以言；心下则藏外，易伤于寒，易恐以言。心坚则藏安守固，心脆则善病消瘅热中。心端正则和利难伤，心偏倾则操持不一，无守司也。心小则怯，故必多忧。大则不固，故邪易伤之。高则满于肺而窍多不利，下则阳气抑而神必不扬，心脆者火必易动，偏倾者不得其中，此其所以各有病也。悗，闷也。消瘅，内热病也。悗，美本切。瘅音丹，又上、去二声。

肺小则少饮，不病喘喝；肺大则多饮，善病胸痹、喉痹逆气。肺高则上气肩息欬；肺下则居贲迫肺，善胁下痛。肺坚则不病欬上气，肺脆则苦病消瘅易伤。肺端正则和利难伤，肺偏倾则胸偏痛也。喘喝，气喘声急也。肩息欬，耸肩喘息而欬也。居当作苦，肺下则气道不利，故苦于贲迫而胁下痛也。贲，奔、秘二音。

肝小则藏安，无胁下之病；肝大则逼胃迫咽，迫咽则苦膈中且胁下痛。肝高则上支贲切，胁悗，为息贲；肝下则逼胃，胁下空，胁下空则易受邪。肝坚则藏安难伤，肝脆则善病消瘅易伤。肝端正则和利难伤，肝偏倾则胁下痛也。上支贲切，谓肝经上行之支脉，贲壅迫切，故胁为悗闷、为息贲喘急也。左右两胁皆肝胆之经，所以肝病者多见于胁。

脾小则藏安，难伤于邪也；脾大则苦凑胁而痛，不能疾行。脾高则胁引季胁而痛；脾下则下加于大肠，下加于大肠则藏苦受邪。脾坚则藏安难伤，脾脆则善病消瘅易伤。脾端正则和利难伤，脾偏倾则善满善胀也。凑，塞也，胁下软肉处也。季胁，小肋也。胁音秒。

肾小则藏安难伤；肾大则善病腰痛，不可以俛仰，易伤以邪。肾高则苦背膂痛，不可以俯仰；肾下则腰尻痛，不可以俛仰，为狐疝。肾坚则不病腰背痛，肾脆则善病消瘅易伤。肾端正则和利难伤，肾偏倾则苦腰尻痛也。膂音吕，夹脊肉也。俛，俯同。尻，开高切，尾骶骨也。**凡此二十五变者,人之所苦常病。**五变者,曰小大,曰高下,曰坚脆,曰端正,曰偏倾也。人有五藏,藏有五变,是为二十五变,人所苦于常病也。

黄帝曰:何以知其然也?岐伯曰:**赤色小理者心小,粗理者心大。无髑骬者心高,髑骬小短举者心下。髑骬长者心下坚,髑骬弱小以薄者心脆。髑骬直下不举者心端正,髑骬倚一方者心偏倾也。**理,肉理也。髑骬,音结于,鸠尾骨也。

白色小理者肺小,粗理者肺大。巨肩反膺陷喉者肺高,合腋张胁者肺下。好肩背厚者肺坚,肩背薄者肺脆。背膺厚者肺端正,胁偏疏者肺偏倾也。胸前两旁为膺,胸突而向外者是为反膺。肩高胸突,其喉必缩,是为陷喉。合腋张胁者,腋敛胁开也。胁偏疏者,胁骨欹斜而不密也。

青色小理者肝小,粗理者肝大。广胸反骹者肝高,合胁免骹者肝下。胸胁好者肝坚,胁骨弱者肝脆。膺腹好相得者肝端正,胁骨偏举者肝偏倾也。胫骨近足之细处曰骹,今详此反骹免骹以候肝,似以胁下之骨为骹也。反骹者,胁骨高而张也。免骹者,胁骨低合如免也。骹音敲。

黄色小理者脾小,粗理者脾大。揭唇者脾高,唇下纵者脾下。唇坚者脾坚,唇大而不坚者脾脆。唇上下好者脾端正,唇偏举者脾偏倾也。脾气通于口,其荣在唇,故脾之善恶,验于唇而可知也。

黑色小理者肾小,粗理者肾大。高耳者肾高,耳后陷者肾下。耳坚者肾坚,耳薄不坚者肾脆。耳好前居牙车者肾端正,耳偏高者肾偏倾也。肾气通于耳,故肾之善恶,验于耳而可知也。**凡此诸变者,持则安,减则病也。**凡以上诸变,使能因其偏而善为持守,则可获安;若少有损减,则不免于病矣。

帝曰:善。然非余之所问也。愿闻人之有不可病者,至尽天寿,

虽有深忧大恐怵惕之志，犹不能减也，甚寒大热不能伤也。其有不离屏蔽室内，又无怵惕之恐，然不免于病者何也？愿闻其故。减，损也。不可病者，病不能入也。不免于病者，常多病也。二者相远，故以为问。岐伯曰：五藏六府，邪之舍也，请言其故。五藏皆小者，少病，苦燋心，大愁忧；五藏皆大者，缓于事，难使以忧。五藏皆高者，好高举措；五藏皆下者，好出人下。五藏皆坚者，无病；五藏皆脆者，不离于病。五藏皆端正者，和利得人心；五藏皆偏倾者，邪心而善盗，不可以为人平，反复言语也。五藏六府，所以藏精神水谷者也。一有不和，邪乃居之，故曰邪之舍也。不可以为人平，谓其心邪多昧，便佞不可化也。

黄帝曰：愿闻六府之应。岐伯答曰：肺合大肠，大肠者皮其应。心合小肠，小肠者脉其应。肝合胆，胆者筋其应。脾合胃，胃者肉其应。肾合三焦膀胱，三焦膀胱者腠理毫毛其应。肺本合皮，而大肠亦应之，心本合脉，而小肠亦应之，胆胃皆然，故表里之气相同也。惟是肾本合骨，而此云三焦膀胱者腠理毫毛其应何也？如《五癃津液别篇》曰，三焦出气以温肌肉、充皮毛，此其所以应腠理毫毛也。肾合三焦膀胱义，见本类前三。

黄帝曰：应之奈何？岐伯曰：肺应皮，皮厚者大肠厚，皮薄者大肠薄。皮缓腹里大者大肠大而长，皮急者大肠急而短。皮滑者大肠直，皮肉不相离者大肠结。此下言六府之应。肺与大肠为表里，肺应皮，故大肠府状，亦可因皮而知也。不相离者，坚实之谓。

心应脉，皮厚者脉厚，脉厚者小肠厚；皮薄者脉薄，脉薄者小肠薄。皮缓者脉缓，脉缓者小肠大而长；皮薄而脉冲小者，小肠小而短。诸阳经脉皆多纡屈者，小肠结。心与小肠为表里，心应脉，故小肠府状，亦可因脉而知也。然脉行皮肉之中，何以知其厚薄？但察其皮肉，即可知也。冲，虚也。诸阳经脉，言脉之浮浅而外见者也。

纤屈,盘曲不舒之谓。纡音于。

脾应肉,肉䐃坚大者胃厚,肉䐃么者胃薄。肉䐃小而么者胃不坚;肉䐃不称身者胃下,胃下者下管约不利。肉䐃不坚者胃缓,肉䐃无小里累者胃急。肉䐃多少里累者胃结,胃结者上管约不利也。脾与胃为表里,脾应肉,故胃府之状,亦可因肉而知也。䐃,肉之聚处也。么,细薄也。约,不舒也。少里累之义未详,高志斋谓揣其䐃肉而少有累然结实者之谓。䐃,劬允切。称,去声。

肝应爪,爪厚色黄者胆厚,爪薄色红者胆薄。爪坚色青者胆急,爪濡色赤者胆缓。爪直色白无约者胆直,爪恶色黑多纹者胆结也。肝与胆为表里,肝应爪,故胆府之状,亦可因爪而知也。结者,胆气不舒之谓。

肾应骨,密理厚皮者三焦膀胱厚,粗理薄皮者三焦膀胱薄。疏腠理者三焦膀胱缓,皮急而无毫毛者三焦膀胱急。毫毛美而粗者三焦膀胱直,稀毫毛者三焦膀胱结也。肾与膀胱为表里,而三焦亦合于肾,故上文曰肾合三焦膀胱,腠理毫毛其应,所以三焦膀胱之状,可因腠理毫毛而知也。

黄帝曰:厚薄美恶皆有形,愿闻其所病。岐伯答曰:视其外应以知其内藏,则知所病矣。外形既明,内藏可察,病亦因而可知矣。所谓病者,如上文二十五变之类皆是也。

二十九、身形候藏府灵枢师传篇

黄帝曰:本藏以身形支节䐃肉,候五藏六府之小大焉。今夫王公大人、临朝即位之君而问焉,谁可扪循之而后答乎?本藏,即前本经篇名。扪,摸也。循,摩也。言王公之尊贵,谁可得而摩摸,将何所据而相答也?扪音门。䐃,劬允切。岐伯曰:身形支节者,藏府之盖也,非面部之阅也。黄帝曰:五藏之气阅于面者,余已知之矣,以

支节知而阅之奈何？ 身形支节，与面不同，此欲以体貌之形，察其藏府之候也。**岐伯曰：五藏六府者，肺为之盖，巨肩陷咽，候见其外。黄帝曰：善。** 五藏之应天者肺，故肺为五藏六府之盖。观巨肩陷咽者，即其外候，而肺之大小高下坚脆偏正可知矣。大义见前篇，余放此。**岐伯曰：五藏六府，心为之主，缺盆为之道，骱骨有余，以候䯏骬。黄帝曰：善。** 缺盆居肩之前，骨之上，五藏六府皆禀命于心，故为之主，而脉皆上出于缺盆，故为之道。骱，《广雅》曰髑骭也，髑骭即膝骨之名。䯏骬，蔽心之骨，亦名鸠尾。观乎此而心之小大高下坚脆偏正可知矣。骱音枯。䯏音结。骬音于。**岐伯曰：肝者主为将，使之候外，欲知坚固，视目小大。黄帝曰：善。** 肝者将军之官，其气刚强，故能捍御而使之候外。目者肝之外候，故察于目，则可知肝之状矣。**岐伯曰：脾者主为卫，使之迎粮，视唇舌好恶，以知吉凶。黄帝曰：善。** 脾主运化水谷以长肌肉，五藏六府皆赖其养，故脾主为卫。卫者，藏府之护卫也。《五癃津液别篇》亦曰脾为之卫。脾为仓廪之官，职在转输，故曰使之迎粮。谓察其饮食及唇舌之善恶，则脾之吉凶可知也。**岐伯曰：肾者主为外，使之远听，视耳好恶，以知其性。黄帝曰：善。愿闻六府之候。** 肾为作强之官，伎巧所出，故主成形而发露于外。其窍为耳，故试使远听及耳之善恶，则肾藏之象可因而知之矣。**岐伯曰：六府者，胃为之海，广骹大颈张胸，五谷乃容；** 骹，骸骨也。广骹者，言骨胳之大。又胫骨曰骹。骹音鞋。**鼻隧以长，以候大肠；唇厚人中长，以候小肠；目下果大，其胆乃横；鼻孔在外，膀胱漏泄；鼻柱中央起，三焦乃约。此所以候六府者也。上下三等，藏安且良矣。** 果，裹同，目下囊裹也。横，刚强也。在外，掀露也。约，固密也。藏居于中，形见于外，故举身面之外状，而可以候内之六府。然或身或面，又必上中下三停相等，庶藏府相安而得其善矣。前本藏篇以五藏之皮脉肉爪骨而候六府，其义与此稍异，所当互求。

三十、人有阴阳,治分五态 灵枢通天篇全

黄帝问于少师曰:余尝闻人有阴阳,何谓阴人? 何谓阳人? 少师曰:天地之间,六合之内,不离于五,人亦应之,非徒一阴一阳而已也,而略言耳,口弗能遍明也。黄帝曰:愿略闻其意,有贤人圣人,心能备而行之乎? 少师曰:盖有太阴之人,少阴之人,太阳之人,少阳之人,阴阳和平之人。凡五人者,其态不同,其筋骨气血各不等。黄帝曰:其不等者,可得闻乎? 六合之内,数不离五,义见下章。心能备而行之乎,谓贤圣之心本异于人,其有能兼备阴阳者否也? 太阴少阴太阳少阳者,非如经络之三阴三阳也,盖以天禀之纯阴者曰太阴,多阴少阳者曰少阴,纯阳者曰太阳,多阳少阴者曰少阳,并阴阳和平之人而分为五态也。此虽以禀赋为言,至于血气疾病之变,则亦有纯阴纯阳、寒热微甚及阴阳和平之异也。故阳藏者偏宜于寒,阴藏者偏宜于热,或先阳而后变为阴者,或先阴而后变为阳者,皆医家不可不察也。

少师曰:**太阴之人,贪而不仁,下齐湛湛,**此下言五人之情性也。下齐,谦下整齐也。湛湛,水澄貌,亦卑下自明之意。**好内而恶出,心和而不发,**心和者,阴性柔也。不发者,阴多藏也。内,纳同。**不务于时,**知有己也。**动而后之,**不先发也。**此太阴之人也。**此其深情厚貌,奸狡不露者,是为太阴之人。

少阴之人,小贪而贼心,贪小利而心残贼也。**见人有亡,常若有得,**见他人之有失,为自己之得志,即幸灾乐祸之谓。**好伤好害,**阴性残忍也。**见人有荣,乃反愠怒,**心多忌刻,忧人富贵也。愠音缊。**心疾而无恩,**心存嫉妒,故无恩也。**此少阴之人也。**阴险贪残,小人之品,此少阴之人也。

太阳之人,居处于于,于于,自足貌。**好言大事,无能而虚说,**喜

夸张而无实济也。**志发于四野，**心妄好强也。**举措不顾是非，**粗疏不精也。**为事如常自用，事虽败而常无悔，**为事庸常而喜自用，虽至于败而自是不移，故无反悔之心。**此太阳之人也。**有始无终，虎皮羊质，此太阳之人也。

少阳之人，諟谛好自贵，諟谛，审而又审也。小有聪明，因而自贵。諟音是。谛音帝。**有小小官，则高自宜，**局量褊浅，易盈满也。**好为外交而不内附，**务虚文也。**此少阳之人也。**妄自尊贵，不知大体，此少阳之人也。

阴阳和平之人，居处安静，安静处顺，无妄动也。**无为惧惧，**心有所主，乃能不动，贫贱不能移，威武不能屈，是无惧惧也。**无为欣欣，**利欲不能入，富贵不能淫，是无欣欣也。**婉然从物，**君子之接人也，言忠信，行笃敬，虽蛮貊之邦行矣，是婉然从物也。婉音苑。**或与不争，**圣人之道，为而不争。老子曰：以其不争，故天下莫能与之争。**与时变化，**时移则事变，世更则俗易，惟圣人随世以为法，因时而致宜，故能阴能阳，能弱能强，随机动静，而与化推移也。夫冰炭钩绳，何时能合？若以圣人为之中，则兼复而并之，未有可是非者也。**尊则谦谦，**位尊而志谦也。狐丘丈人曰：人有三怨：爵高者人妒之，官大者主恶之，禄厚者怨逮之。孙叔敖曰：吾爵益高，吾志益下；吾官益大，吾心益小；吾禄益厚，吾施益博。以是免于三怨可乎？《易》曰：天道亏盈而益谦，地道变盈而流谦，鬼神害盈而福谦，人道恶盈而好谦。谦尊而光，卑而不可逾，君子之终也。**谭而不治，是谓至治。**谭而不治，无为而治也。无为而治，治之至也。子思子曰：中也者天下之大本也，和也者天下之达道也，致中和，天地位焉，万物育焉。其阴阳和平之人之谓乎？

古之善用针艾者，视人五态乃治之，盛者写之，虚者补之。此下言五治也。**黄帝曰：治人之五态奈何？少师曰：太阴之人多阴而无**

阳,其阴血浊,其卫气涩,阴阳不和,缓筋而厚皮,不之疾写,不能移之。无阳则气少,故血浊不清,而卫气涩滞也。曰阴阳不和者,四态之人无不然,于此而首言之,他可概见矣。气少不行,故其筋缓。阴体重浊,故其皮厚。皮厚血浊,非疾写之不能移易也。**少阴之人,多阴少阳,小胃而大肠,六府不调,其阳明脉小而太阳脉大,必审调之,其血易脱,其气易败也。**小胃,故足阳明之胃脉亦小。大肠,故手太阳之小肠脉亦大。此其多阴少阳者,以阳明为五藏六府之海,小肠为传送之府,胃小则藏贮少而气必微,小肠大则传送速而气不畜,阳气既少而又不畜,则多阴少阳矣。必当审察而善调之,然其气少不能摄血,故多致血易脱而气易败也。**太阳之人,多阳而少阴,必谨调之,无脱其阴,而写其阳,阳重脱者易狂,阴阳皆脱者,暴死不知人也。**太阳之人,少阴者也,阴气既少而复写之,其阴必脱,故曰无脱其阴而但可写其阳耳。然阴不足者阳亦无根,若写之太过则阳气重脱,而脱阳者狂,甚至阴阳俱脱,则暴死不知人也。**少阳之人,多阳少阴,经小而络大,血在中而气外,实阴而虚阳,独写其络脉则强,气脱而疾,中气不足,病不起也。**经脉深而属阴,络脉浅而属阳,故少阳之人,多阳而络大,少阴而经小也。血脉在中,气络在外,所当实其阴经而写其阳络,则身强矣。惟是少阳之人,尤以气为主,若写之太过,以致气脱而疾,则中气乏而难于起矣。**阴阳和平之人,其阴阳之气和,血脉调,谨诊其阴阳,视其邪正,安容仪,审有余不足,盛则写之,虚则补之,不盛不虚,以经取之。此所以调阴阳,别五态之人者也。**不盛不虚以经取之者,言本无盛虚之可据,而或有邪正之不调者,但求所在之经以取其病也。

黄帝曰:夫五态之人者,相与毋故,卒然新会,未知其行也,何以别之?此下言五人之态度也。毋音无。卒音猝。少师答曰:众人之属,不知五态之人者,故五五二十五人,而五态之人不与焉。五态之人，尤不合于众者也。众人者，即下章阴阳二十五人之谓，与五态之人不同，故不合于众也。**黄帝曰：别五态之人奈何？少师曰：本阴之人，其状黮黮然黑色，念然下意，临临然长大，腘然未偻，此太阴之人也。**黮黮，色黑不明也。念然下意，意念不扬也，即上文下齐之谓。临临然，临下貌。腘然未偻，言膝腘若屈，而实非伛偻之疾也。盖以太阴之人，禀质阴浊，故其形色志意有如此者。黮，荅、探二音。偻音吕。**少阴之人，其状清然窃然，固以阴贼，立而躁崄，行而似伏，此少阴之人也。**清然者，言似清也。窃然者，行如鼠雀也。固以阴贼者，残贼之心坚不可破也。立而躁崄者，阴险之性时多躁暴也。出没无常，行而似伏，此则少阴人之态度。崄，险同。**太阳之人，其状轩轩储储，反身折腘，此太阳之人也。**轩轩，高大貌，犹俗谓轩昂也。储储，畜积貌，盈盈自得也。反身折腘，言仰腰挺腹，其腘似折也。是皆妄自尊大之状，此则太阳人之态度。储音除。**少阳之人，其状立则好仰，行则好摇，其两臂两肘则常出于背，此少阳之人也。**立则好仰，志务高也。行则好摇，性多动也。两臂两肘出于背，喜露而不喜藏也。此则少阳人之态度。**阴阳和平之人，其状委委然，随随然，颙颙然，愉愉然，暶暶然，豆豆然，众人皆曰君子，此阴阳和平之人也。**委委，雍容自得也。随随，和光同尘也。颙颙，尊严敬慎也。愉愉，悦乐也。暶暶，周旋也。豆豆，磊落不乱也。若人者，人人得而敬爱之，故众人皆曰君子。君子者，贤圣之通称，如《诗》指文王为岂第君子，《礼运》曰禹汤文武成王周公，由此其选也，此六君子者，未有不谨于礼者之谓，即阴阳和平之人，其得天地之正气者欤？颙，鱼容切。愉音余。暶，音旋。

三十一、阴阳二十五人灵枢阴阳二十五人篇全

黄帝曰：余闻阴阳之人何如？伯高曰：天地之间，六合之内，不离于五，人亦应之。由阴阳而化五行，所以天地万物之理，总不离五，而人身之相应者，亦惟此耳。按：本节引前《通天篇》少师之答，而此云伯高者，岂少师即伯高之别称耶？无考矣。**故五五二十五人之政，而阴阳之人不与焉，其态又不合于众者五，余已知之矣。愿闻二十五人之形，血气之所生，别而以候，从外知内何如？**五行之中，又各有五，如下文以五形之人，而又分左之上下，右之上下，是为五矣。五而五之，计有二十五人也。然此言五行之详，非若前《通天篇》所谓太阳少阳太阴少阴和平五态而已，故曰阴阳之人不与焉，又不合于众者五也。别而以候，欲别其外而知其内也。与，去声。别，入声。**岐伯曰：悉乎哉问也。**此先师之秘也，虽伯高犹不能明之也。**黄帝避席遵循而却曰：余闻之，得其人弗教，是谓重失，得而泄之，天将厌之。余愿得而明之，金柜藏之，不敢扬。岐伯曰：先立五形金木水火土，别其五色，异其五形之人，而二十五人具矣。黄帝曰：愿卒闻之。**卒，尽也。**岐伯曰：慎之慎之，臣请言之。木形之人，比于上角，似于苍帝。**比，属也，下同。角为木音，苍为木色，木形之人，言禀木气之全者也，音比上角，而象类东方之苍帝。**其为人苍色小头，**象木之巅也。**长面，**木形长也。**大肩背，**木身大也。**直身，**木体直也。**小手足。**木枝细也，此上以体象而言。**好有才，**随斲成材，木之用也。**劳心，**发生无穷，木之化也。**少力，**木性柔也。**多忧劳于事，**木不能静也。**能春夏不能秋冬。**木得阳而生长，得阴而凋落，此以性而言也。能，耐同，下放此。**感而病生，足厥阴佗佗然。**足厥阴，肝木之经也。肝主筋，为罢极之本，故曰佗佗然。佗佗，筋柔迟重之貌。足厥阴为木之藏，足少阳为木之府，此言藏而下言府者，盖

以厥阴少阳为表里,而藏为府之主耳。故首云上角厥阴者,总言木形之全也;后云大角左角钛角判角少阳者,分言木形之详也。兹于上角而分左右,左右而又分上下,正以明阴阳之中复有阴阳也。余准此。佗音驼。**大角之人,比于左足少阳,少阳之上遗遗然。**禀五形之偏者各四,曰左之上下,右之上下。而此言木形之左上者,是谓大角之人也。其形之见于外者,属于左足少阳之经,如下文所谓足少阳之上,气血盛则通髯美长,以及血气多少等辨,正合此大角之人也。遗遗,柔退貌。愚按:《通天篇》有云太阴之人、少阴之人、太阳之人、少阳之人、阴阳和平之人,凡五人者其态不同,是统言大体而分其阴阳五态也。此以木火土金水五形之人,而复各分其左右上下,是于各形之中,而又悉其太少之义耳。总皆发明禀赋之异,而示人以变化之不同也。大,太同。**左角之人,比于右足少阳,少阳之下随随然。**左角,一曰少角。随随,从顺貌。下文云足少阳之下,血气盛则胫毛美长者,正合此少角之人,而此言其右之下也。余放此。**钛角之人,比于右足少阳,少阳之上推推然。**一曰右角。角形而并于右足少阳之上者,是谓右角之人,此即言其右之上也。推推,前进貌。钛音代。**判角之人,比于左足少阳,少阳之下栝栝然。**判,半也。应在大角之下者,是为判角之人,而属于左足少阳之下,即言其左之下也。栝栝,方正貌。凡此遗遗、随随、推推、栝栝者,皆所以表木形之象。

　　火形之人,比于上徵,似于赤帝。征为火音。火形之人,总言火气之全者也。音属上徵,而象类南方之赤帝。**其为人赤色,**火之色也。**广䏚,**䏚,音引,当脊肉也。**锐面小头,**火上尖也。**好肩背髀腹,**火势炎上而盛于中也。**小手足,**火势之旁者小也。**行安地。**火体下重也。**疾心,**火性速也。**行摇,**火象动也。**肩背肉满,**即上文广䏚好肩背之意。**有气,**火属阳而多气也。**轻财,**火性多散也。**少信,**火性易变也。**多虑见事明**，火明而善烛也。**好颜**，火色光明也。**急心**，火性急也。**不寿暴死**，急速之性，不耐久也。**能春夏不能秋冬**。阳王春夏而畏水也。**秋冬感而病生，手少阴核核然**。手少阴，心火经也。火不耐于秋冬，故秋冬生病。核核然，火不得散而结聚为形也。此言手少阴，下言手太阳者，以少阴太阳为表里，而皆属于火也。**质征之人，比于左手太阳，太阳之上肌肌然**。一曰质之人，一曰大征。以征形而应于左之上，是谓大征之人，而属于左手太阳之上也。肌肌，肤浅貌。此下详义，同前木形注中。**少徵之人，比于右手太阳，太阳之下慆慆然**。应右征之下者，是谓少徵之人，而属于右手太阳之下也。慆慆，不反貌，又多疑也。慆音叨。**右征之人，比于右手太阳，太阳之上鲛鲛然**。一曰熊熊然。以征形而属于右手太阳之上，是为右征之人。鲛鲛，踊跃貌。鲛音交。**质判之人，比于左手太阳，太阳之下支支颐颐然**。一曰质征。此居质征之下，故曰质判，而属于左手太阳之下，判亦半之义也。支支，枝离貌。颐颐，自得貌。凡此肌肌之类者，皆所以表火形之象。

　　土形之人，比于上宫，似于上古黄帝。宫为土音。土形之人，总言土气之全者也。音属上宫，而象类中央之黄帝。**其为人黄色**，土色黄也。**圆面**，土形圆也。**大头**，土形广而平也。**美肩背**，土体厚也。**大腹**，土广戴也。**美股胫**，土主四支也。**小手足**，盛在中也。**多肉**，土之合也。**上下相称**，土豊盛也。**行安地**，土安重也。**举足浮**。大气举之也。**安心**，土性静也。**好利人**，土成物也。**不喜权势**，土自尊也。**善附人也**，藏垢纳污也。**能秋冬不能春夏**。畏风湿也。**春夏感而病生，足太阴敦敦然**。足太阴，脾土经也。敦敦，重实貌。此言太阴，下言足阳明者，以太阴阳明为表里，而皆属于土也。**大宫之人，比于左足阳明，阳明之上婉婉然**。以宫形而应于左之上，是谓大宫之人，而属于左足阳明之上也。婉婉，委顺貌。此下详义同前木形注中。**加宫之人，比于左足阳明，阳明之下坎坎然。**一曰众之人。应在大宫之下者，是谓加宫之人，而属于左足阳明之下也。坎坎，深固貌。**少宫之人，比于右足阳明，阳明之上枢枢然。**应在大宫之右，故曰少宫之人，而属于右足阳明之上也。枢枢，圆转貌。**左宫之人，比于右足阳明，阳明之下兀兀然。**一曰众之人，一曰阳明之上。详此义当是右宫之人，故属于右足阳明之下也。兀兀，独立不动貌。凡此婉婉之类者，皆所以表土形之象也。

　　金形之人，比于上商，似于白帝。商为金音。金形之人，总言金气之全者也。音属上商，而象类西方之白帝。**其为人方面，**金形方也。**白色，**金色白也。**小头，小肩背，小腹，小手足，**金形坚小也。**如骨发踵外，**足跟外坚，如有骨发踵外者。**骨轻。**金体皆重而金无骨，故骨不能独重也。**身清廉，**金性洁也。**急心，**金性刚也。**静悍，**金性静，动则悍也。**善为吏，**肃而威也。**能秋冬不能春夏。**金喜寒而畏火也。**春夏感而病生，手太阴敦敦然。**手太阴，肺金经也。敦敦，坚实貌。手足太阴皆曰敦敦，而义稍不同，金坚土重也。此言手太阴，下言手阳明者，以太阴阳明为表里，而皆属于金耳。**钛商之人，比于左手阳明，阳明之上廉廉然。**钛亦大也。左右之上俱可言钛，故上文云钛角者比于右足少阳之上，此钛商者比于左手阳明之上也。廉廉，棱角貌。此下详义同前木形注中。**右商之人，比于左手阳明，阳明之下脱脱然。**详此当是右手阳明，庶与右商之人相属。脱脱，萧洒貌。**大商之人，比于右手阳明，阳明之上监监然。**详此当是左手阳明，庶与左商之人相属。监监，多察貌。**少商之人，比于右手阳明，阳明之下严严然。**应在右之下者，是谓少商之人，而属于右手阳明之下也。严严，庄重貌。凡此廉廉之类者，皆所以表金形之象也。

　　水形之人，比于上羽，似于黑帝。羽为水音。水形之人，总言水气之全者也。音属上羽，而象类北方之黑帝。**其为人黑色，**水色黑也。**面不平**,水有波也。**大头**,水面广也。**廉颐**,高流急也。**小肩**,支流细也。**大腹**,容物如海也。**动手足,发行摇身**,水流动也。**下尻长**,水流长也。**背延延然**。亦长意也。**不敬畏**,任性趋下,不向上也。**善欺绐人**,水无实也。**戮死**,水无恒情,故多厄也。**能秋冬不能春夏**。水王秋冬,衰于春夏也。**春夏感而病生,足少阴汗汗然**。足少阴,肾水经也。汗汗,濡润貌。此言足少阴,下言足太阳者,以少阴太阳为表里,而皆属于水也。**大羽之人,比于右足太阳,太阳之上颀颀然**。以水形而应于右之上者,是为大羽之人,而属于右足太阳之上也。颀颀,得色貌。此下详义同前木形注中。**少羽之人,比于左足太阳,太阳之下纡纡然**。应在左之下者,是为少羽之人,而属于左足太阳之下也。纡纡,曲折貌。**众之为人,比于右足太阳,太阳之下洁洁然**。众,常也。一曰加之人。应在右之下者,曰众之为人,而属于右足太阳之下也。洁洁,清净貌。诸形皆言大少,而此独曰众,意者水形多变,而此独洁洁,故可同于众也。**桎之为人,比于左足太阳,太阳之上安安然**。桎,窒同,局窒不通之义。居左之上者曰桎之为人,而属于左足太阳之上也。安安,定静貌。诸不言桎而此独言者,盖以水性虽流,而为器所局,则安然不动,故云桎也。凡此颀颀之类者,皆所以表水形之象也。**是故五形之人二十五变者,众之所以相欺者是也**。形分为五,而又分为二十五,禀赋既偏,则不免强弱胜负之相欺,故惟不偏不易,而钟天地之正气者,斯为阴阳和平之人,是以有圣跖贤愚之别也。

　　黄帝曰:得其形不得其色何如?岐伯曰:形胜色、色胜形者,至其胜时年加,感则病行,失则忧矣。此言形色当相合,否则为病矣。得其形者,如上文之所谓二十五形也。形胜色者,如以木形人而色见黄也。色胜形者,如以木形人而色见白也。胜时年者,如木王土衰,而又逢丁壬之木运,或东方之干支,或厥阴气候之类,值其王气相加,而感之则病矣。既病而再有疏失,乃可忧也。**形色相得者,富贵大乐。**气质调和也。**黄帝曰:其形色相胜之时年,加可知乎?**此言形色之相胜者,复有年忌之当知也。**岐伯曰:凡年忌下上之人,大忌常加七岁。**年忌者,忌有常数,所以示人之避患也。下上之人,如上文五形或上或下之人,其年忌常以七岁为始。**十六岁、二十五岁、三十四岁、四十三岁、五十二岁、六十一岁,皆人之大忌,不可不自安也。**此言年忌始于七岁,以至六十一岁,皆递加九年者,盖以七为阳之少,九为阳之老,阳数极于九而极必变,故自七岁以后,凡遇九年,皆为年忌。**感则病行,失则忧矣。当此之时,无为奸事,是谓年忌。**当年忌之年,易于感病,失则为忧,故尤宜知慎也。

黄帝曰:夫子之言脉之上下,血气之候,以知形气奈何?岐伯曰:足阳明之上,血气盛则髯美长,血少气多则髯短。故气少血多则髯少,血气皆少则无髯,两吻多画。此下言手足三阳之外侯也。足阳明胃经之脉行于上体者,循鼻外挟口环唇,故此经气血之盛衰,皆形见于口傍之髯也。吻,口角也。画,纹也。阳明血气不充,两吻故多纹画。**足阳明之下,血气盛则下毛美长至胸;血多气少则下毛美短至脐,行则善高举足,足指少肉,足善寒;**足阳明之脉行于下体者,由归来至气街,阴阳总宗筋之会,会于气街而阳明为之长,故形见于下毛,而或有至胸至脐也。行则善高举足者,因其血多。盖四支皆禀气于胃,足受血而能步也。足指少肉足善寒者,因其气少。盖四支者诸阳之本,阳气不足,则指少肉而善寒也。**血少气多则肉而善瘃;**瘃,寒肿也。血少气多则浮见于外,故下体肉分多为肿也。瘃音竹。**血气皆少则无毛,有则稀枯悴,善痿厥足痹。**悴,憔悴也。足阳明为五藏六府之海,主润宗筋,束骨而利机关也。今气血俱少于下,故为痿厥足痹等病。

足少阳之上,气血盛则通髯美长;血多气少则通髯美短;血少气

多则少须；**血气皆少则无须**，足少阳胆经之脉行于上体者，抵于颐，下颊车，故其气血之盛衰，必形见于须髯也。在颐曰须，在颊曰髯。**感于寒湿，则善痹骨痛爪枯也**。此皆筋骨之病，以少阳厥阴为表里，而肝主筋。**足少阳之下，血气盛则胫毛美长，外踝肥；血多气少则胫毛美短，外踝皮坚而厚；血少气多则胻毛少，外踝皮薄而软；血气皆少则无毛，外踝瘦无肉**。足少阳之脉行于下体者，出膝外廉，下外辅骨外踝之前，故其形见者皆在足之外侧。踝，胡寡切。胻音杭。

足太阳之上，血气盛则美眉，眉有毫毛；血多气少则恶眉，面多少理；血少气多则面多肉；血气和则美色。足太阳膀胱之脉行于上体者，起于目内眦，其筋之支者，下颜结于鼻，故其气血之盛衰，皆形见于眉面之间也。**足太阳之下，血气盛则跟肉满，踵坚；气少血多则瘦，跟空；血气皆少则喜转筋，踵下痛**。足太阳经之行于下体者，从后廉下合腘中，贯腨内，出外踝之后，结于踵，故其形见为病，皆在足之跟踵也。

手阳明之上，血气盛则髭美，血少气多则髭恶，血气皆少则无髭。手阳明大肠之脉行于上体者，挟口交人中，上挟鼻孔，故其气血之盛衰，必形见于髭也。在口上曰髭，在口下曰须。**手阳明之下，血气盛则腋下毛美，手鱼肉以温；气血皆少则手瘦以寒**。手阳明之行于下体者，上臑外前廉，下近于腋，且阳明太阴为表里，而太阴之脉出腋下，故腋下毛美。手鱼肉者，大指本节后厚肉也。本经之脉起次指出合谷，故形见于此。

手少阳之上，血气盛则眉美以长，耳色美；血气皆少则耳焦恶色。手少阳三焦之脉行于上体者，出耳前后，至目锐眦，故其血气之盛衰，皆见于眉耳之间。**手少阳之下，血气盛则手卷多肉以温，血气皆少则寒以瘦，气少血多则瘦以多脉**。手少阳之脉行于下体者，起名指端，循手腕出臂外上肘，故其形见若此。

手太阳之上，血气盛则有多须，面多肉以平；血气皆少则面瘦恶色。手太阳小肠之脉行于上体者，循颊上出，斜络于颧，故其血气之盛衰，皆形见于须面之间也。**手太阳之下，血气盛则掌肉充满，血气皆少则掌瘦以寒。**手太阳之脉行于下体者，循手外侧上腕，故其形见者如此。按：本篇首言五形者，以藏为主而言其禀；此言六阳者，以府为表而言其形。禀质相合，象变斯具矣，此所以有左右上下之分也。

黄帝曰：二十五人者，刺之有约乎？约，度也。**岐伯曰：美眉者，足太阳之脉，气血多；恶眉者，气血少；其肥而泽者，血气有余；肥而不泽者，气有余，血不足；瘦而无泽者，气血俱不足。审察其形气有余不足而调之，可以知逆顺矣。**此言足太阳一经之盛衰，而他经之有余不足亦犹是也。审察既明而后调之，则不失其逆顺矣。**黄帝曰：刺其诸阴阳奈何？岐伯曰：按其寸口人迎以调阴阳，**寸口在手，太阴脉也。人迎在头，阳明脉也。太阴行气于三阴，阳明行气于三阳，故按其寸口人迎而可以调阴阳也。如《禁服》《终始》《经脉》等篇，所谓人迎脉口一盛二盛三盛等义皆是也。详具《脉色会通》。**切循其经络之凝涩，结而不通者，此于身皆为痛痹，甚则不行，故凝涩。**切，深也。循，察也。经络为病，身必痛痹，甚则血气不行，故脉道凝涩也。循音巡。**凝涩者，致气以温之，血和乃止。其结络者，脉结血不行，决之乃行。**血脉凝涩，气不至也，故当留针以补而致其气以温之。致，使之至也。决者，开泄之谓。**故曰：气有余于上者，导而下之；**气有余于上者，病必在上，故当刺其穴之在下者，以导而下之。导，引也。**气不足于上者，推而休之；**气不足于上者，即刺其在上之穴，仍推其针而休息之。休者，留针以待气也。**其稽留不至者，因而迎之。**稽留不至，言气至之迟滞者，接之引之而使其必来也。迎，去声。凡物来而接之，则平声；物未来而迓之使来，则去声。**必明于经**

隧,乃能持之;寒与热争者,导而行之;其宛陈血不结者,则而予之。隧,道也。必明经脉之道路,而后能执持之也。其有寒热不和者,因其偏而导去之。脉道虽有郁陈而血不结者,则其势而予治之。则,度也。予,与同。隧音遂。**必先明知二十五人,则血气之所在,左右上下,刺约毕也。**凡刺之道,须明血气,故必知此二十五人之脉理,而刺之大约,可以尽矣。

三十二、五音五味,分配藏府灵枢五音五味篇

右徵与少徵调,右手太阳上。此下十二条,并后九条,皆所以言六阳之表也。

左商与左徵调,左手阳明上。

少徵与大宫调,左手阳明上。义似不合。

右角与大角调,右足少阳下。

大徵与少徵调,左手太阳上。

众羽与少羽调,右足太阳下。

少商与右商调,右手太阳下。义似不合。

桎羽与众羽调,右足太阳下。

少宫与太宫调,右足阳明下。

判角与少角调,右足少阳下。

钛商与上商调,右足阳明下。义似不合。

钛商与上角调,左足太阳下。义似不合。

上徵与右徵同,谷麦畜羊果杏。手少阴藏心,色赤味苦时夏。此下五条,言五藏之里,以合四时五色五味也。

上羽与大羽同,谷大豆畜彘果栗。足少阴藏肾,色黑味咸时冬。

上宫与大宫同,谷稷畜牛果枣。足太阴藏脾,色黄味甘时季夏。

上商与右商同,谷黍畜鸡果桃。手太阴藏肺,色白味辛时秋。

上角与大角同,谷麻畜犬果李。足厥阴藏肝,色青味酸时春。

大宫与上角同,右足阳明上。

左角与大角同,左足阳明上。义似不合。

少羽与大羽同,右足太阳下。

左商与右商同,左手阳明上。

加宫与大宫同,左足少阳上。义似不合。

质判与大宫同,左手太阳下。

判角与大角同,左足少阳下。

大羽与大角同,右足太阳上。

大角与大宫同,右足少阳上。按:此篇乃承前篇《阴阳二十五人》而详明其五行相属之义。但前节言调者十二条,后节言同者九条。总计言角者十二,徵者六,宫者八,商者八,羽者七。有重者,如左手阳明上,右足太阳下,右足阳明下,右足少阳下。有缺者,如左手阳明下,右手阳明上,右手阳明下,左足太阳上,左足阳明下。且有以别音互入,而复不合于表里左右五行之序者。此或以古文深讳,向无明注,读者不明,录者不慎,而左右上下大少五音之间,极易差错,愈传愈谬,是以义多难晓。不敢强解,姑存其文,以俟后之君子再正。

右徵、少徵、质徵、上徵、判徵。

右角、钛角、上角、大角、判角。

右商、少商、钛商、上商、左商。

少宫、上宫、大宫、加宫、左角宫。

众羽、桎羽、上羽、大羽、少羽。此上五条,结上文而总记五音之目也。五音各五,是为二十五人之数。

类经五卷

脉色类

一、诊法常以平旦素问脉要精微论

黄帝问曰：诊法何如？ 诊，视也，察也，候脉也。凡切脉望色，审问病因，皆可言诊，而此节以诊脉为言。**岐伯对曰：诊法常以平旦，阴气未动，阳气未散，饮食未进，经脉未盛，络脉调匀，气血未乱，故乃可诊有过之脉。** 平旦者，阴阳之交也。阳主昼，阴主夜，阳主表，阴主里。凡人身营卫之气，一昼一夜五十周于身，昼则行于阳分，夜则行于阴分，迨至平旦，复皆会于寸口。故《难经》曰：寸口者脉之大会，五藏六府之所终始也。《营卫生会篇》曰：平旦阴尽而阳受气矣。日中而阳陇，日西而阳衰，日入阳尽而阴受气矣。《口问篇》曰：阳气尽，阴气盛，则目瞑；阴气尽而阳气盛，则寤矣。故诊法当于平旦初寤之时，阴气正平而未动，阳气将盛而未散，饮食未进而谷气未行，故经脉未盛，络脉调匀，气血未至扰乱，脉体未及变更，乃可以诊有过之脉。有过，言脉不得中而有过失也。夫脉者气血之先也，气血盛则脉盛，气血衰则脉衰，气血热则脉数，气血寒则脉迟。气血微则脉弱，气血平则脉和。又如长人脉长，短人脉短，性急人脉急，性缓人脉缓，此皆其常也。反者为逆。凡此之类，是皆有过之谓。**切脉动静，而视精明，察五色，观五藏有余不足，六府强弱，形之盛衰，以此参伍，决死生之分。** 切者，以指按索之谓。切脉之动静，诊阴阳也。视目之精明，诊神气也。察五色之变见，诊生克邪正也。观藏府虚实以诊其内,别形容盛衰以诊其外。故凡诊病者,必合脉色内外,参伍以求,则阴阳表里、虚实寒热之情无所遁,而先后缓急、真假逆从之治必无差,故可以决死生之分,而况于疾病乎?此最是医家妙用,不可视为泛常。夫参伍之义,以三相较谓之参,以伍相类谓之伍。盖彼此反观,异同互证,而必欲搜其隐微之谓。如《易》曰:参伍以变,错综其数。通其变,遂成天地之文;极其数,遂定天下之象。非天下之至变,其孰能与于此?即此谓也。

二、部位素问脉要精微论

尺内两傍,则季胁也。尺内者,关前曰寸,关后曰尺,故曰尺内。季胁,小肋也,在胁下两傍,为肾所近。故自季胁之下,皆尺内主之。愚按:尺者,对寸而言。人身动脉虽多,惟此气口三部,独长一寸九分,故总曰寸口,分言之,则外为寸部,内为尺部。外为阳,故寸内得九分,阳之数也;内为阴,故尺内得一寸,阴之数也。二难曰:从关至尺是尺内,阴之所治也;从关至鱼际是寸口内,阳之所治也。然则关之前曰寸,关之后曰尺,而所谓关者,乃间于尺寸之间,而为阴阳之界限,正当掌后高骨处是也。滑伯仁曰:手太阴之脉,由中焦出行,一路直至两手大指之端,其鱼际后一寸九分,通谓之寸口,于一寸九分之中,曰寸曰尺而关在其中矣。其所以云尺寸者,以内外本末对待为言,而分其名也。如蔡氏云:自肘中至鱼际,得同身寸之一尺一寸,自肘前一尺为阴之位,鱼际后一寸为阳之位。太阴动脉,前不及鱼际横纹一分,后不及肘中横纹九寸。故古人于寸内取九分为寸,尺内取一寸为尺,以契阳九阴十之数。其说似通,但考之《骨度篇》,则自肘至腕长一尺二寸五分,而与此数不合,盖亦言其意耳。**尺外以候肾,尺里以候腹。**尺外,尺脉前半部也。尺里,尺脉后半部也。前以候阳,后以候阴。人身以背为阳,肾附于背,故外以候肾。腹为阴，故里以候腹。所谓腹者，凡大小肠膀胱命门皆在其中矣。诸部皆言左右，而此独不分者，以两尺皆主乎肾也。藏府左右，义详《附翼》三卷脉候部位论及三焦包络命门辨中。**中附上，左外以候肝，内以候鬲**；中附上，言附尺之上，而居乎中者，即关脉也。左外，言左关之前半部，内言左关之后半部，余放此。肝为阴中之阳藏，而亦附近于背，故外以候肝，内以候鬲。举鬲而言，则中焦之鬲膜胆府皆在其中矣。**右外以候胃，内以候脾。**右关之前所以候胃，右关之后所以候脾。脾胃皆中州之官，而以表里言之，则胃为阳，脾为阴，故外以候胃，内以候脾。愚按：寸口者，手太阴也。太阴行气于三阴，故曰三阴在手而主五藏。所以本篇止言五藏而不及六府，即始终、禁服等篇，亦皆以寸口候三阴，人迎候三阳也。然胃亦府也，而此独言之何也？观《玉机真藏论》曰：五藏者皆禀气于胃，胃者五藏之本也，藏气者不能自致于手太阴，必因于胃气乃至于手太阴也。故胃气当察于此。又如《五藏别论》曰：五味入口，藏于胃以养五藏气，气口亦太阴也。是以五藏六府之气味，皆出于胃，变见于气口。然则此篇虽止言胃，而六府之气，亦无不见乎此矣。**上附上，右外以候肺，内以候胸中**；上附上，言上而又上，则寸脉也。五藏之位，惟肺最高，故右寸之前以候肺，右寸之后以候胸中。胸中者，鬲膜之上皆是也。**左外以候心，内以候膻中。**心肺皆居膈上，故左寸之前以候心，左寸之后以候膻中。膻中者，两乳之间，谓之气海，当心包所居之分也。愚按：本论五藏应见之位，如火王于南，故心见左寸。木王于东，故肝见左关。金王于西，故肺见右寸。土王于中而寄位西南，故脾胃见右关。此即河图五行之序也。**前以候前，后以候后。**此重申上下内外之义而详明之也。统而言之，寸为前，尺为后；分而言之，上半部为前，下半部为后，盖言上以候上，下以候下也。**上竟上者，胸喉中事也；下竟下者，少腹腰股膝胫足中事也。**竟，尽也。言上而尽于上,在脉则尽于鱼际,在体则应于胸喉;下而尽于下,在脉则尽于尺部,在体则应于少腹足中。此脉候上下之事也。愚按:本篇首言尺内,次言中附上而为关,又次言上附上而为寸,皆自内以及外者,盖以太阴之脉,从胸走手,以尺为根本,寸为枝叶也。故凡人之脉,宁可有根而无叶,不可有叶而无根。如《论疾诊尺篇》曰:审其尺之缓急小大滑涩,肉之坚脆,而病形定矣。是盖所重在本耳。又按:本篇外内二字,诸家之注,皆云内侧外侧。夫曰内外侧者,必脉形扁阔而或有两条者乃可。若谓诊者之指侧,则本篇文义乃举脉体而言,且诊者之左外,则病者之右手也,当言候胃,不当言候肝矣。于义不通。如下文前以候前、后以候后、上竟上、下竟下者,是皆内外之谓。观易卦六爻,凡画卦者,自下而上,上三爻为外卦,下三爻为内卦,则其上下内外之义明矣。又有以浮取为外、沉取为内者,于义亦通,均俟明者辨正。又按:本篇上竟上者言胸喉中事,下竟下者言少腹足膝中事,分明上以候上,下以候下,此自本经不易之理。而王氏《脉经》,乃谓心部在左手关前寸口是也,与手太阳为表里,以小肠合为府,合于上焦;肺部在右手关前寸口是也,与手阳明为表里,以大肠合为府,合于上焦。以致后人遂有左心小肠、右肺大肠之配,下反居上,其谬甚矣。据其所云,不过以藏府之配合如此,抑岂知经分表里,脉自不同? 如脾经自足而上行走腹,胃经自头而下行走足,升降交通,以成阴阳之用;又岂必上则皆上,下则皆下,而谓其尽归一处耶? 且自秦汉而下,未闻有以大小肠取于两寸者,扁鹊仲景诸君心传可考。自晋及今,乃有此谬,讹以传讹,愈久愈远,误者可胜言哉! 无怪乎医之日拙也。此之不经,虽出于脉诀之编次,而创言者谓非叔和而谁?

三、呼吸至数 素问平人气象论

黄帝问曰:平人何如? 谓气候平和之常人也。**岐伯对曰:人一呼脉再动,一吸脉亦再动,呼吸定息脉五动,闰以太息,命曰平人。平人者不病也。** 出气曰呼,入气曰吸,一呼一吸,总名一息。动,至也。再动,两至也。常人之脉,一呼两至,一吸亦两至。呼吸定息,谓一息既尽而换息未起之际也。脉又一至,故曰五动。闰,余也,犹闰月之谓。言平人常息之外,间有一息甚长者,是为闰以太息,而又不止五至也。此即平人不病之常度。然则总计定息,太息之数,大约一息脉当六至,故《五十营篇》曰:呼吸定息,脉行六寸。乃合一至一寸也。呼吸脉行丈尺,见《经络类》二十六。**常以不病调病人,医不病,故为病人平息以调之为法。** 不病者其息匀,病者其息乱。医者不病,故能为病人平息以调者,以其息匀也,是为调诊之法。**人一呼脉一动,一吸脉一动,曰少气。** 脉为血气之道路,而脉之运行在乎气。若一呼一吸,脉各一动,则一息二至,减于常人之半矣,以正气衰竭也,故曰少气,十四难谓之离经。**人一呼脉三动,一吸脉三动而躁,尺热曰病温,尺不热脉滑曰病风,脉涩曰痹。** 若不因定息太息而呼吸各三动,是一息六至矣,《难经》谓之离经。躁者,急疾之谓。尺热,言尺中近臂之处有热者,必其通身皆热也。脉数躁而身有热,故知为病温。数滑而尺不热者,阳邪盛也,故当病风。然风之伤人,其变不一,不独在于肌表,故尺不热也。涩为血不调,故当病痹。风痹二证之详,见《疾病类》本条。脉法曰:滑,不涩也,往来流利。涩,不滑也,如雨沾沙。滑为血实气壅,涩为气滞血少。**人一呼脉四动以上曰死,脉绝不至曰死,乍疏乍数曰死。** 一呼四动,则一息八至矣,况以上乎?《难经》谓之夺精。四至曰脱精,五至曰死,六至曰命尽,是皆一呼四至以上也,故死。脉绝不至则元气已竭,乍疏乍数则阴阳败乱无主,均为死脉。数音朔。

四、五藏之气,脉有常数灵枢根结篇

一日一夜五十营,以营五藏之精。不应数者,名曰狂生。营,运也。人之经脉运行于身者,一日一夜凡五十周,以营五藏之精气,如《五十营篇》者即此之义。其数则周身上下左右前后凡二十八脉,其长十六丈二尺。人之宗气积于胸中,主呼吸而行经隧,一呼气行三寸,一吸气行三寸,呼吸定息,脉行六寸。以一息六寸推之,则一昼一夜,凡一万三千五百息,通行五十周于身,则脉行八百一十丈。其有太过不及而不应此数者,名曰狂生。狂犹妄也,言虽生未可必也。**所谓五十营者,五藏皆受气。持其脉口,数其至也。**凡此五十营者,即五藏所受之气也。但诊持脉口而数其至,则藏气之衰王可知矣。脉口义详《藏象类》十一。数,上声。**五十动而不一代者,五藏皆受气;**代,更代之义,谓于平脉之中,而忽见冥弱,或乍数乍疏,或断而复起。盖其藏有所损则气有所亏,故变易若此,均名为代。若五十动而不一代者,五藏受气皆足,乃为和平之脉。**四十动一代者,一藏无气;**四十动一代者,是五藏中一藏亏损也。愚按:十一难曰:经言脉不满五十动而一止,一藏无气者,何藏也?然人吸者随阴入,呼者因阳出,今吸不能至肾,至肝而还,故知一藏无气者,肾气先尽也。然则五藏和者气脉长,五藏病者气脉短。观此一藏无气必先乎肾,如下文所谓二藏三藏四藏五藏者,当自远而近,以次而短,则由肾及肝,由肝及脾,由脾及心,由心及肺。故凡病将危者,必气促似喘,仅呼吸于胸中数寸之间。盖其真阴绝于下,孤阳浮于上,此气短之极也。医于此际而尚欲平之散之,未有不随扑而灭者,良可哀也。夫人之生死由乎气,气之聚散由乎阴,而残喘得以尚延者,赖一线之气未绝耳,此藏气之不可不察也。**三十动一代者,二藏无气;二十动一**

代者,三藏无气;十动一代者,四藏无气;不满十动一代者,五藏无气,予之短期,要在终始。予,与同。短期,死期也。言五藏无气,可与之定死期矣。终始,本经篇名,具十二经终之义。**所谓五十动而不一代者,以为常也,以知五藏之期。予之短期者,乍数乍疏也。**以为常者,言人之常脉当如是也,故可因此以察五藏之气。若欲知其短期,则在乎乍疏乍数,此其时相变代,乃与常代者不同,盖以藏气衰败,无所主持而失常如此,故三部九候等论皆云乍疏乍数者死。愚按:代脉之义,自仲景、叔和俱云:动而中止,不能自还,因而复动,脉代者死。又曰:脉五来一止,不复增减者死,经名曰代。脉七来,是人一息半时,不复增减,亦名曰代,正死不疑。故王太仆之释代脉,亦云动而中止,不能自还也。自后滑伯仁因而述之曰:动而中止,不能自还,因而复动,由是复止,寻之良久,乃复强起,为代。故后世以结促代并言,均目之为止脉,岂足以尽其义哉? 夫缓而一止为结,数而一止为促,其至则或三或五或七八至不等,然皆至数分明,起止有力。所主之病,有因气逆痰壅而为间阻者,有因血气虚脱而为断续者,有因生平禀赋多滞而脉道不流利者,此自结促之谓也。至于代脉之辨,则有不同。如《宣明五气篇》曰脾脉代,《邪气藏府病形篇》曰黄者其脉代,皆言藏气之常候,非谓代为止也。又《平人气象论》曰,长夏胃微耎弱曰平,但代无胃曰死者,乃言胃气去而真藏见者死,亦非谓代为止也。由此观之,则代本不一,各有深义。如五十动而不一代者,乃至数之代,即本篇之所云者是也。若脉本平匀而忽强忽弱者,乃形体之代,即《平人气象论》所云者也。又若脾主四季而随时更代者,乃气候之代,即《宣明五气》等篇所云者是也。凡脉无定候,更变不常,则均谓之代。但当各因其变而察其情,庶得其妙。设不明此,非惟失经旨之大义,即于脉象之吉凶,皆茫然莫知所辨矣,又乌足以言诊哉? 二篇详义,见后十一及《疾病类》二十五。

又按：本篇但言动止之数，以诊五藏无气之候，未尝凿言死期，而王氏《脉经》乃添出死期岁数，曰：脉来四十投而一止者，一藏无气，却后四岁春草生而死。脉来三十投而一止者，二藏无气，却后三岁麦熟而死。脉来二十投而一止者，三藏无气，却后二岁桑椹赤而死。脉来十投而一止者，四藏无气，岁中死。脉来五动而一止者，五藏无气，却后五日而死。自后诸家言脉者皆宗此说，恐未有一藏无气而尚活四岁、二藏无气而尚活三岁之理，诊者辨之。

五、三部九候素问三部九候论

黄帝问曰：余闻九针于夫子，众多博大，不可胜数。余愿闻要道，以属子孙，传之后世，著之骨髓，藏之肝肺，歃血而受，不敢妄泄。属，付也。著，纪也。歃血，饮血而誓也。数，上声。歃，所甲切。**令合天道，必有终始，上应天光，星辰历纪，下副四时五行，贵贱更立，冬阴夏阳，以人应之奈何？愿闻其方。岐伯对曰：妙乎哉问也！此天地之至数。**天地虽大，万物虽多，莫有能出乎数者，数道大矣，故曰至数。**帝曰：愿闻天地之至数，合于人形血气，通决死生，为之奈何？岐伯曰：天地之至数，始于一，终于九焉。**数始于一而终于九，天地自然之数也。如易有太极，是生两仪，两仪生四象，四象生八卦，而太极运行乎其中，阳九之数也。又如四象之位，则老阳一，少阴二，少阳三，老阴四；四象之数，则老阳九，少阴八，少阳七，老阴六。以一三二四，连九八七六，而五居乎中，亦阳九之数也。故以天而言岁，则一岁统四季，一季统九十日，是天数之九也。以地而言位，则戴九履一，左三右七，二四为肩，六八为足，五位中宫，是洛书之九也。以人而言事，则黄钟之数起于九，九而九之，则九九八十一分，以为万事之本，是人事之九也。九数之外是为十，十则复变为一矣，故曰天地之至数，始于一终于九焉。**一者天，二者地，三者人，因**

而三之，三三者九，以应九野。一者奇也，故应天。二者偶也，故应地。三者参也，故应人。故曰天开于子，地辟于丑，人生于寅，所谓三才也。三而三之，以应九野。九野者，即洛书九宫、禹贡九州之义，详见九宫星野等图。**故人有三部，部有三候，以决死生，以处百病，以调虚实，而除邪疾。**以天地人言上中下，谓之三才。以人身言上中下，谓之三部。于三部中而各分其三，谓之三候。三而三之，是谓三部九候。其通身经隧由此出入，故可以决死生，处百病，调虚实，而除邪疾也。愚按：三部九候，本经明指人身上中下动脉如下文所云者，盖上古诊法，于人身三部九候之脉，各有所候，以诊诸藏之气，而针除邪疾，非独以寸口为言也。如仲景脉法，上取寸口，下取趺阳，是亦此意。观十八难曰：三部者，寸关尺也；九候者，浮中沉也。乃单以寸口而分三部九候之诊，后世言脉者皆宗之，虽亦诊家捷法，然非轩岐本旨，学者当并详其义。**帝曰：何谓三部？岐伯曰：有下部，有中部，有上部。部各有三候，三候者，有天有地有人也，必指而导之，乃以为真。**指而导之，言必受师之指授，庶得其真也。**上部天，两额之动脉；**额傍动脉，当颔厌之分，足少阳脉气所行也。**上部地，两颊之动脉；**两颊动脉，即地仓大迎之分，足阳明脉气所行也。**上部人，耳前之动脉。**耳前动脉，即和髎之分，手少阳脉气所行也。**中部天，手太阴也；**掌后寸口动脉，经渠之次，肺经脉气所行也。**中部地，手阳明也；**手大指次指岐骨间动脉，合谷之次，大肠经脉气所行也。**中部人，手少阴也。**掌后锐骨下动脉，神门之次，心经脉气所行也。**下部天，足厥阴也；**气冲下三寸动脉，五里之分，肝经脉气所行也，卧而取之。女子取太冲，在足大指本节后二寸陷中。**下部地，足少阴也；**内踝后跟骨傍动脉，太溪之分，肾经脉气所行也。**下部人，足太阴也。**鱼腹上越筋间动脉，直五里下箕门之分，沉取乃得之，脾经脉气所行也。若候胃气者，当取足跗上之冲阳。**故下部之天以候肝，**足厥阴脉也,故以候肝。**地以候肾,**足少阴脉也,故以候肾。**人以候脾胃之气。**足太阴脉也,脾胃以膜相连,故可以候脾胃之气。**帝曰:中部之候奈何?岐伯曰:亦有天,亦有地,亦有人。天以候肺,**手太阴脉也,故以候肺。**地以候胸中之气,**手阳明大肠脉也。大肠小肠皆属于胃,胃脘通于胸中,故以候胸中。**人以候心。**手少阴脉也,故以候心。**帝曰:上部以何候之?岐伯曰:亦有天,亦有地,亦有人。天以候头角之气,**两额动脉,故以候头角。**地以候口齿之气,**两颊动脉,故以候口齿。**人以候耳目之气。**耳前动脉,故以候耳目。**三部者,各有天,各有地,各有人。三而成天,三而成地,三而成人。**上部中部下部各有天地人,是为三部九候。**三而三之,合则为九,九分为九野,九野为九藏。故神藏五,形藏四,合为九藏。**九野义见前。九藏,即上文九候之谓。神藏五,以肝藏魂,心藏神,肺藏魄,脾藏意,肾藏志也。形藏四,即头角、耳目、口齿、胸中。共为九藏。此言人之九藏,正应地之九野,乃合于天地之至数。**五藏已败,其色必夭,夭必死矣。**色者神之帜,藏者神之舍。其色夭者其神去,其神去者其藏败,故必死矣。夭者,枯暗不泽而色异常也。**帝曰:以候奈何?岐伯曰:必先度其形之肥瘦,以调其气之虚实,实则写之,虚则补之。**候,谓诊候其病情。度,谓度量其虚实。形之肥瘦者,针有浅深之异,如《逆顺肥瘦篇》之谓者是也。病之虚实者,治有补写之殊,如《终始篇》《九针》《针解》等篇者是也。此虽以针法为言,而用药者亦可以类推矣。愚按:上古针治之法,必察三部九候之脉证,以调九藏之盛衰。今之人,但知按穴以求病,而于诸经虚实之理,茫然不知,曰神曰圣之罕闻者,其在失其本耳。写,去声。**必先去其血脉而后调之,**凡有瘀血在脉而为壅塞者,必先刺去壅滞,而后可调虚实也。**无问其病,以平为期。**凡病甚者,奏功非易,故不必问其效之迟速,但当以血气平和为期则耳。此与后二十五章同篇,所当互究。

六、七诊素问三部九候论

帝曰：何以知病之所在？岐伯曰：察九候独小者病，独大者病，独疾者病，独迟者病，独热者病，独寒者病，独陷下者病。此言九候之中，而复有七诊之法，谓脉失其常而独大者、独小者、独疾者、独迟者、独寒者、独热者、独陷下者，皆病之所在也。独寒独热，谓其或在上，或在下，或在表，或在里也。陷下，沉伏不起也。此虽以三部九候为言，而于气口部位，类推为用，亦惟此法。此与后二十五章同篇，七诊之义所当并考。愚按：七诊之法，本出此篇，而勿听子谬谓七诊者，诊宜平旦一也，阴气未动二也，阳气未散三也，饮食未进四也，经脉未盛五也，络脉调匀六也，气血未乱七也。夫此七者，焉得皆谓之诊？总之一平旦诊法耳。后世遂尔谬传，竟致失其本原，是真可以勿听矣。

七、诊有十度，诊有阴阳素问方盛衰论

诊有十度，度人脉度、藏度、肉度、筋度、俞度。诊法虽有十度，而总不外乎阴阳也。十度，谓脉藏肉筋俞，是为五度。左右相同，各有其二，二五为十也。脉度者，如经脉、脉度等篇是也。藏度，如本藏、肠胃、平人绝谷等篇是也。肉度，如卫气失常等篇是也。筋度，如经筋篇是也。俞度，如气府、气穴、本输等篇是也。度，数也。度人之度音铎，余音杜。**阴阳气尽，人病自具。**凡此十度者，人身阴阳之理尽之矣，故人之疾病亦无不具见于此。**脉动无常，散阴颇阳，脉脱不具，诊无常行。**脉动无常，言脉无常体也。散阴颇阳，言阴气散失者，脉颇类阳也。何也？如仲景曰：若脉浮大者，气实血虚也。叔和曰：诸浮脉无根者皆死。又曰：有表无里者死。谓真阴散而孤阳在，脉颇似阳而无根者，非真阳之脉也，此其脉有所脱而阴阳不全具

矣，诊此者有不可以阴阳之常法行也，盖谓其当慎耳。**诊必上下，度民君卿。**贵贱尊卑，劳逸有异，膏粱藜藿，气质不同，故当度民君卿，分别上下以为诊。度，入声。**受师不卒，使术不明，不察逆从，是为妄行。持雌失雄，弃阴附阳，不知并合，诊故不明。**卒，尽也。雌雄，即阴阳之义。《生气通天论》曰：阴阳离决，精神乃绝。故凡善诊者，见其阴必察其阳，见其阳必察其阴。使不知阴阳逆从之理，并合之妙，是真庸庸者耳，诊焉得明？**传之后世，反论自章。**理既不明，而妄传后世，则其谬言反论，终必自章露也。**至阴虚，天气绝；至阳盛，地气不足。**至阴至阳，即天地之道也。设有乖离，败乱乃至。《六微旨大论》曰：气之升降，天地之更用也。升已而降，降者谓天；降已而升，升者谓地。天气下降，气流于地；地气上升，气腾于天。故易以地在天上而为泰，言其交也；天在地上而为否，言其不交也。此云至阴虚者，言地气若衰而不升，不升则无以降，故天气绝。至阳盛者，言天气若亢而不降，不降则无以升，故地气不足。盖阴阳二气，互藏其根，更相为用，不可偏废。此借天地自然之道，以喻人之阴阳贵和也。丹溪引此虚盛二字，以证阳常有余，阴常不足，其说左矣。**阴阳并交，至人之所行。**并交者，阴阳不相失而得其和平也。此其调摄之妙，惟至人者乃能行之。**阴阳并交者，阳气先至，阴气后至。是以圣人持诊之道，先后阴阳而持之。**凡阴阳之道，阳动阴静，阳刚阴柔，阳倡阴随，阳施阴受，阳升阴降，阳前阴后，阳上阴下，阳左阴右，数者为阳，迟者为阴，表者为阳，里者为阴，至者为阳，去者为阴，进者为阳，退者为阴，发生者为阳，收藏者为阴，阳之行速，阴之行迟。故阴阳并交者，必阳先至而阴后至。是以圣人之持诊者，在察阴阳先后以测其精要也。**奇恒之势，乃六十首，诊合微之事，追阴阳之变，章五中之情。其中之论，取虚实之奕，定五度之事，知此乃足以诊。**奇，异也。恒，常也。六十首，即《禁服篇》所谓通于九针六十篇之义，今失其传矣。诊合微之事者，参诸诊之法而合其精微也。追阴阳之变者，求阴阳盛衰之变也。章，明也。五中，五藏也。五度，即前十度也。必能会此数者而参伍其妙，斯足以言诊矣。**是以切阴不得阳，诊消亡，得阳不得阴，守学不湛，知左不知右，知右不知左，知上不知下，知先不知后，故治不久。**切阴不得阳、诊消亡者，言人生以阳为主，不得其阳，焉得不亡？如《阴阳别论》曰：所谓阴者，真藏也。见则为败，败必死矣。所谓阳者，胃脘之阳也。《平人气象论》曰：人无胃气死，脉无胃气死，是皆言此阳字。湛，明也。若但知得阳而不知阳中有阴及阴平阳秘之道者，是为偏守其学，亦属不明。如左右上下先后者，皆阴阳之道也。使不知左右，则不明升降之理；不知上下，则不明清浊之宜；不知先后，则不明缓急之用，安望其久安长治而万世不殆哉？**知丑知善，知病知不病，知高知下，知坐知起，知行知止，用之有纪，诊道乃具，万世不殆。**凡此数者，皆有对待之理，若差之毫厘，则缪以千里。故凡病之善恶，形之动静，皆所当辩。能明此义而用之有纪，诊道斯备，故可万世无殆矣。纪，条理也。殆，危也。**起所有余，知所不足。**起，兴起也。言将治其有余，当察其不足。盖邪气多有余，正气多不足。若只知有余，而忘其不足，则取败之道也。此示人以根本当慎之意。**度事上下，脉事因格。**能度形情之高下，则脉事因之可格至而知也。**是以形弱气虚死；**中外俱败也。**形气有余，脉气不足死；**外貌无恙，藏气已坏也。**脉气有余，形气不足生。**藏气未伤者，形衰无害，盖以根本为主也。又如《三部九候论》曰：形肉已脱，九候虽调犹死。盖脱与不足，本自不同，而形肉既脱，脾元绝矣，故脉气虽调，亦所不治。当与此节互求其义。

八、诊有大方素问方盛衰论连前篇

是以诊有大方,坐起有常。大方者,医家之大法也。坐起有常,则举动不苟而先正其身。身正于外,心必随之,故诊之大方必先乎此。**出入有行,以转神明。**行,德行也。医以活人为心,其于出入之时,念念皆真,无一不敬,则德能动天,诚能格心,故可以转运周旋,而无往弗神矣。行,去声。**必清必静,上观下观。**必清必净,则心专志一而神明见,然后上观之以察其神色声音,下观之以察其形体逆顺。**司八正邪,别五中部。**司,候也。别,审也。候八节八风之正邪以察其表,审五藏五行之部位以察其里。**按脉动静,循尺滑涩寒温之意。**按脉动静,可别阴阳。滑涩寒温,可知虚实。凡脉滑则尺之皮肤亦滑,脉涩则尺之皮肤亦涩,脉寒则尺之皮肤亦寒,脉温则尺之皮肤亦温,故循尺即可以知之。循,揣摩也。**视其大小,合之病能。**大小,二便也。二便为约束之门户,门户不要则仓廪不藏,得守者生,失守者死,故视其大小以合病能。能,情状之谓。**逆从以得,复知病名。**反者为逆,顺者为从,必得逆从,必知病名,庶有定见而无差谬。**诊可十全,不失人情。**诊如上法,庶可十全,其于人情,尤不可失也。愚按:不失人情,为医家最一难事,而人情之说有三:一曰病人之情,二曰傍人之情,三曰同道人之情。所谓病人之情者,有素禀之情,如五藏各有所偏,七情各有所胜,阳藏者偏宜于凉,阴藏者偏宜于热,耐毒者缓之无功,不耐毒者峻之为害,此藏气之有不同也。有好恶之情者,不惟饮食有憎爱,抑且举动皆关心,性好吉者危言见非,意多忧者慰安云伪,未信者忠告难行,善疑者深言则忌,此情性之有不同也。有富贵之情者,富多任性,贵多自尊,任性者自是其是,真是者反成非是,自尊者遇士或慢,自重者安肯自轻,此交际之有不同也。有贫贱之情者,贫者衣食不能周,况乎药饵,贱者焦劳不能释,怀抱可知,此调摄之有不同也。又若有良言甫信,谬说更新,多岐亡羊,终成画饼,此中无主而易乱者之为害也。有最畏出奇,惟求稳当,车薪杯水,宁甘败亡,此内多惧而过慎者之为害也。有以富贵而贫贱,或深情而挂牵,戚戚于心,心病焉能心药,此得失之情为害也。有以急性而遭迟病,以更医而致杂投,皇皇求速,速变所以速亡,此缓急之情为害也。有偏执者,曰吾乡不宜补,则虚者受其祸,曰吾乡不宜写,则实者被其伤,夫十室且有忠信,一乡焉得皆符,此习俗之情为害也。有参术入唇,惧补心先否塞,硝黄沾口,畏攻神即飘扬,夫杯影亦能为祟,多疑岂法之良,此成心之情为害也。有讳疾而不肯言者,终当自误,有隐情而不敢露者,安得其详?然尚有故隐病情、试医以脉者,使其言而偶中,则信为明良;言有弗合,则目为庸劣。抑孰知脉之常体,仅二十四,病之变象,何啻百千?是以一脉所主非一病,一病所见非一脉。脉病相应者,如某病得某脉则吉;脉病相逆者,某脉值某病则凶。然则理之吉凶,虽融会在心,而病之变态,又安能以脉尽言哉?故知一知二知三,神圣谆谆于参伍;曰工曰神曰明,精详岂独于指端?彼俗人之浅见,固无足怪,而士夫之明慧,亦每有蹈此弊者。故忌望闻者,诊无声色之可辨;恶详问者,医避多言之自惭。是于望闻问切,已舍三而取一,且多有并一未明,而欲得夫病情者,吾知其必不能也。所以志意未通,医不免为病因,而朦胧猜摸,病不多为医困乎?凡此皆病人之情,不可不察也。所谓傍人之情者,如浮言为利害所关,而人多不知检。故或为自负之狂言,则医中有神理,岂其能测?或执有据之凿论,而病情多亥豕,最所难知。或操是非之柄,则同于我者是之,异于我者非之,而真是真非,不是真人不识。或执见在之见,则头疼者云救头,脚疼者云救脚,而本标纲目,反为迂远庸谈。或议论于贵贱之间,而尊贵执言,孰堪违抗,故明哲保身之士,宁为好好先生;或辩析于亲疏之际,而亲者主持，牢不可拔，虽真才实学之师，亦当唯唯而退。又若荐医为死生之攸系，而人多不知慎，有或见轻浅之偶中而为之荐者，有意气之私厚而为之荐者，有信其便便之谈而为之荐者，有见其外饰之貌而为之荐者，皆非知之真者也。又或有贪得而荐者，阴利其酬；关情而荐者，别图冀望。甚有斗筲之辈者，妄自骄矜，好人趋奉，薰莸不辨，擅肆品评，誉之则盗跖可为尧舜，毁之则鸾凤可为鸱鸮，洗垢索瘢，无所不至，而怀真抱德之士，必其不俦。若此流者，虽其发言容易，欣戚无关，其于淆乱人情，莫此为甚，多致明医有掣肘之去，病家起刻骨之疑，此所以千古是非之不明，总为庸人扰之耳。故竭力为人任事者，岂不岌岌其危哉！凡此皆傍人之情，不可不察也。所谓同道人之情者，尤为闪灼，更多隐微。如管窥蠡测，醯鸡笑天者，固不足道。而见偏性拗，必不可移者，又安足论？有专恃口给者，牵合支吾，无稽信口，或为套语以诳人，或为甘言以悦人，或为强辩以欺人，或为危词以吓人，俨然格物君子，此便佞之流也。有专务人事者，典籍经书，不知何物，道听途说，拾人唾余，然而终日营营，绰风求售，不邀自赴，偎媚取容，偏投好者之心，此阿谀之流也。有专务奇异者，腹无藏墨，眼不识丁，乃诡言神授，伪托秘传，或假脉以言祸福，或弄巧以乱经常，最觉新奇，动人甚易，此欺诈之流也。有务饰外观者，夸张侈口，羊质虎皮，不望色，不闻声，不详问，一诊而药，若谓人浅我深，人愚我明，此粗疏孟浪之流也。有专务排挤者，阳若同心，阴为浸润。夫是曰是，非曰非，犹避隐恶之嫌。第以死生之际，有不得不辨者，固未失为真诚之君子。若以非为是，以是为非，颠倒阴阳，掀翻祸福，不知而然，庸庸不免，知而故言，此其良心已丧，谗妒之小人也。有贪得无知，藐人性命者，如事已疑难，死生反掌，斯时也，虽在神良，未必其活，故一药不敢苟，一着不敢乱，而仅仅冀于挽回。忽遭若辈，求速贪功，谬妄一投，中流失楫，以致必不可救，因而嫁谤自文，极口反噬，虽朱紫或被混淆，而苍赤何辜受害，此贪幸无知之流也。有道不同不相为谋者，意见各持，异同不决。夫轻者不妨少谬，重者难以略差。故凡非常之病，非非常之医不能察，用非常之治，又岂常人之所知？故独闻者不侔于众，独见者不合于人，大都行高者谤多，曲高者和寡。所以一齐之傅，何当众楚之咻，直至于败，而后群然退散，付之一人，则事已无及矣，此庸庸不揣之流也。又有久习成风，苟且应命者，病不关心，些须惟利。盖病家既不识医，则倏赵倏钱；医家莫肯任怨，则惟苓惟梗。或延医务多，则互为观望；或利害攸系，则彼此避嫌。故爬之不痒，挝之不痛，医称稳当，诚然得矣。其于坐失机宜，奚堪耽误乎！此无他，亦惟知医者不真，而任医者不专耳。诗云：发言盈庭，谁执其咎？筑室于道，不溃于成。此病家医家近日之通弊也。凡若此者，孰非人情？而人情之详，尚多难尽。故孔子曰：恶紫之夺朱也，恶郑声之乱雅乐也，恶利口之覆邦家者。然则人情之可畏，匪今若是，振古如兹矣。故圣人以不失人情为戒，而不失二字最难措力。必期不失，未免迁就，但迁就则碍于病情，不迁就则碍于人情。有必不可迁就之病情，而复有不得不迁就之人情，其将奈之何哉？甚矣人情之难言也。故余发此，以为当局者详察之备。设彼三人者，倘亦有因余言而各为儆省，非惟人情不难于不失，而相与共保天年，同登寿域之地，端从此始，惟明者鉴之。**故诊之或视息视意，故不失条理**。视息者，察呼吸以观其气。视意者，察形色以观其情。凡此诸法，皆诊有大方、诊可十全之道，知之者故能不失条理。条者犹干之有枝，理者犹物之有脉，即脉络纲纪之谓。**道甚明察，故能长久。不知此道，失经绝理，亡言妄期，此谓失道**。不知此道，则亡言妄期，未有不殆者矣。

九、脉合四时阴阳规矩 素问脉要精微论

帝曰:脉其四时动奈何?知病之所在奈何?知病之所变奈何?知病乍在内奈何?知病乍在外奈何?请问此五者,可得闻乎?岐伯曰:请言其与天运转大也。凡此五者,即阴阳五行之理,而阴阳五行,即天地之道,故伯以天运转大为对,则五者之变动,尽乎其中矣。**万物之外,六合之内,天地之变,阴阳之应,彼春之暖,为夏之暑,彼秋之忿,为冬之怒,四变之动,脉与之上下。**物在天中,天包物外,天地万物,本同一气,凡天地之变,即阴阳之应。故春之暖者,为夏暑之渐也;秋之忿者,为冬怒之渐也。春生夏长,秋收冬藏,是即阴阳四变之动,而脉亦随之以上下也。**以春应中规,**规者,所以为圆之器。春气发生,圆活而动,故应中规,而人脉应之,所以圆滑也。**夏应中矩,**矩者,所以为方之器。夏气茂盛,盛极而止,故应中矩,而人脉应之,所以洪大方正也。**秋应中衡,**衡,平也,秤横也。秋气万宝俱成,平于地面,故应中衡,而人脉应之,所以浮毛而见于外也。**冬应中权。**权,秤锤也。冬气闭藏,故应中权,而人脉应之,所以沉石而伏于内也。凡兹规矩权衡者,皆发明阴阳升降之理,以合乎四时脉气之变象也。**是故冬至四十五日,阳气微上,阴气微下;夏至四十五日,阴气微上,阳气微下。阴阳有时,与脉为期,期而相失,如脉所分,分之有期,故知死时。**冬至一阳生,故冬至后四十五日以至立春,阳气以渐而微上,阳微上则阴微下矣。夏至一阴生,故夏至后四十五日以至立秋,阴气以渐而微上,阴微上则阳微下矣。此所谓阴阳有时也。与脉为期者,脉随时而变迁也。期而相失者,谓春规夏矩、秋衡冬权不合于度也。如脉所分者,谓五藏之脉,各有所属也。分之有期者,谓衰王各有其时也。知此者,则知死生之时矣。**微妙在脉,不可不察,察之有纪,从阴阳始,始之有经,从五行生,生之有**

度,**四时为宜**,脉之微妙,亦惟阴阳五行为之经纪,而阴阳五行之生,各有其度。如阳生于冬至,阴生于夏至,木生于亥,火生于寅,金生于巳,水土生于申,此四时生王各有其宜也。纪,纲纪也。经,经常也。即大纲小纪之义。**补写勿失,与天地如一**,天地之道,损有余而补不足。《易》曰:天道亏盈而益谦,地道变盈而流谦。故不足则当补,有余则当写,补写不失其宜,则与天地之道如一矣。**得一之精,以知死生**。一之精者,天人一理之精微也。天地之道,阳主乎动,阴主乎静,阳来则生,阳去则死。知天道之所以不息者,则知人之所以死生矣。**是故声合五音,色合五行,脉合阴阳**。声合宫商角徵羽,色合金木水火土,脉合四时阴阳,虽三者若乎有分,而理则一也。**是故持脉有道,虚静为保**。凡持脉之道,一念精诚,最嫌扰乱,故必虚其心,静其志,纤微无间,而诊道斯为全矣。保,不失也。**春日浮,如鱼之游在波**。脉得春气,虽浮动而未全出,故如鱼之游在波也。**夏日在肤,泛泛乎万物有余**。脉得夏气,则洪盛于外,故泛泛乎如万物之有余也。**秋日下肤,蛰虫将去**。脉得秋气,则洪盛渐敛,故如欲蛰之虫将去也。**冬日在骨,蛰虫周密,君子居室**。脉得冬气,沉伏在骨,故如蛰虫之周密。君子之于斯时,亦当体天地闭藏之道,而居于室也。**故曰:知内者按而纪之,知外者终而始之。此六者持脉之大法**。内言藏气,藏象有位,故可按而纪之。外言经气,经脉有序,故可终而始之。然必知此四时内外六者之法,则脉之时动,病之所在,及病变之或内或外,皆可得而知也,故为持脉之大法。

十、四时藏脉,病有太过不及 素问玉机真藏论

黄帝问曰:春脉如弦,何如而弦?歧伯曰:春脉者肝也,东方木也,万物之所以始生也,故其气来耎弱轻虚而滑,端直以长,故曰弦。反此者病。弦者,端直以长,状如弓弦有力也。然耎弱轻虚而滑,则

弦中自有和意,肝藏主之。扁鹊曰:春脉弦者,肝东方木也,万物始生,未有枝叶,故其脉之来,濡弱而长,故曰弦。愞,软同。**帝曰:何如而反?岐伯曰:其气来实而强,此谓太过,病在外;其气来不实而微,此谓不及,病在中。**其气来实而强,弦之过也。其气来不实而微,弦之不及也。皆为弦脉之反。太过者病在外,不及者病在中,盖外病多有余,内病多不足,此其常也。下准此。**帝曰:春脉太过与不及,其病皆何如?岐伯曰:太过则令人善忘,忽忽眩冒而巅疾;其不及则令人胸痛引背,下则两胁胠满。**忘,当作怒。《本神篇》曰:肝气虚则恐,实则怒。《气交变大论》曰:岁木太过,甚则忽忽善怒,眩冒巅疾。皆同此义。忽忽,恍忽不爽也。冒,闷昧也。巅疾,疾在顶巅也。足厥阴之脉会于巅上,贯膈布胁肋,故其为病如此。胠音区,腋下胁也。

帝曰:善。**夏脉如钩,何如而钩?岐伯曰:夏脉者心也,南方火也,万物之有以盛长也,故其气来盛去衰,故曰钩。**反此者病。钩者,举指来盛,去势似衰。盖脉盛于外而去则无力,阳之盛也,心藏主之。扁鹊曰:夏脉钩者,心南方火也,万物之所茂,垂枝布叶,皆下曲如钩,故其脉之来疾去迟,故曰钩。长,上声。**帝曰:何如而反?岐伯曰:其气来盛去亦盛,此谓太过,病在外;其气来不盛去反盛,此谓不及,病在中。**其气来盛去亦盛,钩之过也。其来不盛去反盛,钩之不及也。皆为钩脉之反。去反盛者,非强盛之谓。凡脉自骨肉之分,出于皮肤之际,谓之来;自皮肤之际,还于骨肉之分,谓之去。来不盛、去反盛者,言来则不足,去则有余,即消多长少之意。故扁鹊于春肝夏心秋肺冬肾,皆以实强为太过,病在外,虚微为不及,病在内,辞虽异而意则同也。**帝曰:夏脉太过与不及,其病皆何如?岐伯曰:太过则令人身热而肤痛,为浸淫;其不及则令人烦心,上见欬唾,下为气泄。**夏脉太过,则阳有余而病在外,故令人身热肤痛,而浸淫流布于形体。不及则君火衰而病在内,故上为心气不足而烦心,虚阳侵肺而欬唾,下为不固而气泄。以本经脉起心中,出属心系,下膈络小肠,又从心系却上肺故也。

帝曰:善。秋脉如浮,何如而浮?**岐伯曰:秋脉者肺也,西方金也,万物之所以收成也,故其气来轻虚以浮,来急去散故曰浮。反此者病。**浮者,轻虚之谓。来急去散者,以秋时阳气尚在皮毛也,肺藏主之。扁鹊曰:秋脉毛者,肺西方金也,万物之所终,草木华叶,皆秋而落,其枝独在,若毫毛也,故其脉之来轻,虚以浮,故曰毛。**帝曰:何如而反?岐伯曰:其气来毛而中央坚、两傍虚,此谓太过,病在外;其气来毛而微,此谓不及,病在中。**中央坚,浮而中坚也。凡浮而太过,浮而不及,皆浮之反,而病之在内在外,义与前同。**帝曰:秋脉太过与不及,其病皆何如?岐伯曰:太过则令人逆而背痛,愠愠然;其不及则令人喘,呼吸少气而欬,上气见血,下闻病音。**肺脉起中焦,下络大肠,还循胃口,上膈属肺,其藏附背,故太过则逆气为壅而背痛见于外。愠愠,悲郁貌。其不及则喘欬短气,气不归原,所以上气。阴虚内损,所以见血。下闻病音,谓喘息则喉下有声也。

帝曰:善。冬脉如营,何如而营?**岐伯曰:冬脉者肾也,北方水也,万物之所以合藏也,故其气来沉以搏,故曰营。反此者病。**营者,营叠之谓,如士卒之团聚不散,亦沉石之义也,肾藏主之。扁鹊曰:冬脉石者,肾北方水也,万物之所藏也,盛冬之时,水凝如石,故其脉之来,沉濡而滑,故曰石。《甲乙经》亦作沉以濡。**帝曰:何如而反?岐伯曰:其气来如弹石者,此谓太过病在外;其去如数者,此谓不及,病在中。**来如弹石者,其至坚强,营之太过也。其去如数者,动止疾促,营之不及也。盖数本属热,而此真阴亏损之脉,亦必紧数。然愈虚则愈数,原非阳强实热之数,故云如数,则辨析之意深矣。此而一差,祸如反掌也。太过病在外,不及病在中,义俱同前。

数音朔。**帝曰:冬脉太过与不及,其病皆何如?** **岐伯曰:太过则令人解㑊,脊脉痛而少气不欲言;其不及则令人心悬如病饥,眇中清,脊中痛,少腹满,小便变。帝曰:善。** 冬脉太过,阴邪胜也。阴邪胜,则肾气伤,真阳虚,故令人四体懈怠,举动不精,是谓解㑊。脊痛者,肾脉之所至也。肾藏精,精伤则无气,故少气不欲言。皆病之在外也。其不及则真阴虚,虚则心肾不交,故令人心悬而怯如病饥也。季胁下空软之处曰眇中,肾之旁也。肾脉贯脊属肾络膀胱,故为脊痛腹满小便变等证。变者,谓或黄或赤、或为遗淋、或为癃闭之类,由肾水不足而然。是皆病之在中也。解㑊义详《疾病类》五十。㑊,音迹。眇,音秒。

帝曰:四时之序,逆从之变异也,然脾脉独何主? 上文言肝心肺肾之脉,既分四时,而逆从之变,自皆有异,然脾亦一藏,当有所主也。**岐伯曰:脾脉者土也,孤藏以灌四傍者也。** 脾属土,土为万物之本,故运行水谷,化津液以灌溉于肝心肺肾之四藏者也。土无定位,分王四季,故称为孤藏。详见《藏象类》七。**帝曰:然则脾善恶可得见之乎?** **岐伯曰:善者不可得见,恶者可见。** 脾无病则灌溉周而四藏安,不知脾力之何有,故善者不可得见。脾病则四藏亦随而病,故恶候见矣。**帝曰:恶者何如可见?** **岐伯曰:其来如水之流者,此谓太过,病在外;如鸟之喙者,此谓不及,病在中。** 如水之流者,滑而动也。如鸟之喙者,锐而短也。太过病在外,不及病在中,义俱同前。喙,一本作啄。喙音诲,咮也。**帝曰:夫子言脾为孤藏,中央土以灌四傍,其太过与不及,其病皆何如?** **岐伯曰:太过则令人四支不举,其不及则令人九窍不通,名曰重强。** 脾土太过病在外,故令人四支不举,以脾主四支而湿胜之也。不及病在中,故令人九窍不通,以脾气弱则四藏皆弱而气不行也。重强,不柔和貌,沉重拘强也。愚按:本篇脾脉一条云:其来如水之流者,此为太过。《平人气象论》曰:如水之流曰脾死。此其一言太过，一言危亡，词同意异，岂无所辨？盖水流之状，滔滔洪盛者，其太过也。溅溅不返者，其将竭也。凡此均谓之流，而一盛一危，迥然有异，故当详别其状，而勿因词害意也。又如太过则令人四支不举，此以在外之标而概言之，故曰太过。若脾虚不能胜湿者，岂亦同太过之谓耶？溅音笺，浅而疾也。**帝瞿然而起，再拜而稽首曰：善。吾得脉之大要，天下至数，五色脉变，揆度奇恒，道在于一。**瞿然，敬肃貌。道在于一，言至数脉变虽多，而理则一而已矣。**神转不回，回则不转，乃失其机。**神即生化之理，不息之机也。五气循环，不愆其序，是为神转不回。若却而回返，则逆其常候而不能运转，乃失生气之机矣。**至数之要，迫近以微。**至数之要，即道在于一，是诚切近人身而最称精微者也。**著之玉版，藏之藏府，每旦读之，名曰玉机。**著之玉版以传不朽，藏之藏府以志不忘。名曰玉机，以璇玑玉衡可窥天道，而此篇神理可窥人道，故以并言，而实则珍重之辞也。上文自至数以至玉机，又见《玉版论要篇》，详《论治类》十四。

十一、脉分四时，无胃曰死素问平人气象论

平人之常，气禀于胃，胃者平人之常气也。人无胃气曰逆，逆者死。土得天地中和之气，长养万物，分王四时，而人胃应之。凡平人之常，受气于谷，谷入于胃，五藏六府昔以受气，故胃为藏府之本。此胃气者，实平人之常气，有不可以一刻无者，无则为逆，逆则死矣。胃气之见于脉者，如《玉机真藏论》曰：脉弱以滑，是有胃气。《终始篇》曰：邪气来也紧而疾，谷气来也徐而和。是皆胃气之谓。大都脉代时宜无太过无不及，自有一种雍容和缓之状者，便是胃气之脉。

春胃微弦曰平，春令木王，其脉当弦，但宜微弦而不至太过，是得春胃之充和也，故曰平。弦义见前章。按：此前后诸篇，皆以春弦

夏钩秋毛冬石分四季所属者，在欲明时令之脉，不得不然也。然脉之迭见，有随时者，有不随时者。故或春而见钩，便是夏脉，春而见毛，便是秋脉，春而见石，便是冬脉，因变知病，圆活在人，故有二十五变之妙。若谓春必弦、夏必钩，则殊失胃气之精义矣。**弦多胃少曰肝病，**弦多者，过于弦也。胃少者，少和缓也。是肝邪之胜，胃气之衰，故为肝病。**但弦无胃曰死，**但有弦急而无充和之气者，是春时胃气已绝，而肝之真藏见也，故曰死。**胃而有毛曰秋病，**毛为秋脉属金，春时得之，是为贼邪。以胃气尚存，故至秋而后病。**毛甚曰今病，**春脉毛甚，则木被金伤，故不必至秋，今即病矣。**藏真散于肝，肝藏筋膜之气也。**春木用事，其气升散，故藏真之气散于肝，而肝之所藏则筋膜之气也。《金匮真言论》曰：东方青色，入通于肝，是以知病之在筋也。藏，上去声，下平声。后皆同。

　　夏胃微钩曰平，夏令火王，其脉当钩，但宜微钩而不至太过，是得夏胃之和也，故曰平。钩义见前章。**钩多胃少曰心病，**钩多者，过于钩也。胃少者，少充和也。是心火偏胜，胃气偏衰，故为心病。**但钩无胃曰死，**但有钩盛而无平和之气者，是夏时胃气已绝，而心之真藏见也，故死。**胃而有石曰冬病，**石为冬脉属水，夏时得之，是为贼邪。以胃气尚存，故至冬而后病。**石甚曰今病，**夏脉石甚则无胃气，火被水伤已深，故不必至冬，今即病矣。**藏真通于心，心藏血脉之气也。**夏火用事，其气炎上，故藏真之气通于心，而心之所藏则血脉之气也。《金匮真言论》曰：南方赤色，入通于心，是以知病之在脉也。

　　长夏胃微耎弱曰平，长夏属土，虽主建未之六月，然实兼辰戌丑未四季之月为言也。四季土王之时，脉当耎弱，但宜微有耎弱而不至太过，是得长夏胃气之和缓也，故曰平。耎，软同。**弱多胃少曰脾病，**弱多胃少，则过于弱而胃气不足，以土王之时而得之，故为脾病。**但代无胃曰死，**代，更代也。脾主四季，脉当随时而更，然必欲皆兼和耎，方得脾脉之平。若四季相代，而但弦但钩但毛但石，是但代无胃，见真藏也，故曰死。代脉详义见《本类》前第四章及《疾病类》二十五。**耎弱有石曰冬病，**石为冬脉属水，长夏阳气正盛而见沉石之脉，以火土气衰而水反乘也，故至冬而病。**弱甚曰今病，**弱，当作石。长夏石甚者，火土大衰，故不必至冬，今即病矣。**藏真濡于脾，脾藏肌肉之气也。**长夏湿土用事，其气濡润，故藏真之气濡于脾，而脾之所藏，则肌肉之气也。《金匮真言论》曰：中央黄色，入通于脾，是以知病之在肉也。

秋胃微毛曰平，秋令金王，其脉当毛，但宜微毛而不至太过，是得秋胃之和也，故曰平。毛者，脉来浮涩，类羽毛之轻虚也。**毛多胃少曰肺病，**毛多胃少，是金气偏胜而少和缓之气也，故为肺病。**但毛无胃曰死，**但毛无胃，是秋时胃气已绝，而肺之真藏见也，故死。**毛而有弦曰春病，**弦为春脉属木，秋时得之，以金气衰而木反乘也，故至春木王时而病。**弦甚曰今病，**秋脉弦甚，是金气大衰，而木寡于畏，故不必至春，今即病矣。**藏真高于肺，以行荣卫阴阳也。**秋金用事，其气清肃，肺处上焦，故藏真之气高于肺，肺主平气而营行脉中、卫行脉外者，皆自肺宣布，故以行营卫阴阳也。

冬胃微石曰平，冬令水王，脉当沉石，但宜微石而不至太过，是得冬胃之和也，故曰平。石者，脉来沉实，如石沉水之谓。**石多胃少曰肾病，**石多胃少，是水气偏胜，反乘土也，故为肾病。**但石无胃曰死，**但石无胃，是冬时胃气已绝，而肾之真藏见也，故死。**石而有钩曰夏病，**钩为夏脉属火，冬时得之，以水气衰而火反侮也，故至夏火王时而病。**钩甚曰今病，**冬脉钩甚，是水气大衰而火寡于畏，故不必至夏，今即病矣。**藏真下于肾，肾藏骨髓之气也。**冬水用事，其气闭藏，故藏真之气下于肾，而肾之所藏，则骨髓之气也。《金匮真言论》曰：北方黑色，入通于肾，是以知病之在骨也。

胃之大络，名曰虚里，贯鬲络肺，出于左乳下，其动应衣，脉宗气也。 土为万物之母，故上文四时之脉，皆以胃气为主。此言胃气所出之大络，名曰虚里，其脉从胃贯鬲，上络于肺而出左乳之下，其动应于衣，是为十二经脉之宗，故曰脉宗气也。宗，主也，本也。盖宗气积于膻中，化于水谷而出于胃也。《经脉篇》所载十五络，并此共十六络，详具十六络穴图中。又脾为阴土义，详《疾病类》五十二。**盛喘数绝者，则病在中；** 若虚里动甚而如喘，或数急而兼断绝者，由中气不守而然，故曰病在中。数音朔。**结而横，有积矣；** 胃气之出，必由左乳之下，若有停阻则结横为积，故凡患症者多在左肋之下，因胃气积滞而然。如五十六难曰，肝之积名曰肥气在左胁下者，盖以左右上下分配五行而言耳，而此实胃气所主也。**绝不至曰死。** 虚里脉绝者，宗气绝也，故必死。**乳之下，其动应衣，宗气泄也。** 前言应衣者，言其微动，似乎应衣，可验虚里之胃气。此言应衣者，言其大动，真有若与衣俱振者，是宗气不固而大泄于外，中虚之候也。愚按：虚里跳动，最为虚损病本，故凡患阴虚劳怯，则心下多有跳动，及为惊悸慌张者，是即此证，人止知其心跳而不知为虚里之动也。但动之微者病尚微，动之甚者病则甚，亦可因此以察病之轻重。凡患此者，余常以纯甘壮水之剂，填补真阴，活者多矣。然经言宗气之泄，而余谓真阴之虚，其说似左，不知者必谓谬诞，愚请竟其义焉。夫谷入于胃，以传于肺，五藏六府，皆以受气，是由胃气而上为宗气也。气为水母，气聚则水生，是由肺气而下生肾水也。今胃气传之肺，而肾虚不能纳，故宗气泄于上，则肾水竭于下，肾愈虚则气愈无所归，气不归则阴愈虚矣。气水同类，当求相济，故凡欲纳气归原者，惟有补阴以配阳一法。

十二、逆从四时,无胃亦死

岐伯曰:脉从阴阳病易已,脉逆阴阳病难已。《素问·平人气象论》阴病得阴脉,阳病得阳脉,谓之从,从者易已;脉病相反者为逆,逆者难已。**脉得四时之顺,曰病无他;脉反四时及不间藏,曰难已。**春得弦,夏得钩,秋得毛,冬得石,谓之顺四时,虽曰有病,无他虞也。脉反四时,义如下文,及不间藏,皆为难已。不间藏者,如木必乘土则肝病传脾,土必乘水则脾病传肾之类,是皆传其所胜,不相假借,脉证得此,均名鬼贼,其气相残,为病必甚。若间其所胜之藏而传其所生,是谓间藏,如肝不传脾而传心,心不传肺而传脾,其气相生,虽病亦微。故《标本病传论》曰,间者并行,指间藏而言也;甚者独行,指不间藏而言也。五十三难曰:七传者死,间藏者生。七传者,传其所胜也。间藏者,传其所生也。皆此之谓。考之吕氏注五十三难曰:间藏者,间其所胜之藏而相传也。心胜肺,脾间之;脾胜肾,肺间之;肺胜肝,肾间之;肾胜心,肝间之;肝胜脾,心间之。此谓传其所生也。其说亦通。又《玉机真藏论》曰:五藏有病,则各传其所胜。不治,法三月若六月,若三日若六日,传五藏而当死,是顺传所胜之次。即此不间藏之义也。详《藏象类》二十四。间,去声。**脉有逆从四时,未有藏形,春夏而脉瘦,秋冬而脉浮大,命曰逆四时也。**逆,反也。从,顺也。凡脉之逆从四时者,虽未有真藏之形见,若春夏以木火之令,脉当浮大而反见瘦小,秋冬以金水之令,脉当沉细而反见浮大者,是皆逆四时也。**风热而脉静,泄而脱血脉实,病在中脉虚,病在外脉涩坚者,皆难治,命曰反四时也。**风热者,阳邪也,脉宜大而反静;泄而脱血,伤其阴也,脉宜虚而反实;病在藏中,脉当有力而反虚;病在肌表,脉当浮滑而反涩坚者,皆为相反难治之证,亦犹脉之反四时也。**人以水谷为本,故人绝水谷则死,脉无胃气亦死。**所谓无胃气者,但得真藏脉,不得胃气也。所谓脉不得胃气者,肝不弦、肾不石也。人生所赖者水谷,故胃气以水谷为本,而五藏又以胃气为本。若脉无胃气,而真藏之脉独见者死,即前篇所谓但弦无胃、但石无胃之类是也。然但弦但石虽为真藏,若肝无气则不弦,肾无气则不石,亦由五藏不得胃气而然,与真藏无胃者等耳。

黄帝曰:《素问·玉机真藏论》凡治病察其形气色泽,脉之盛衰,病之新故,乃治之无后其时。察其形气色泽、脉之盛衰、病之新故者,是即六十一难所谓望闻问切之法也。既得病情,便当速治,若后其时,病必日深,此切戒之词也。形气相得,谓之可治;形盛气盛,形虚气虚,是相得也。色泽以浮,谓之易已;泽,润也。浮,明也。颜色明润者,病必易已也。脉从四时,谓之可治;脉顺四时者,其气和,故可治。脉弱以滑,是有胃气,命曰易治,取之以时。谷气来也徐而和,故脉弱以滑者,是得胃气命曰易治也。形气相失,谓之难治;形盛气虚,气盛形虚,皆为相失。此下四节,皆言难治也。色夭不泽,谓之难已;夭,晦恶也。不泽,枯焦也。肺实以坚,谓之益甚;邪气来也紧而疾,故实以坚者,病必益甚。脉逆四时,为不可治。脉逆四时,义如下文。必察四难而明告之。形气色脉,如上四节之难治者,谓之四难。必察其详而明告病家,欲其预知吉凶,庶无后怨。所谓逆四时者,春得肺脉,夏得肾脉,秋得心脉,冬得脾脉,其至皆悬绝沉涩者,命曰逆四时。春得肺脉,金克木也。夏得肾脉,水克火也。秋得心脉,火克金也。冬得脾脉,土克水也。加之悬绝沉涩,则阴阳偏绝,无复充和之胃气矣,是逆四时之脉也。未有藏形,于春夏而脉沉涩,秋冬而脉浮大,名曰逆四时也。病热脉静,泄而脉大,脱血而脉实,病在中脉实坚,病在外脉不实坚者,皆难治。此节与上文《平人气象论》者略同。盖言脉与时逆者为难治,脉与证逆者亦难治也。如病热脉静者,阳证得阴脉也。泄而脉大、脱血而脉实者,正衰而邪进也。此义与前大同。惟病在中脉实坚、病在外脉不实坚者皆难治，与上文《平人气象论》者似乎相反。但上文云病在中脉虚，言内积之实者，脉不宜虚也；此云病在中脉实坚，言内伤之虚者，脉不宜实坚也。前云病在外脉涩坚，言外邪之盛者，不宜涩坚，以涩坚为沉阴也；此言病在外脉不实坚，言外邪方炽者，不宜无力，以不实坚为无阳也。四者之分，总皆正不胜邪之脉，故曰难治。词若相反，理则实然，新校正以谓经误，特未达其妙耳。

十三、五藏平病死脉，胃气为本素问平人气象论

夫平心脉来，累累如连珠，如循琅玕，曰心平，琅玕，按符瑞图曰：玉而有光者。《说文》曰：琅玕似珠。脉来中手如连珠、如琅玕者，言其盛满滑利，即微钩之义也，是为心之平脉。前篇脉分四时，已悉五藏平病死脉，而此则详言其形也。琅玕，音郎干。**夏以胃气为本。**钩而和也。**病心脉来，喘喘连属，其中微曲，曰心病。**喘喘连属，急促相仍也。其中微曲，即钩多胃少之义，故曰心病。**死心脉来，前曲后居，如操带钩，曰心死。**操，持也。前曲者，谓轻取则坚强而不柔。后居者，谓重取则牢实而不动。如持革带之钩，而全失充和之气，是但钩无胃也，故曰心死。

平肺脉来，厌厌聂聂，如落榆荚，曰肺平，厌厌聂聂，众苗齐秀貌。如落榆荚，轻浮和缓貌，即微毛之义也，是为肺之平脉。聂，鸟结切。**秋以胃气为本。**毛而和也。**病肺脉来，不上不下，如循鸡羽，曰肺病。**不上不下，往来涩滞也。如循鸡羽，轻浮而虚也。亦毛多胃少之义，故曰肺病。**死肺脉来，如物之浮，如风吹毛，曰肺死。**如物之浮，空虚无根也。如风吹毛，散乱无绪也。亦但毛无胃之义，故曰肺死。

平肝脉来，耎弱招招，如揭长竿末梢，曰肝平，招招，犹迢迢也。

揭,高举也。高揭长竿,梢心柔耎,即和缓弦长之义,是为肝之平脉。耎音软。**春以胃气为本**。弦而和也。**病肝脉来,盈实而滑,如循长竿,曰肝病**。盈实而滑,弦之甚过也,如循长竿无末梢之和耎也。亦弦多胃少之义,故曰肝病。**死肝脉来,急益劲,如新张弓弦,曰肝死**。劲,强急也。如新张弓弦,弦之甚也。亦但弦无胃之义,故曰肝死。

平脾脉来,和柔相离,如鸡践地,曰脾平,和柔,雍容不迫也。相离,匀净分明也。如鸡践地,从容轻缓也。此即充和之气,亦微耎弱之义,是为脾之平脉。**长夏以胃气为本**。耎而和也。**病脾脉来,实而盈数,如鸡举足,曰脾病**。实而盈数,强急不和也。如鸡举足,轻疾不缓也。前篇言弱多胃少,此言实而盈数,皆失中和之气,故曰脾病。**死脾脉来,锐坚如鸟之喙,如鸟之距,如屋之漏,如水之流,曰脾死**。如鸟之喙,如鸟之距,言坚锐不柔也。如屋之漏,点滴无伦也。如水之流,去而不返也。是皆脾气绝而怪脉见,亦但代无胃之义,故曰脾死。喙音诲,嘴也。距,权与切,鸡足钩距也。

平肾脉来,喘喘累累如钩,按之而坚,曰肾平,冬脉沉石,故按之而坚。若过于石,则沉伏不振矣。故必喘喘累累,如心之钩,阴中藏阳,而得微石之义,是为肾之平脉。**冬以胃气为本**。石而和也。**病肾脉来,如引葛,按之益坚,曰肾病**。脉如引葛,坚搏牵连也。按之益坚,石甚不和也。亦石多胃少之义,故曰肾病。**死肾脉来,发如夺索,辟辟如弹石,曰肾死**。索如相夺,其劲必甚。辟辟如弹石,其坚必甚。即但石无胃之义,故曰肾死。愚按:十五难所载平病死脉,与本经互有异同。如以厌厌聂聂、如循榆叶为春平,如鸡举足为夏病,蔼蔼如车盖、按之而益大曰秋平,按之萧索、如风吹毛曰秋死,上大下兑、濡滑如雀之啄曰冬平,啄啄连属、其中微曲曰冬病,来如解索、去如弹石曰冬死,此皆与本经之不同者也。至于如引葛、如夺索、如鸟之喙、如鸟之距、耎弱招招如揭长竿末梢、喘喘累累如钩而坚之类，又皆不载，不知何故异同颠倒若此？意者其必有误，或别有所谓耶？且《难经》之义，原出本论，学者当以本经为主。

十四、三阳脉体素问平人气象论

太阳脉至，洪大以长。此言人之脉气，必随天地阴阳之化，而为之卷舒也。太阳之气王于谷雨后六十日，是时阳气太盛，故其脉洪大而长也。**少阳脉至，乍数乍疏，乍短乍长。**少阳之气，王于冬至后六十日，是时阳气尚微，阴气未退，故长数为阳，疏短为阴，而进退未定也。**阳明脉至，浮大而短。**阳明之气，王于雨水后六十日，是时阳气未盛，阴气尚存，故脉虽浮大而仍兼短也。愚按：此论但言三阳而不及三阴，诸家疑为古文脱简者是也。及阅七难所载，则阴阳俱全。其言少阳之至乍大乍小，乍短乍长。阳明之至，浮大而短。太阳之至，洪大而长。与此皆同。至谓太阴之至，紧大而长。少阴之至，紧细而微。厥阴之至，沉短而敦。此三阴三阳之辨，乃气令必然之理。盖阴阳有更变，脉必随乎时也。又曰：其气以何月各王几日？然冬至之后得甲子少阳王，复得甲子阳明王，复得甲子太阳王，复得甲子太阴王，复得甲子少阴王，复得甲子厥阴王。王各六十日，六六三百六十日，以成一岁。此三阳三阴之王时日大要也。据此二说，则逐节推之可知矣。又按：《至真要大论》曰：厥阴之至其脉弦，少阴之至其脉钩，太阴之至其脉沉，少阳之至大而浮，阳明之至短而涩，太阳之至大而长。义若与此有不同者，何也？盖此篇以寒暑分阴阳，彼以六气分阴阳也。观者宜各解其义。详《运气类》三十一。

十五、六经独至，病脉分治素问经脉别论

太阳藏独至，厥、喘、虚气逆，是阴不足、阳有余也，表里当俱写，取之下俞。此言藏气不和而有一藏太过者，气必独至，诸证不同，针

治亦异也。太阳者,膀胱经也。太阳独至,则为厥逆,为喘气,为虚气冲逆于上。盖膀胱与肾为表里,皆水藏也。以水藏而阳气独至,则阳有余、阴不足矣。当于二经,取其下俞,膀胱下俞名束骨,肾经之俞名太溪,肾阴不足而亦写之,以阳邪俱盛也,故必表里兼写,而后可遏其势。**阳明藏独至,是阳气重并也,当写阳补阴,取之下俞。**阳明者,足阳明胃经也。阳明为十二经脉之海,而行气于三阳。若其独至,则阳气因邪而重并于本藏,故当写胃之阳,补脾之阴,而取之下俞也。阳明之俞名陷谷,太阴之俞名太白。**少阳藏独至,是厥气也,跷前卒大,取之下俞。**少阳者,足少阳胆经也。胆经之病连于肝,其气善逆,故少阳独至者,是厥气也。然厥气必始于足下,故于跷前察之。跷,阳跷也,属足太阳经之申脉。阳跷之前,乃少阳之经。少阳气盛则跷前卒大,故当取少阳之下俞,穴名临泣。卒,猝同。跷有五音:跷、皎、乔、脚,又极虐切。**少阳独至者,一阳之过也。**此释独至之义,为一藏之太过。举少阳而言,则太阳阳明之独至者,其为三阳二阳之太过可知矣。一阳,少阳也。六经次序,详《疾病类》七。**太阴藏搏者,用心省真,五脉气少,胃气不平,三阴也,宜治其下俞,补阳写阴。**太阴者,足太阴脾经也。搏,坚强之谓,即下文所谓伏鼓也。太阴脾脉,本贵和缓,今见鼓搏,类乎真藏,若真藏果见,不可治也,故当用心省察其真。今太阴藏搏,即太阴之独至。太阴独至,则五藏之脉气俱少,而胃气亦不平矣,是为三阴之太过也。故宜治其下俞补,足阳明之陷谷,写足太阴之太白。**一阳独啸,少阳厥也,阳并于上,四脉争张,气归于肾,宜治其经络,写阳补阴。**一阳当作阴,少阳当作少阴。详此上明三阳,下明三阴,今此复言少阳而不及少阴,新校正疑其误者是。盖此前言太阴,后言厥阴,本节言气归于肾,末节复有二阴搏至之文,又按全元起本亦云为少阴厥,以四者合之,则其为二阴少阴之误无疑。二阴者,足少阴肾经也。独啸,独炽之谓。盖啸为阳气所发，阳出阴中，相火上炎，则为少阴热厥而阳并于上，故心肝脾肺四脉为之争张，而其气则归于肾，故曰独啸。宜治其表里之经络，而写足太阳、补足少阴也。太阳经穴名昆仑，络穴名飞阳。少阴经穴名复溜，络穴名大钟。**一阴至，厥阴之治也，真虚痛心，厥气留薄，发为白汗，调食和药，治在下俞。**一阴者，足厥阴肝经也。至，即独至之义。治，主也。肝邪独至，真气必虚，木火相干，故心为痛痛。厥气，逆气也。逆气不散，则留薄于经。气虚不固，则表为白汗。调和药食，欲其得宜，用针治之，乃在下俞。厥阴之俞，名曰太冲。愚按：此篇何以知其皆言足经？盖以下俞二字为可知也，亦如《热论篇》伤寒言足不言手之义。又如诸经皆言补写，而惟少阳一阴不言者，以少阳承三阳而言，一阴承三阴而言，因前贯后，义实相同，虚补实写，皆可理会也。至若一阴调食和药一句，盖亦总结上文而言，不独一经为然。古经多略，当会其意。痛音渊，酸疼也。**帝曰：太阳藏何象？岐伯曰：象三阳而浮也。帝曰：少阳藏何象？岐伯曰：象一阳也。一阳藏者，滑而不实也。帝曰：阳明藏何象？岐伯曰：象太浮也。**此下复明六经独至之脉象也。太阳之象三阳者，阳行于表，阳之极也，故脉浮于外。少阳之象一阳者，少阳为阳之里，阴之表，所谓半表半里，阳之微也，故虽滑不实。阳明虽太阳之里，而实少阳之表，比之滑而不实者，则大而浮矣。仲景曰：尺寸俱浮者，太阳受病也。尺寸俱长者，阳明受病也。尺寸俱弦者，少阳受病也。义当参会。**太阴藏搏，言伏鼓也。**此即释上文太阴藏搏之义。伏鼓者，沉伏而鼓击，即坚搏之谓。仲景曰：尺寸俱沉细者，太阴受病也。**二阴搏至，肾沉不浮也。**二阴，少阴肾经也。二阴搏而独至者，言肾但沉而不浮也。详此明言二阴之脉，而前无二阴之至，前有一阴之至，而此无一阴之脉，信为古经之脱简，而上文一阳少阳之误，即此节也。仲景曰：尺寸俱沉者，少阴受病也。尺寸俱微缓者，厥阴受病也。

十六、寸口尺脉诊诸病素问平人气象论

欲知寸口太过与不及,寸口之脉中手短者,曰头痛。寸口,气口也。详见《藏象类》十一。短为阳不及,阳不及则阴凑之,故头痛。一曰短者,短于下也。脉短于下则邪并于上,故头痛。中,去声,下同。**寸口脉中手长者,曰足胫痛。**长为阴不足,阴不足则阳凑之,故足胫痛。**寸口脉中手促上击者,曰肩背痛。**脉来急促而上部击手者,阳邪盛于上也,故为肩背痛。**寸口脉沉而坚者,曰病在中。**沉为在里,坚为阴实,故病在中。**寸口脉浮而盛者,曰病在外。**浮为在表,盛为阳强,故病在外。**寸口脉沉而弱,曰寒热及疝瘕少腹痛。**沉为阳虚,弱为阴虚,阳虚则外寒,阴虚则内热,故为寒热也。然沉弱之脉,多阴少阳,阴寒在下,故为疝为瘕,为少腹痛。下文曰,脉急者曰疝瘕少腹痛,当与此参看。瘕,积聚也。疝音山,又去声。瘕音加,又去声。**寸口脉沉而横,曰胁下有积,腹中有横积痛。**横,急数也。沉主在内,横主有积,故胁腹有积而痛。仲景曰:积者,藏病也,终不移。聚者,府病也,发作有时,展转痛移,为可治。诸积大法:脉来细而附骨者,乃积也。寸口,积在胸中;微出寸口,积在喉中;关上,积在脐旁;上关上,积在心下;微下关,积在少腹;尺中,积在气冲。脉出左,积在左;脉出右,积在右;脉两出,积在中央,各以其部处之。**寸口脉沉而喘,曰寒热。**喘,急促也。脉沉而喘,热在内也。热在内而为寒热,即诸禁鼓栗皆属于火之谓。**脉盛滑坚者,曰病在外。**阳脉而坚,故病在外。**脉小实而坚者,病在内。**阴脉而坚,故病在内。**脉小弱以涩,谓之久病。**小弱者气虚,涩者血少,气虚血少,病久而然。**脉滑浮而疾者,谓之新病。**滑而浮者,脉之阳也。阳脉而疾,邪之盛也。邪盛势张,是为新病。**脉急者,曰疝瘕少腹痛。**弦

急者,阴邪盛,故为疝瘕少腹痛。**脉滑曰风**。滑脉流利,阳也。风性动,亦阳也。故脉滑曰风。**脉涩曰痹**。涩为阴脉,血不足也,故当病痹。**缓而滑曰热中**。缓因胃热,滑以阳强,故病热中。启玄子曰:缓为纵缓之状,非动之迟缓也。**盛而紧曰胀**。盛则中气滞,紧则邪有余,故为胀也。**臂多青脉曰脱血**。血脱则气去,气去则寒凝,凝泣则青黑,故臂见青色。言臂则他可知矣,即诊尺之义。**尺脉缓涩,谓之解㑊**。尺主阴分,缓为气衰,涩为血少,故当病解㑊。解㑊者,困倦难状之名也。㑊,音迹。**安卧脉盛,谓之脱血**。凡脉盛者邪必盛,邪盛者卧必不安。今脉盛而卧安,知非气分阳邪,而为阴虚脱血也。此亦承上文尺脉而言,凡尺脉盛者多阴虚,故当脱血。**尺涩脉滑,谓之多汗**。谓尺肤涩而尺脉滑也,尺肤涩者,营血少也。尺脉滑者,阴火盛也。阳盛阴虚,故为多汗。《阴阳别论》曰:阳加于阴谓之汗。**尺寒脉细,谓之后泄**。尺肤寒者,脾之阳衰,以脾主肌肉四支也。尺脉细者,肾之阳衰,以肾主二阴下部也。脾肾虚寒,故为后泄。**脉尺粗常热者,谓之热中**。尺粗为真阴不足,常热为阴火有余,故谓之热中也。

十七、三诊六变,与尺相应 灵枢邪气藏府病形篇

黄帝问于岐伯曰:余闻之,见其色,知其病,命曰明;按其脉,知其病,命曰神;问其病,知其处,命曰工。余愿闻见而知之,按而得之,问而极之,为之奈何? 见色者,望其容貌之五色也。按脉者,切其寸口之阴阳也。问病者,问其所病之缘因也。知是三者,则曰明曰神曰工,而诊法尽矣。六十一难曰:望而知之谓之神,闻而知之谓之圣,问而知之谓之工,切脉而知之谓之巧。是为神圣工巧,盖本诸此。**岐伯答曰:夫色脉与尺之相应也,如桴鼓影响之相应也,不得相失也,此亦本末根叶之出候也,故根死则叶枯矣。色脉形肉不得相**

失也,故知一则为工,知二则为神,知三则神且明矣。此言色脉形肉,皆当详察。在色可望,在脉可按,其于形肉,则当验于尺之皮肤。盖以尺之皮肤,诊时必见,验于此而形肉之盛衰,概可知矣。夫有诸中必形诸外,故色之与脉,脉之与形肉,亦犹桴鼓影响之相应,本末根叶之候,不相失也。三者皆当参合,故知三则神且明矣。桴,击鼓槌也。桴,孚、浮二音。**黄帝曰:愿卒闻之。岐伯答曰:色青者其脉弦也,赤者其脉钩也,黄者其脉代也,白者其脉毛,黑者其脉石。**肝主木,其色青,其脉弦。心主火,其色赤,其脉钩。脾主土,其色黄,其脉代。肺主金,其色白,其脉毛。肾主水,其色黑,其脉石。五脉义见前十一。**见其色而不得其脉,反得其相胜之脉,则死矣;得其相生之脉,则病已矣。**不得其脉,言不得其合色之正脉也。相胜之脉,如青色得毛脉,以金克木之类是也。相生之脉,如青色得石脉,以水生木之类是也。**黄帝问于岐伯曰:五藏之所生,变化之病形何如?岐伯答曰:先定其五色五脉之应,其病乃可别也。黄帝曰:色脉已定,别之奈何? 岐伯曰:调其脉之缓急小大滑涩,而病变定矣。**缓急,以至数言。小大滑涩,以形体言。滑,不涩也,往来流利,如盘走珠。涩,不滑也,虚细而迟,往来觉难,如雨沾沙,如刀刮竹。六者相为对待,调此六者,则病变可以定矣。愚按:此节以缓急大小滑涩而定病变,谓可总诸脉之纲领也。然《五藏生成论》则曰小大滑涩浮沉。及后世之有不同者,如《难经》则曰:浮沉长短滑涩。仲景则曰:脉有弦紧浮沉滑涩,此六者名为残贼,能为诸脉作病也。滑伯仁曰:大抵提纲之要,不出浮沉迟数滑涩之六脉也。所谓不出乎六者,以其足统夫表里阴阳、虚实冷热、风寒湿燥、藏府血气之病也。浮为阳为表,诊为风为虚;沉为阴为里,诊为湿为实。迟为在藏,为寒为冷;数为在府,为热为燥。滑为血有余,涩为气独滞。此诸说者,词虽稍异,义实相通。若以愚见言之,盖总不出乎表里寒热虚实六者之辨而已。如其浮为在表,则散大而芤可类也;沉为在里,则细小而伏可类也;迟者为寒,则徐缓涩结之属可类也;数者为热,则洪滑疾促之属可类也;虚者为不足,则短濡微弱之属可类也;实者为有余,则弦紧动革之属可类也。此其大概,皆亦人所易知者。然即此六者之中,而复有大相悬绝之要,则人多不能识也。夫浮为表矣,而凡阴虚者,脉必浮而无力,是浮不可以概言表,可升散乎?沉为里矣,而凡表邪初感之甚者,阴寒束于皮毛,阳气不能外达,则脉必先见沉紧,是沉不可以概言里,可攻内乎?迟为寒矣,而伤寒初退,余热未清,脉多迟滑,是迟不可以概言寒,可温中乎?数为热矣,而凡虚损之候,阴阳俱亏,气血败乱者,脉必急数,愈数者愈虚,愈虚者愈数,是数不可以概言热,可寒凉乎?微细类虚矣,而痛极壅闭者,脉多伏匿,是伏不可以概言虚,可骤补乎?洪弦类实矣,而真阴大亏者,必关格倍常,是强不可以概言实,可消伐乎?夫如是者,是于纲领之中,而复有大纲领者存焉。设不能以四诊相参,而欲孟浪任意,则未有不覆人于反掌间者,此脉道之所以难言,毫厘不可不辨也。**黄帝曰:调之奈何? 岐伯答曰:脉急者,尺之皮肤亦急;脉缓者,尺之皮肤亦缓;脉小者,尺之皮肤亦减而少气;脉大者,尺之皮肤亦贲而起;脉滑者,尺之皮肤亦滑;脉涩者,尺之皮肤亦涩。凡此变者,有微有甚。**调,察也。此正言脉之与尺,若桴鼓影响之相应,而其为变,则有微有甚,盖甚则病深,微则病浅也。《论疾诊尺篇》曰:审其尺之缓急小大滑涩,肉之坚脆,而病形定矣。义与此同,见下章。贲,愤、奔二音,大也,沸起也。**故善调尺者,不待于寸;善调脉者,不待于色。能参合而行之者,可以为上工,上工十全九;行二者为中工,中工十全七;行一者为下工,下工十全六。**此正本末根叶之义也。以尺寸言,则尺为根本,寸为枝叶。以脉色言,则脉为根本,色为枝叶。故善调尺者,不待于寸;善调脉者,不待于色也。然必能参合三者而兼行之，更为本末皆得，而万无一失，斯足称为上工而十可全其九；若知二知一者，不过中下之材，故所全者亦惟六七而已。然曰六曰七者，轻易者在前也；曰八曰九者，最难者在后也。易者何难之有，难者岂易言哉！此其等差，虽分上下，而成败之贤不肖，其相去也天壤矣。

十八、诊尺论疾灵枢论疾诊尺篇

黄帝问于岐伯曰：余欲无视色持脉，独调其尺以言其病，从外知内，为之奈何？欲诊尺以知藏府，故曰从外知内。**岐伯曰：审其尺之缓急小大滑涩，肉之坚脆，而病形定矣。**寸口之脉，由尺达寸，故但诊尺部之脉，其内可知。通身形体，难以尽见，然肉之盛衰，必形于腕后，故但察尺部之肉，其外可知，是以独调其尺而病形定矣。**视人之目窠上微痈，如新卧起状，其颈脉动，时欬，按其手足上窅而不起者，风水肤胀也。**目窠，目下卧蚕处也。痈，壅也，即新起微肿状。颈脉，人迎脉也。窅而不起，按之有窝也，是即风水肤胀之外候。风水义见《疾病类》三十一。肤胀义见《疾病类》五十七。窠音科。痈，去声。窅音夭。**尺肤滑，其淖泽者，风也。**阳受风气，故病风者，尺肤滑而淖泽也。**尺肉弱者，解㑊安卧，脱肉者寒热不治。**尺肉弱者，肌必消瘦，肉瘦阴虚，当为解㑊。解㑊者，身体困倦，故欲安卧。无邪而脱肉寒热者，真阴败也，故不治。**尺肤滑而泽脂者，风也。**泽脂，即前淖泽之谓。风者阳气，阳在肌肤，故滑而泽脂。**尺肤涩者，风痹也。**尺肤涩者血少，血不能营，故为风痹。**尺肤粗如枯鱼之鳞者，水泆饮也。**如枯鱼之鳞，干涩甚也。以脾土衰而肌肉消，水得乘之，是为泆饮。又下篇肝脉涩甚为溢饮。泆，溢同。**尺肤热甚，脉盛躁者，病温也；其脉盛而滑者，病且出也。**尺肤热者其身必热，脉盛躁者阳邪有余，故当为温病。若脉虽盛而兼滑者，是脉已不躁而正气将复，故不久当愈。出，渐愈之谓。**尺肤寒，其脉小者，泄、少气。**肤寒脉小,阳气衰也,故为泄为少气。**尺肤炬然,先热后寒者,寒热也;尺肤先寒,久大之而热者,亦寒热也**。炬然,火热貌或先热而后寒,或先寒而后热,皆寒热往来之候。**肘所独热者,腰以上热;手所独热者,腰以下热**。肘,臂䯏之节也。一曰曲池以上为肘。肘在上,手在下,故肘应腰上,手应腰下也。**肘前独热者,膺前热;肘后独热者,肩背热**。肘前,内廉也,手三阴之所行,故应于膺前。肘后,外廉也,手太阳之所行,故应于肩背。**臂中独热者,腰腹热**。肘下为臂,臂在下,故应腰腹。**肘后粗以下三四寸热者,肠中有虫**。肘后粗以下三四寸,谓三里以下,内关以上之所,此阴分也。阴分有热,故应肠中有虫。**掌中热者,腹中热;掌中寒者,腹中寒**。掌中者,三阴之所聚,故或热或寒,皆应于腹中。**鱼上白肉有青血脉者,胃中有寒**。鱼上脉青,胃之寒也。《经脉篇》亦曰:胃中寒,手鱼之脉多青矣。鱼义见《经络类》二。**尺炬然热,人迎大者,当夺血;尺坚大,脉小甚,少气,悗有加,立死**。尺炬然热,火在阴也。人迎大者,阳之胜也,故当失血。若尺肤坚大而脉则小甚,形有余而气衰少也。阴虚既极,而烦悗再加,故当立死。悗,美本切。

类经六卷

脉色类

十九、藏脉六变,病刺不同灵枢邪气藏府病形篇

黄帝曰:请问脉之缓急小大滑涩之病形何如？岐伯曰:臣请言五藏之病变也。六者为脉之提纲,故帝特举而问之。

心脉急甚者为瘈瘲;微急为心痛引背,食不下。急者,弦之类。急主风寒,心主血脉,故心脉急甚则为瘈瘲。筋脉引急曰瘈,弛长曰瘲。弦急之脉多主痛,故微急为心痛引背。心胸有邪,食当不下也。大抵弦急之脉,当为此等病,故急甚亦可为心痛,微急亦可为瘈瘲,学者当因理活变可也。余同此意。瘈、炽、寄、系三音。瘲音纵。**缓甚为狂笑;微缓为伏梁,在心下,上下行,时唾血。**心气热则脉纵缓,故神散而为狂笑,心在声为笑也。若微缓则为伏梁在心下而能升能降,及时为唾血,皆心藏之不清也。伏梁义详《疾病类》七十三。**大甚为喉吤;微大为心痹引背,善泪出。**心脉大甚,心火上炎也,故喉中吤然有声。若其微大而为心痹引背。善泪出者,以手少阴之脉,挟咽喉连目系也。心痹义详《疾病类》六十七。吤音介。痹音秘。**小甚为善哕,微小为消瘅。**心脉小甚,则阳气虚而胃土寒,故善哕。若其微小,亦为血脉枯少,故病消瘅。消瘅者,肌肤消瘦也。哕,于决切。瘅音丹,又上去二声。**滑甚为善渴;微滑为心疝引脐,小腹鸣。**心脉滑甚则血热,血热则燥,故当为渴。若其微滑则热在于下,当病心疝而引脐腹。《脉要精微论》曰:病名心疝,心为牡藏,小肠为之使,故曰少腹当有形也。**涩甚为**

瘖;微涩为血溢,维厥,耳鸣,颠疾。心脉涩甚,则血气滞于上,声由阳发,滞则为瘖也。微涩为血溢,涩当伤血也。维厥者,四维厥逆也,以四支为诸阳之本而血衰气滞也。为耳鸣、为颠疾者,心亦开窍于耳,而心虚则神乱也。瘖音音,声哑也。

肺脉急甚为癫疾;微急为肺寒热,怠惰,欬唾血,引腰背胸,若鼻息肉不通。肺脉急甚,风邪胜也。木反乘金,故主癫疾。若其微急,亦以风寒有余,因而致热,故为寒热怠惰等病。**缓甚为多汗;微缓为痿痿偏风,头以下汗出不可止。**肺脉缓甚者,皮毛不固,故表虚而多汗。若其微缓,而为痿痿偏风,头下汗出,亦以阳邪在阴也。**大甚为胫肿;微大为肺痹引胸背,起恶日光。**肺脉大甚者,心火烁肺,真阴必涸,故为胫肿。若其微大,亦由肺热,故为肺痹引胸背。肺痹者,烦满喘而呕也。起畏日光,以气分火盛而阴精衰也。**小甚为泄,微小为消瘅。**肺脉小甚,则阳气虚而府不固,病当为泄。若其微小,亦以金衰,金衰则水弱,故为消瘅。**滑甚为息贲上气,微滑为上下出血。**肺脉滑甚者,气血皆实热,故为息贲上气。息贲,喘急也。若其微滑,亦为上下出血。上言口鼻,下言二阴也。贲音奔。**涩甚为呕血;微涩为鼠瘘,在颈支腋之间,下不胜其上,其应善痿矣。**涩脉因于伤血,肺在上焦,故涩甚当为呕血。若其微涩,气当有滞,故为鼠瘘在颈腋间。气滞则阳病,血伤则阴虚,故下不胜其上,而足膝当痿软也。痿音酸。

肝脉急甚者为恶言;微急为肥气,在胁下若覆杯。肝脉急甚,肝气强也。肝强者多怒少喜,故言多嗔恶也。若其微急,亦以木邪伤土,故为肥气在胁下。胁下者,肝之经也。愚按:五十六难曰:肝之积名曰肥气,在左胁下。其义本此。然《难经》以木王东方,故言左胁,而此节本无左字。**缓甚为善呕,微缓为水瘕痹也。**缓为脾脉,以肝脉而缓甚,木土相克也,故善呕。若微缓而为水瘕为痹者,皆土为木制,不能运行而然。水瘕,水积也。瘕,加、驾二音。**大甚为内痈,善呕衄;微大为肝痹阴缩,欬引小腹。**肝脉大甚,肝火盛也。木火交炽,故为内痈。血热不藏,故为呕衄。若其微大而为肝痹,为阴缩,为欬引小腹,皆以火在阴分也。肝痹义见《疾病类》六十七。衄,泥六切,鼻血也。**小甚为多饮,微小为消瘅。**肝藏血,肝脉小甚则血少而渴,故多饮。若其微小,亦以阴虚血燥而为消瘅也。**滑甚为㿉疝,微滑为遗溺。**肝脉滑甚者,热壅于经,故为㿉疝。若其微滑而为遗溺,以肝火在下而疏泄不禁也。㿉,癫同。溺,尿同。**涩甚为溢饮,微涩为瘈挛筋痹。**肝脉涩甚,气血衰滞也,肝木不足,土反乘之,故湿溢支体,是为溢饮。若其微涩而为瘈挛为筋痹,皆血不足以养筋也。瘈,翅、系二音。挛音恋,筋急缩也。

　　脾脉急甚为瘛瘲;微急为膈中,食饮入而还出,后沃沫。脾脉急甚,木乘土也。脾主支体而风气客之,故为瘛瘲。若其微急,亦为肝邪侮脾,则脾不能运而膈食还出,土不制水而复多涎沫也。沃音屋,水汪然貌。**缓甚为痿厥;微缓为风痿,四肢不用,心慧然若无病。**脾脉宜缓,而缓甚则热,脾主肌肉四支,故脾热则为肉痿及为厥逆。若微缓而为风痿四支不用者,以土弱则生风也。痿弱在经而藏无恙,故心慧然若无病。**大甚为击仆;微大为疝气,腹里大,脓血在肠胃之外。**脾主中气,脾脉大甚为阳极,阳极则阴脱,故如击而仆地。若其微大为疝气,以湿热在经,而前阴为太阴阳明之所合也。腹里大者,以脓血在肠胃之外,亦脾气壅滞所致。**小甚为寒热,微小为消瘅。**脾脉小者,以中焦之阳气不足,故甚则为寒热,而微则为消瘅。**滑甚为㿉癃,微滑为虫毒蛔蝎腹热。**脾脉滑甚,太阴实热也。太阴合宗筋,故为㿉癃疝。若其微滑,湿热在脾,湿热熏蒸,故生诸虫及为腹热。㿉,癫同。癃,闾中切。蛔,蚘同,音回。蝎音歇。**涩甚为肠㿉;微涩为内㿉,多下脓血。**脾脉涩甚而为肠㿉,微涩而为内㿉,及多下脓血者,以涩为气滞血伤,而足太阴之别,入络肠胃也。肠澼内痈,远近之分耳。一曰下肿病,盖即疝漏之属。

肾脉急甚为骨癫疾;微急为沉厥奔豚,足不收,不得前后。肾脉急甚者,风寒在肾,肾主骨,故为骨癫疾。若微急而为沉厥足不收者,寒邪在经也。为奔豚者,寒邪在藏也。为不得前后者,寒邪在阴也。按五十六难曰:肾之积名曰奔豚,发于少腹,上至心下若豚状,或上或下无时。其义本此。骨癫疾义,详《针刺类》三十七。**缓甚为折脊;微缓为洞,洞者食不化,下嗌还出。**肾脉缓甚者阴不足,故为折脊,以足少阴脉贯脊循脊内也。若其微缓,肾气亦亏,肾亏则命门气衰,下焦不化,下不化则复而上出,故病为洞而食入还出也。**大甚为阴痿;微大为石水,起脐已下至小腹睡睡然,上至胃腕,死不治。**肾脉大甚,水亏火王也,故为阴痿。若其微大,肾阴亦虚,阴虚则不化,不化则气停水积而为石水。若至胃腕,则水邪盛极,反乘土藏,泛滥无制,故死不治。石水义见后二十四。睡音垂,重坠也。腕,当作脘。**小甚为洞泄,微小为消瘅。**肾脉小甚,则元阳下衰,故为洞泄。若其微小,真气亦亏,故为消瘅。**滑甚为癃㿉;微滑为骨痿,坐不能起,起则目无所见。**肾脉滑甚,阴火盛也,故为癃㿉。癃,膀胱不利也。㿉,疝也。若其微滑,亦由火王,火王则阴虚,故骨痿不能起,起则目暗无所见。**涩甚为大痈,微涩为不月沉痔。**肾脉涩者为精伤,为血少,为气滞,故甚则为大痈,微则为不月,为沉痔。

黄帝曰:病之六变者,刺之奈何?岐伯答曰:诸急者多寒,急者,弦紧之谓。仲景曰:脉浮而紧者,名曰弦也。紧则为寒。成无己曰:紧则阴气胜。故凡紧急之脉多风寒,而气化从乎肝也。**缓者多热。**缓者,纵缓之状,非后世迟缓之谓。仲景曰:缓则阳气长。又曰:缓者胃气有余。故凡纵缓之脉多中热,而气化从乎脾胃也。**大者多气少血,**大为阳有余,阳盛则阴衰,故多气少血。仲景曰:若脉浮大者,气实血虚也。故脉之大者多浮阳,而气化从乎心也。**小者血气皆少**。小者近于微细,在阳为阳虚,在阴为阴弱,脉体属阴而化从乎肾也。**滑者阳气盛,微有热**;滑脉为阳,气血实也,故为阳气盛而微有热。仲景曰:滑者胃气实。《玉机真藏论》曰:脉弱以滑,是有胃气。故滑脉从乎胃也。**涩者多血少气,微有寒**。涩为气滞,为血少,气血俱虚则阳气不足,故微有寒也。仲景曰:涩者荣气不足。亦血少之谓,而此曰多血,似乎有误。观下文刺涩者无令其血出,少可知矣。涩脉近毛,故气化从乎肺也。**是故刺急者,深内而久留之**。急者多寒,寒从阴而难去也。内,纳同。**刺缓者,浅内而疾发针,以去其热**。缓者多热,热从阳而易散也。**刺大者,微写其气,无出其血**。大者多阴虚,故无出其血。**刺滑者,疾发针而浅内之,以写其阳气而去其热**。与刺缓者略同。**刺涩者,必中其脉,随其逆顺而久留之,必先按而循之,已发针,疾按其痏,无令其血出,以和其脉**。脉涩者气血俱少,难于得气,故宜必中其脉而察其逆顺,久留疾按而无出其血。较之诸刺更宜详慎者,以脉涩本虚而恐伤其真气耳。循音巡,摩按也。痏,委、伟二音,刺瘢也。**诸小者,阴阳形气俱不足,勿取以针,而调以甘药也**。脉小者为不足,勿取以针,可见气血俱虚者,必不宜刺而当调以甘药也。愚按:此节阴阳形气俱不足者,调以甘药,甘之一字,圣人用意深矣。盖药食之入,必先脾胃,而后五藏得禀其气。胃气强则五藏俱盛,胃气弱则五藏俱衰。胃属土而喜甘,故中气不足者,非甘温不可。土强则金王,金王则水充,此所以土为万物之母,而阴阳俱虚者,必调以甘药也。虽至真要等论所列五味,各有补写,但彼以五行生克之理,推衍而言。然用之者,但当微兼五味而以甘为主,庶足补中,如四季无土气不可,五藏无胃气不可,而春但微弦、夏但微钩之义皆是也。观《阴阳应象大论》曰:形不足者温之以气,精不足者补之以味。故气味之相宜于人者,谓之为补则可。若用苦劣难堪之味,而求其能补,无是理也。气味攻补之学,大有妙处,倘不善于调和,则开手便错,此医家第一著要义。

二十、搏坚耎散,为病不同 素问脉要精微论

心脉搏坚而长,当病舌卷不能言; 搏,谓弦强搏击于手也。心脉搏坚而长者,肝邪乘心,藏气亏甚而失和平之气也。手少阴脉从心系上挟咽,故令舌卷不能言。愚按:搏击之脉,皆肝邪盛也。肝本属木,而何五藏皆畏之?盖五藏皆以胃气为本,脉无胃气则死,凡木强者土必衰,脉搏者胃多败,故坚搏为诸藏所忌。兹心脉搏坚而长者,以心藏之胃气不足而邪有余也。搏之微则邪亦微,搏之甚则几于真藏矣。故当以搏之微甚,而察痛之浅深。后四藏者放此。**其耎而散者,当消环自已。** 若证如前而脉则耎散者,心气将和也。消,尽也。环,周也。谓期尽一周而病自已矣。耎音软。**肺脉搏坚而长,当病唾血;其耎而散者,当病灌汗,至令不复散发也。** 肺脉搏坚而长,邪乘肺也,肺系连喉,故为唾血。若耎而散,则肺虚不敛,汗出如水,故云灌汗。汗多亡阳,故不可更为发散也。**肝脉搏坚而长,色不青,当病坠若搏,因血在胁下,令人喘逆;其耎而散、色泽者,当病溢饮,溢饮者渴暴多饮,而易入肌皮肠胃之外也。** 肝脉搏坚而长,肝自病也。藏病于中,色必外见,其色当青而不青者,以病不在藏而在经也。必有坠伤,若由搏击,则血停胁下而气不利,故令人喘逆。若其耎散,则肝木不足,脾湿胜之,湿在肌肤,故颜色光泽,病为溢饮。又肝脉涩甚为溢饮,义见前章。**胃脉搏坚而长,其色赤,当病折髀;其耎而散者,当病食痹。** 胃脉搏坚,木乘土也。加之色赤,则阳明火盛,木火交炽,胃经必伤。阳明下行者,从气冲下髀抵伏免,故病髀如折也。若耎而散者,胃气本虚。阳明支别上行者,由大迎人迎,循喉咙入缺盆,下鬲属胃络脾,故食即气逆,滞闷不行而为食痹。又食痹义

详《运气类》二十八。**脾脉搏坚而长,其色黄,当病少气;其耎而散、色不泽者,当病足胻肿,若水状也。**邪脉乘脾,脾气必衰,脾虚无以生血,故本藏之色见于外。脾弱不能生肺,故为少气。若其耎散而色不泽者,尤属脾虚。脾经之脉,从拇指上内踝前廉,循胻骨后,交出厥阴之前,故病足胻肿若水状者,以脾虚不能制水也。**肾脉搏坚而长,其色黄而赤者,当病折腰;其耎而散者,当病少血,至令不复也。**邪脉干肾,肾气必衰,其色黄赤,为火土有余而肾水不足,故病腰如折也。若其耎散,肾气本虚,肾主水以生化津液,今肾气不化,故病少血。本原气衰,故令不能遽复。愚按:本篇五藏脉病,一曰搏坚而长,一曰耎而散,而其为病,多皆不足何也?盖搏坚而长者,邪胜乎正,是谓邪之所凑,其气必虚也。耎而散者,本原不足,是谓正气夺则虚也。一以有邪而致虚,一以无邪本虚,虚虽若一,而病本不同,所当辨也。**帝曰:诊得心脉而急,此为何病?病形何如?岐伯曰:病名心疝,少腹当有形也。**心为牡藏,气本属阳,今脉紧急,阴寒胜也,以阳藏而为阴胜,故病心疝。心疝者,形在少腹,而实以寒乘少阴所致。**帝曰:何以言之?岐伯曰:心为牡藏,小肠为之使,故曰少腹当有形也。**牡,阳也。心属火而居于鬲上,故曰牡藏。心与小肠为表里,故脉络相通而为之使。小肠居于少腹,故少腹当有形也。使,上声。**帝曰:诊得胃脉病形何如?岐伯曰:胃脉实则胀,虚则泄。**实为邪有余,故胀满。虚为正不足,故泄利。

二十一、诸脉证诊法 素问脉要精微论

夫脉者血之府也,府,聚也,府库之谓也。血必聚于经脉之中,故《刺志论》曰,脉实血实,脉虚血虚也。然此血字,实兼气为言,非独指在血也。故下文曰:长则气治,短则气病。又如《逆顺篇》曰:脉之盛衰者,所以候血气之虚实有余不足也。义可知矣。**长则气治,**

气充和也。**短则气病**,气不足也。**数则烦心**,火热盛也。**大则病进**,邪方张也。**上盛则气高**,寸为上,上盛者,邪壅于上也。气高者,喘满之谓。**下盛则气胀**,关尺为下,下盛者邪滞于下,故腹为胀满。**代为气衰**,脉多变更不常者曰代,气虚无主也。**细则气少**,脉来微细,正气不足也。**涩则心痛**,涩为血少气滞,故为心痛。**浑浑革至如涌泉,病进而色弊,绵绵其去如弦绝死**。浑浑,浊乱不明也。革至,如皮革之坚鞕也。涌泉,其来汩汩无序,但出不返也。若得此脉而病加日进,色加憔弊,甚至绵绵如写漆,及如弓弦之断绝者,皆真气已竭,故死。绵音眠。鞕,硬同。

　粗大者,阴不足,阳有余,为热中也。粗大者,浮洪之类,阳实阴虚,故为内热。**来疾去徐,上实下虚,为厥巅疾**;来疾者,其来急也。去徐者,其去缓也。上实者,寸盛也。下虚者,尺弱也。皆阳强之脉,故为阳厥顶巅之疾。滑伯仁曰:察脉须识上下来去至止六字,不明此六字,则阴阳虚实不别也。上者为阳,来者为阳,至者为阳;下者为阴,去者为阴,止者为阴。上者,自尺部上于寸口,阳生于阴也。下者,自寸口下于尺部,阴生于阳也。来者,自骨肉之分而出于皮肤之际,气之升也。去者,自皮肤之际而还于骨肉之分,气之降也。应曰至,息曰止也。**来徐去疾,上虚下实,为恶风也。故中恶风者,阳气受也**。来之徐,上之虚者,皆阳不足也。阳受风气,故阳虚者必恶风,而恶风之中人,亦必阳气受之也。恶,上去声,下入声。**有脉俱沉细数者,少阴厥也**。沉细者,肾之脉体也,兼数则热,阴中有火也,故为少阴之阳厥。**沉细数散者,寒热也**。沉细为阴,数散为阳,阴脉数散,阴不固也。故或入之阴,或出之阳,而为往来寒热。**浮而散者为眴仆**。浮者阴不足,散者神不守,浮而散者阴气脱,故为眴仆也。眴,雄绢切,眩运也。**诸浮不躁者,皆在阳,则为热**;**其有躁者在手**。脉浮为阳,而躁则阳中之阳,故但浮不躁者,皆属阳脉,未免为热。

若浮而兼躁,乃为阳极,故当在手。在手者,阳中之阳,谓手三阳经也。此与《终始篇》人迎一盛,病在足少阳,一盛而躁,病在手少阳义同。详见《针刺类》二十九。**诸细而沉者,皆在阴,则为骨痛;其有静者在足。**沉细为阴,而静则阴中之阴,故脉但沉细者,病在阴分,当为骨痛。若沉细而静,乃为阴极,故当在足。在足者,阴中之阴,谓足三阴经也。**数动一代者,病在阳之脉也,泄及便脓血。**数动者,阳脉也。数动一代者,阳邪伤其血气也。故为泄及便脓血。泄,泄同。**诸过者切之,涩者阳气有余也,滑者阴气有余也。**脉失其常曰过,可因切而知也。阳有余则血少,故脉涩。阴有余则血多,故脉滑。**阳气有余为身热无汗,阴气有余为多汗身寒,**阳有余者,阴不足也,故身热无汗。阴有余者,阳不足也,故多汗身寒。以汗本属阴也。**阴阳有余则无汗而寒。**阳余无汗,以表实也。阴余身寒,以阴盛也。阴阳有余,阴邪实表之谓也。**推而外之,内而不外,有心腹积也。**此下言察病之法,当推求于脉以决其疑似也。凡病若在表而欲求之于外矣,然脉则沉迟不浮,是在内而非外,故知其心腹之有积也。推音吹,诸释作推动之推者非。**推而内之,外而不内,身有热也。**凡病若在里而欲推求于内矣。然脉则浮数不沉,是在外而非内,故知其身之有热也。**推而上之,上而不下,腰足清也。**凡推求于上部,然脉止见于上,而下部则弱,此以有升无降,上实下虚,故腰足为之清冷也。**推而下之,下而不上,头项痛也。**凡推求于下部,然脉止见于下,而上部则亏,此以有降无升,清阳不能上达,故为头项痛也。或以阳虚而阴凑之,亦为头项痛也。按:此二节,《甲乙经》以上而不下作下而不上,下而不上作上而不下,似与上文相类而顺。但既曰下而不上,则气脉在下,何以腰足反清?且本经前二节反言之,后二节顺言之也,一反一顺,两得其义,仍当以本经为正。**按之至骨,脉气少者,腰脊痛而身有痹也。**按之至骨沉,阴胜也。脉气少者,血气衰也。正气衰而阴气盛,故为是病。痹义见《疾病类》六十七。

二十二、关格

故人迎一盛病在少阳,二盛病在太阳,三盛病在阳明,四盛已上为格阳。《素问·六节藏象论》。人迎,足阳明胃脉也,在颈下夹结喉旁一寸五分。一盛二盛,犹言一倍二倍,谓以人迎寸口相较,或此大于彼,或彼大于此,而有三倍四倍之殊也。《禁服篇》曰:寸口主中,人迎主外,两者相应,俱往俱来,若引绳大小齐等,春夏人迎微大,秋冬寸口微大,如是者命曰平人。故人迎寸口而至于盛衰相倍者,乃不免于病矣。然人迎候阳,故一盛在少阳,胆与三焦也。二盛在太阳,膀胱小肠也。三盛在阳明,胃与大肠也。四盛已上者,以阳脉盛极而阴无以通,故曰格阳。此义《终始》《禁服》二篇,分别尤详,见《针刺类》二十八、九。又《经脉篇》所载亦明,见《疾病类》十。**寸口一盛病在厥阴,二盛病在少阴,三盛病在太阴,四盛已上为关阴。**寸口,手太阴肺脉也。寸口候阴,故一盛在厥阴,肝与心主。二盛在少阴,心与肾也。三盛在太阴,脾与肺也。四盛已上者,以阴脉盛极而阳无以交,故曰关阴。《终始》《禁服》二篇详义同前。**人迎与寸口俱盛四倍已上为关格,关格之脉嬴,不能极于天地之精气则死矣。**俱盛四倍已上,谓盛于平常之脉四倍也。物不可以过盛,盛极则败。凡脉盛而至于关格者,以阴阳离绝,不能相营,故至嬴败。极,尽也。精气,天禀也,言不能尽其天年而夭折也。《脉度篇》曰:邪在府则阳脉不和,阳脉不和则气留之,气留之则阳气盛矣。阳气太盛则阴不利,阴脉不利则血留之,血留之则阴气盛矣。阴气太盛则阳气不能荣也,故曰关。阳气太盛则阴气弗能荣也,故曰格。阴阳俱盛,不得相荣,故曰关格。关格者,不得尽期而死也。愚按:关格脉证,本经垂训极明,世人病此不少,而历代医师,每各立名目以相传训,甚至并其大义而失之，其谬甚矣。夫所谓关格者，阴阳否绝，不相荣运，乖赢离败之候也。故人迎独盛者，病在三阳之府也。寸口独盛者，病在三阴之藏也。盖太阴行气于三阴，而气口之脉，亦太阴也。阳明行气于三阳，而人迎之脉，在结喉之傍也。故古法诊三阳之气于人迎，诊三阴之气于寸口。如《四时气篇》曰：气口候阴，人迎候阳。正此谓也。其于关格之证，则以阴阳偏盛之极，而或见于人迎，或见于气口，皆孤阳之逆候，实真阴之败竭也。故六府之阴脱者曰格阳，格阳者，阳格于阴也。五藏之阴脱者曰关阴，关阴者，阴拒乎阳也。藏府之阴俱脱，故云关格。然既曰阴阳关格，必其彼此否绝，似当阴阳对言，而余皆谓之阴脱者何也？正以脉盛之极为无阴，无阴则无根，而孤阳浮露于外耳，凡犯此者，必死无疑。余尝于蒯司马、田宗伯辈见之，其脉则坚盛至极，其证则喘息日增，甚至手颈通身之脉，俱为振动不已，是皆酒色伤精所致，终至不救。故《本神篇》曰：五藏主藏精者也，不可伤，伤则失守而阴虚，阴虚则无气，无气则死矣。其即关阴格阳之谓欤？又按：关格之脉，如六节藏象、脉度、终始、禁服、经脉等篇，言之再四。盖恐其难明，故宣而又宣，诚重之也。而后世诸贤，鲜有得其旨者，岂皆未之察耶？夫人迎在头，系阳明表脉，故人迎倍大者曰格阳。寸口在手，系太阴里脉，故寸口倍大者曰关阴。此以阴阳否绝，气不相营，故名关格，不可易也。而三难曰：脉有太过，有不及，有阴阳相乘，有覆有溢，有关有格，何谓也？然关之前者，阳之动也，脉当见九分而浮，过者法曰太过，减者法曰不及，遂上鱼为溢，为外关内格，此阴乘之脉也。关以后者，阴之动也，脉当见一寸而沉，过者法曰太过，减者法曰不及，遂入尺为覆，为内关外格，此阳乘之脉也。故仲景宗之曰：在尺为关，在寸为格；关则不得小便，格则吐逆。夫人迎四倍，寸口四倍，既非尺寸之谓，而曰吐逆者，特隔食一证耳，曰不得小便者，特癃闭一证耳，二证未必至死，何两经谆谆特重之若是耶？继自王叔和以后，俱莫能辨，悉以尺寸言关格，而且云左为人迎，右为气口，以致后世惑乱，遂并阴阳表里大义尽皆失之。迨及东垣之宗脉经者，则亦以左为人迎，右为气口。曰气口之脉，大四倍于人迎，此清气反行浊道也，故曰格。人迎之脉，大四倍于气口，此浊气反行清道也，故曰关。其宗仲景者，则亦曰格则吐逆，关则不便。甚至丹溪则特立关格一门，曰此证多死，寒在上，热在下，脉两寸俱盛四倍以上。夫两寸俱盛四倍，又安得为寒在上热在下耶？其说愈乖，其义愈失，致使后学茫然莫知所辨，欲求无误，其可得乎？独近代马玄台知诸子之非，而谓关格之义，非隔食癃闭之证，曰：呜呼痛哉！轩岐之旨乎！秦张王李朱，后世业医者所宗，尚与《内经》渺然如此，况能使后世下工，复知关格为脉体而非病名也，又焉能决关格脉之死生，治关格脉之病证，及治隔证闭癃证而无谬哉？此马子之言诚是矣。然观其诸篇之注，则亦未详经义，谬宗叔和，仍以左为人迎，右为气口，竟置阳明胃脉于乌有，而仍失本经表里阴阳根本对待之义，此其复为误也。故于《阴阳别论》中三阳在头三阴在手之义，竟皆谬注。呜呼！玄台哀前人之误，而余复哀其误，所谓后人而复哀后人也。使余之后人，又复有哀余之误者，余诚不自知其非，而今日之言，乃又不如无矣。

岐伯曰：反四时者，有余为精，不足为消。《素问·脉要精微论》。此言四时阴阳，脉之相反者，亦为关格也。《禁服篇》曰：春夏人迎微大，秋冬寸口微大，如是者命曰平人。以人迎为阳脉而主春夏，寸口为阴脉而主秋冬也。若其反者，春夏气口当不足而反有余，秋冬人迎当不足而反有余，此邪气之有余，有余者反为精也。春夏人迎当有余而反不足，秋冬寸口当有余而反不足，此血气之不足，不足者曰为消也。**应太过，不足为精；应不足，有余为消。阴阳不相应，病名曰关格。**如春夏人迎应太过，而寸口之应不足者反有余而为精,秋冬寸口应太过,而人迎之应不足者反有余而为精,是不足者为精也。春夏寸口应不足,而人迎应有余者反不足而为消,秋冬人迎应不足,而寸口应有余者反不足而为消,是有余者为消也。应不足而有余者,邪之日盛;应有余而不足者,正必日消。若此者,是为阴阳相反,气不相营,皆名关格。前二应字平声,后一应字去声。

二十三、孕脉

妇人手少阴脉动甚者,任子也。《素问·平人气象论》。手少阴,心脉也。《脉要精微论》曰:上附上,左外以候心。故心脉当诊于左寸。动甚者,流利滑动也。心生血,血王乃能胎,妇人心脉动甚者,血王而然,故当妊子。启玄子云:手少阴脉,谓掌后陷者中,当小指动而应手者也。盖指心经之脉,即神门穴也,其说甚善。然以余之验,左寸亦应。任,妊同,孕也。

阴搏阳别,谓之有子。《素问·阴阳别论》。阴,如前手少阴也,或兼足少阴而言亦可。盖心主血,肾主子宫,皆胎孕之所主也。搏,搏击于手也。阳别者,言阴脉搏手,似乎阳邪,然其鼓动滑利,本非邪脉,盖以阴中见阳而别有和调之象,是谓阴搏阳别也。《腹中论》曰:何以知怀子之且生也?曰:身有病而无邪脉也。亦此之义。王氏《脉经》曰:尺中之脉,按之不绝,法妊娠也。滑伯仁曰:三部脉浮沉正等,无他病而不月者,妊也。愚按:妊子有子之义,乃男子女子之通称。盖本经以孕育为言,而于男女皆称子,非男曰子而女则否也,后世以此为男子者非。然本经未分男女,而男女之别将何如?考之叔和《脉经》曰:左疾为男,右疾为女。又曰:左手沉实为男,右手浮大为女。又曰:尺脉左偏大为男,右偏大为女。又曰:得太阴脉为男,得太阳脉为女;太阴脉沉,太阳脉浮。自后凡言妊脉者,总不出此。及滑伯仁则曰:左手尺脉洪大为男,右手沉实为女。近代徐东皋曰:男女之别,须审阴阳。右肺盛,阴状多,俱主弄瓦;左尺盛,阳状多,俱主弄璋。备察诸义,固已详尽。然多彼此矛盾,难以凭据。若其不易之理,则在阴阳二字。以左右分阴阳,则左为阳右为阴;以寸尺分阴阳,则寸为阳尺为阴;以脉体分阴阳,则鼓搏沉实为阳,虚弱浮涩为阴;诸阳实者为男,诸阴虚者为女,庶为一定之论。然犹当察孕妇之强弱老少,及平日之偏左偏右,尺寸之素强素弱,斯足以尽其妙也。

二十四、诸经脉证死期 素问大奇论全

肝满肾满肺满,皆实即为肿。满,邪气壅滞而为胀满也。此言肝肾肺经,皆能为满,若其脉实,当为浮肿,而辨如下文也。**肺之雍,喘而两胠满。**肺居膈上,其系横出腋下,故肺雍则喘而两胠满。雍,壅同。胠音区,腋下胁也。**肝雍,两胠满,卧则惊,不得小便。**肝经之脉环阴器,布胁肋,故肝雍则两胠满而不得小便。肝主惊骇,卧则气愈雍,故多惊也。**肾雍,胠下至少腹满,胫有大小,髀胻大跛易偏枯。**肾脉循内踝之后上腨,出腘内廉,上股内属肾络膀胱而上行,故肾经雍则胠下至少腹胀满也。足胫或肿或消,是谓大小。自髀至胻,或为大,或为跛,或掉易无力,或偏枯不用,是皆肾经雍滞,不能运行所致。胠下,诸本皆作脚下,《甲乙经》作胠下者是,今从之。髀音皮。胻音杭。**心脉满大,痫瘛筋挛。**心脉满大,火有余也。心主血脉,火盛则血涸,故痫瘛而筋挛。痫音闲,癫痫也。瘛音炽,抽搐也。挛音恋,拘挛也。下同。**肝脉小急,痫瘛筋挛。**肝藏血,小为血不足,急为邪有余,故为是病。夫痫瘛筋挛,病一也,而心肝二经皆有之,一以内热,一以风寒,寒热不同,血衰一也,故同有是病。**肝脉骛暴,有所惊骇,脉不至若瘖,不治自已。**骛,驰骤也。暴,急疾也。惊骇者肝之病,故肝脉急乱者,因惊骇而然。甚有脉不至而声瘖者,以猝惊则气逆,逆则脉不通,而肝经之脉循喉咙,故声瘖而不出也。

然此特一时之气逆耳,气通则愈矣,故不治自已。骛音务。瘖音音,声不出也。**肾脉小急,肝脉小急,心脉小急,不鼓皆为瘕。**三脉细小而急,阴邪聚于阴分也,故当随三经之位而为瘕。瘕音加,又去声,症瘕也。**肾肝并沉为石水,并浮为风水,**此言水病之有阴阳也。肾肝在下,肝主风,肾主水,肝肾俱沉者,阴中阴病也,当病石水。石水者,凝结少腹,沉坚在下也。肝肾俱浮者,阴中阳病也,当病风水。风水者,游行四体,浮泛于上也。诸篇水证详义,当考《会通类》水胀证。**并虚为死,**肾为五藏之根,肝为发生之主,根本空虚,有表无里也,故当死。**并小弦欲惊。**肝肾并小,真阴虚也。小而兼弦,木邪胜也。气虚胆怯,故为欲惊。**肾脉大急沉,肝脉大急沉,皆为疝。**疝者,寒气结聚所为。脉急者挟肝邪,脉沉者在阴分,沉急而大,阴邪盛也。肝肾之脉络小腹,结于阴器,寒邪居之,故当病疝。愚按:疝病乃寒挟肝邪之证,或结于少腹,或结于睾丸,或结于睾丸之左右上下,而筋急绞痛、脉必急搏者,多以寒邪结聚阴分,而挟风木之气也。如《四时刺逆从论》曰肺风疝、脾风疝之类,皆兼一风字,其必挟肝邪可知。疝音讪。睾音高,阴丸也。**心脉搏滑急为心疝,肺脉沉搏为肺疝,**病疝而心脉搏滑急者,寒挟肝邪乘心也。肺脉沉搏者,寒挟肝邪乘肺也。**三阳急为瘕,三阴急为疝。**三阳,手足太阳经也。三阴,手足太阴经也。邪聚三阳为瘕聚,邪聚三阴为疝气,凡脉急者,皆邪盛也。前言肝肾心肺而此言脾经,所以五藏皆有疝。**二阴急为痫厥,二阳急为惊。**二阴,少阴也。二阳,阳明也。脉急者为风寒,邪乘心肾,故为痫为厥。木邪乘胃,故发为惊。《阳明脉解篇》曰:胃者土也,故闻木音而惊者,土恶木也。是亦此义。**脾脉外鼓沉为肠澼,久自已。**沉为在里而兼外鼓者,邪不甚深,虽为肠澼,久当自已。肠澼,下痢也。凡心肝脾肾,皆主阴分,或寒湿,或热,各有所伤,乃自大肠下血,均谓为肠澼。澼音劈。**肝脉小缓为肠澼,易治。**肝脉急大则邪盛难愈,今脉小缓,为邪轻易治也。**肾脉小搏沉为肠澼下血,血温身热者死。**肾居下部,其脉本沉,若小而搏,为阴气不足而阳邪乘之,故为阳澼下血。若其血温身热者,邪火有余,真阴丧败也,故当死。**心肝澼亦下血,二藏同病者可治。**心生血,肝藏血,故二藏之澼亦下血,而不独肾。然心肝二藏,木火同气,故同病者为顺而可治。若肝脾同病,是为土败木贼,其难治也明矣。**其脉小沉涩为肠澼,其身热者死,热见七日死。**心肝之脉,小沉而涩,以阴不足而血伤也,故为肠澼。然脉沉细者不当热,今脉小身热是为逆,故当死。而死于热见七日者,六阴败尽也。**胃脉沉鼓涩,胃外鼓大,心脉小坚急,皆鬲偏枯。**沉鼓涩,阳不足也。外鼓大,阴受伤也。小坚而急,阴邪胜也。胃为水谷之海,心为血脉之主,胃气既伤,血脉又病,故致上下否鬲,半身偏枯也。**男子发左,女子发右,不瘖舌转可治,三十日起;**男子左为逆,右为从;女子右为逆,左为从。今以偏枯而男子发左,女子发右,是逆证也。若声不瘖,舌可转,则虽逆于经,未甚于藏,乃为可治,而一月当起。若偏枯而瘖者,肾气内竭而然,其病必甚。如《脉解篇》曰:内夺而厥,则为瘖俳,此肾虚也。正以肾脉循喉咙挟舌本故耳。左右逆从义,见《论治类》十四。**其从者瘖,三岁起;**若男发于右而不发于左,女发于左而不发于右,皆谓之从。从,顺也。然证虽从而声则瘖,是外轻而内重也,故必三岁而后起。**年不满二十者,三岁死。**以气血方刚之年,辄见偏枯废疾,此禀赋不足,早凋之兆也,不出三年死矣。**脉至而搏,血衄身热者死,脉来悬钩浮为常脉。**搏脉弦强,阴虚者最忌之。凡诸失血鼻衄之疾,其脉搏而身热,真阴脱败也,故当死。然失血之证多阴虚,阴虚之脉多浮大,故悬钩而浮,乃其常脉,无足虑也。悬者不高不下,不浮不沉,如物悬空之义。谓脉虽浮钩,而未失中和之气也。**脉至如喘,名曰暴厥,暴厥者不知与人言。**喘者,如气之喘,言急促也。暴厥,谓猝然厥逆而不知人也。**脉至如数，使人暴惊，三四日自已。**数脉主热，而如数者，实非真数之脉。盖以猝动肝心之火，故令人暴惊。然脉非真数，故俟三四日而气衰自愈矣。

脉至浮合，浮合如数，一息十至以上，是经气予不足也，微见九十日死。此下皆言死期也。浮合，如浮波之合，后以催前，泛泛无常也。一息十至以上，其状如数，而实非数热之脉，是经气之衰极也。微见，始见也。言初见此脉，便可期九十日而死；若见之已久，则不必九十日矣。所以在九十日者，以时更季易，天道变而人气从之也。予，与同，党与之义。下同。**脉至如火薪然，是心精之予夺也，草干而死。**如火薪然者，来如焰之锐，去如灭之速。此火藏无根之脉，而心经之精气与夺也。夏令火王，犹为可支，草干而死，阳尽时也。**脉至如散叶，是肝气予虚也，木叶落而死。**如散叶者，浮泛无根也。此以肝气大虚，全无收敛。木叶落者，金胜木败，肝死时也。**脉至如省客，省客者，脉塞而鼓，是肾气予不足也，悬去枣华而死。**省客，如省问之客，或去或来。塞者，或无而止。鼓者，或有而搏。是肾原不固，而无所主持也。枣华之候，初夏时也。悬者，华之开。去者，华之落。言于枣华开落之时，火王而水败，肾虚者死也。**脉至如丸泥，是胃精予不足也，榆荚落而死。**丸泥者，泥弹之状，坚强短涩之谓，此胃精中气之不足也。榆荚，榆钱也，春深而落。木王之时，土败者死。**脉至如横格，是胆气予不足也，禾熟而死。**横格，如横木之格于指下，长而且坚，是为木之真藏，而胆气之不足。禾熟于秋，金令王也，故木败而死。**脉至如弦缕，是胞精予不足也。病善言，下霜而死；不言，可治。**弦缕者，如弦之急，如缕之细，真元亏损之脉也。胞，子宫也，命门元阳之所聚也。胞之脉系于肾，肾之脉系舌本，胞气不足，当静而无言，今反善言，是阴气不藏，而虚阳外见，时及下霜，虚阳消败而死矣。故与其善言者，不若无言者为肾气犹静，而尚可治也。**脉至如交漆，交漆者左右傍至也，微见三十日死。**交漆者，如写漆之交，左右傍至，缠绵不清也。微见，初见也。三十日为月建之易，而阴阳偏败者，不过一月之期也。**脉至如涌泉，浮鼓肌中，太阳气予不足也，少气，味韭英而死。**涌泉者，如泉之涌，有升无降，而浮鼓于肌肉之中，是足太阳膀胱之气不足也。膀胱为三阳而主外，今其外实内虚，阴精不足，故为少气。当至味韭英之时而死者，以冬尽春初，水渐衰也。**脉至如颓土之状，按之不得，是肌气予不足也，五色先见黑，白垒发死。**颓土之状，虚大无力，而按之即不可得。肌气即脾气，脾主肌肉也。黑为水之色，土败极而水反乘之，故当死。垒，藟同，即蓬藟之属。藟有五种，而白者发于春，木王之时，土当败也。**脉至如悬雍，悬雍者浮揣切之益大，是十二俞之予不足也，水凝而死。**悬雍，喉间下垂肉乳也。如悬雍浮揣切之益大者，浮短孤悬，有上无下也。俞皆在背，为十二经藏气之所系。水凝而死，阴气盛而孤阳绝也。揣，杵水切。俞，输同。**脉至如偃刀，偃刀者浮之小急，按之坚大急，五藏菀热寒热，独并于肾也，如此其人不得坐，立春而死。**偃刀，卧刀也。浮之小急，如刀口也。按之坚大急，如刀背也。此以五藏菀热而发为寒热，阳王则阴消，故独并于肾也。腰者肾之府，肾阴既亏，则不能起坐。立春阳盛，阴日以衰，所以当死。菀，郁同。**脉至如丸，滑不直手，不直手者按之不可得也，是大肠气予不足也，枣叶生而死。**如丸，短而小也。直，当也。言滑小无根而不胜按也。大肠应庚金，枣叶生初夏，火王则金衰，故死。**脉至如华者，令人善恐，不欲坐卧，行立常听，是小肠气予不足也，季秋而死。**如华，如草木之华而轻浮柔弱也。小肠属丙火，与心为表里，小肠不足则气通于心。善恐不欲坐卧者，心气怯而不宁也。行立常听者，恐惧多而生疑也。丙火墓于戌，故当季秋死。

二十五、决死生素问三部九候论

帝曰:决死生奈何?谓因其形证脉息,而欲预知其死生也。**岐伯曰:形盛脉细,少气不足以息者危。**形盛脉细而少气不足以息者,外有余而中不足,枝叶盛而根本虚也,故危亡近矣。**形瘦脉大,胸中多气者死。**形体消瘦而脉反大、胸中反多气者,阴不足而阳有余也。阴形既败,孤阳无独留之理,故死。**形气相得者生。**体貌为形,阴也;运行属气,阳也。阴主静,阳无阴不成;阳主动,阴无阳不生。故形以寓气,气以运形,阴阳当和,不得相失。如形盛脉大,形瘦脉细,皆为相得。相得者生,反此者危也。**参伍不调者病。**三以相参,伍以相类,谓之不调。凡或大或小,或迟或疾,往来出入而无常度者,皆病脉也。**三部九候皆相失者死。**三部九候义见前第五。皆相失者,谓失其常,如下文乍疏乍数、失时、真藏、脱肉、七诊之类皆是也,故死。**上下左右之脉,相应如参舂者病甚。上下左右相失,不可数者死。**上下左右,即三部九候而各有左右也。参舂,谓大数而鼓,如杵之舂,阳极之脉也,故曰病甚。甚至息数相失,而不可以数计者,死。《脉法》曰:人一呼脉再至,一息脉亦再至曰平,三至曰离经,四至曰脱精,五至曰死,六至曰命尽。今相失而不可数,盖不止于五六至矣,必死可知。舂,书容切。数,上声。**中部之候虽独调,与众藏相失者死。中部之候相减者死。**三部之脉,上部在头,中部在手,下部在足。此言中部之脉虽独调,而头足众藏之脉已失其常者,当死。若中部之脉减于上下二部者,中气大衰也,亦死。**目内陷者死。**五藏六府之精气,皆上注于目而为之精。目内陷者,阳精脱矣,故必死。**以左手足上,上去踝五寸按之,庶右手足当踝而弹之,**手足之络皆可取而验之。手踝之上,手太阴肺络也。足踝之上,足太阴脾络也。肺藏气而主治节,脾属土而主灌溉,故可取之以察吉凶。踝,胡寡切。**其应过五寸以上，蠕蠕然者不病；其应疾，中手浑浑然者病，中手徐徐然者病；其应上不能至五寸，弹之不应者死。**应，动也。应过五寸以上，气脉充也。蠕蠕，虫行貌，谓其契滑而匀和也，是为不病之脉。疾，急疾也。浑浑，浊乱也。徐徐，迟缓也。不能至五寸者，气脉衰。弹之不应者，气脉绝。故微则为病，而甚则为死也。蠕音如。**是以脱肉身不去者死。**脾胃竭则肌肉消，肝肾败则筋骨惫，肉脱身重，死期至矣。不去者，不能动摇来去也。**中部乍疏乍数者死。**中部，两手脉也。乍疏乍数者，气脉败乱之兆也，故死。**其脉代而钩者，病在络脉。**代而钩者，俱应夏气，而夏气在络也。**九候之相应也，上下若一，不得相失。**上下若一，其大小迟疾皆贵乎和平也。**一候后则病，二候后则病甚，三候后则病危。所谓后者，应不俱也。**应不俱者，脉失常度，逆顺无伦也。**察其府藏，以知死生之期。**死生之期，察其克贼生王而可知也。**必先知经脉，然后知病脉。**经者常脉，病者变脉，不知其常，不足以知变也。**真藏脉见者胜死。**真藏脉义见后。胜死，谓遇其胜己之时而死，如肝见庚辛、脾见甲乙之类是也。**足太阳气绝者，其足不可屈伸，死必戴眼。**足太阳之脉，下者合腘中，贯腨内，出外踝之后；上者起目内眦，其脉有通项入于脑者正属目本，名曰眼系。故太阳气绝者，血枯筋急，足不可屈伸，而死必戴眼。戴眼者，睛上视而瞪也。腨音篆。瞪，曹庚切。**帝曰：冬阴夏阳奈何？**言死时也。**岐伯曰：九候之脉，皆沉细悬绝者为阴，主冬，故以夜半死。盛躁喘数者为阳，主夏，故以日中死。**夜半者，一日之冬也。阴尽阳生，故阴极者死。日中者，一日之夏也，阳尽阴生，故阳极者死。**是故寒热病者，以平旦死。**平旦者，一日之春，阴阳之半也。故寒热病者，亦于阴阳出入之时而死。**热中及热病者，以日中死。**以阳助阳，真阴竭也。**病风者，以日夕死。**日夕者，一日之秋也。风木同气，遇金而死。**病水者，以夜半死。**亥子生王，邪盛极也。**其脉乍疏乍数、乍迟乍疾者,日乘四季死。**脉变不常者,中虚无主也。日之四季,辰戌丑未也。四季为五行之墓地,故败竭之藏,遇之而死。**形肉已脱,九候虽调犹死。**脾主肌肉,为五藏之本。未有脾气脱而能生者,故九候虽调亦死。**七诊虽见,九候皆从者不死。**七诊义见前章第六。从,顺也。谓脉顺四时之令,及得诸经之体者,虽有独大独小等脉,不至死也。**所言不死者,风气之病及经月之病,似七诊之病而非也,故言不死。**风者,阳病也。故偶感于风,则阳分之脉或大或疾。经月者,常期也。故适值去血,则阴分之脉或小或迟,或为陷下。此皆似七诊之脉而实非也,皆不可以言死。然则非外感及经月之病而得七诊之脉者,非吉兆也。**若有七诊之病,其脉候亦败者死矣,必发哕噫。**此承上文而言风气经月之病,本非七诊之类;若其果系脉息证候之败者,又非不死之比。然其死也,必发哕噫。盖哕出于胃,土气败也。噫出于心,阴邪胜也。哕,于决切,呃逆也。噫,伊、隘二音,嗳气也。**必审问其所始病,与今之所方病,而后各切循其脉,视其经络浮沉,以上下逆从循之。**凡诊病之道,必问其始病者,察致病之由也。求今之方病者,察见在之证也。本末既明,而后切按其脉,以参合其在经在络,或浮或沉,上下逆从,各因其次以治之也。**其脉疾者不病,其脉迟者病,脉不往来者死,皮肤著者死。**疾言力强有神,迟言气衰不足。若脉不往来者,阴阳俱脱。皮肤著者,血液已尽,谓皮肤枯槁着骨也。**帝曰:其可治者奈何?岐伯曰:经病者治其经,**经脉为里,支而横者为络。治其经,谓即其经而刺之也。**孙络病者治其孙络血,**络之小者为孙,即络脉之别而浮于肌肤者也。《经脉篇》曰:诸刺络脉者,急取之以写其邪而出其血,留之发为痹也。故曰治其血。**血病身有痛者治其经络。**血病而身痛者,不止于孙络,而经亦有滞也,当随其经络而刺之。**其病者在奇邪,奇邪之脉则缪刺之。**奇邪者,不入于经而病于络也。邪客大络,则左注右，右注左，其气无常处，故当缪刺之。详《针刺类》三十。**留瘦不移，节而刺之。**留，病留滞也。瘦，形消瘦也。不移，不迁动也。凡病邪久留不移者，必于四支八溪之间有所结聚，故当于节之会处，索而刺之，斯可平也。**上实下虚，切而从之，索其结络脉，刺出其血，以见通之。**上实下虚，有所隔也。故当切其脉以求之，从其经以取之，索其络脉之有结滞者，刺出其血，结滞去而通达见矣。**瞳子高者太阳不足，戴眼者太阳已绝，此决死生之要，不可不察也。**瞳子高者，目上视也。戴眼者，上视之甚而定直不动也。此重明上文足太阳之证，而分其轻重以决死生也。**手指及手外踝，五指留针。**本节义不相属，及前节单言太阳而不及他经，必皆古文之脱简。

二十六、脉有阴阳真藏素问阴阳别论

黄帝问曰：人有四经十二从，何谓？岐伯对曰：四经应四时，十二从应十二月，十二月应十二脉。四经应四时，肝木应春，心火应夏，肺金应秋，肾水应冬。不言脾者，脾主四经，而土王四季也。十二从应十二月，手有三阴三阳，足有三阴三阳，以应十二月之气，而在人则应十二经之脉也。所谓从者，即手之三阴从藏走手等义。**脉有阴阳，知阳者知阴，知阴者知阳。**脉有阴阳，最当详辨。必知阳脉之体，而后能察阴脉；必知阴脉之体，而后能察阳脉。阳中有阴，似阳非阳也；阴中有阳，似阴非阴也。辨阴阳未必难，辨真假为难耳。误认者杀人反掌。**凡阳有五，五五二十五阳。**阳者，如下文所谓胃脘之阳，即胃气也。五者，即五藏之脉，如肝弦、心钩、脾耎、肺毛、肾石也。以一藏而兼五脉，则五藏互见，是为五五二十五脉也。然五藏之脉，皆不可以无胃气，故曰凡阳有五；而十五脉亦皆不可无胃气，故又曰五五二十五阳也。**所谓阴者真藏也，见则为败，败必死也。**阴者，无阳之谓。无阳者，即无阳明之胃气，而本藏之阴脉独见，如但弦但钩之类，是为真藏，胃气败也，故必死。**所谓阳者，胃脘之阳也。**胃属阳明。胃脘之阳，言胃中阳和之气，即胃气也，五藏赖之以为根本者也。故人无胃气曰逆，逆者死。脉无胃气亦死，即此之谓。脘音管。**别于阳者，知病处也；别于阴者，知死生之期。**能别阳和之胃气，则一有不和，便可知疾病之所。能别纯阴之真藏，则凡遇生克，便可知死生之期也。按：《玉机真藏论》曰：别于阳者，知病从来；别于阴者，知死生之期。其义与此互有发明，所当并考，见《藏象类》二十四。别音鳖。**三阳在头，三阴在手，所谓一也。**三阳在头，指人迎也。三阴在手，指气口也。《太阴阳明论》曰：阳明者表也，为之行气于三阳。盖三阳之气，以阳明胃气为本，而阳明动脉曰人迎，在结喉两傍一寸五分，故曰三阳在头。又曰：足太阴者三阴也，为之行气于三阴。盖三阴之气，以太阴脾气为本，然脾脉本非气口，何云在手？如《五藏别论》曰：五味入口，藏于胃以养五藏气，而变见于气口，气口亦太阴也。故曰三阴在手。上文以真藏胃气言阴阳，此节以人迎气口言阴阳。盖彼言脉体，此言脉位，二者相依，所谓一也。气口义见《藏象类》十一。**别于阳者，知病忌时；别于阴者，知死生之期。**此与前节稍同而复言之者，盖前以真藏胃气言，而此以阴阳表里言，是正与《玉机真藏论》者同，二义相关，皆不可缺，观者当会通其意可也。忌时，言气有衰王，病有时忌也。**谨熟阴阳，无与众谋。**阴阳之理，不可不熟，故曰谨。独闻独见，非众所知，故无与谋。**所谓阴阳者，去者为阴，至者为阳；静者为阴，动者为阳；迟者为阴，数者为阳。**脉之阴阳，其概如此。得阳者生，得阴者死，此其要也。

二十七、骨枯肉陷，真藏脉见者死素问玉机真藏论

大骨枯藁，大肉陷下，胸中气满，喘息不便，其气动形，期六月死。真藏脉见，乃予之期日。大骨大肉，皆以通身而言。如肩脊腰膝，皆大骨也；尺肤臀肉，皆大肉也。肩垂项倾，腰重膝败者，大骨之枯藁也。尺肤既削，臀肉必枯，大肉之陷下也。肾主骨，骨枯则肾败矣。脾主肉，肉陷则脾败矣。肺主气，气满喘息则肺败矣。气不归原，形体振动，孤阳外浮而真阴亏矣。三阴亏损，死期不出六月。六月者，一岁阴阳之更变也。若其真藏脉已见，则不在六月之例，可因克贼之日而定其期矣。**大骨枯藁，大肉陷下，胸中气满，喘息不便，内痛引肩项，期一月死。真藏见，乃予之期日。**内痛引肩项，病及心经矣。较前已甚，期一月死。一月者，斗建移而气易也。**大骨枯藁，大肉陷下，胸中气满，喘息不便，内痛引肩项，身热，脱肉破䐃，真藏见，十月之内死。**身热者，阴气去也。脱肉者，肌肉消尽也。破䐃者，卧久骨露而筋肉败也。是为五藏俱伤，而真藏又见，当十日内死。十日者，天干尽而旬气易也。月字误，当作日。䐃，劬允切，筋肉结聚之处也。启玄子曰：肘膝后肉如块者。**大骨枯藁，大肉陷下，肩髓内消，动作益衰，真藏来见，期一岁死。见其真藏，乃予之期日。**骨枯肉陷，脾肾已亏，兼之肩髓内消，动作益衰，虽诸证未全，真藏未见，然败竭已兆，仅支一年，岁易气新，不能再振矣。若一见真藏，乃可必其死期也。来见误，当作未见。**大骨枯藁，大肉陷下，胸中气满，腹内痛，心中不便，肩项身热，破䐃脱肉，目匡陷，真藏见，目不见人立死。其见人者，至其所不胜之时则死。**五藏败证俱见，而目匡陷、真藏见、目不见人者，神气已脱，故当立死。若其见人者，神气犹在，故必待克贼之时而死也。**急虚，身中卒至，五藏绝闭，脉道不通，气不往来，譬于堕溺，不可为期。其脉绝不来，若人一息五六至，其形**

肉不脱,真藏虽不见,犹死也。急虚者,言元气暴伤而忽甚也。故其邪中于身,必猝然而至,譬之堕者溺者,旦时莫测,有不可以常期论也。若脉绝不至,或一呼五六至者,皆藏气竭而命当尽也,故不必其形肉脱而真藏见,如上文以渐衰惫而死有期也。中,去声。卒,猝同。息字误,当作呼。**真肝脉至中外急,如循刀刃,责责然如按琴瑟弦,色青白不泽,毛折乃死。**此下皆言真藏脉也。肝之真藏如刀刃、如琴瑟弦者,言细急坚搏而非微弦之本体也。青本木色,而兼白不泽者,金克木也。五藏率以毛折死者,皮毛得血气而充,毛折则精气败矣,故皆死。下同。**真心脉至坚而搏,如循薏苡子累累然,色赤黑不泽,毛折乃死。**坚而搏,如循薏苡子者,短实坚强而非微钩之本体,心脉之真藏也。赤本火色,而兼黑不泽者,水克火也,故死。毛折义如前。**真肺脉至大而虚,如以毛羽中人肤,色白赤不泽,毛折乃死。**大而虚,如以毛羽中人肤,浮虚无力之甚,而非微毛之本体,肺脉之真藏也。白本金色,而兼赤不泽者,火克金也,故死。**真肾脉至搏而绝,如指弹石辟辟然,色黑黄不泽,毛折乃死。**搏而绝,搏之甚也。如指弹石辟辟然,沉而坚也。皆非微石之本体,而为肾脉之真藏也。黑本水色,兼黄不泽者,土克水也,故死。**真脾脉至,弱而乍数乍疏,色黄青不泽,毛折乃死。**弱而乍数乍疏,则和缓全无,而非微耎弱之本体,脾脉之真藏也。黄本土色而兼青不泽者,木克土也,故死。**诸真藏脉见者,皆死不治也。**无胃气者即名真藏,皆为不治之脉。**黄帝曰:见真藏曰死何也?岐伯曰:五藏者皆禀气于胃,胃者五藏之本也。**胃为水谷之海,以养五藏,故为之本。**藏气者,不能自致于手太阴,必因于胃气,乃至于手太阴也。**谷入于胃,以传于肺,五藏六府皆以受气,故藏气必因于胃气,乃得至于手太阴,而脉则见于气口,此所以五藏之脉,必赖胃气以为之主也。**故五藏各以其时自为,而至于手太阴也。**以时自为,如春而但弦、夏而但钩之类,皆五藏不因于胃气,即真藏之见也。**故邪气胜者精气衰也,故病甚者,胃气不能与之俱至于手太阴,故真藏之气独见,独见者病胜藏也,故曰死。帝曰:善。**凡邪气盛而正气竭者,是病胜藏也,故真藏之邪独见。真藏独用者,胃气必败,故不能与之俱至于手太阴,则胃气不见于脉,此所以为危兆也。

二十八、真藏脉死期

凡持真脉之藏脉者,肝至悬绝急,十八日死;《素问·阴阳别论》。真脉之藏脉,即真藏也。悬绝急者,全失和平而弦搏异常也。十八日者,为木金成数之余,金胜木而死也。此下死期,悉遵王氏之意,以河图计数,诚为得理。然或言生数,或言成数,若不归一,弗能无疑,别有愚按在针刺六十四,亦当参正。**心至悬绝,九日死;**九日者,为火水生成数之余,水胜火也。**肺至悬绝,十二日死;**十二日者,为金火生成数之余,火胜金也。**肾至悬绝,七日死;**七日者,为水土生数之余,土胜水也。**脾至悬绝,四日死。**四日者,为木生数之余,木胜土也。凡此者皆不胜克贼之气,故真藏独见者,气败而危矣。

肝见庚辛死,《素问·平人气象论》。此言真藏脉见者,遇克贼之日而死。庚辛为金,伐肝木也。**心见壬癸死,**壬癸属水,灭心火也。**脾见甲乙死,**甲乙属木,克脾土也。**肺见丙丁死,**丙丁属火,烁肺金也。**肾见戊己死,**戊己属土,伤肾水也。**是谓真藏见皆死。**此即《三部九候论》所谓真藏脉见者胜死之义。

二十九、阴阳虚搏,病候死期 素问阴阳别论

阴搏阳别,谓之有子。注见前二十三。**阴阳虚,肠辟死。**阴阳虚者,尺寸俱虚也。肠辟,利脓血也。胃气不留,魄门不禁,而阴阳虚,藏气竭也,故死。《通评虚实论》曰:滑大者曰生,悬涩者曰死。

阳加于阴谓之汗。阳言脉体,阴言脉位。汗液属阴而阳加于阴,阴气泄矣,故阴脉多阳者多汗。**阴虚阳搏谓之崩。**阴虚者,沉取不足。阳搏者,浮取有余。阳实阴虚,故为内崩失血之证。**三阴俱搏,二十日夜半死。**三阴,手太阴肺、足太阴脾也。搏即真藏之击搏也。二十者,脾肺成数之余也。夜半阴极,气尽故死。**二阴俱搏,十三日夕时死。**二阴,手少阴心、足少阴肾也。十三日者,心肾之成数也。夕时者,阴阳相半,水火分争之会也。**一阴俱搏,十日平旦死。**一阴,手厥阴心主、足厥阴肝也。十日者,肝心生成之数也。平旦者,木火王极而邪更甚,故死。**三阳俱搏且鼓,三日死。**三阳,手太阳小肠、足太阳膀胱也。水一火二,故死在三日。其死之速者,以既搏且鼓,阳邪之盛极也。**三阴三阳俱搏,心腹满发尽,不得隐曲,五日死。**三阴三阳,脾肺小肠膀胱也。四藏俱搏则上下俱病,故在上则心腹胀满,至于发尽。发尽者,胀之极也。在下则不得隐曲,阴道不利也。四藏俱病,惟以胃气为主,土数五,五数尽而死矣。**二阳俱搏,其病温,死不治,不过十日死。**二阳,手阳明大肠、足阳明胃也。十日者,肠胃生数之余也。此篇独缺一阳搏者,必脱简也。六经次序义详《疾病类》七。

三十、精明五色 素问脉要精微论

夫精明五色者,气之华也。精明见于目,五色显于面,皆五气之精华也。《六节藏象论》曰:天食人以五气,五气入鼻,藏于心肺,上使五色修明。《本类》首章曰:切脉动静,而视精明,察五色,以此参伍,决死生之分。皆此之谓也。**赤欲如白裹朱,不欲如赭;**白裹朱,隐然红润而不露也。赭,代赭也,色赤而紫。此火色之善恶也。赭音者。**白欲如鹅羽,不欲如盐;**鹅羽白而明,盐色白而暗,此金色之善恶也。**青欲如苍璧之泽,不欲如蓝;**苍璧之泽,青而明润,蓝色青而沉晦,此木色之善恶也。**黄欲如罗裹雄黄,不欲如黄土;**罗裹雄黄,光泽而隐,黄土之色,沉滞无神,此土色之善恶也。**黑欲如重漆色,不欲如地苍。**重漆之色,光彩而润,地之苍黑,枯暗如尘,此水色之善恶也。**五色精微象见矣,其寿不久也。**此皆五色精微之象也。凶兆既见,寿不远矣。**夫精明者,所以视万物,别白黑,审短长。以长为短,以白为黑,如是则精衰矣。**五藏六府之精气,皆上注于目而为之精,故精聚则神全。若其颠倒错乱,是精衰而神散矣,岂久安之兆哉?

三十一、五官五阅 灵枢五阅五使篇全

黄帝问于岐伯曰:余闻刺有五官五阅,以观五气。五气者,五藏之使也,五时之副也。愿闻其五使当安出?刺法当知藏气,欲知藏气,当于五官五阅而察之。五官,如下文鼻者肺之官也。阅,外候也。使,所使也。副,配合也。**岐伯曰:五官者,五藏之阅也。**五藏藏于中,五官见于外,内外相应,故为五藏之阅。**黄帝曰:愿闻其所出,令可为常。岐伯曰:脉出于气口,色见于明堂,五色更出,以应五时,各如其常,经气入藏,必当治里。**可为常者,常行之法。五藏之脉,察于气口。五藏之色,察于明堂。明堂者,鼻也。色应其时,乃其常也。然色见于外而病在内,是为经气入藏,故当治里。**帝曰:善。五色独决于明堂乎?岐伯曰:五官以辨,阙庭必张,乃立明堂。明堂广大,蕃蔽见外,方壁高基,引垂居外,**此言五官诸部,皆当详辨,不惟察色于明堂也。阙,眉间也。庭,颜也。张,布列也。蕃,颊侧也。蔽,耳门也。壁,墙壁也。基,骨胳也。引垂居外,谓明显开豁也。此于五色之外,而言其部位之隆厚也。**五色乃治,平博广大,寿中百岁。**形色皆佳,乃为寿具,故中百岁。治,不乱也。中,宜也,堪也。**见此者,刺之必已。如是之人者,血气有余,肌肉坚致,故可**

苦以针。若此之人，是为血气充实，形色坚固，故刺之则病已，而可苦以针也。然则血气内虚、形色外弱者，其不宜用针可知。缓音致，密也。**黄帝曰：愿闻五官。岐伯曰：鼻者肺之官也，目者肝之官也，口唇者脾之官也，舌者心之官也，耳者肾之官也。**鼻为肺之窍，目为肝之窍，口唇为脾之窍，舌为心之窍，耳为肾之窍。官者，职守之谓，所以司呼吸、辨颜色、纳水谷、别滋味、听声音者也。**黄帝曰：以官何候？岐伯曰：以候五藏。故肺病者喘息鼻张，肝病者眦青，脾病者唇黄，心病者舌卷短颧赤，肾病者颧与颜黑。**此虽以五藏之色，见于五藏之官为言；然各部有互见者，又当因其理而变通之。卷，上声。**黄帝曰：五脉安出，五色安见，其常色殆者如何？**安出安见，言脉色安然无恙也。常色殆者，谓色本如常而身亦危也。此又何如其故？**岐伯曰：五官不辨，阙庭不张，小其明堂，蕃蔽不见，又埤其墙，墙下无基，垂角去外，如是者虽平常殆，况加疾哉？**若此者，部位骨骼既无所善，则脉色虽平，不免于殆，尚何疾之能堪哉？是以人之寿夭，尤当以骨骼为主。埤，卑同。**黄帝曰；五色之见于明堂，以观五藏之气，左右高下，各有形乎？**五色见于明堂，而明堂居面之中，故五藏之气，亦仍当有各部之辨。**岐伯曰：府藏之在中也，各以次舍，左右上下，各如其度也。**府藏居于腹中，各有左右上下之次舍，而面部所应之色亦如其度，如后篇所谓庭者首面、阙者咽喉之类皆是也。详具藏府肢节面部图。

三十二、色藏部位，脉病易难灵枢五色篇全

雷公问于黄帝曰：五色独决于明堂乎？小子未知其所谓也。诸臣之中，惟雷公独少，故自称小子。**黄帝曰：明堂者鼻也，阙者眉间也，庭者颜也，蕃者颊侧也，蔽者耳门也。其间欲方大，去之十步，皆见于外，如是者寿必中百岁。**颜为额角，即天庭也。蕃蔽者，屏蔽四

旁,即藩篱之义。十步之外,而骨骼明显,其方大丰隆可知,故能寿终百岁。盖五色之决,不独于明堂也。蕃音烦。**雷公曰:五官之辨奈何?黄帝曰:明堂骨高以起,平以直,五藏次于中央,六府挟其两侧,首面上于阙庭,王宫在于下极,五藏安于胸中,真色以致,病色不见,明堂润泽以清,五官恶得无辨乎?**肺心肝脾之候,皆在鼻中,六府之候,皆在四旁,故一曰次于中央,一曰挟其两侧。下极居两目之中,心之部也。心为君主,故曰王宫。惟五藏和平而安于胸中,则其正色自致,病色不见,明堂必然清润,此五官之所以有辨也。部次诸义,详如下文。恶音鸟。**雷公曰:其不辨者,可得闻乎?黄帝曰:五色之见也,各出其色部。部骨陷者,必不免于病矣。其色部乘袭者,虽病甚,不死矣。**不辨者,色失常度而变易难辨也。五色之见,各有其部,惟其部骨弱陷之处,然后易于受邪而不免于病矣。若其色部虽有变见,但得彼此生王,互相乘袭而无克贼之见者,虽病甚不死。**雷公曰:官五色奈何?黄帝曰:青黑为痛,黄赤为热,白为寒,是谓五官。**官五色,言五色之所主也。**雷公曰:病之益甚,与其方衰如何?黄帝曰:外内皆在焉。切其脉口,滑小紧以沉者,病益甚,在中;人迎气大紧以浮者,其病益甚,在外。**益甚言进,方衰言退也。外内皆在,表里俱当察也。脉口者,太阴藏脉也,故曰在中而主五藏。人迎者,阳明府脉也,故曰在外而主六府。脉口滑小紧沉者,阴分之邪盛也,人迎大紧以浮者,阳分之邪盛也,故病皆益甚。**其脉口浮滑者,病日进;人迎沉而滑者,病日损。**脉口为阴,浮滑者以阳加阴,故病日进。人迎为阳,沉滑者阳邪渐退,故病日损。损,减也。**其脉口滑以沉者,病日进,在内;其人迎脉滑盛以浮者,其病日进,在外。**脉口人迎,经分表里,故其沉滑浮滑而病日进者,有在内在外之辨也。**脉之浮沉及人迎与寸口气小大等者,病难已。**人迎寸口之脉,其浮沉大小相等者,非偏于阴,则偏于阳,故病难已。按《禁服篇》曰:春夏人迎微大，秋冬寸口微大，如是者命曰平人，则义有可知矣。**病之在藏，沉而大者，易已，小为逆；病在府，浮而大者，其病易已。**病在藏者，在六阴也，阴本当沉而大为有神，有神者阴气充也，故易已；若沉而细小，则真阴衰而为逆矣。病在府者，在六阳也，阳病得阳脉者为顺，故浮而大者病易已；若或浮小，亦逆候也。**人迎盛坚者伤于寒，气口盛坚者伤于食。**人迎主表，脉盛而坚者，寒伤三阳也，是为外感。气口主里，脉盛而坚者，食伤三阴也，是为内伤。此古有之法也。今则止用寸口诊法，不为不妙；然本无以左右分内外之说，自王叔和以来，谬以左为人迎，右为气口，其失表里之义久矣。详见《藏象类》十一。**雷公曰：以色言病之间甚奈何？黄帝曰：其色粗以明，沉夭者为甚，其色上行者病益甚，其色下行如云彻散者病方已。**间甚，轻重也。粗，显也。言色有显而明，若沉夭者，其病必甚也。上行者浊气方升而色日增，日增者病日重。下行者滞气将散而色渐退，渐退者病将已。**五色各有藏部，有外部，有内部也。色从外部走内部者，其病从外走内；其色从内走外者，其病从内走外。病生于内者，先治其阴，后治其阳，反者益甚；其病生于阳者，先治其外，后治其内，反者益甚。**各有藏部，统言色藏所属，各有分部也。外部言六府之表，六府挟其两侧也。内部言五藏之里，五藏次于中央也。故凡病色先起外部而后及内部者，其病自表入里，是外为本而内为标，故当先治其外，后治其内。若先起内部而后及外部者，其病自里出表，是阴为本而阳为标，故当先治其阴，后治其阳。若反之者，皆为误治，病必益甚矣。此与《标本病传论》文异义同，所当互考。详《标本类》四五。**其脉滑大以代而长者，病从外来，目有所见，志有所恶，此阳气之并也，可变而已。**滑大以代而长者，阳邪之脉也。阳邪自外传里，故令人目有妄见，志有所恶，此阳并于阴而然。治之之法，或阴或阳，或先或后，择其要者先之，可变易而已也。**雷公曰：小子**

闻风者，百病之始也；厥逆者，寒湿之起也。别之奈何？黄帝曰：常候阙中，薄泽为风，冲浊为痹，在地为厥，此其常也，各以其色言其病。阙中，眉间也。风病在阳，皮毛受之，故色薄而泽。痹病在阴，肉骨受之，故色冲而浊。冲，深也。至如厥逆病起四支，则病在下而色亦见于地。地者，面之下部也。此其常候，故可因其色以言其病。雷公曰：人不病卒死，何以知之？黄帝曰：大气入于藏府者，不病而卒死矣。大气大邪之气也。大邪之入者，未有不由元气大虚而后邪得袭之，故致卒死。卒，猝同。雷公曰：病小愈而卒死者，何以知之？黄帝曰：赤色出两颧，大如母指者，病虽小愈，必卒死。黑色出于庭，大如母指，必不病而卒死。如母指者，成块成条，聚而不散也。此为最凶之色，赤者固不佳，而黑者为尤甚，皆卒死之色也。雷公再拜曰：善哉！其死有期乎？黄帝曰：察色以言其时。察色以言时，谓五色有衰王，部位有克贼，色藏部位，辨察明而时可知也。雷公曰：善乎！愿卒闻之。黄帝曰：庭者首面也，庭者，颜也，相家谓之天庭。天庭最高，色见于此者，上应首面之疾。阙上者咽喉也，阙在眉心。阙上者，眉心之上也。其位亦高，故应咽喉之疾。阙中者肺也，阙中，眉心也，中部之最高者，故应肺。下极者心也，下极者，两目之间，相家谓之山根。心居肺之下，故下极应心。直下者肝也，下极之下为鼻柱，相家谓之年寿。肝在心之下，故直下应肝。肝左者胆也，胆附于肝之短叶，故肝左应胆，而在年寿之左右也。下者脾也，年寿之下者，相家谓之准头，是为面王，亦曰明堂。准头属土，居面之中央，故以应脾。方上者胃也，准头两旁为方上，即迎香之上，鼻隧是也，相家谓之兰台廷尉。脾与胃为表里，脾居中而胃居外，故方上应胃。中央者大肠也，中央者，面之中央，谓迎香之外，颧骨之下，大肠之应也。挟大肠者肾也，挟大肠者，颊之上也。四藏皆一，惟肾有两；四藏居腹，惟肾附脊。故四藏次于中央，而肾独应于两颊。当肾

者脐也,肾与脐对,故当肾之下应脐。**面王以上者小肠也,**面王,鼻准也。小肠为府,应挟两侧,故面王之上,两颧之内,小肠之应也。**面王以下者膀胱子处也。**面王以下者,人中也,是为膀胱子处之应。子处,子宫也。凡人人中平浅而无髭者多无子,是正子处之应。以上皆五藏六府之应也。**颧者肩也,**此下复言肢节之应也。颧为骨之本,而居中部之上,故以应肩。**颧后者臂也,**臂接乎肩,故颧后以应臂。**臂下者手也,**手接乎臂。**目内眦上者膺乳也,**目内眦上者,阙下两旁也。胸两旁高处为膺。膺乳者,应胸前也。**挟绳而上者背也,**颊之外曰绳,身之后为背,故背应于挟绳之上。**循牙车以下者股也,**牙车,牙床也。牙车以下主下部,故以应股。**中央者膝也,**中央,两牙车之中央也。**膝以下者胫也,当胫以下者足也,**胫接于膝,足接于胫,以次而下也。**巨分者股里也,**巨分者,口旁大纹处也。股里者,股之内侧也。**巨屈者膝膑也,**巨屈,颊下曲骨也。膝膑,膝盖骨也。此盖统指膝部而言。膑音牝。**此五藏六府肢节之部也。**以上藏府肢节部位,有色见面部三图,在图翼四卷。**各有部分,有部分,用阴和阳,用阳和阴,当明部分,万举万当。**部分既定,阴阳乃明。阳胜者阴必衰,当助其阴以和之。阴胜者阳必衰,当助其阳以和之。阴阳之用,无往不在,知其盛衰,万举万当矣。**能别左右,是谓大道。男女异位,故曰阴阳。审察泽夭,谓之良工。**阳从左,阴从右。左右者,阴阳之道路也。故能别左右,是谓大道。男女异位者,男子左为逆右为从,女子右为逆左为从,故曰阴阳。阴阳既辨,又必能察其润泽枯夭,以决善恶之几,庶足谓之良工也。**沉浊为内,浮泽为外,**内主在里在藏,外主在表在府,皆言色也。**黄赤为风,青黑为痛,白为寒,黄而膏润为脓,赤甚者为血,痛甚为挛,寒甚为皮不仁。**凡五色之见于面部者,皆可因此而知其病矣。不仁,麻痹无知也。**五色各见其部,察其浮沉以知浅深,察其泽夭以观成败,察其散抟以知远**

近,视色上下以知病处,浮者病浅,沉者病深,泽者无伤,夭者必败,散者病近,搏者病远。搏聚也。上者病在上,下者病在下。搏音团。**积神于心,以知往今。故相气不微,不知是非,属意勿去,乃知新故。**神积于心则明,故能知已往来今之事。相气不微,气不能隐也。不知是非,无是非之惑也。属意勿去,专而无贰也。新故,即往今之义。相,去声。**色明不粗,沉夭为甚;不明不泽,其病不甚。**色明不粗,言色之明泽不显,而但见沉夭者,其病必甚。若其虽不明泽,而亦无沉夭之色者,病必不甚。**其色散,驹驹然未有聚,其病散而气痛,聚未成也。**稚马曰驹。驹驹然者,如驹无定,散而不聚之谓,故其为病尚散。若有痛处,因于气耳,非积聚成形之病也。**肾乘心,心先病,肾为应,色皆如是。**水邪克火,肾乘心也。肾邪乘心,心先病于中,而肾色则应于外,如以下极而见黑色者是也。不惟心肾,诸藏皆然。凡肝部见肺色,肺部见心色,肾部见脾色,脾部见肝色,及六府之相克者,其色皆如是也。**男子色在于面王,为小腹痛,下为卵痛,其圜直为茎痛,高为本,下为首,狐疝㿗阴之属也。**面王上下,为小肠膀胱子处之部,故主小腹痛下及卵痛。圜直者,色垂绕于面王之下也。茎,阴茎也。高为本,下为首,因色之上下而分茎之本末也。凡此者,总皆狐疝㿗阴之属。㿗,癞同。**女子在于面王,为膀胱子处之病,散为痛,搏为聚,方圆左右,各如其色形,其随而下至胝为淫,有润如膏状,为暴食不洁。**面王之部与男子同,而病与男子异者,以其有血海也。色散为痛,气滞无形也。色搏为聚,血凝有积也。然其积聚之或方或圆,或左或右,各如其外色之形见。若其色从下行,当应至尾骶,而为浸淫带浊,有润如膏之物。或暴因饮食,即下见不洁。盖兼前后而言也。胝,当作骶,音底,尻臀之间也。**左为左,右为右,其色有邪,聚散而不端,面色所指者也。**色见左者病在左,色见右者病在右。凡色有邪而聚散不端者,病之所在也。故但察面色所指之处，而病可知矣。**色者，青黑赤白黄，皆端满有别乡。别乡赤者，其色亦大如榆荚，在面王为不日。**色者，言正色也。正色凡五，皆宜端满。端谓无邪，满谓充足。有别乡者，言方位时日各有所主之正向也。别乡赤者，又言正向之外，而有邪色之见也。赤如榆荚见于面王，非其位也。不当见而见者，非其时也，是为不日。不日者，失其常度之谓。此单举赤色为喻，而五色之谬见者，皆可类推矣。乡，向同。**其色上锐，首空上向，下锐下向，在左右如法。**凡邪随色见，各有所向，而尖锐之处，即其乘虚所进之方。故上锐者，以首面正气之空虚，而邪则乘之上向也。下锐亦然。其在左在右皆同此法。**以五色命藏，青为肝，赤为心，白为肺，黄为脾，黑为肾。肝合筋，心合脉，肺合皮，脾合肉，肾合骨也。**此总结上文而言五色五藏之配合，如青属肝，肝合筋，凡色青筋病者，即为肝邪，而察其所见之部，以参酌其病情。诸藏之吉凶，可放此而类推矣。

三十三、色脉诸诊灵枢论疾诊尺篇

目赤色者病在心，白在肺，青在肝，黄在脾，黑在肾。黄色不可名者，病在胸中。五藏六府，目为之候，故目之五色，各以其气而见本藏之病。脾应中州，胸中者，脾肺之部也。**诊目痛，赤脉从上下者太阳病，从下上者阳明病，从外走内者少阳病。**足太阳经为目上网，故赤脉从上下者为太阳病。足阳明经为目下网，故赤脉从下上者为阳明病。足少阳经外行于锐眥之后，故从外走内者为少阳病也。**诊寒热，赤脉上下至瞳子，见一脉一岁死，见一脉半一岁半死，见二脉二岁死，见二脉半二岁半死，见三脉三岁死。**此邪入阴分而病为寒热者，当反其目以视之，中有赤脉，形如红线，下贯瞳子，因其多少以知其死之远近也。《寒热篇》文与此同，但彼专言瘰疬之毒发为寒热，此节单以寒热为言，理则同也。详见《疾病类》九十。**诊龋齿痛，**

按其阳之来,有过者独热,在左左热,在右右热,在上上热,在下下热。 龋齿,齿痛也。足阳明入上齿中,手阳明入下齿中,故按其阳脉之来,其脉太过者,其经必独热,而其左右上下,亦因其部而可察也。龋,丘雨切。**诊血脉者,多赤多热,多青多痛,多黑为久痹,多赤多黑多青皆见者寒热。** 血脉者,言各部之络脉也。赤黑青皆见者,阴阳互胜之色,故或寒或热。**身痛而色微黄,齿垢黄,爪甲上黄,黄疸也,安卧,小便黄赤,脉小而涩者不嗜食。** 黄疸,黄病也。疸有阴阳,脉小而涩者为阴疸。阴疸者,脾土弱也,故不嗜食。详《疾病类》五十九。**人病,其寸口之脉,与人迎之脉小大等及其浮沉等者,病难已也。** 气口候阴,人迎候阳,故春夏人迎微大,秋冬寸口微大,此阴阳表里之分也。若寸口人迎大小浮沉相等者,非偏于阴则偏于阳,此病之所以难已。《五色篇》与此稍同,见前三十二。**女子手少阴脉动甚者,妊子。** 手少阴,左寸心脉也。此与《平人气象论》所云相同,详见前二十三。**婴儿病,其头毛皆逆上者,必死。** 婴儿渐成,水为之本,发者肾水之荣。头毛逆上者,水不足则发干焦,如草之枯者必劲直而竖也。老子曰:人之生也柔弱,其死也坚强;万物草木之生也柔脆,其死也枯槁。故坚强者死之徒,柔弱者生之徒,亦此理也。然此以既病为言,若无病而头毛逆上者,即非吉兆。**耳间青脉起者,掣痛。** 耳者,少阳胆之经。青者,厥阴肝之色。肝胆本为表里,青主痛,肝主筋,故为掣痛。掣音彻。**大便赤瓣飧泄脉小者,手足寒,难已;飧泄脉小,手足温,泄易已。** 赤瓣者,血秽成条成片也。赤瓣飧泄,火居血分。若脉小而手足寒,是为相反,所以难已。若止于飧泄而无赤瓣,非火证也,脉虽小而手足温,以脾主四肢而脾气尚和,所以易已。瓣,当作瓣,瓜瓢之类也。飧音孙。**四时之变,寒暑之胜,重阴必阳,重阳必阴,故阴主寒,阳主热,故寒甚则热,热甚则寒,故曰寒生热,热生寒,此阴阳之变也。故曰冬伤于寒,春生瘅热;春伤**

于风,夏生后泄肠澼;夏伤于暑,秋生痎疟;秋伤于湿,冬生咳嗽,是谓四时之序也。阴阳之气,极则必变,故寒极则生热,热极则生寒,此天地四时消长更胜之道也。本节义与《阴阳应象论》大同,详见《阴阳类》一。瘅音丹,即温热之病。澼音劈。痎音皆。

三十四、能合脉色,可以万全素问五藏生成篇

夫脉之小大滑涩浮沉,可以指别;小者细小,阴阳俱不足也。大者豁大,阳强阴弱也。滑者往来流利,血实气壅也。涩者往来艰难,气滞血少也。浮者轻取,所以候表。沉者重按,所以候里。夫如是者得之于手,应之于心,故可以指而分别也。**五藏之象,可以类推**;象,气象也。肝象木之曲直而应在筋,心象火之炎上而应在脉,脾象土之安静而应在肉,肺象金之坚敛而应在皮毛,肾象水之润下而应在髓骨。凡若此者,藏象之辨,各有所主,皆可以类而推也。**五藏相音,可以意识**;相,形相也。音,五音也。相音,如《阴阳二十五人篇》所谓木形之人比于上角之类,又如肝音角、心音徵、脾音宫、肺音商、肾音羽。若以胜负相参,臧否自见,五而五之,二十五变,凡耳聪心敏者,皆可意会而识也。相,去声。**五色微诊,可以目察**。五色者,肝青心赤脾黄肺白肾黑,此其常色也。至于互为生克,诊有精微,凡目明智圆者,可以视察而知也。**能合脉色,可以万全**。因脉以知其内,因色以察于外,脉色明则参合无遗,内外明则表里具见,斯可万全无失矣。**赤脉之至也,喘而坚,诊曰有积气在中,时害于食,名曰心痹。得之外疾,思虑而心虚,故邪从之。**此下即所以合脉色也。赤者,心之色。脉喘而坚者,谓急盛如喘而坚强也。心藏居高,病则脉为喘状,故于心肺二藏独有之。喘为心气不足,坚为病气有余。心脉起于心胸之中,故积气在中,时害于食。积为病气积聚,痹为藏气不行。外疾,外邪也。思虑心虚,故外邪从而居之矣。**白脉之至**

也，喘而浮，上虚不实，惊有积，气在胸中，喘而虚，名曰肺痹。寒热，得之醉而使内也。白者，肺色见也。脉喘而浮者，火乘金而病在肺也。喘为气不足，浮为肺阴虚。肺虚于上，则气不行而积于下，故上虚则为惊，下实则为积。气在胸中，喘而且虚，病为肺痹者，肺气不行而失其治节也。寒热者，金火相争，金胜则寒，火胜则热也。其因醉以入房，则火必更炽，水必更亏，肾虚盗及母气，故肺病若是矣。

青脉之至也，长而左右弹，有积气在心下支胠，名曰肝痹。得之寒湿，与疝同法，腰痛足清头痛。青者。肝色见也。长而左右，言两手俱长而弦强也。弹，搏击之义。此以肝邪有余，故气积心下，及于支胠，因成肝痹。然得之寒湿而积于心下支胠者，则为肝痹；积于小腹前阴者，则为疝气。总属厥阴之寒邪，故云与疝同法。肝脉起于足大指，与督脉会于巅，故病必腰痛足冷头痛也。胠音区，腋下胁也。

黄脉之至也，大而虚，有积气在腹中，有厥气，名曰厥疝，女子同法。得之疾使四支，汗出当风。黄者，脾色见也。脉大为邪气盛，虚为中气虚。中虚则脾不能运，故有积气在腹中。脾虚则木乘其弱，水无所畏，而肝肾之气上逆，是为厥气。且脾肝肾三经皆结于阴器，故名曰厥疝，而男女无异也。四支皆禀气于脾，疾使之则劳伤脾气而汗易泄，汗泄则表虚而风邪客之，故为是病。黑脉之至也，上坚而大，有积气在小腹与阴，名曰肾痹。得之沐浴清水而卧。黑者，肾色见也。上言尺之上，即尺外以候肾也。肾主下焦，脉坚而且大者，肾邪有余，故主积气在小腹与阴处，因成肾痹。其得于沐浴清水而卧者，以寒湿内侵而气归同类，故病在下焦而邪居于肾。凡相五色之奇脉，面黄目青，面黄目赤，面黄目白，面黄目黑者，皆不死也。凡此色脉之不死者，皆兼面黄，盖五行以土为本，而胃气之犹在也。相，去声。面青目赤，面赤目白，面青目黑，面黑目白，面赤目青，皆死也。此脉色之皆死者，以无黄色。无黄色则胃气已绝，故死。上文言合脉色以图万全,此二节则单言五色,亦可以决死生也。

三十五、经有常色,络无常变素问经络论全

黄帝问曰:夫络脉之见也,其五色各异,青黄赤白黑不同,其故何也? 岐伯对曰:经有常色而络无常变也。经有五行之分,故有常色。络兼阴阳之应,故无常变。**帝曰:经之常色何如? 岐伯曰:心赤肺白肝青脾黄肾黑,皆亦应其经脉之色也。**五藏合于五行,故五色各有所主,而经脉之色亦与本藏相应,是为经之常色。按此节但言五藏而不及六府者,大都经文皆以五藏为主,言五藏则六府在其中矣。凡三阴三阳十二经之常色,皆当以此类推。**帝曰:络之阴阳,亦应其经乎? 岐伯曰:阴络之色应其经,阳络之色变无常,随四时而行也。**此言络有阴阳而色与经应亦有同异也。《脉度篇》曰:经脉为里,支而横者为络,络之别者为孙。故合经络而言,则经在里为阴,络在外为阳。若单以络脉为言,则又有大络孙络在内在外之别。深而在内者是为阴络,阴络近经,色则应之,故分五行以配五藏而色有常也。浅而在外者,是为阳络,阳络浮显,色不应经,故随四时之气以为进退,而变无常也。观《百病始生篇》曰:阳络伤则血外溢,阴络伤则血内溢。其义可知。何近代诸家之注,皆以六阴为阴络,六阳为阳络,岂阳经之络必无常,阴经之络必无变乎? 皆误也。**寒多则凝泣,凝泣则青黑;热多则淖泽,淖泽则黄赤。**此即言阳络之变色也。泣,涩同。淖音闹,濡润也。**此皆常色,谓之无病。五色具见者,谓之寒热。**如前五色之应五藏者,皆常色也。常色者,无病之色也。若五色具见,则阴阳变乱,失其常矣,故为往来寒热之病。**帝曰:善。**

三十六、新病久病，毁伤脉色素问脉要精微论

帝曰：有故病，五藏发动，因伤脉色，各何以知其久暴至之病乎？有故病，旧有宿病也。五藏发动，触感而发也。脉色可辨如下文。**岐伯曰：悉乎哉问也！征其脉小色不夺者，新病也。**征，验也。脉小者邪气不盛，色不夺者形神未伤，故为新病。**征其脉不夺其色夺者，此久病也。**病久而经气不夺者有之，未有病久而形色不变者，故脉不夺而色夺者为久病。**征其脉与五色俱夺者，此久病也。**表里俱伤也。**征其脉与五色俱不夺者，新病也。**表里俱无恙也。**肝与肾脉并至，其色苍赤，当病毁伤，不见血、已见血，湿若中水也。**肝脉弦，肝主筋。肾脉沉，肾主骨。苍者，肝肾之色，青而黑也。赤者，心火之色，心主血也。脉见弦沉而色苍赤者，筋骨血脉俱病，故必当为毁伤也。凡毁伤筋骨者，无论不见血、已见血，其血必凝，其经必滞，气血凝滞，形必肿满，故如湿气在经而同于中水之状。中，去声。

三十七、五藏五色死生素问五藏生成篇

故色见青如草兹者死，兹，滋同。如草滋者，纯于青而色深也。此以土败木贼，全失红黄之气故死。**黄如枳实者死，**黄黑不泽也。**黑如炲者死，**炲，烟煤也。炲音台。**赤如衃血者死，**衃血，死血也，赤紫而黑。衃，铺杯切。**白如枯骨者死，**枯槁无神也。**此五色之见死也。**藏气败于中，则神色夭于外。《三部九候论》曰：五藏已败，其色必夭，夭必死矣。此之谓也。**青如翠羽者生，赤如鸡冠者生，黄如蟹腹者生，白如豕膏者生，黑如乌羽者生，此五色之见生也。**此皆五色之明润光彩者，故见之者生。**生于心如以缟裹朱，生于肺如以缟裹红，生于肝如以缟裹绀，生于脾如以缟裹栝楼实，生于肾如以缟裹紫，此五藏所生之外荣也。**生，生气也，言五藏所生之正色也。缟，

素帛也。以缟裹五物者,谓外皆自净而五色隐然内见也。朱与红皆赤,朱言其深,红言其浅也。绀,青而含赤也。凡此皆五藏所生之正色,盖以气足于中,而后色荣于外者若此。前第三十章精明五色,当与此篇互阅。绀,高暗切。**色味当五藏,白当肺辛,赤当心苦,青当肝酸,黄当脾甘,黑当肾咸。**当,合也。此五色五味之合于五藏者,皆五行之一理也。**故白当皮,赤当脉,青当筋,黄当肉,黑当骨。**肺主皮毛,故白当皮。心主血脉,故赤当脉。肝主筋,故青当筋。脾主肉,故黄当肉。肾主骨,故黑当骨也。

类经七卷

经络类

一、人始生,先成精,脉道通,血气行灵枢经脉篇

雷公问于黄帝曰:禁脉之言:脉当作服,即本经《禁服篇》也。**凡刺之理,经脉为始,营其所行,制其度量,内次五藏,外别六府。愿尽闻其道。**营其所行,言经络之营行也。制其度量,言裁度其分数也。五藏属里,故言内次。六府属表,故言外别。此数语即《禁服篇》之言,但彼次别二字,俱作刺字。详《针刺类》二十九。**黄帝曰:人始生,先成精,**精者,人之水也。万物之生,其初皆水。故《易》曰:天一生水。道家曰:水是三才之母,精为元气之根。《本神篇》曰:故生之来谓之精。《决气篇》曰:两神相搏,合而成形,常先身生,是谓精。故人始生先成精也。**精成而脑髓生。**精藏于肾,肾通于脑,脑者阴也,髓者骨之充也,诸髓皆属于脑,故精成而后脑髓生。**骨为干,**犹木之有干,土之有石,故能立其身。**脉为营,**脉络经营一身,故血气周流不息。**筋为刚,**筋力刚劲,故能约束骨胳,动作强健。**肉为墙,**肉象墙垣,故能蓄藏血气。**皮肤坚而毛发长。**皮肤不坚则气不聚,故万物皮壳无弗坚者,所以固其外也。**谷入于胃,脉道以通,血气乃行。**前言成形始于精,此言养形在于谷。如《营卫生会篇》曰:人受气于谷,谷入于胃,以传于肺,五藏六府,皆以受气,其清者为营,浊者为卫。故脉道通,血气行,此经脉之谓。明经脉之道,则可以决死生,处百病,调虚实,施治疗矣。经脉义连后篇。

二、十二经脉 灵枢经脉篇

雷公曰:愿卒闻经脉之始生。黄帝曰:经脉者,所以能决死生,处百病,调虚实,不可不通。卒,尽也。

肺手太阴之脉,起于中焦,十二经脉所属,肺为手太阴经也。中焦当胃中脘,在脐上四寸之分。手之三阴,从藏走手,故手太阴脉发于此。凡后手三阴经,皆自内而出也。愚按:此十二经者,即营气也。营行脉中,而序必始于肺经者,以脉气流经,经气归于肺,肺朝百脉以行阴阳,而五藏六府皆以受气,故十二经以肺经为首,循序相传,尽于足厥阴肝经而又传于肺,终而复始,是为一周。**下络大肠,**络,联络也。当任脉水分穴之分,肺脉络于大肠,以肺与大肠为表里也。按:十二经相通,各有表里。凡在本经者皆曰属,以此通彼者皆曰络,故在手太阴则曰属肺络大肠,在手阳明则曰属大肠络肺,彼此互更,皆以本经为主也。下文十二经皆放此。**还循胃口,**还,复也。循,巡绕也。自大肠而上,复循胃口。**上膈属肺,**膈,膈膜也。人有膈膜,居心肺之下,前齐鸠尾,后齐十一椎,周围相着,所以遮隔浊气,不使上熏心肺也。属者,所部之谓。**从肺系横出腋下,**肺系,喉咙也。喉以通气,下连于肺。膊之下,胁之上曰腋。腋下,即中府之旁。**下循臑内,**膊之内侧,上至腋,下至肘,嫩耎白肉曰臑,天府侠白之次也。臑,儒、软二音,又奴刀、奴到二切。**行少阴、心主之前,**少阴,心经也。心主,手厥阴经也。手之三阴,太阴在前,厥阴在中,少阴在后也。**下肘中,循臂内,**膊臂之交曰肘中,穴名尺泽。肘以下为臂。内,内侧也。行孔最、列缺、经渠之次。**上骨下廉,入寸口,**骨,掌后高骨也。下廉,骨下侧也。寸口,关前动脉也,即太渊穴处。**上鱼,循鱼际,**手腕之前,大指本节之间,其肥肉隆起形如鱼者,统谓之鱼。寸口之前,鱼之后,曰鱼际穴。**出大指之端;**端,指尖也,即少商穴,手太阳肺经止于此。**其支者,从腕后直出次指内廉出其端**。支者,如木之有枝,此以正经之外而复有旁通之络也。臂掌之交曰腕,此本经别络,从腕后上侧列缺穴直出次指之端,交商阳穴而接乎手阳明经也。此下十二经为病,见《疾病类》第十,与此本出同篇,所当互考。

  大肠手阳明之脉,起于大指次指之端,大肠为手阳明经也。大指次指,即食指之端也,穴名商阳。手之三阳,从手走头,故手阳明脉发于此。凡后手三阳经皆然。**循指上廉,出合谷两骨之间**,循义见前,凡前已注明者后不再注,余放此。上廉,上侧也。凡经脉阳行于外,阴行于内,后诸经皆同。循指上廉,二间、三间也。合谷,穴名。两骨,即大指次指后岐骨间也,俗名虎口。**上入两筋之中**,腕中上侧两筋陷中,阳溪穴也。**循臂上廉,入肘外廉**,循阳溪等穴以上曲池。**上臑外前廉,上肩出髃骨之前廉**,上臑外前廉,行肘髎、五里、臂臑也。肩端骨镙为髃骨,以上肩髃、巨骨也。髃,隅同。**上出于柱骨之会上**,肩背之上,颈项之根,为天柱骨。六阳皆会于督脉之大椎,是为会上。**下入缺盆络肺,下膈属大肠**;自大椎而前,入足阳明之缺盆,络于肺中,复下膈,当脐旁天枢之分属于大肠,与肺相为表里也。**其支者,从缺盆上颈贯颊,入下齿中**,头茎为颈。耳下曲处为颊。颈中之穴,天鼎、扶突也。**还出挟口,交人中,左之右,右之左,上挟鼻口**。人中,即督脉之水沟穴。由人中而左右互交、上挟鼻孔者,自禾髎以交于迎香穴也。手阳明经止于此,乃自山根交承泣穴而接乎足阳明经也。

  胃足阳明之脉,起于鼻之交頞中,胃为足阳明经也。頞,鼻茎也,亦曰山根。交頞,其脉左右互交也。足之三阳,从头走足,故足阳明脉发于此。凡后足三阳经皆然。頞音遏。**旁纳太阳之脉**,纳,入也。足太阳起于目内眦睛明穴,与頞相近,阳明由此下行,故入之也。**下**

循鼻外，入上齿中，鼻外，即承泣、四白、巨髎之分。**还出挟口环唇，下交承浆，**环，绕也。承浆，任脉穴。**却循颐后下廉，出大迎，**腮下为颔。颔中为颐。由地仓以下大迎也。**循颊车，上耳前，过客主人，循发际，至额颅；**颊车，本经穴，在耳下。上耳前，下关也。客主人，足少阳经穴，在耳前。循发际以上头维，至额颅，会于督脉之神庭。额颅，发际前也。**其支者，从大迎前下人迎，循喉咙，入缺盆，下膈属胃络脾；**人迎、缺盆，俱本经穴。属胃，谓本经之所属也。络脾，胃与脾为表里也。此支自缺盆入内下膈，当上脘中脘之分，属胃络脾。**其直者，从缺盆下乳内廉，**直者，直下而外行也。从缺盆下行气户等穴，以至乳中、乳根也。**下挟脐，**天枢等穴也。**入气街中；**自外陵等穴下入气街，即气冲也，在毛际两旁鼠蹊上一寸。**其支者，起于胃口，下循腹里，下至气街中而合，**胃口，胃之下口，当下脘之分，《难经》谓之幽斗者是也。循腹里，过足少阴肓腧之外，此即上文支者之脉，由胃下行，而与直者复合于气街之中也。**以下髀关，抵伏兔，下膝膑中，下循胫外廉，下足跗，入中指内间；**髀，股也。抵，至也。髀关、伏兔，皆膝上穴名。自此由阴市诸穴以下，膝盖曰膑，胻骨曰胫，足面曰跗。此三者，即犊鼻、巨虚、冲阳等穴之次。乃循内庭入中指内间而出厉兑，足阳明经止于此。厉兑义详本穴条下。髀，并米切，又音比。膑，频、牝二音。胫，形敬切。跗，附、孚二音。**其支者，下廉三寸而别，下入中指外间；其支者，别跗上，入大指间出其端。**廉，上廉也。下廉三寸，即丰隆穴。是为阳明别络，故下入中指外间。又其支者，自跗上冲阳穴次，别行入大指间，斜出足厥阴行间之次，循大指出其端，而接乎足太阴经也。

　　脾足太阴之脉，起于大指之端，脾为足太阴经也，起于足大指端隐白穴。足之三阴，从足走腹，故足太阴脉发于此。凡后足三阴经皆然。**循指内侧白肉际，过核骨后，上内踝前廉，**循指内侧白肉际，行大都、太白等穴。核骨,即大指本节后内侧圆骨也。滑氏言为孤拐骨者非,盖孤拐即名踝骨,古有击踝之说,即今北人所谓打孤拐也。核骨惟一,踝骨则有内外之分。滑氏以足跟骨为踝者亦非,盖彼曰跟踵,非踝也。踝,胡寡切。**上踹内,循胫骨后,交出厥阴之前,**踹,足肚也,亦名腓肠。本经自漏谷上行,交出厥阴之前,即地机、阴陵泉也。踹,本经与腨通用,音篆。盖踹本音煆,《玉篇》以足跟为踹。**上膝股内前廉,**股,大腿也,一曰髀内为股。前廉,上侧也,当血海、箕门之次。**入腹属脾络胃,**自冲门穴入腹内行。脾与胃为表里,故于中脘、下脘之分,属脾络胃也。**上膈挟咽,连舌本,散舌下;**咽以咽物,居喉之后。自胃脘上行至此,连舌本,散舌下而终。本,根也。**其支者,复从胃别上膈,注心中。**足太阴外行者,由腹之四行,上府舍、腹结等穴,散于胸中,而止于大包。其内行而支者,自胃脘别上膈,注心中,而接乎手少阴经也。

  心手少阴之脉,起于心中,心为手少阴经,故脉发于心中。**出属心系,**心当五椎之下,其系有五,上系连肺,肺下系心,心下三系连脾肝肾,故心通五藏之气而为之主也。**下膈络小肠;**心与小肠为表里,故下膈当脐上二寸、下脘之分络小肠也。**其支者,从心系上挟咽,系目系;**支者,从心系出任脉之外,上行挟咽,系目系,以合于内眦。**其直者,复从心系却上肺,下出腋下,**直者,经之正脉也。此自前心系复上肺,由足少阳渊腋之次出腋下,上行极泉穴,手少阴经行于外者始此。**下循臑内后廉,行太阴、心主之后,**臑内后廉,青灵穴也。手之三阴,少阴居太阴、厥阴之后。**下肘内,循臂内后廉,**少海、灵道等穴也。**抵掌后锐骨之端,**手腕下踝为锐骨,神门穴也。**入掌内后廉,循小指之内出其端。**少府、少冲也。手少阴经止于此,乃交小指外侧,而接乎手太阳经也。滑氏曰:心为君主之官,尊于他藏,故其交经接受,不假支别云。

小肠手太阳之脉,起于小指之端,小肠为手太阳经也,起于小指外侧端少泽穴。循手外侧,上腕,出踝中,前谷、后溪、腕骨等穴也。直上循臂骨下廉,出肘内侧两筋之间,循臂骨下廉阳谷等穴,出肘内侧两骨尖陷中,小海穴也。此处捺之,应于小指之上。上循臑外后廉,行手阳明、少阳之外。出肩解,绕肩胛,交肩上,肩后骨缝曰肩解,即肩贞穴也。肩胛,臑腧、天宗等处也。肩上,秉风、曲垣等穴也。左右交于两肩之上,会于督脉之大椎。滑氏曰:脊两旁为膂,膂上两角为肩解,肩解下成片骨为肩胛,即肩骨也。胛音甲。入缺盆络心,自缺盆由胸下行,入膻中络心,心与小肠为表里也。循咽下膈,抵胃属小肠;自缺盆之下,循咽下膈,抵胃下行,当脐上二寸之分属小肠,此本经之行于内者。其支者,从缺盆循颈上颊,至目锐眦,却入耳中;其支行于外者,出缺盆,循颈中之天窗,上颊后之天容,由颧髎以入耳中听宫穴也,手太阴经止于此。眦音资。其支者,别颊上䪼抵鼻,至目内眦,斜络于颧。目下为䪼。目内角为内眦。颧,即颧骨下颧髎穴,手太阳自此交目内眦,而接乎足太阳经也。䪼音拙。颧音权。

膀胱足太阳之脉,起于目内眦,膀胱为足太阳经也,起于目内眦睛明穴。上额交巅;由攒竹上额,历曲差、五处等穴,自络却穴左右斜行,而交于项巅之百会。其支者,从巅至耳上角;其支者由百会旁行,至耳上角,过足少阳之曲鬓、率谷、天冲、浮白、窍阴、完骨,故此六穴者皆为足太阳、少阳之会。其直者,从巅入络脑,自百会行通天、络却、玉枕,入络于脑中也。还出别下项,循肩髆内,挟脊抵腰中,自脑复出别下项,由天柱而下会于督脉之大椎、陶道,却循肩髆内分作四行而下。此节言内两行者,夹脊两旁,各相去一寸半,自大杼行风门及藏府诸腧而抵腰中等穴也。中行椎骨曰脊。臀骨上曰腰。髆音博。入循膂,络肾属膀胱;自腰中入膂,络肾,前属膀胱,肾与膀胱为表里也。夹脊两旁之肉曰膂。膂音旅。**其支者,从腰中下挟脊,贯臀入腘中;**从腰中循髋骨下夹脊,历四髎穴,贯臀之会阳,下行承扶、殷门、浮郄、委阳,入腘之委中也。尻旁大肉曰臀。膝后曲处曰腘。臀音屯。腘音国。髎音辽。**其支者,从髆内左右别下贯胛,挟脊内,**此支言肩髆内、大杼下,外两行也。左右贯胛,去脊各三寸别行,历附分、魄户、膏肓等穴,挟脊下行,由秩边而过髀枢也。**过髀枢,循髀外,从后廉下合腘中,**过髀枢,会于足少阳之环跳,循髀外后廉,去承扶一寸五分之间下行,复与前之入腘中者相合。**以下贯踹内,出外踝之后,循京骨,至小指外侧。**贯踹内者,由合阳以下承筋、承山等穴也。出外踝之后,昆仑、仆参等穴也。小指本节后大骨曰京骨。小指外侧端曰至阴,足太阳经穴止此,乃交于小指之下,而接乎足少阴经也。踹,腨同。

肾足少阴之脉,起于小指之下,邪走足心,肾为足少阴经也。起于小指下,斜走足心之涌泉穴。邪,斜同。**出于然谷之下,循内踝之后,别入跟中,**然谷,在内踝前大骨下。内踝之后别入跟中,即太溪、大钟等穴。**以上踹内,出腘内廉,**自复溜、交信,过足太阴之三阴交,以上踹内之筑宾,出腘内廉之阴谷。**上股内后廉贯脊,属肾络膀胱;**上股内后廉,结于督脉之长强,以贯脊中而后属于肾,前当关元中极之分而络于膀胱,以其相为表里也。滑氏曰:由阴谷上股内后廉贯脊,会于脊之长强穴,还出于前,循横骨、大赫、气穴、四满、中注、肓俞,当肓俞之所脐之左右属肾,下脐,过关元、中极而络膀胱也。**其直者,从肾上贯肝膈,入肺中,循喉咙,挟舌本;**滑氏曰:其直行者,从肓俞属肾处上行,循商曲、石关、阴都、通谷诸穴,贯肝,上循幽门上膈,历步廊入肺中,循神封、灵墟、神藏、彧中、俞府而上循喉咙,并人迎,挟舌本而终也。愚按:足少阴一经,考之本篇及《经别》《经筋》等篇,皆言由脊里,上注心肺而散于胸中。惟《骨空论》曰:冲脉者,起于气街,并少阴之经,侠齐上行,至胸中而散。故《甲乙经》于俞府、或中、神藏、灵墟、神封、步廊等穴,皆云足少阴脉气所发;幽门、通谷、阴都、石关、商曲、肓俞、中注、四满、气穴、大赫、横骨十一穴,皆云冲脉足少阴之会。故滑氏之注如此,实本于《甲乙》《铜人》诸书,而《甲乙》等书实本之《骨空论》也。**其支者,从肺出络心,注胸中。**其支者,自神藏之际,从肺络心注胸中,以上俞府诸穴,足少阴经止于此,而接乎手厥阴经也。胸中,当两乳之间,亦曰膻中。

心主手厥阴心包络之脉,起于胸中,心主者,心之所主也。心本手少阴,而复有手厥阴者,心包络之经也。如《邪客篇》曰:心者,五藏六府之大主也。诸邪之在心者,皆在心之包络。包络者,心主之脉也。其脉之出入屈折,行之疾徐,皆如手少阴心主之脉行也。故曰心主手厥阴心包络之脉。胸中义见上文。滑氏曰:或问:手厥阴经曰心主,又曰心包络何也? 曰:君火以明,相火以位。手厥阴代君火行事,以用而言,故曰手心主,以经而言,则曰心包络,一经而二名,实相火也。**出属心包络,下膈,历络三膲;**心包络,包心之膜络也。包络为心主之外卫,三膲为藏府之外卫,故为表里而相络。诸经皆无历字,独此有之,盖指上中下而言,上即膻中,中即中脘,下即脐下,故任脉之阴交穴为三膲募也。膲,焦通用。**其支者,循胸出胁,下腋三寸,**胁上际为腋。腋下三寸,天池也,手厥阴经穴始此。**上抵腋下,循臑内,行太阴少阴之间,**上抵腋下之天泉,循臑内行太阴、少阴之间,以手之三阴,厥阴在中也。**入肘中,下臂行两筋之间,**入肘中,曲泽也。下臂行两筋之间,郄门、间使、内关、大陵也。**入掌中,循中指出其端;**入掌中,劳宫也。中指端,中冲也,手厥阴经止于此。**其支者,别掌中,循小指次指出其端。**小指次指,谓小指之次指,即无名指也。其支者,自劳宫别行名指端,而接乎手少阳经也。

三焦手少阳之脉,起于小指次指之端,三焦,手少阳经也。起于无名指端关冲穴。**上出两指之间,**即小指次指之间液门、中渚穴也。**循手表腕,出臂外两骨之间,**手表之腕,阳池也。臂外两骨间,外关、支沟等穴也。**上贯肘,循臑外,上肩而交出足少阳之后,**上贯肘之天井,循臑外,行手太阳之前,手阳明之后,历清冷渊、消泺、臑会上肩髎,过足少阳之肩井,自天髎而交出足少阳之后也。**入缺盆,布膻中,散络心包,下膈,循属三焦;**其内行者入缺盆,复由足阳明之外,下布膻中,散络心包,相为表里,乃自上焦下膈,循中焦下行,并足太阳之正入络膀胱以约下焦,故足太阳经委阳穴为三焦下辅腧也。详见后十六。**其支者,从膻中上出缺盆,上项,系耳后,直上出耳上角,以屈下颊至䪼;**其支行于外者,自膻中上行,出缺盆,循天髎上项,会于督脉之大椎,循天牖,系耳后之翳风、瘈脉、颅息,出耳上角之角孙,过足少阳之悬厘、颔厌,下行耳颊至䪼会于手太阳颧髎之分。䪼,音拙,目下也。**其支者,从耳后入耳中,出走耳前,过客主人前交颊,至目锐眦。**此支从耳后翳风入耳中,过手太阳之听宫,出走耳前之耳门,过足少阳之客主人,交颊,循和髎,上丝竹空,至目锐眦,会于瞳子髎穴,手少阳经止于此,而接乎足少阳经也。

　　胆足少阳之脉,起于目锐眦,胆为足少阳经也。起于目锐眦瞳子髎穴。目之外角曰锐眦。**上抵头角,下耳后,**自目锐眦,由听会、客主人上抵头角,循颔厌,下悬颅、悬厘,从耳上发际入曲鬓、率谷,历手少阳之角孙外折下耳后,行天冲、浮白、窍阴、完骨,又自完骨外折上行,循本神,前至阳白,复内折上行,循临泣、目窗、正营、承灵、脑空,由风池而下行也。**循颈行手少阳之前,至肩上,却交出手少阳之后,入缺盆;**自风池循颈,过手少阳之天牖,行少阳之前,下至肩上,循肩井,复交出手少阳之后,过督脉之大椎,会于手太阳之秉风,而前入于足阳明缺盆之外。**其支者,从耳后入耳中,出走耳前,至目锐眦后;**其支者,从耳后颞颥间,过手少阳之翳风,入耳中,过手太阳之听宫,出走耳前,复自听会至目锐眦后瞳子髎之分。**其支者,别锐眦,下大迎,合于手少阳,抵于颇**,其支者,别自目外眦瞳子髎,下足阳明大迎之次,由手少阳之丝竹、和髎而下抵于颇也。**下加颊车,下颈合缺盆**,其下于足阳明者,合于下关,乃自颊车下颈,循本经之前,与前之入缺盆者相合,以下胸中。**以下胸中,贯膈络肝属胆,循胁里,出气街,绕毛际,横入髀厌中**;其内行者,由缺盆下胸,当手厥阴天池之分贯膈,足厥阴期门之分络肝,本经日月之分属胆,而相为表里,乃循胁里,由足厥阴之章门下行,出足阳明之气街,绕毛际,合于足厥阴,以横入髀厌中之环跳穴也。**其直者,从缺盆下腋,循胸过季胁,下合髀厌中**,其直下而行于外者,从缺盆下腋循胸,历渊腋、辄筋、日月过季胁,循京门、带脉等穴下行,由居髎入足太阳之上髎、中髎、下髎下行,复与前之入髀厌者相合。**以下循髀阳,出膝外廉,下外辅骨之前**,髀阳,髀之外侧也。辅骨,膝下两旁高骨也。由髀阳行太阳阳明之中,历中渎、阳关、出膝外廉,下外辅骨之前,自阳陵泉以下阳交等穴也。**直下抵绝骨之端,下出外踝之前,循足跗上,入小指次指之间**;外踝上骨际曰绝骨。绝骨之端,阳辅穴也。下行悬钟,循足面上之丘墟、临泣等穴,乃入小指次指之间,至窍阴穴,足少阳经止于此。**其支者,别跗上,入大指之间,循大指岐骨内出其端,还贯爪甲,出三毛**。足大指次指本节后骨缝为岐骨。大指爪甲后二节间为三毛。其支者自足跗上别行入大指,循岐骨内,出大指端,还贯入爪甲,出三毛,而接乎足厥阴经也。

　　肝足厥阴之脉,起于大指丛毛之际,肝为足厥阴经也。起于足大指,去爪甲横纹后,从毛际大敦穴。丛毛,即上文所谓三毛也。**上循足跗上廉,去内踝一寸**,足跗上廉,行间、太冲也。内踝前一寸,中封也。**上踝八寸,交出太阴之后,上腘内廉**,上踝过足太阴之三阴交,历蠡沟、中都,复上一寸,交出太阴之后,上腘内廉,至膝关、曲泉也。**循股阴,入毛中,过阴器**,股阴,内侧也。循股内之阴包、五里、阴廉,上会于足太阴之冲门、府舍,入阴毛中之急脉,遂左右相交,环绕阴器,而会于任脉之曲骨。**抵小腹,挟胃属肝络胆**,自阴上入小腹,会于任脉之中极、关元,循章门至期门之所挟胃属肝,下足少阳日月之所络胆,而肝胆相为表里也。**上贯膈,布胁肋**,自期门上贯膈,行足太阴食窦之外,大包之里,散布胁肋,上足少阳渊腋、手太阴云门之下,足厥阴经穴止于此。**循喉咙之后,上入颃颡,连目系,上出额,与督脉会于巅**;颃颡,咽颡也。目内深处为目系。其内行而上者,自胁肋间,由足阳明人迎之外,循喉咙之后入颃颡,行足阳明大迎、地仓、四白之外,内连目系,上出足少阳阳白之外,临泣之里,与督脉相合于顶巅之百会。**其支者,从目系下颊里,环唇内**;此支者,从前目系之分,下行任脉之外,本经之里,下颊里,交环于口唇之内。**其支者,复从肝别贯膈,上注肺**。又其支者,从前期门属肝所行足太阴食窦之外,本经之里,别贯膈,上注于肺,下行至中焦,挟中脘之分,复接于手太阴肺经,以尽十二经之一周,终而复始也。

三、十二经离合 灵枢经别篇全

黄帝问于岐伯曰:余闻人之合于天道也,内有五藏以应五音、五色、五时、五味、五位也;外有六府以应六律,六律建阴阳诸经而合之十二月、十二辰、十二节、十二经水、十二时、十二经脉者,此五藏六府之所以应天道。此言人身藏府经脉,无非合于天道者。五音五色等义,见《藏象类》。六律义,见《附翼》律原。十二月等义,俱详载《图翼》中。**夫十二经脉者,人之所以生,病之所以成,人之所以治,病之所以起,学之所始,工之所止也,粗之所易,上之所难也。请问其离合出入奈何?** 经脉者,藏府之枝叶;藏府者,经脉之根本。知十二经脉之道,则阴阳明,表里悉,气血分,虚实见,天道之逆从可察,邪正之安危可辨。凡人之生，病之成，人之所以治，病之所以起，莫不由之。故初学者必始于此，工之良者亦止于此而已。第粗工忽之，谓其寻常易知耳；上工难之，谓其应变无穷也。十二经脉已具前《经脉篇》，但其上下离合、内外出入之道犹有未备，故此复明其详。然《经脉篇》以首尾循环言，故上下起止有别；此以离合言，故但从四末始。虽此略彼详，然义有不同，所当参阅。**歧伯稽首再拜曰：明乎哉问也！此粗之所过，上之所息也。请卒言之。**过犹经过，谓忽略不察也。息如止息，谓必所留心也。

足太阳之正，别入于腘中，其一道下尻五寸别入于肛，属于膀胱，散之肾，循膂当心入散；直者，从膂上出于项，复属于太阳，此为一经也。足少阴之正，至腘中别走太阳而合，上至肾，当十四椎出属带脉；直者，系舌本，复出于项，合于太阳，此为一合。成以诸阴之别，皆为正也。此膀胱与肾为表里，故其经脉相为一合也。足太阳之正，入腘中，与少阴合而上行；其别一道下尻五寸，当承扶之次，上入肛门，内行腹中，属于膀胱，散于肾，循膂当心入散，上出于项，而复属于本经太阳，此内外同为一经也。足少阴之正，自腘中合于太阳，内行上至肾，当十四椎旁肾俞之次，出属带脉，其直者上系舌本，复出于项，合于太阳，是为六合之一也。然有表必有里，有阳必有阴，故诸阳之正，必成于诸阴之别，此皆正脉相为离合，非旁通交会之谓也。余放此。尻，开高切。肛音工，又好刚切。

足少阳之正，绕髀入毛际，合于厥阴；别者，入季胁之间，循胸里属胆，散之上肝，贯心，以上挟咽，出颐颔中，散于面，系目系，合少阳于外眦也。

足厥阴之正，别跗上，上至毛际，合于少阳，与别俱行，此为二合也。此胆肝二经为表里，经脉相为一合也。足少阳绕髀阳，入毛际，与足厥阴合。其内行而别者，乃自季胁入胸属胆，散之上肝，由肝之上系贯心，上挟咽，自颐颔中出，散于面，上系目系，复合少阳本经于目外眦瞳子髎也。足厥阴之正，别足跗内行，上至阴毛之际，合于足少阳，与别者俱行，上布胁肋，是为六合之二也。颐音移。颔，何敢切。

　　足阳明之正，上至髀，入于腹里，属胃，散之脾，上通于心，上循咽出于口，上頞颇，还系目系，合于阳明也。

　　足太阴之正，上至髀，合于阳明，与别俱行，上结于咽，贯舌中，此为三合也。此胃脾二经表里相为一合也。足阳明上至髀关，其内行者，由气街入腹里，属于胃，散于脾，上通于心，循咽出于口，上颐颇，入承泣之次，系目系为目下网，以合于阳明本经也。足太阴之正，上股内，合于足阳明，与别者俱行，上咽贯舌，是为六合之三也。颏音遏。颇音拙。

　　手太阳之正，指地，别于肩解，入腋走心，系小肠也。

　　手少阴之正，别入于渊腋两筋之间，属于心，上走喉咙，出于面，合目内眦，此为四合也。此小肠与心表里经脉相为一合也。指地者，地属阴，居天之内。手太阳内行之脉，别于肩解，入腋走心，系于小肠，皆自上而下，自外而内，故曰指地。《经脉篇》言交肩上，入缺盆络心；此言别于肩解，入腋走心。盖前后皆有入心之脉。手少阴之正，自腋下三寸足少阳渊腋之次，行两筋之间，内属于心，与手太阳入腋走心者合，乃上行挟于咽，出于面，合于目内眦，是当与足太阳睛明相会矣。此六合之四也。

　　手少阳之正，指天，别于巅，入缺盆，下走三焦，散于胸中也。

　　手心主之正，别下渊腋三寸入胸中，别属三焦，出循喉咙，出耳后，合少阳完骨之下，此为五合也。此三焦心主表里经脉相为一合也。指天者，天属阳，运于地之外。手少阳之正，上别于巅，入缺盆，下走三焦，散于胸中，包罗藏府之外，故曰指天。手厥阴之正，其别而内行者，与少阴之脉，同自腋下三寸，足少阳渊腋之次，入胸中，属于三焦，乃出循喉咙，行耳后，合手足少阳于完骨之下，此六合之五也。

手阳明之正，从手循膺乳，别于肩髃，入柱骨，下走大肠，属于肺，上循喉咙，出缺盆，合于阳明也。

手太阴之正，别入渊腋少阴之前，入走肺，散之大肠，上出缺盆，循喉咙，复合阳明，此六合也。此大肠与肺为表里，经脉相为一合也。手阳明之正，循胸前膺乳之间，其内行者，别于肩髃，入柱骨，出缺盆下走大肠，属于肺。其上者，循喉咙，复出缺盆，而合于阳明本经也。手太阴之正，其内行者，自天府别入渊腋，由手少阴心经之前入内走肺，散之大肠。其上行者，出缺盆，循喉咙，复合于手阳明经。以上共十二经，是为六合也。

四、十二经筋结支别 灵枢经筋篇

足太阳之筋，起于足小指，上结于踝，邪上结于膝，足太阳之筋，起于足小指爪甲之侧，即足太阳经脉所止之处，至阴穴次也。循足跗外侧上结于外踝昆仑之分，乃邪上附阳而结于膝腘之分。结，聚也。凡后十二经筋所起所行之次，与十二经脉多相合，其中有小异者，乃其支别，亦互相发明耳。独足之三阴，则始同而终不同也，所当并考。愚按：十二经脉之外，而复有所谓经筋者何也？盖经脉营行表里，故出入藏府，以次相传；经筋联缀百骸，故维络周身，各有定位。虽经筋所行之部，多与经脉相同；然其所结所盛之处，则惟四肢谿谷之间为最，以筋会于节也。筋属木，其华在爪，故十二经筋皆起于四肢指爪之间，而后盛于辅骨，结于肘腕，系于膝关，联于肌肉，上于颈项，终于头面，此人身经筋之大略也。筋有刚柔，刚者所以束骨，柔者所以相维，亦犹经之有络，纲之有纪，故手足项背直行附骨之筋皆坚大，而胸腹头面支别横络之筋皆柔细也。但手足十二经之筋又各有不同者，如手足三阳行于外，其筋多刚，手足三阴行于内，其筋多柔。而足三阴、阳明之筋皆聚于阴器，故曰前阴者，宗筋之所聚，此又筋之大会也。然一身之筋，又皆肝之所生，故惟足厥阴之筋络诸筋，而肝曰罢极之本，此经脉经筋之所以异也。**其下循足外踝，结于踵，上循跟，结于腘；**其下，足跗之下也。踵即足跟之突出者，跟即踵上之鞕筋处也，乃仆参申脉之分。结于腘，委中也。腘音国。鞕，硬同。**其别者结于踹外，上腘中内廉，与腘中并，**此即大筋之旁出者，别为柔耎短筋，亦犹木之有枝也。后凡言别者、支者皆放此。此支自外踝别行，由足腨肚之下尖处，行少阳之后，结于腨之外侧络穴飞阳之分，乃上腘内廉，合大筋于委中而一之也。**上结于臀，**尾骶骨旁，会阳之分也。臀音屯。**上挟脊上项；**夹脊背，分左右上项，会于督脉之陶道、大椎，此皆附脊之刚筋也。**其支者，别入结于舌本；**其支者，自项别入内行，与手少阳之筋结于舌本，散于舌下。自此以上，皆柔耎之筋而散于头面。**其直者，结于枕骨，上头下颜，结于鼻；**其直者，自项而上，与足少阴之筋，合于脑后枕骨间，由是而上过于头，前下于颜，以结于鼻下之两旁也。额上曰颜。**其支者，为目上网，下结于頄；**网，纲维也，所以约束目睫、司开阖者也。目下曰頄，即颧也。此支自通顶入脑者下属目本，散于目上，为目上网，下行者结于頄，与足少阳之筋合。頄音求。**其支者，从腋后外廉，结于肩髃；**又其支者，从挟脊，循腋后外廉，行足少阳之后，上至肩，会手阳明之筋，结于肩髃。**其支者，入腋下，上出缺盆，上结于完骨；**此支后行者，从腋后走腋下，向前邪出阳明之缺盆，乃从耳后直上，会手太阳、足少阳之筋，结于完骨。完骨，耳后高骨也。**其支者，出缺盆，邪上出于頄。**此支前行者，同前缺盆之筋岐出，别上颐颔，邪行出于頄，与前之下结于頄者相合也。此下仍有十二经筋病刺法，见《疾病类》六十九,与此本出同篇,所当互考。

足少阳之筋,起于小指次指,上结外踝,上循胫外廉,结于膝外廉;小指次指,即第四指窍阴之次也。外踝,丘墟之次。胫外廉,外丘、阳交之次。膝外廉,阳陵泉、阳关之次。此皆刚筋也。胫,奚敬切。**其支者,别起外辅骨,上走髀,前者结于伏免之上,后者结于尻;**膝下两旁突出之骨曰辅骨。膝上六寸起肉曰伏免。尾骶骨曰尻。此支自外辅骨上走于髀,分为二岐,前结于阳明之伏免,后结于督脉之尻,至此刚柔相制,所以联臀膝而运枢机也。髀,并米切,又音比。尻,开高切。**其直者,上乘䏚季胁,上走腋前廉,系于膺乳,结于缺盆;**季胁下两旁㽲处曰䏚。胸上两旁高处曰膺。此直者,自外辅骨走髀,由髀枢上行乘䏚,循季胁上走腋,当手太阴之下,出腋前廉,横系于胸乳之分,上结于缺盆,与手太阴之筋相合,皆刚筋也。䏚音秒,一作眇,《五音篇》曰少也,盖其处少骨之义。**直者,上出腋,贯缺盆,出太阳之前,循耳后,上额角,交巅上,下走颔,上结于颊;**此直者,自上走腋处直上出腋,贯于缺盆,与上之结于缺盆者相合,乃行足太阳经筋之前,循耳上额角,交太阳之筋于巅上,复从足阳明头维之分走耳前,下腮颔,复上结于颊。颔,何敢切,腮下也,云燕颔者即此。**支者,结于目眦为外维。**此支者,从颧上斜趋结于目外眦,而为目之外维,凡人能左右盼视者,正以此筋为之伸缩也。按本篇有曰从左之右,右目不开,上过右角,并𫏋脉而行,左络于右等义,详《疾病类》六十九。

足阳明之筋,起于中三指,结于跗上,邪外上加于辅骨,上结于膝外廉,直上结于髀枢,上循胁属脊;中三指,即足之中指,厉兑之旁也。结于跗上衡阳之次,乃从足面邪行,出太阴、少阳两筋之间,上辅骨,结于膝之外廉,直上髀枢,行少阳之前,循胁向后,内属于脊。**其直者,上循骭,结于膝;其支者,结于外辅骨,合少阳;**骭,足胫骨也。其直者，自跗循骭，结于膝下外廉三里之次，以上膝膑中。其支者，自前跗上邪外上行，结于外辅骨阳陵泉之分，与少阳相合。骭音干。**其直者，上循伏兔，上结于髀，聚于阴器，上腹而布，**此直者，由膝膑直上，循伏兔、髀关之分，结于髀中，乃上行聚于阴器，阴阳总宗筋之会，会于气街而阳明为之长也。乃自横骨之分，左右夹行，循天枢、关门等穴，而上布于腹，此上至颈，皆刚筋也。**至缺盆而结，上颈，上挟口，合于頄，下结于鼻，上合于太阳，太阳为目上网，阳明为目下网；**自缺盆上颈中人迎穴，乃循颐颊上挟口吻，与阳跷会于地仓，上合于颧髎，下结于鼻旁，复上睛明穴合于足太阳。太阳细筋，散于目上，故为目上网；阳明细筋，散于目下，故为目下网。**其支者，从颊结于耳前。**其支者，自颐颊间上结耳前，会于足少阳之上关、颔厌，上至头维而终也。

足太阴之筋，起于大指之端内侧，上结于内踝；大指之端内侧，隐白也。循核骨而上，结于内踝下商丘之次。**其直者，络于膝内辅骨，上循阴股，结于髀，聚于阴器，**络当作结。此自内踝直上，结于膝内辅骨阴陵泉之次。股之内侧曰阴股。结于髀，箕门之次也。乃上横骨两端，与足厥阴会于冲门，横绕曲骨，并足少阴阳明之筋而聚于阴器，皆刚筋也。**上腹，结于脐，循腹里，结于肋，散于胸中；其内者，著于脊。**其前行者，自阴器上腹，会手少阴之筋结于脐，循腹里由大横、腹哀之次结于肋，乃散为柔细之筋上行，布于胸中胸乡、大包之次。其内行者，由阴器宗筋之间，并阳明少阴之筋而上著于脊。

足少阴之筋，起于小指之下，并足太阴之筋，邪走内踝之下，结于踵，与太阳之筋合，而上结于内辅之下，足少阴之筋，起小指下，邪趋足心，又邪趋内侧，上然谷，并足太阴商丘之次，走内踝之下，结于根踵之间，与太阳之筋合，由踵内侧上行，结于内辅骨下阴谷之次。**并太阴之筋，而上循阴股，结于阴器，**自内辅并太阴之筋，上循阴股，上横骨，与太阴、厥阴、阳明之筋合，而结于阴器，皆刚筋也。**循脊内，挟脊上至项，结于枕骨，与足太阳之筋合。**自阴器内行，由子宫上系肾间，并冲脉循脊两旁，挟脊上至项，与足太阳之筋合，结于枕骨，内属髓海。脊音旅。

足厥阴之筋，起于大指之上，上结于内踝之前，大指上三毛际，大敦次也。行跗上，与足太阴之筋并行，结于内踝前中封之次。**上循胫，上结内辅之下，上循阴股，结于阴器，络诸筋。**由内踝上足胫，循三阴交之分上行，并足少阴之筋，上结于内辅骨下曲泉之次，复并太阴之筋，上循阴股中五里、阴廉之分，上急脉而结于阴器。阴器者，合太阴、厥阴、阳明、少阴之筋，以及冲、任、督之脉皆聚于此，故曰宗筋。厥阴属肝，肝主筋，故络诸筋而一之，以成健运之用。

手太阳之筋，起于小指之上，结于腕，上循臂内廉，结于肘内锐骨之后，弹之应小指之上，入结于腋下；手小指之上外侧，少泽穴也。上行结于手腕外侧腕骨、阳谷之次，上循臂内侧，结于肘下锐骨之后，小海之次。但于肘尖下两骨罅中，以指捺其筋，则痠麻应于小指之上，是其验也。又由肘上臑外廉，入结于后腋之下，此皆刚筋也。**其支者，后走腋后廉，上绕肩胛，循颈出走太阳之前，结于耳后完骨；**其支者，自腋下与足太阳之筋合，走腋后廉，上绕肩胛，行肩外腧、肩中腧，循颈中天窗之分，出走太阳经筋自缺盆出者之前，同上结于耳后完骨之次也。**其支者，入耳中；直者，出耳上，下结于颔，上属目外眦。**此支者，自颈上曲牙，入耳中听宫之分。其直者，上行出耳上，会于手少阳角孙之次。其前而下者，循颐结于颔，与手阳明之筋合。其前而上者，属目外眦瞳子髎之次，与手足少阳之筋合也。

手少阳之筋，起于小指次指之端，结于腕中，循臂结于肘，上绕臑外廉，上肩走颈，合手太阳；小指次指之端，无名指关冲之次也。上结于手腕之阳池，循臂外关、支沟之次，出臂上两骨间结于肘，自肘上臑外廉，由臑会行太阳之里，阳明之外，上肩髃，走颈中天牖之分，与手太阳之筋合，此皆刚筋也。**其支者，当曲颊，入系舌本**；其支者，自颈中当曲颊下入系舌本，与足太阳之筋合。**其支者，上曲牙，循耳前，属目外眦，上乘颌，结于角**。又支者，自颊行曲牙，会足阳明之筋，循耳前上行，与手太阳、足少阳之筋屈曲交绾，而会于耳上之角孙，乃属目外眦而复会于瞳子髎之次。颌当作额，盖此筋自耳前行外眦，与三阳交会，上出两额之左右，以结于额之上角也。

  手阳明之筋，起于大指次指之端，结于腕，上循臂，上结于肘外，上臑，结于髃；大指次指之端，食指尖商阳之次也。历合谷，结于腕上阳溪之次，循臂上廉，又结于肘外肘髎之次，乃上臑会与足太阳之筋合，结于肩髃，此皆刚筋也。**其支者，绕肩胛，挟脊**；此支自肩髃屈曲后行，绕肩胛，与手足太阳之筋合而挟于脊。**直者，从肩髃上颈**；此直者自肩髃，行巨骨，上颈中天鼎、扶突之次。**其支者，上颊，结于頄**；此支者，自颈上颊入下齿中，上结于手太阳颧髎之分。**直者，上出手太阳之前，上左角，络头，下右颔**；此直者，自颈出手太阳天窗、天容之前，行耳前上额左角络头，以下右颔。此举左而言，则右在其中，亦如经脉之左之右右之左也。故右行者，亦上额右角，交络于头，下左颔，以合于太阳、少阳之筋。

  手太阴之筋，起于大指之上，循指上行，结于鱼后，行寸口外侧，手大指上，少商之次也。鱼后，鱼际也。寸口外侧，即列缺之次。**上循臂，结肘中，上臑内廉，入腋下**，上循臂结于肘中尺泽之次，上臑内廉天府之次，乃横入腋下，与手少阴之筋合，此上皆刚筋也。**出缺盆，结肩前髃**，此自腋下上出缺盆，行肩上三阳之前，而结于肩之前髃也。**上结缺盆，下结胸里，散贯贲，合贲，下抵季胁**。此上行者，自腋而上，并足三阳之筋上结于缺盆。下行者，自腋入胸，结于胸里，散贯于胃上口贲门之分，与手厥阴之筋合，下行抵季胁，与足少阳、厥阴之筋合也。愚按:四十四难七冲门者,胃为贲门。杨玄操云:贲者膈也,胃气之所出,胃出谷气以传于肺,肺在膈上,故胃为贲门。详此则经络之行于三焦,藏府之列于五内,其脉络相贯之处,在上焦则联于咽喉,中焦则联于贲膈,下焦则联于二阴,舍此三处,无所连属矣。贲音秘,又音奔。

手心主之筋,起于中指,与太阴之筋并行,结于肘内廉,中指端,中冲之次也。循指入掌中,至掌后大陵之次,并手太阴之筋,上结于肘内廉曲泽之次。**上臂阴,结腋下,下散前后挟胁;**上臂阴天泉之次,由曲腋间并太阴之筋结于腋下,当天池之次下行,前后布散挟胁,联于手太阴、足少阳之筋。此经自掌至腋,皆刚筋也。**其支者,入腋,散胸中,结于臂。**此支者,自天池之分,入腋内,散于胸中。臂当作贲,盖此支并太阴之筋入散胸中,故同结于贲也。

手少阴之筋,起于小指之内侧,结于锐骨,上结肘内廉,上入腋,交太阴,挟乳里,小指内侧,少冲次也。结于锐骨,神门次也。肘内廉,少海次也。上入腋极泉之次,交手太阴之筋,邪络挟乳内行。此经自指至腋,皆刚筋也。**结于胸中,循臂,下系于脐。**自乳里内行结于胸中,与三阴之筋合。臂字亦当作贲,盖心主、少阴之筋,皆与太阴合于贲而下行也。

五、十五别络病刺<small>灵枢经脉篇</small>

手太阴之别,名曰列缺,起于腕上分间,并太阴之经,直入掌中,散入于鱼际,此下即十五络穴也。不曰络而曰别者,以本经由此穴而别走邻经也。手太阴之络名列缺,在腕后一寸五分,上侧分肉间,太阴自此别走阳明者。其太阴本经之脉,由此直入掌中,散于鱼际也。人或有寸关尺三部脉不见,自列缺至阳溪见者,俗谓之反关脉,此经脉虚而络脉满,《千金翼》谓阳脉逆,反大于气口三倍者是也。

其病实则手锐掌热,虚则欠㰦,小便遗数,取之去腕半寸,别走阳明也。 掌后高骨为手锐骨。实为邪热有余,故手锐掌热。欠㰦,张口伸腰也。虚因肺气不足,故为欠㰦及小便遗而且数。《通俗文》曰:体倦则伸,志倦则㰦也。治此者取列缺,谓实可写之,虚可补之。后诸经皆准此。半寸当作寸半。此太阴之络别走阳明,而阳明之络曰偏历,亦入太阴,以其相为表里,故互为注络以相通也。他经皆然。㰦音去。

手少阴之别,名曰通里,去腕一寸半,别而上行,循经入于心中,系舌本,属目系。其实则支膈,虚则不能言,取之掌后一寸,别走太阳也。 手少阴之络名通里,在腕后一寸陷中,别走手太阳者也。此经入心下膈,故邪实则支膈,谓膈间若有所支而不畅也。其支者上系舌本,故虚则不能言。当取通里,或补或写以治之也。

手心主之别,名曰内关,去腕二寸,出于两筋之间,循经以上系于心包,络心系。实则心痛,虚则为头强,取之两筋间也。 手厥阴之络名内关,在掌后去腕二寸两筋间,别走手少阳者也。此经系心包,络心系,又去耳后,合少阳完骨之下,故邪实则心痛,虚则头强不利也,皆取内关以治之。

手太阳之别,名曰支正,上腕五寸,内注少阴;其别者上走肘,络肩髃。实则节弛肘废,虚则生肬,小者如指痂疥,取之所别也。 手太阳之络名支正,在腕后五寸,走臂内侧,注手少阴者也。此经走肘络肩,故邪实则脉络壅滞而节弛肘废,正虚则血气不行,大则为肬,小则为指间痂疥之类。取之所别,即支正也。肬音尤,赘也,瘤也。

手阳明之别,名曰偏历,去腕三寸,别入太阴;其别者,上循臂,乘肩髃,上曲颊偏齿;其别者,入耳合于宗脉。实则龋聋,虚则齿寒痹隔,取之所别也。 手阳明之络名偏历,在腕后三寸上侧间,别走手太阴者也。按本经筋脉皆无入耳上目之文,惟此别络有之。宗脉者,脉聚于耳目之间者也。齵齿,齵病也。此经上曲颊偏齿入耳,络肺下膈,故实则为齿齵耳聋,虚则为齿寒内痹而隔。治此者,当取所别之偏历。齵,丘雨切。

手少阳之别,名曰外关,去腕二寸,外绕臂,注胸中,合心主。病实则肘挛,虚则不收,取之所别也。手少阳之络名外关,在腕后二寸两筋间,别走手厥阴心主者也。此经绕臂,故为肘挛及不收之病。治此者,当取所别之外关。

足太阳之别,名曰飞阳,去踝七寸,别走少阴。实则鼽窒头背痛,虚则鼽衄,取之所别也。足太阳之络名飞阳,在足外踝上七寸,别走足少阴者也。此经起于目内眦,络脑行头背,故其为病如此。治此者,当取所别之飞阳。鼽音求,鼻塞也。窒音质。衄,女六切,鼻出血也。

足少阳之别,名曰光明,去踝五寸,别走厥阴,下络足跗。实则厥,虚则痿躄,坐不能起,取之所别也。足少阳之络名光明,在外踝上五寸,别走足厥阴者也。此经下络足跗,故为厥为痿躄。治此者,当取所别之光明。躄音璧,足不能行也。

足阳明之别,名曰丰隆,去踝八寸,别走太阴;其别者,循胫骨外廉,上络头项,合诸经之气,下络喉嗌。其病气逆则喉痹瘁瘖,实则狂巅,虚则足不收胫枯,取之所别也。足阳明之络名丰隆,在外踝上八寸,别走足太阴者也。此经循喉咙入缺盆,胃为五藏六府之海,而喉嗌缺盆为诸经之孔道,故合诸经之气下络喉嗌而为病如此。治之者,当取所别之丰隆也。胫,奚敬切。嗌音益。瘁,悴同,病乏也。瘖音音。巅,癫同。

足太阴之别,名曰公孙,去本节之后一寸,别走阳明;其别者,入络肠胃。厥气上逆则霍乱,实则肠中切痛,虚则鼓胀,取之所别也。足太阴之络名公孙,在足大指本节后一寸,别走足阳明者也。厥气者,脾气失调而或寒或热,皆为厥气。逆而上行则为霍乱。本经入腹属脾络胃,故其所病如此。治此者,当取所别之公孙也。

足少阴之别,名曰大钟,当踝后绕跟,别走太阳;其别者,并经上走于心包,下外贯腰脊。其病气逆则烦闷,实则闭癃,虚则腰痛,取之所别也。足少阴之络名大钟,在足跟后骨上两筋间,别走足太阳者也。前十二经脉言本经从肺出络心,此言上走心包,下外贯腰脊,故其为病如此。而治此者,当取所别之大钟也。

足厥阴之别,名曰蠡沟,去内踝五寸,别走少阳;其别者,循胫上睾,结于茎。其病气逆则睾肿卒疝,实则挺长,虚则暴痒,取之所别也。足厥阴之络名蠡沟,在足内踝上五寸,别走足少阳者也。本经络阴器,上睾结于茎,故其所病如此。而治此者,当取所别之蠡沟。蠡音里。睾音高,阴丸也。茎,英、行二音,阴茎也。

任脉之别,名曰尾翳,下鸠尾,散于腹。实则腹皮痛,虚则痒搔,取之所别也。尾翳,误也,任脉之络名屏翳,即会阴穴,在大便前,小便后,两阴之间,任督冲三脉所起之处。此经由鸠尾下行散于腹,故其为病若此。而治之者,当取所别之会阴。搔,思高切,爬也。

督脉之别,名曰长强,挟膂上项,散头上,下当肩胛左右,别走太阳,入贯膂。实则脊强,虚则头重高摇之,挟脊之有过者,取之所别也。督脉之络名长强,在尾骶骨端,别走任脉足少阴者也。此经上头项走肩背,故其所病如此。头重高摇之,谓力弱不胜而颤掉也。治此者,当取所别之长强。膂音吕。

脾之大络,名曰大包,出渊腋下三寸,布胸胁。实则身尽痛,虚则百节尽皆纵,此脉若罗络之血者,皆取之脾之大络脉也。脾之大络名大包,在渊腋下三寸,布胸胁,出九肋间,总统阴阳诸络,由脾灌溉五藏者也,故其为病如此。罗络之血者,言此大络包罗诸络之血,故皆取脾之大络以去之。大络,即大包也。

凡此十五络者,实则必见,虚则必下,视之不见,求之上下,人经不同,络脉异所别也。十二经共十二络,而外有任督之络,及脾之大络,是为十五络也。凡人之十二经脉,伏行分肉之间,深不可见。其脉之浮而可见者,皆络脉也。然又必邪气盛者脉乃壅盛,故实则必见。正气虚者,脉乃陷下,而视之不见矣。故当求上下诸穴,以相印证而察之,何也? 盖以人经有肥瘦长短之不同,络脉亦异其所别,故不可执一而求也。愚按:本篇以督脉之长强,任脉之尾翳,合为十五络,盖督脉统络诸阳,任脉统络诸阴,以为十二经络阴阳之纲领故也。而二十六难以阳跷阴跷合为十五络者,不知阳跷为足太阳之别,阴跷为足少阴之别,不得另以为言也,学者当以本经为正。又按:本篇足太阴之别名曰公孙,而复有脾之大络名曰大包;足阳明之别名曰丰隆,而《平人气象论》复有胃之大络名曰虚里。然则诸经之络惟一,而脾胃之络各二,盖以脾胃为藏府之本,而十二经皆以受气者也。共为十六络,有图。

六、经络之辨,刺诊之法

黄帝曰:经脉十二者,伏行分肉之间,深而不见;其常见者,足太阴过于外踝之上,无所隐故也。诸脉之浮而常见者,皆络脉也。《灵枢·经脉篇》。足太阴当作手太阴。经脉深而直行,故手足十二经脉,皆伏行分肉之间,不可得见。其有见者,惟手太阴一经,过于手外踝之上,因其骨露皮浅,故不能隐。下文云经脉者常不可见也,其虚实也以气口知之,正谓此耳。此外诸脉,凡浮露于外而可见者,皆络脉也。分肉,言肉中之分理也。**六经络,手阳明少阳之大络,起于五指间,上合肘中。**此举手络之最大者,以明视络之法也。手足各有六经,而手六经之络,则惟阳明少阳之络为最大。手阳明之络名偏历,左腕后三寸上侧间,别走太阴;手少阳之络名外关,在臂表腕后二寸两筋间，邪行向内，历阳明、太阴别走厥阴。二络之下行者，阳明出合谷之次，分络于大食二指；少阳出阳池之次，散络于中名小三指，故起于五指间。其上行者，总合于肘中内廉厥阴曲泽之次。凡人手背之露筋者，皆显然可察，俗谓之青筋，此本非筋非脉，即畜血之大络也。凡浮络之在外者，皆可推此而知耳。**饮酒者，卫气先行皮肤，先充络脉，络脉先盛，故卫气已平，营气乃满，而经脉大盛。**卫气者，水谷之悍气也。其气慓疾滑利，不入于经。酒亦水谷之悍气，其慓疾之性亦然。故饮酒者，必随卫气先达皮肤，先充络脉，络脉先盛，则卫气已平，而后营气满，经脉乃盛矣。平，犹潮平也，即盛满之谓。愚按：脉有经络，经在内，络在外；气有营卫，营在内，卫在外。今饮酒者，其气自内达外，似宜先经而后络，兹乃先络而后经者何也？盖营气者，犹原泉之混混，循行地中，周流不息者也，故曰营行脉中。卫气者，犹雨雾之郁蒸，透彻上下，遍及万物者也，故曰卫行脉外。是以雨雾之出于地，必先入百川而后归河海；卫气之出于胃，必先充络脉而后达诸经，故《经水篇》以十二经分配十二水。然则经即大地之江河，络犹原野之百川也。此经络营卫之辨。**脉之卒然动者，皆邪气居之，留于本末；不动则热，不坚则陷且空，不与众同，是以知其何脉之动也。**上文言饮酒者能致经脉之盛，故脉之平素不甚动而卒然动者，皆邪气居之，留于经脉之本末而然耳。邪气者，即指酒气为言。酒邪在脉，则浮络者虽不动，亦必热也；虽大而不坚，故陷且空也。此浮络与经脉之不同，故可因之以知其动者为何经之脉也。此特举饮酒为言者，正欲见其动与不动，空与不空，而经脉络脉为可辨矣。**雷公曰：何以知经脉之与络脉异也？黄帝曰：经脉者常不可见也，其虚实也以气口知之，脉之见者皆络脉也。**气口者，手太阴肺经也。肺朝百脉，气口为脉之大会，凡十二经脉，深不可见，而其虚实，惟于气口可知之，因其无所隐也。若其他浮露在外而可见者,皆络脉而非经也。**雷公曰:细子无以明其然也。黄帝曰:诸络脉皆不能经大节之间,必行绝道而出入,复合于皮中,其会皆见于外。**大节,大关节也。绝道,间道也。凡经脉所行,必由谿谷大节之间。络脉所行,乃不经大节,而于经脉不到之处,出入联络以为流通之用。然络有大小,大者曰大络,小者曰孙络。大络犹木之干,行有出入;孙络犹木之枝,散于肤腠,故其会皆见于外。**故诸刺络脉者,必刺其结上,甚血者虽无结,急取之以写其邪而出其血,留之发为痹也。**凡刺络脉者,必刺其结上,此以血之所聚,其结粗突倍常,是为结上,即当刺处也。若血聚已甚,虽无结络,亦必急取之以去其邪血,否则发为痹痛之病。今西北之俗,但遇风寒痛痹等疾,即以绳带紧束上臂,令手肘青筋胀突,乃用磁锋于肘中曲泽穴次,合络结上,砭取其血,谓之放寒,即此节之遗法,勿谓其无所据也。**凡诊络脉,脉色青则寒且痛,赤则有热。胃中寒,手鱼之络多青矣;胃中有热,鱼际络赤;其暴黑者,留久痹也;其有赤有黑有青者,寒热气也;其青短者,少气也。**诊,视也。此诊络脉之色可以察病,而手鱼之络尤为显浅易见也。寒则气血凝涩,凝涩则青黑,故青则寒且痛。热则气血淖泽,淖泽则黄赤,故赤则有热。手鱼者,大指本节间之丰肉也。鱼虽手太阴之部,而胃气至于手太阴,故可以候胃气。五色之病,惟黑为甚。其暴黑者,以痹之留久而致也。其赤黑青色不常者,寒热气之往来也。其青而短者,青为阴胜,短为阳不足,故为少气也。**凡刺寒热者皆多血络,必间日而一取之,血尽而止,乃调其虚实。**凡邪气客于皮毛,未入于经而为寒热者,其病在血络,故当间日一取以去其血。血尽则邪尽,邪尽则止针,而后因其虚实以调治之也。邪自皮毛而入,极于五藏之次,义详《针刺类》三十。**其小而短者少气,甚者写之则闷,闷甚则仆不得言,闷则急坐之也。**视其络脉之小而短者,气少故也,不可刺之。虚甚而写,其气重虚,必致昏闷,甚则运仆暴脱不能出言,急扶坐之,使得气转以渐而苏。若偃卧则气滞,恐致不救也。

经脉为里,支而横者为络,络之别者为孙,盛而血者疾诛之,盛者写之,虚者饮药以补之。《灵枢·脉度篇》。经脉直行深伏,故为里而难见。络脉支横而浅,故在表而易见。络之别者为孙,孙者言其小也,愈小愈多矣。凡人遍体细脉,即皆肤腠之孙络也。络脉有血而盛者,不去之则壅而为患,故当疾诛之。诛,除也。然必盛者而后可写,虚则不宜用针。故《邪气藏府病形篇》曰:阴阳形气俱不足,勿取以针而调以甘药。即虚者饮药以补之之谓。

七、气穴三百六十五素问气穴论

黄帝问曰:余闻气穴三百六十五,以应一岁,未知其所,愿卒闻之。人身孔穴,皆气所居,本篇言穴不言经,故曰气穴。周身三百六十五气穴,周岁三百六十五日,故以应一岁。卒,尽也。**岐伯稽首再拜对曰:窘乎哉问也!其非圣帝,孰能穷其道焉?因请溢意尽言其处。**窘,穷而难也。孰,谁也。溢,畅达也。**帝捧手逡巡而却曰:夫子之开余道也,目未见其处,耳未闻其数,而目以明,耳以聪矣。岐伯曰:此所谓圣人易语,良马易御也。**圣人者闻声知情,无所不达,故圣人易语。良马者不称其力,称其德也,故良马易御。**帝曰:余非圣人之易语也。世言真数开人意,今余所访问者真数,发蒙解惑,未足以论也。然余愿闻夫子溢志尽言其处,令解其意,请藏之金匮,不敢复出。**真数,格物穷理之数也。发蒙解惑未足以论,盖帝自谦非圣人,故不有真数,不足以论也。**岐伯再拜而起曰:臣请言之。**此下旧本有云:背与心相控而痛,所治天突与十椎及上纪,上纪者胃脘也,下纪者关元也。背胸邪系阴阳左右如此,其病前后痛涩,胸胁痛而不得息,不得卧,上气短气,偏痛,脉满起,斜出尻脉,络胸胁,支心贯胛,上肩加天突,斜下肩交十椎下。以上共计八十七字,按其文义与上下文不相流贯,新校正疑其为《骨空论》文脱误于此者是,今移入《针刺类》四十七。**藏俞五十穴,**藏,五藏也。俞,井荣俞经合也。五藏之俞,五五二十五穴,左右合之,共五十穴。肝之井,大敦也。荣,行间也。俞,太冲也。经,中封也。合,曲泉也。心主之井,中冲也;荣,劳宫也;俞,大陵也;经,间使也;合,曲泽也。脾之井,隐白也;荣,大都也;俞,太白也;经,商丘也;合,阴陵泉也。肺之井,少商也;荣,鱼际也;俞,太渊也;经,经渠也;合,尺泽也。肾之井,涌泉也;荣,然谷也;俞,太谿也;经,复溜也;合,阴谷也。右五藏言心主而不言心,以《邪客篇》云:手少阴之脉独无腧。诸邪之在于心者,皆在于心之包络,包络者心主之脉也,故独无腧焉。义详《针刺类》二十三。**府俞七十二穴,**府,六府也。藏俞惟五,府俞有六,曰井荣俞原经合也。六府之俞,六六三十六穴,左右合之,共七十二穴。胆之井,窍阴也;荣,侠溪也;俞,临泣也;原,丘墟也;经,阳辅也;合,阳陵泉也。胃之井,厉兑也;荣,内庭也;俞,陷谷也;原,冲阳也;经,解溪也;合,三里也。大肠之井,商阳也;荣,二间也;俞,三间也;原,合谷也;经,阳溪也;合,曲池也。小肠之井,少泽也;荣,前谷也;俞,后溪也;原,腕骨也;经,阳谷也;合,小海也。三焦之井,关冲也;荣,液门也;俞,中渚也;原,阳池也;经,支沟也;合,天井也。膀胱之井,至阴也;荣,通谷也;俞,束骨也;原,京骨也;经,昆仑也;合,委中也。**热俞五十九穴,**具《水热穴论》注中,详《针刺类》三十九。**水俞五十七穴,**详《针刺类》三十六,并出《水热穴论》王氏注中。**头上五行行五,五五二十五穴,**此即前热俞五十九穴中之数,而重言之也。**中胙两傍各五凡十穴,**此五藏之背俞,谓肺俞心俞肝俞脾俞肾俞也,皆足太阳经夹脊之两旁者,共十穴。胙,脊同。**大椎上两傍各一,凡二穴,**大椎,督脉穴,连上两傍者共三穴。其两傍二穴,按王氏云:《甲乙经》

《经脉流注孔穴图经》并不载，未详何俞也。新校正云：大椎上傍无穴。今于大椎上傍按之甚痠，必当有穴，意者《甲乙》等经犹有未尽。**目瞳子浮白二穴**，瞳子髎、浮白各二穴，皆足少阳经也，共四穴。**两髀厌分中二穴**，髀厌分中，谓髀枢骨分缝中，即足少阳环跳穴也。**犊鼻二穴**，犊鼻，足阳明穴也。**耳中多所闻二穴**，手太阳听宫也。**眉本二穴**，足太阳攒竹也。**完骨二穴**，足少阳经也。**项中央一穴**，督脉风府也。**枕骨二穴**，足少阳上窍阴也。**上关二穴**，足少阳客主人也。**大迎二穴**，足阳明穴也。**下关二穴**，足阳明穴也。**天柱二穴**，足太阳经穴也。**巨虚上下廉四穴**，巨虚上廉、巨虚下廉，皆足阳明经穴。**曲牙二穴**，足阳明颊车也。**天突一穴**，任脉穴也。**天府二穴**，手太阴穴也。**天牖二穴**，手少阳穴也。**扶突二穴**，手阳明穴也。**天窗二穴**，手太阳穴也。**肩解二穴**，足少阳肩井也。**关元一穴**，任脉穴也。**委阳二穴**，足太阳穴也。**肩贞二穴**，手太阳穴也。**瘖门一穴**，督脉哑门也。**齐一穴**，任脉神阙也。**胸俞十二穴**，谓俞府、彧中、神藏、灵墟、神封、步廊，左右共十二穴，俱足少阴经穴。**背俞二穴**，足太阳大杼也。**膺俞十二穴**，胸之两旁曰膺。膺俞者，手太阴之云门、中府，足太阴之周荣、胸乡、天溪、食窦，左右共十二穴也。**分肉二穴**，足少阳阳辅也，重出。**踝上横二穴**，内踝上，交信也，足少阴经穴。外踝上，附阳也，足太阳经穴。左右共四穴。**阴阳跷四穴**，阴跷穴，足少阴照海也。阳跷穴，足太阳申脉也。左右共四穴。**水俞在诸分**，水属阴，多在肉理诸分之间，故治水者当取诸阴分，如水俞五十七穴者是也。**热俞在气穴**，热为阳，多在气聚之穴，故治热者当取诸阳分，如热俞五十九穴者是也。**寒热俞在两骸厌中二穴**，两骸厌中，谓膝下外侧骨厌中，足少阳阳关穴也。骸音鞋，《说文》：胫骨。**大禁二十五，在天府下五寸**，大禁者，禁刺之穴，谓手阳明五里也，在手太阴天府穴下五寸，左右共二穴。《玉版篇》曰：迎之五里，中道而止，五至而已，五往而藏之气尽矣，故五五二十五而竭其输矣。正此谓也。详《针刺类》六十一。**凡三百六十五穴，针之所由行也。**自藏俞五十穴至此，共三百六十五穴。若连前移附《针刺类》原文所列天突、十椎、胃脘、关元四穴，则总计三百六十九穴。内除天突、关元及头上二十五穴俱系重复外，实止三百四十二穴。盖去古既远，相传多失，必欲考其详数不能也。

八、孙络溪谷之应素问气穴论连前篇

帝曰：余已知气穴之处，游针之居，愿闻孙络溪谷亦有所应乎？游针之居，针所游行之处也。孙络，支别之小络也。溪谷义见后。**岐伯曰：孙络三百六十五穴会，亦以应一岁，**孙络之云穴会，以络与穴为会也。穴深在内，络浅在外，内外为会，故曰穴会。非谓气穴之外一，别有三百六十五络穴也。**以溢奇邪，以通荣卫，**溢，注也，满也。奇，异也。邪自皮毛而溢于络者，以左注右，以右注左，其气无常处而不入于经，是为奇邪。表里之气，由络以通，故以通营卫。荣营通用，下同。**荣卫稽留，卫散荣溢，气竭血著，外为发热，内为少气。**邪气留于荣卫，故卫气散，荣气溢。气竭于内，故为少气。血著于经，故为发热。著，直略切，留滞也。**疾写无怠，以通荣卫，见而写之，无问所会。**邪客于络，则病及荣卫，故疾写之，则荣卫通矣。疾，速也。然写络者，但见其结，即可刺之，不必问其经穴之所会。**帝曰：愿闻溪谷之会也。岐伯曰：肉之大会为谷，肉之小会为溪。肉分之间，溪谷之会，以行荣卫，以会大气。**肉之会依乎骨，骨之会在乎节，故大节小节之间，即大会小会之所，而溪谷出乎其中。凡分肉之间，溪谷之会，皆所以行荣卫之大气者也。愚按：溪谷之义，《说文》：泉出通川为谷。又诗有谷风，诗诂风自谷出也。宋均曰：无水曰谷，有水曰溪。故溪谷之在天地，则所以通风水；在人身，则所以通血气。凡诸经俞穴,有曰天曰星者,皆所以应天也。有曰地曰山陵溪谷渊海泉泽都里者,皆所以应地也。又如穴名府者,为神之所集。穴名门户者,为神之所出入。穴名宅舍者,为神之所安。穴名台者,为神之所游行。此先圣之取义命名,皆有所因,用以类推,则庶事可见。**邪溢气壅,脉热肉败,荣卫不行,必将为脓。内销骨髓,外破大腘。**腘当作腘,误也。盖腘可称大,腘不必称大也。**留于节凑,必将为败。**若邪气溢壅于溪谷,郁而成热,则荣卫不行,必为痛脓破腘等疾。设或留于节凑,则必更甚而为败矣。**积寒留舍,荣卫不居,卷肉缩筋,肋肘不得伸,内为骨痹,外为不仁,命曰不足,大寒留于溪谷也。**若积寒留舍于溪谷,阴凝而滞,则荣卫之气不能居,卷肉缩筋,故肋肘不得伸,乃为骨痹不仁等疾,皆阳气不足而寒邪得留也。**溪谷三百六十五,穴会亦应一岁。**有骨节而后有溪谷,有溪谷而后有穴俞,人身骨节三百六十五,而溪谷穴俞应之,故曰穴会亦应一岁之数。**其小痹淫溢,循脉往来,微针所及,与法相同。**邪在孙络,邪未深也,是为小痹,故可微针以治,而用法则同。**帝乃辟左右而起,再拜曰:今日发蒙解惑,藏之金匮,不敢复出。乃藏之金兰之室,署曰气穴所在。**署,表识也。**岐伯曰:孙络之脉别经者,其血盛而当写者,亦三百六十五脉,并注于络,传注十二络脉,非独十四络脉也。**三百六十五脉,即首节三百六十五穴会之义。孙络之多,皆传注于十二经之大络,非独十四络穴也。络有十五而此言十四,内大包即脾经者。**内解写于中者十脉。**解,解散也,即《刺节真邪篇》解结之谓。写,写去其实也。中者,五藏也。此言络虽十二,而分属于五藏,故可解写于中。左右各五,故云十脉。

九、气府三百六十五素问气府论全

足太阳脉气所发者七十八穴：详考本经下文，共得九十三穴，内除督脉、少阳二经，其浮气相通于本经而重见者凡十五穴，则本经止七十八穴。近世经络相传，足太阳左右共一百二十六穴，即下文各经之数，亦多与今时者不同。盖本篇所载者，特举诸经脉气所发及别经所会而言，故曰气府。至于俞穴之详，仍散见各篇，此犹未尽。**两眉头各一，**本经攒竹二穴也。**入发至项三寸半，傍五，相去三寸，**项当作顶。自眉上入发，曲差穴也。自曲差上行至顶中通天穴，则三寸半也。并通天而居中者，督脉之百会也。百会为太阳督脉之会，故此以为言。百会居中，而前后共五穴，左右凡五行，故曰傍五。自百会前至囟会，后至强间，左右至少阳经穴，相去各三寸，共五五二十五穴，如下文者是也。**其浮气在皮中者凡五行，行五，五五二十五，**浮气者，言脉气之浮于顶也，共五行，行五穴，五行之中而太阳惟二。其中行者，督脉也，囟会、前项、百会、后顶、强间，共五穴。次两行者，本经也，五处、承光、通天、络却、玉枕，左右各五穴。又次两行者，少阳经也，临泣、目窗、正营、承灵、脑空，左右各五穴。共二十五穴也。行音杭。**项中大筋两傍各一，**天柱二穴也。**风府两傍各一，**风府，督脉穴。两傍各一，足少阳风池二穴也。按：此穴与太阳无涉，今此言之，必其脉气之所会者。后放此。**侠背以下至尻尾二十一节，十五间各一，**脊骨二十一节，自大椎穴为第一节，以下至尻尾而言，除项骨三节不在内也。间，骨节之间也。十五间各一，今考之《甲乙》等经惟十四穴，乃大杼、附分、魄户、神堂、噫嘻、膈关、魂门、阳纲、意舍、胃仓、肓门、志室、胞肓、秩边也。近世复有膏肓一穴，亦合十五穴。然此穴自晋以前所未言，而原数则左右共二十八穴也。**五藏之俞各五，六府之俞各六，**五藏俞，谓肺俞心俞肝俞脾俞肾俞也。六府俞,谓胆俞胃俞三焦俞大肠俞小肠俞膀胱俞。合藏府之俞,左右共二十二穴。**委中以下至足小指傍各六俞。**谓委中、昆仑、京骨、束骨、通谷、至阴也,左右共十二穴。

足少阳脉气所发者六十二穴:此足少阳脉气所发及别经有关于本经脉气者,共六十二穴。**两角上各二,**角,耳角也。角上各二,天冲、曲鬓也,共四穴。**直目上发际内各五,**谓临泣、目窗、正营、承灵、循空也,左右共十穴,重见前足太阳下。**耳前角上各一,**耳前角,曲角也。角上各一,颔厌二穴也。**耳前角下各一,**悬厘二穴也。**锐发下各一,**手少阳和髎也,手足少阳之会。**客主人各一,**上关二穴也。**耳后陷中各一,**手少阳翳风二穴也,手足少阳之会。**下关各一,**足阳明穴也,足少阳阳明之会。**耳下牙车之后各一,**足阳明颊车二穴也。《经别篇》曰足少阳出颐颌中,故会于此。**缺盆各一,**足阳明经穴,手足六阳,俱出于此。**掖下三寸,胁下至胠入间各一,**掖下三寸,渊腋也。自渊腋下胁至胠八间各一者,谓辄筋、天池、日月、章门、带脉、五枢、维道、居髎,连渊腋共九穴,左右合十八穴。内天池属手厥阴,章门属足厥阴,皆足少阳之会。掖,腋同。胠,区、去二音。**髀枢中傍各一,**环跳二穴也。**膝以下至足小指次指各六俞。**谓阳陵泉、阳辅、丘墟、临泣、侠溪、窍阴,左右共十二穴也。

足阳明脉气所发者六十八穴:额颅发际傍各三,谓悬颅、阳白、头维也,左右共六穴。内悬颅、阳白俱足少阳穴。王氏曰:悬颅为足阳明脉气所发,阳白为足阳明阴维之会。**面鼽骨空各一,**四白二穴也。鼽,颅同,音求。**大迎之骨空各一,**即大迎二穴也。**人迎各一,**人迎脉即此也,左右二穴。**缺盆外骨空各一,**手少阳天髎二穴也。**膺中骨间各一,**谓气户、库房、屋翳、膺窗、乳中、乳根,左右共十二穴也。**侠鸠尾之外,当乳下三寸,侠胃脘各五,**谓不容、承满、梁门、关门、太乙,左右共十穴也。**侠齐广三寸各三,**谓滑肉门、天枢、外陵,左右共六穴也。齐，脐同。**下齐二寸，侠之各三**，谓大巨、水道、归来，左右共六穴也。**气街动脉各一**，即气冲也，左右二穴。**伏菟上各一**，髀关二穴也。**三里以下至足中指各八俞，分之所在穴空。**谓三里、上廉、下廉、解溪、冲阳、陷谷、内庭、厉兑，左右共十六穴。足阳明支者，一出下廉三寸而别下入中指，一自跗上别入大指端，故曰分之所在穴空。之，走也。

　　手太阳脉气所发者三十六穴：目内眦各一，足太阳睛明二穴也，为手太阳之会。**目外各一**，足少阳瞳子髎二穴也，手太阳之会。**颧骨下各一**，颧当作頄。颧髎二穴也。**耳郭上各一**，手少阳角孙二穴也，手太阳之会。**耳中各一**，听宫二穴也。**巨骨穴各一**，手阳明经二穴也。**曲掖上骨穴各一**，臑俞二穴也。**柱骨上陷者各一**，足少阳肩井二穴也。**上天窗四寸各一**，谓天窗、窍阴四穴。窍阴，足少阳穴也。**肩解各一**，秉风二穴也。**肩解下三寸各一**，天宗二穴也。**肘以下至手小指本各六俞。**脉起于指端，故曰本六俞。谓小海、阳谷、腕骨、后溪、前谷、少泽，左右共十二俞也。

　　手阳明脉气所发者二十二穴：鼻空外廉项上各二，谓迎香、扶突，左右共四穴也。**大迎骨空各一**，大迎二穴，足阳明经也，重出。**柱骨之会各一**，天鼎二穴也。**髃骨之会各一**，肩髃二穴也。**肘以下至手大指次指本各六俞。**谓三里、阳溪、会谷、三间、二间、商阳，左右共十二穴。

　　手少阳脉气所发者三十二穴：颧骨下各一，手太阳颧髎二穴也，手少阳之会，重出。**眉后各一**，丝竹空二穴也。**角上各一**，足少阳颔厌二穴也，手少阳之会，重出。**下完骨后各一**，天牖二穴也。**项冲足太阳之前各一**，足少阳风池二穴也，重出。**侠扶突各一**，手太阳天窗二穴也，重出。**肩贞各一**，手太阳二穴也。**肩贞下三寸分间各一**，谓肩髎臑会、消泺，左右各六穴也。**肘以下至手小指次指本各六俞。**

谓天井、支沟、阳池、中渚、液门、关冲，左右共十二穴也。

督脉气所发者二十八穴：今多一穴。**项中央二，**风府、哑门二穴也。**发际后中八，**前发际以至于后，中行凡八穴，谓神庭、上星、囟会、前顶、百会、后顶、强间、脑户也。内囟会等五穴，重见前足太阳下。**面中三，**素髎、水沟、兑端三穴也。**大椎以下至尻尾及傍十五穴。**谓大椎、陶道、身柱、神道、灵台、至阳、筋缩、中枢、脊中、悬枢、命门、阳关、腰俞、长强、会阳也。内会阳二穴属足太阳经，在尻尾两傍，故曰及傍。共十六穴。本经连会阳则二十九穴也。**至骶下凡二十一节，脊椎法也。**此除项骨而言。若连项骨三节，则共二十四节。骶音底，尾骶也。椎音槌，脊骨也。

任脉之气所发者二十八穴：今少一穴。**喉中央二，**廉泉、天突也。**膺中骨陷中各一，**谓璇玑、华盖、紫宫、玉堂、膻中、中庭，共六穴也。**鸠尾下三寸胃脘，五寸胃脘，以下至横骨六寸半，一，腹脉法也。**鸠尾，心前蔽骨也。胃脘，言上脘也。自蔽骨下至上脘三寸，故曰鸠尾下三寸胃脘。自脐上至上脘五寸，故又曰五寸胃脘。此古经颠倒文法也。又自脐以下至横骨长六寸半，《骨度篇》曰：髃骭以下至天枢长八寸，天枢以下至横骨长六寸半。正合此数。一，谓一寸当有一穴。此上下共十四寸半，故亦有十四穴，即鸠尾、巨阙、上脘、中脘、建里、下脘、水分、齐中、阴交、气海、丹田、关元、中极、曲骨是也。此为腹脉之法。**下阴别一，**自曲骨之下，别络两阴之间，为冲督之会，故曰阴别。一，谓会阴穴也。**目下各一，**足阳明承泣二穴，任脉之会。**下唇一，**承浆穴也。**龂交一。**督脉穴，任脉之会。

冲脉气所发者二十二穴：侠鸠尾外各半寸至齐寸一，齐，脐同。寸一，谓每寸一穴，即幽门、通谷、阴都、石关、商曲、肓俞，左右共十二穴也。**侠齐下傍各五分至横骨寸一，腹脉法也。**谓中注、髓府、胞门、阴关、横骨，左右共十穴。上俱腹二行脉法也。按：此皆足少阴穴,盖冲脉并足少阴之经而上行也。

足少阴舌下,《刺疟论》曰:舌下两脉者,廉泉也,指此而言。故廉泉虽任脉之穴,而实为肾经脉气所发,重出。**厥阴毛中急脉各一,**急脉在阴毛之中,凡疝气急痛者,上引小腹,下引阴丸,即急脉之验,厥阴脉气所发也。今《甲乙针灸》等书,俱失此穴。**手少阴各一,**阴郄二穴也。**阴阳跷各一,**阴跷之郄,足少阴交信也。阳跷之郄,足太阳附阳也。**手足诸鱼际脉气所发者,凡三百六十五穴也。**手足诸鱼际,言手足鱼际非一也。然则手足掌两旁丰肉处,皆谓之鱼。此举诸鱼际为言者,盖四肢为十二经发脉之本,故言此以明诸经气府之纲领也。总计前数,共三百八十六穴,除重复十二穴,仍多九穴,此则本篇之数。愚按:气穴论言气穴三百六十五以应一岁,而气府论复言三百六十五,其数既多,又将何所应乎?余尝求之天道,此正所以应人也。夫天象有竖有横,有经有纬,经分南北,纬分东西,如岁数之应天者,特以纬度言之耳,而天之四正四隅,盖无往而非此数。其在人者,故有气穴气府及孙络溪谷骨度之分,亦无往而不相应,此正天人气数之合也。今考之气穴之数,则三百四十二,气府之数则三百八十六,共七百二十八穴,内除气府重复十二穴,又除气穴气府相重者二百一十三穴,实存五百零三穴,是为二篇之数。及详考近代所传十四经俞穴图经总数,通共六百六十穴,则古今之数,已不能全合矣。此其中虽后世不无发明,而遗漏古法者,恐亦不能免也。

十、项腋头面,诸经之次 灵枢本输篇

缺盆之中,任脉也,名曰天突。此下言颈项中诸经之次也。缺盆,足阳明经穴,居横骨之上,左右各一。缺盆之中,即任脉之天突穴,是为颈前居中第一行脉也。**一次任脉侧之动脉,足阳明也,名曰人迎。**一次者,次于中脉一行,足阳明也。其动脉名曰人迎,即颈中

第二行脉也。**二次脉,手阳明也,名曰扶突。**二次于足阳明之外者,手阳明也。穴名扶突,在颈当曲颊下一寸,人迎后一寸五分,即第三行脉也。**三次脉,手太阳也,名曰天窗。**三次于手阳明之外者,手太阳也。穴名天窗,在颈大筋前,曲颊下,扶突后,即第四行脉也。**四次脉,足少阳也,名曰天容。**四次于手太阳之后者,足少阳也。上出天窗之外,而颈中无穴,是第五行脉也。此云天容者,系手太阳经穴,疑误。**五次脉,手少阳也,名曰天牖。**五次于足少阳之后者,手少阳也。穴名天牖,在颈大筋外,天容后,天柱前,完骨下,发际上,是第六行脉也。牖音有。**六次脉,足太阳也,名曰天柱。**六次于手少阳之后者,足太阳也。穴名天柱,在侠项后大筋外廉发际陷中,是第七行脉也。**七次脉,颈中央之脉,督脉也,名曰风府。**七次于足阳之后而居颈之中央者,督脉也。穴名风府,在项后入发际一寸,自前中行任脉至此,是为第八行,而颈脉止于此也。**腋内动脉,手太阴也,名曰天府。腋下三寸,手心主也,名曰天池。**此言腋下二经之脉也。手太阴之穴名天府,手厥阴之脉名天池,二穴俱在腋下三寸,然天府则在臂臑内廉,天池则在肋间乳后一寸也。**刺上关者,呿不能欠;刺下关者,欠不能呿。刺犊鼻者,屈不能伸;刺两关者,伸不能屈。**此言取穴之法有所验也。呿,张口也。欠,张而复合也。上关,足少阳客主人也,在耳前开口有空,张口取之,故刺上关则呿不能欠。下关,足阳明穴也,在客主人下,合口有空,开口则闭,故刺下关则欠不能呿也。犊鼻,足阳明穴也,屈足取之,故刺犊鼻则屈不能伸。两关,内关外关也,内者手厥阴,外者手少阳,俱伸手取之,故刺两关则伸不能屈也。**足阳明挟喉之动脉也,其腧在膺中。**此下乃重言上文六阳经脉以明其详也。挟喉动脉,即足阳明人迎也。阳明之脉,自挟喉而下行于胸膺,凡气户、库房之类,皆阳明之腧,故曰其腧在膺中。**手阳明次在其腧外,不至曲颊一寸。**此复言扶突穴,在足阳明动脉之外,当曲颊下一寸也。**手太阳当曲颊。**此复言天窗穴也。**足少阳在耳下曲颊之后。**耳下曲颊后,仍如上文言手太阳之天容也。此非足少阳之穴而本篇重言在此,意者古以此穴属足少阳经也。**手少阳出耳后,上加完骨之上。**此复言天牖穴也。**足太阳挟项大筋之中发际。**此复言天柱穴,挟后项大筋中发际也。

十一、五藏背腧

黄帝问于岐伯曰:愿闻五藏之腧,出于背者。《灵枢·背输篇》全。五藏居于腹中,其脉气俱出于背之足太阳经,是为五藏之腧。故唐太宗读《明堂针灸书》云:人五藏之系,咸附于背。诏自今毋得笞囚背,盖恐伤其藏气,则伤其命也。太宗之仁恩被天下,于此可想见矣。其有故笞人背以害人者,呜呼!又何心哉?腧音恕,本经腧、输、俞,三字俱通用。**岐伯曰:背中大腧在杼骨之端,**大腧,大杼穴也,在项后第一椎两旁,故云杼骨之端。**肺腧在三焦之间,心腧在五焦之间,膈腧在七焦之间,肝腧在九焦之间,脾腧在十一焦之间,肾腧在十四焦之间,皆挟脊相去三寸所。**焦即椎之义,指脊骨之节间也,古谓之焦,亦谓之椎,后世作椎。此自大腧至肾腧左右各相去脊中一寸五分,故云挟脊相去三寸所也。愚按:诸焦字义,非专指骨节为言,盖谓藏气自节间而出,以行于肉理脉络之分,凡自上至下皆可言焦。所以三焦之义,本以上中下通体为言,固可因此而知彼也。**则欲得而验之,按其处应在中而痛解,乃其腧也。**此所以验取穴之法也。但按其腧穴之处,必痛而且解,即其所也。解,痿软解散之谓。解音械。**灸之则可,刺之则不可。气盛则写之,虚则补之。以火补者,毋吹其火,须自灭也。以火写者,疾吹其火,传其艾,须其火灭也。**此言五藏之腧,但可灸而不可刺也。不惟针有补写,而灸亦有补写。凡欲以火补者,勿吹其火致令疾速,必待其从容自灭可也。

凡欲以火写者,必疾吹其火,欲其迅速,即传易其艾,须其火之速灭可也。此用火补写之法。

　　欲知背俞,先度其两乳间中折之,更以他草度去半已,即以两隅相拄也,乃举以度其背,令其一隅居上,齐脊大椎,两隅在下,当其下隅者,肺之俞也。《素问·血气形志篇》。此亦取五藏之俞而量之有法也。背俞,即五藏之俞,以其在足太阳经而出于背,故总称为背俞。其度量之法,先以草横量两乳之间,中半折折之,又另以一草比前草而去其半,取齐中折之数,乃竖立长草,横置短草于下,两头相拄,象△三隅,乃举此草以量其背,令一隅居上,齐脊中之大椎,其在下两隅当三椎之间,即肺俞穴也。度音铎。拄音主。令,平声。**复下一度,心之俞也。**复下一度,谓以上隅齐三椎,即肺俞之中央,其下两隅,即五椎之间,心之俞也。度,如字,下同。**复下一度,左角肝之俞也,右角脾之俞也。复下一度,肾之俞也。是谓五藏之俞,灸刺之度也。**复下一度,皆如前法,递相降也。按:肝俞脾俞肾俞,以此法折量,乃与前《背腧篇》及《甲乙经》《铜人》等书皆不相合,其中未必无误,或古时亦有此别一家法也。仍当以前《背腧篇》及《甲乙》等书者为是。

十二、诸经标本气街灵枢卫气篇全

　　黄帝曰:五藏者,所以藏精神魂魄者也。六府者,所以受水谷而行化物者也。其气内干五藏而外络肢节,其浮气之不循经者为卫气,其精气之行于经者为营气,阴阳相随,外内相贯,如环之无端,亭亭淳淳乎,孰能穷之? 人之精神魂魄,赖五藏以藏;食饮水谷,赖六府以化。其表里运行之气,内则为藏府,外则为经络。其浮气之不循经者为卫气,卫行脉外也。其精气之行于经者为营气,营行脉中也。此阴阳外内相贯之无穷也。亭,《释名》曰:停也。淳,《广韵》

曰:清也。亭亭淳淳乎,言停集虽多而不乱也,然孰能穷之哉?**然其分别阴阳,皆有标本虚实所离之处。能别阴阳十二经者,知病之所生。候虚实之所在者,能得病之高下。知六府之气街者,能知解结契绍于门户。能知虚石之坚软者,知补写之所在。能知六经标本者,可以无惑于天下。**阴阳标本,各有所在,即虚实所离之处也。街,犹道也。契,合也。绍,继也。门户,出入要地也。六府主表,皆属阳经,知六府往来之气街者,可以解其结聚。凡脉络之相合相继,自表自内,皆得其要,故曰契绍于门户。石,犹实也。标本,本末也。知本知末,则虽天下之广,何所不知,故可无惑于天下。解结义,详《针刺类》三十五。**岐伯曰:博哉圣帝之论,臣请尽意悉言之。足太阳之本,在跟以上五寸中,标在两络命门,命门者目也。**足太阳之本,在跟上五寸中,即外踝上三寸,当是附阳穴也。标在两络命门,即晴明穴。晴明左右各一,故云两络。此下诸经标本,与后三十章稍有互异,然亦不甚相远。**足少阳之本,在窍阴之间,标在窗笼之前,窗笼者耳也。**窍阴,在小指次指端。窗笼者耳也,即手太阳听宫穴。**足少阴之本,在内踝下上三寸中,标在背腧与舌下两脉也。**内踝下上三寸中,踝下一寸,照海也;踝上二寸,复溜、交信也,皆足少阴之本。背腧,肾腧也。舌下两脉,廉泉也。皆足少阴之标。**足厥阴之本,在行间上五寸所,标在背腧也。**行间上五寸所,当是中封穴。背腧即肝腧。**足阳明之本,在厉兑,标在人迎,颊挟颃颡也。**厉兑在足次指端。人迎在颊下,挟结喉旁也。颃音杭,又上、去二声。颡,思党切。**足太阴之本,在中封前上四寸之中,标在背腧与舌本也。**中封,足厥阴经穴。前上四寸之中,当是三阴交也。背腧,即脾腧也。舌本,舌根也。**手太阳之本,在外踝之后,标在命门之上一寸也。**手外踝之后,当是养老穴也。命门之上一寸,当是晴明穴上一寸,盖晴明为手足太阳之会也。**手少阳之本,在小指次指之间上二**

寸，标在耳后上角下外眦也。手小指次指之间上二寸，当是液门穴也。耳后上角，当是角孙穴。下外眦，当是丝竹空也。**手阳明之本，在肘骨中，上至别阳，标在颜下，合钳上也。**肘骨中，当是曲池穴也。别阳义未详。手阳明上挟鼻孔，故标在颜下。颜，额庭也。钳上，即《根结篇》钳耳之义，谓脉由足阳明大迎之次，夹耳之两旁也。**手太阴之本，在寸口之中，标在腋内动也。**寸口之中，太渊穴也。腋内动脉，天府穴也。**手少阴之本，在锐骨之端，标在背腧也。**锐骨之端，神门穴也。背腧，心腧也。**手心主之本，在掌后两筋之间二寸中，标在腋下下三寸也。**掌后两筋间二寸中，内关也。腋下三寸，天池也。**凡候此者，下虚则厥，下盛则热，上虚则眩，上盛则热痛。**此诸经之标本，上下各有所候。在下为本，本虚则厥，元阳下衰也。下盛则热，邪热在下也。在上为标，上虚则眩，清阳不升也。上盛则热痛，邪火上炽也。**故石者绝而止之，虚者引而起之。**石，实也。绝而止之，谓实者可写，当决绝其根而止其病也。引而起之，谓虚者宜补，当导助其气而振其衰也。**请言气街：胸气有街，腹气有街，头气有街，胫气有街。**此四街者，乃胸腹头胫之气，所聚所行之道路，故谓之气街。上文言各经有标本，此下言诸部有气聚之所也。**故气在头者，止之于脑。**诸髓者皆属于脑，乃至高之气所聚，此头之气街也。**气在胸者，止之膺与背腧。**胸之两旁为膺，气在胸之前者止之膺，谓阳明少阴经分也。胸之后者在背腧，谓自十一椎膈膜之上，足太阳经诸藏之腧，皆为胸之气街也。**气在腹者，止之背腧与冲脉于脐左右之动脉者。**腹之背腧，谓自十一椎膈膜以下，太阳经诸藏之腧皆是也。其行于前者，则冲脉并少阴之经行于腹与脐之左右动脉，即肓腧、天枢等穴，皆为腹之气街也。**气在胫者，止之于气街与承山踝上以下。**此云气街，谓足阳明经穴，即气冲也。承山，足太阳经穴，以及踝之上下，亦皆足之气街也。**取此者用毫针，必先按而在久，应**

于手，乃刺而予之。毫针，即第七针也。凡取此四街者，先按所针之处久之，俟其气应于手，乃纳针而刺之。**所治者，头痛眩仆，腹痛中满暴胀。及有新积痛可移者，易已也；积不痛，难已也。**凡此者，皆四街所治之病。又若以新感之积，知痛而可移者，乃血气所及，无固结之形也，故治之易已。若其不痛，及坚硬如石不动者，其积结已深，此非毫针能治矣。

类经八卷

经络类

十三、三经独动灵枢动输篇全

黄帝曰：经脉十二，而手太阴、足少阴、阳明独动不休何也？ 手足之脉共十二经，然惟手太阴、足少阴、足阳明三经独多动脉，而三经之脉，则手太阴之太渊，足少阴之太谿，足阳明上则人迎，下则冲阳，皆动之尤甚者也。**岐伯曰：是明胃脉也。胃为五藏六府之海，其清气上注于肺，肺气从太阴而行之，其行也以息往来，故人一呼脉再动，一吸脉亦再动，呼吸不已，故动而不止。** 是明胃脉者，言三经之动，皆因于胃气也。胃为五藏六府之海，其盛气所及，故动则独甚。此手太阴之脉动者，以胃受水谷而清气上注于肺，肺气从手太阴经而行之，其行也以息往来，息行则脉动，故呼吸不已，而寸口之脉亦动而不止也。**黄帝曰：气之过于寸口也，上十焉息？下入焉伏？何道从还？不知其极。** 寸口，手太阴脉也。上下，言进退之势也。十八，喻盛衰之形也。焉，何也。息，生长也。上十焉息，言脉之进也其气盛，何所来而生也？下八焉伏，言脉之退也其气衰，何所去而伏也？此其往还之道，真若有难穷其极者。**岐伯曰：气之离藏也，卒然如弓弩之发，如水之下岸，上于鱼以反衰，其余气衰散以逆上，故其行微。** 凡脉气之内发于藏，外达于经，其卒然如弓弩之发，如水之下岸，言其劲锐之气不可遏也。然强弩之末，其力必柔，急流之末，其势必缓，故脉由寸口以上鱼际，盛而反衰，其余气以衰散之势而逆上，故其行微。此脉气之盛衰，所以不等也。

黄帝曰：足之阳明何因而动？胃经脉也。**岐伯曰：胃气上注于肺，其悍气上冲头者，循咽上走空窍，循眼系入络脑，出颅，下客主人，循牙车合阳明，并下人迎，此胃气别走于阳明者也。**胃气上注于肺，而其悍气之上头者，循咽喉上行，从眼系入络脑，出颅，下会于足少阳之客主人，以及牙车，乃合于阳明之本经，并下人迎之动脉，此内为胃气之所发，而外为阳明之动也。按：牙车即曲牙，当是颊车也。颅之释义云饥而面黄色，乃与经旨不相合。今据本经所言，如《杂病篇》曰：颅痛，刺足阳明曲周动脉见血，立已。《癫狂篇》治狂者取头两颅。盖皆言头面之部位也。此节言自脑出颅下客主人，则此当在脑之下，颧之前，客主人之上，其即颧骨之上，两太阳之间为颅也。颅音坎，又海敢切。**故阴阳上下，其动也若一。故阳病而阳脉小者为逆，阴病而阴脉大者为逆。故阴阳俱静俱动，若引绳相倾者病。**此云阴阳上下者，统上文手太阴而言也。盖胃气上注于肺，本出一原。虽胃为阳明，脉上出于人迎，肺为太阴，脉下出于寸口，而其气本相贯，故彼此之动，其应若一也。然人迎属府为阳，阳病则阳脉宜大，而反小者为逆。寸口属藏为阴，阴病则阴脉宜小，而反大者为逆。故《四时气篇》曰：气口候阴，人迎候阳也。是以阴阳大小，脉各有体。设阴阳不分，而或为俱静，或为俱动，若引绳之匀者，别其阴阳之气，非此则彼，必有偏倾而致病者矣。人迎气口阴阳详义，见《藏象类》十一。

黄帝曰：足少阴何因而动？肾经脉也。岐伯曰：冲脉者，十二经之海也，与少阴之大络起于肾下，出于气街，循阴股内廉，邪入腘中，循胫骨内廉，并少阴之经，下入内踝之后，入足下；其别者，邪入踝，出属跗上，入大指之间，注诸络以温足胫，此脉之常动者也。足少阴之脉动者，以冲脉与之并行也。冲脉亦十二经之海，与少阴之络同起于肾下,出于足阳明之气冲,循阴股、膕中、内踝等处以入足下;其别者,邪出属跗上,注诸络以温足胫,此太谿等脉所以常动不已也。此节与《逆顺肥瘦篇》大同,详《针刺类》二十。**黄帝曰:营卫之行也,上下相贯,如环之无端。今有其卒然遇邪气,及逢大寒,手足懈惰,其脉阴阳之道,相输之会,行相失也,气何由还?**营卫之行,阴阳有度,若邪气居之,则其运行之道,宜相失也,又何能往还不绝?因问其故。**岐伯曰:夫四末阴阳之会者,此气之大络也。四街者,气之径路也。故络绝则径通,四末解则气从合,相输如环。黄帝曰:善。此所谓如环无端,莫知其纪,终而复始,此之谓也。**四末,四支也。十二经皆终始于四支,故曰阴阳之会,而为气之大络也。然大络虽会于四支,复有气行之径路,谓之四街,如前篇所谓气街者是也。凡邪之中人,多在大络,故络绝则径通,及邪已行而四末解,彼绝此通,气从而合,回还转输,何能相失?此所以如环无端,莫知其纪也。

十四、井荥腧经合数 灵枢九针十二原篇

黄帝曰:愿闻五藏六府所出之处。言脉气所出之处也。**岐伯曰:五藏五腧,五五二十五腧;六府六腧,六六三十六腧。**五腧,即各经井荥腧经合穴,皆谓之腧。六府复多一原穴,故各有六腧。**经脉十二,络脉十五,凡二十七气以上下。**藏有五,府有六,而复有手厥阴心主一经,是为十二经。十二经各有络脉,如手太阴别络在列缺之类是也。此外又有任脉之络曰屏翳,督脉之络曰长强,脾之大络曰大包,共为十五络。十二、十五,总二十七气,以通周身上下也。**所出为井,**脉气由此而出,如井泉之发,其气正深也。**所溜为荥,**急流曰溜。小水曰荥。脉出于井而溜于荥,其气尚微也。溜,力救切。荥,盈、荣二音。**所注为腧,**注,灌注也。腧,输运也。脉注于此而输于彼,其气渐盛也。**所行为经,**脉气大行,经营于此,其气正盛也。

所入为合，脉气至此，渐为收藏，而入合于内也。**二十七气所行，皆在五腧也。**二十七经络所行之气，皆在五腧之间也。**节之交，三百六十五会，知其要者，一言而终，不知其要，流散无穷。**人身气节之交，虽有三百六十五会，而其要则在乎五腧而已。故知其要，则可一言而终；否则流散无穷，而莫得其绪矣。**所言节者，神气之所游行出入也，非皮肉筋骨也。**神气之所游行出入者，以穴俞为言也，故非皮肉筋骨之谓。知邪正之虚实而取之弗失，即所谓知要也。《小针解》曰：节之交三百六十五会者，络脉之渗灌诸节者也。即此神气之义。

十五、十二原灵枢九针十二原篇

五藏有六府，六府有十二原，十二原出于四关，四关主治五藏，五藏有疾，当取之十二原。藏府之气，表里相通，故五藏之表有六府，六府之外有十二原，十二原出于四关。四关者，即两肘两膝，乃周身骨节之大关也。故凡井荥腧原经合穴，皆手不过肘，足不过膝。而此十二原者，故可以治五藏之疾。**十二原者，五藏之所以禀三百六十五节气味也。五藏有疾也，应出十二原，十二原各有所出。明知其原，睹其应，而知五藏之害矣。**此十二原者，乃五藏之气所注，三百六十五节气味之所出也。故五藏有疾者，其气必应于十二原而各有所出。知其原，睹其应，则可知五藏之疾为害矣。**阳中之少阴，肺也，其原出于大渊，大渊二。**心肺居于膈上，皆为阳藏，而肺则阳中之阴，故曰少阴。其原出于大渊二穴，即寸口也。**阳中之太阳，心也，其原出于大陵，大陵二。**心为阳中之阳，故曰太阳。其原出于大陵，按大陵系手厥阴心主腧穴也。《邪客篇》：帝曰：手少阴之脉独无腧何也？岐伯曰：少阴，心脉也。心者，五藏六府之大主也，精神之所舍也，其藏坚固，邪弗能容也。容之则心伤，心伤则神去，神去则死矣。故诸邪之在于心者，皆在于心之包络，包络者心主之脉，故此言大陵也。大陵二穴，在掌后骨下两筋间。**阴中之少阳,肝也,其原出于太冲,太冲二。**肝脾肾居于膈下，皆为阴藏，而肝则阴中之阳，故曰少阳。其原出于太冲二穴，在足大指本节后二寸，动脉陷中。**阴中之至阴,脾也,其原出于太白,太白二。**脾属土而象地，故为阴中之至阴。其原出于太白二穴，在足大指后内侧核骨下陷中。**阴中之太阴,肾也,其原出于太溪,太溪二。**肾在下而属水，故为阴中之太阴。其原出于太溪二穴，在足内踝后跟骨上动脉陷中。此上五藏阴阳详义，又见《阴阳类》五。**膏之原,出于鸠尾,鸠尾一。**鸠尾，任脉穴，在臆前蔽骨下五分。**肓之原,出于脖胦,脖胦一。**脖胦，即下气海，一名下肓，在脐下一寸半，任脉穴。脖音孛。胦音英。**凡此十二原者,主治五藏六府之有疾者也。**上文五藏之原各二，并膏肓之原，共为十二，而藏府表里之气皆通于此，故可以治五藏六府之有疾者也。

十六、五藏五腧,六府六腧灵枢本输篇

黄帝问于岐伯曰:凡刺之道,必通十二经络之所终始,谓如十二经脉之，起止有序也。**络脉之所别处,**如十五络脉各有所别也。**五输之所留,**如下文井荥腧经合穴，各有所留止也。**六府之所与合,**如《藏象类》藏府有相合也。**四时之所出入,**如《针刺类》四时之刺也。**五藏之所溜处,**言藏气所流之处，即前篇所出为井，所溜为荥也。**阔数之度,浅深之状,高下所至,愿闻其解。**阔数以察巨细，浅深以分表里，高下以辨本末。凡此者，皆刺家之要道，不可不通者也。**岐伯曰:请言其次也。**

肺出于少商,少商者,手大指端内侧也,为井木。少商穴，乃肺经脉气所出为井也，其气属木。此下凡五藏之井，皆属阴木，故六十四难谓之阴井木也。**溜于鱼际,鱼际者手鱼也,为荥。**此肺之所溜

为荥也，属阴火。手鱼义详前二，肺经条下。按：本篇五藏止言井木，六府止言井金，其他皆无五行之分。考之六十四难，分析阴阳十变，而滑氏详注谓阴井木生阴荥火，阴荥火生阴俞土，阴俞土生阴经金，阴经金生阴合水，此言五藏之俞也。六府则阳井属金，阳井金生阳荥水，阳荥水生阳俞木，阳俞木生阳经火，阳经火生阳合土，而五行始备矣。下放此。**注于太渊，太渊鱼后一寸陷者中也，为俞。**此肺经之所注为俞也，属阴土。**行于经渠，经渠寸口中也，动而不居，为经。**此肺经之所行为经也，属阴金。经渠当寸口陷中，动而不止，故曰不居。居，止也。**入于尺泽，尺泽肘中之动脉也，为合。**此肺经所入为合也，属阴水。**手太阴经也。**以上肺之五俞，皆于太阴经也。

　　心出于中冲，中冲手中指之端也，为井木。此心主之所出为井也，属阴木。按：此下五俞，皆属手厥阴之穴，而本经直指为心俞者，正以心与心胞，本同一藏，其气相通，皆心所主，故诸邪之在于心者，皆在于心之包络。包络者，心主之脉也。《邪客篇》曰：手少阴之脉独无俞。正此之谓。详义见前章及图翼四卷十二原解中。**溜于劳宫，劳宫掌中中指本节之内间也，为荥。**此心主之所溜为荥也，属阴火。**注于大陵，大陵掌后两骨之间方下者也，为俞。**此心主之所注为俞也，属阴土。方下，谓正当两骨之下也。**行于间使，间使之道，两筋之间，三寸之中也，有过则至，无过则止，为经。**此心主之所行为经也，属阴金。有过，有病也。此脉有病则至，无病则止也。**入于曲泽，曲泽肘内廉下陷者之中也，屈而得之，为合。**此心主之所入为合也，属阴水。**手少阴也。**以上心主五俞，皆心所主，故曰手少阴也。

　　肝出于大敦，大敦者足大指之端及三毛之中也，为井木。此肝经之所出为井也，属阴木。**溜于行间，行间足大指间也，为荥。**此肝经之所溜为荥也，属阴火。**注于太冲，太冲行间上二寸陷者之中也，**

为腧。此肝经之所注为腧也,属阴土,**行于中封,中封内踝之前一寸半,陷者之中,使逆则宛,使和则通,摇足而得之,为经**。此肝经之所行为经也,属阴金。使逆则宛,使和则通,言用针治此者,逆其气则郁,和其气则通也。宛,郁同。**入于曲泉,曲泉辅骨之下,大筋之上也,屈膝而得之,为合**。此肝经之所入为合也,属阴水。**足厥阴也**。以上肝之五腧,皆足厥阴经也。

脾出于隐白,隐白者足大指之端内侧也,为井木。此脾经之所出为井也,属阴木。**溜于大都,大都本节之后下陷者之中也,为荥**。此脾经之所溜为荥也,属阴火。**注于太白,太白腕骨之下也,为腧**。此脾经之所注为腧也,属阴土。**行于商丘,商丘内踝之下陷者之中也,为经**。此脾经之所行为经也,属阴金。**入于阴之陵泉,阴之陵泉,辅骨之下,陷者之中也,伸而得之,为合**。此脾经之所入为合也,属阴水。**足太阴也**。以上脾之五腧,皆足太阴经也。

肾出于涌泉,涌泉者足心也,为井木。此肾经之所出为井也,属阴木。**溜于然谷,然谷然骨之下者也,为荥**。此肾经之所溜为荥也,属阴火。**注于太谿,太谿内踝之后,跟骨之上陷中者也,为腧**。此肾经之所注为腧也,属阴土。**行于复留,复留上内踝二寸,动而不休,为经**。此肾经之所行为经也,属阴金。**入于阴谷,阴谷辅骨之后,大筋之下,小筋之上也,按之应手,屈膝而得之,为合**。此肾经之所入为合也,属阴水。**足少阴经也**。以上肾之五腧,皆足少阴经也。

膀胱出于至阴,至阴者足小指之端也,为井金。此膀胱经所出为井也。以下凡六府之井皆属阳金,故六十四难谓之阳井金也。**溜于通谷,通谷本节之前外侧也,为荥**。此膀胱经所溜为荥也,属阳水。**注于束骨,束骨本节之后陷者中也,为腧**。此膀胱经所注为腧也,属阳木。**过于京骨,京骨足外侧大骨之下,为原**。本篇惟六府有原而五藏则无,前《十二原篇》所言五藏之原,即本篇五藏之腧,然则阴经之腧即原也。阳经之原自腧而过,本为同气,亦当属阳木。下放此。详义见图翼四卷十二原解中。**行于昆仑,昆仑在外踝之后,跟骨之上,为经。**此膀胱经所行为经也,属阳火。**入于委中,委中腘中央,为合,委而取之。**此膀胱经所入为合也,属阳土。**足太阳也。**以上膀胱六腧,皆足太阳经也。

胆出于窍阴,窍阴者足小指次指之端也,为井金。此胆经之所出为井也,属阳金。**溜于侠谿,侠谿足小指次指之间也,为荥。**此胆经之所溜为荥也,属阳水。**注于临泣,临泣上行一寸半陷者中也,为腧。**此胆经之所注为腧也,属阳木。**过于丘墟,丘墟外踝之前下陷者中也,为原。**此胆经之所过为原也,亦属阳木。**行于阳辅,阳辅外踝之上,辅骨之前,及绝骨之端也,为经。**此胆经之所行为经也,属阳火。**入于阳之陵泉,阳之陵泉在膝外陷者中也,为合,伸而得之。**此胆经之所入为合也,属阳土。**足少阳也。**以上胆之六腧,皆足少阳经也。

胃出于厉兑,厉兑者足大指内次指之端也,为井金。此胃经之所出为井也,属阳金。**溜于内庭,内庭次指外间也,为荥。**此胃经之所溜为荥也,属阳水。**注于陷谷,陷谷者上中指内间上行二寸陷中者也,为腧。**此胃经之所注为腧也,属阳木。**过于冲阳,冲阳足跗上五寸陷者中也,为原,摇足而得之。**此胃经之所过为原也,亦当属木。**行于解谿,解谿上冲阳一寸半陷者中也,为经。**此胃经之所行为经也,属阳火。**入于下陵,下陵膝下三寸胻骨外三里也,为合。**此胃经之所入为合也,属阳土。**复下三里三寸为巨虚上廉,复下上廉三寸为巨虚下廉也。大肠属上,小肠属下,足阳明胃脉也,大肠小肠皆属于胃,**三里下三寸为上廉,上廉下三寸为下廉,大肠属上廉,小肠属下廉。盖胃为六府之长,而大肠小肠皆与胃连,居胃之下,气本一贯,故皆属于胃,而其下腧亦合于足阳明经也。**是足阳明也。**以上皆胃之腧，即足阳明经也。

三焦者，上合手少阳，出于关冲，关冲者手小指次指之端也，为井金。此三焦之所出为井也，属阳金。按：诸经皆不言上合，而此下三经独言之者，盖以三焦并中下而言，小肠大肠俱在下而经则属手，故皆言上合某经也。溜于液门，液门小指次指之间也，为荥。此三焦之所溜为荥也，属阳水。注于中渚，中渚本节之后陷者中也，为腧。此三焦之所注为腧也，属阳水。过于阳池，阳池在腕上陷者之中也，为原。此三焦之所过为原也，亦属阳木。行于支沟，支沟上腕三寸两骨之间陷者中也，为经。此三焦之所行为经也，属阳火。入于天井，天井在肘外大骨之上陷者中也，为合，屈肘乃得之。此三焦之所入为合也，属阳土。三焦下腧，在于足大指之前，少阳之后，出于腘中外廉，名曰委阳，是太阳络也。足大指当作足小指，盖小指乃足太阳脉气所行，而三焦下腧，则并足太阳经出小指之前，上行足少阳经之后，上出腘中外廉，委阳穴，是足太阳之络也。按《邪气藏府病形篇》曰：三焦病者，候在足太阳之外大络，大络在太阳少阳之间。则此为小指无疑，详《针刺类》二十四。愚按：三焦者，虽经属手少阳，而下腧仍在足，可见三焦有上中下之分，而通身脉络无所不在也。详注见《藏象类》第三及本类后二十三，俱当互考。手少阳经也。以上三焦之腧皆手少阳经也。三焦者，足少阳太阴之所将，阳阴二字互谬也，当作少阴太阳，盖三焦属肾与膀胱也。义详《藏象类》三。太阳之别也。上踝五寸别入贯腨肠，出于委阳，并太阳之正入络膀胱，约下焦，实则闭癃，虚则遗溺，遗溺则补之，闭癃则写之。此复言三焦下腧之所行及其所主之病也。将，领也。三焦下腧，即足太阳之别络，故自踝上五寸间别入腨阳，以出于委阳穴，乃并太阳之正脉，入络膀胱以约束下焦，而其为病如此。癃，良中切。溺，娘吊切。

手太阳小肠者,上合于太阳,出于少泽,少泽小指之端也,为井金。此小肠经所出为井也,属阳金。**溜于前谷,前谷在手外廉,本节前陷者中也,为荥。**此小肠经所溜为荥也,属阳水。**注于后谿,后谿者在手外侧本节之后也,为腧。**此小肠经所注为腧也,属阳木。**过于腕骨,腕骨在手外侧腕骨之前,为原。**此小肠经所过为原也,亦属阳木。**行于阳谷,阳谷在锐骨之下陷者中也,为经。**此小肠经所行为经也,属阳火。**入于小海,小海在肘内大骨之外,去端半寸陷者中也,伸臂而得之,为合。**此小肠经所入为合也,属阳土。**手太阳经也。**以上小肠之六腧,皆手太阳经也。

大肠上合手阳明,出于商阳,商阳大指次指之端也,为井金。此大肠经所出为井也,属阳金。**溜于本节之前二间,为荥。**此大肠经所溜为荥也,属阳水。**注于本节之后三间,为腧。**此大肠经所注为腧也,属阳木。**过于合谷,合谷在大指岐骨之间,为原。**此大肠经所过为原也,亦属阳木。**行于阳谿,阳谿在两筋间陷者中也,为经。**此大肠经所行为经也,属阳火。**入于曲池,在肘外辅骨陷者中,屈臂而得之,为合。**此大肠经所入为合也,属阳土。**手阳明也。**以上大肠之六腧,皆手阳明经也。**是谓五藏六府之腧,五五二十五腧,六六三十六腧也。**五藏各有井荥腧经合五穴,共计二十五腧,六府复多一原穴,故共计三十六腧也。**六府皆出足之三阳,上合于手者也。**凡五藏六府之经,藏皆属阴,府皆属阳。虽六府皆属三阳,然各有手足之分。故足有太阳膀胱经,则手有太阳小肠经;足有阳明胃经,则手有阳明大肠经;足有少阳胆经,则手有少阳三焦经,此所谓上合于手者也。不惟六府,六藏亦然。如足有太阴脾经,则手有太阴肺经;足有少阴肾经,则手有少阴心经;足有厥阴肝经,则手有厥阴心主,此藏府阴阳,手足皆相半也。然其所以分手足者,以经行有上下,故手经之腧在手,足经之腧在足也。

十七、脉度灵枢脉度篇

黄帝曰:愿闻脉度。岐伯答曰:手之六阳,从手至头,长五尺,五六三丈。手有三阳,以左右言之,则为六阳。凡后六阴及足之六阴六阳皆放此。手太阳起小指少泽,至头之听宫。手阳明起次指商阳,至头之迎香。手少阳起四指关冲,至头之丝竹空。六经各长五尺,五六共长三丈。**手之六阴,从手至胸中,三尺五寸,三六一丈八尺,五六三尺,合二丈一尺。**手太阴起大指少商,至胸中中府。手少阴起小指少冲,至胸中极泉。手厥阴起中指中冲,至胸中天池。各长三尺五寸,六阴经共长二丈一尺。按:手足十二经脉,手之三阴从藏走手,手之三阳从手走头,足之三阳从头走足,足之三阴从足走腹,此其起止之度。今云手之六阴,从手至胸中,盖但计其丈尺之数,俱以四末为始而言,非谓其行度如此也。后放此。**足之六阳,从足上至头八尺,六八四丈八尺。**足太阳起小指至阴,至头之睛明。足阳明起次指厉兑,至头之头维。足少阳起四指窍阴,至头之瞳子髎。各长八尺,六八共长四丈八尺。**足之六阴,从足至胸中,六尺五寸,六六三丈六尺,五六三尺,合三丈九尺。**足太阴起大指隐白,至胸中大包。足少阴起足心涌泉,至胸中俞府。足厥阴起大指大敦,至胸中期门。各长六尺五寸,六阴经共长三丈九尺。**跷脉从足至目,七尺五寸,二七一丈四尺,二五一尺,合一丈五尺。**跷脉者,足少阴太阳之别,从足至目内眦,各长七尺五寸,左右共长一丈五尺。玄台马氏曰:按跷脉有阴跷阳跷,阳跷自足申脉行于目,阴跷自足照海行于目。然阳跷左右相同,阴跷亦左右相同,则跷脉宜乎有四。今曰二七一丈四尺,二五一尺,则止于二脉者何也? 观本篇末云:跷脉有阴阳,何脉当其数? 岐伯答曰:男子数其阳,女子数其阴。则知男子之所数者左右阳跷,女子之所数者左右阴跷也。详见后二十八。

督脉任脉各四尺五寸,二四八尺,二五一尺,合九尺。凡都合一十六丈二尺,此气之大经隧也。督行于背,任行于腹,各长四尺五寸,共长九尺。右连前共二十八脉,通长一十六丈二尺,此周身经隧之总数也。愚按:人身经脉之行,始于水下一刻,昼夜五十周于身,总计每日气候凡百刻,则二刻当行一周。故《卫气行篇》曰:日行一舍,人气行一周与十分身之八。《五十营篇》曰:二百七十息,气行十六丈二尺,一周于身。此经脉之常度也。而后世《子午流注》《针灸》等书,因水下一刻之纪,遂以寅时定为肺经,以十二时挨配十二经,而为之歌曰:肺寅大卯胃辰宫,脾巳心午小未中,膀申肾酉心包戌,亥三子胆丑肝通。继后张世贤、熊宗立复为分时注释,遂致历代相传,用为模范。殊不知纪漏者以寅初一刻为始,而经脉运行之度起于肺经,亦以寅初一刻为纪,故首言水下一刻,而一刻之中,气脉凡半周于身矣,焉得有大肠属卯时、胃属辰时等次也?且如手三阴脉长三尺五寸,足三阳脉长八尺,手少阴、厥阴左右俱止十八穴,足太阳左右凡一百二十六穴,此其长短多寡,大相悬绝,安得以十二经均配十二时?其失经旨也远矣,观者须知辨察。

十八、骨度灵枢骨度篇全

黄帝问于伯高曰:脉度言经脉之长短,何以立之?伯高曰:先度其骨节之大小广狭长短,而脉度定矣。黄帝曰:愿闻众人之度,人长七尺五寸者,其骨节之大小长短各几何?此言欲知脉度者,必先求骨度以察其详也。众人者,众人之常度也。常人之长多以七尺五寸为率。如《经水篇》岐伯云八尺之士,《周礼·考工记》亦曰人长八尺,乃指伟人之度而言,皆古黍尺数也。黍尺一尺,得今曲尺八寸。详义见附翼律原黄钟生度条中。**伯高曰:头之大骨围二尺六寸,**此下言头围胸围腰围之总数也。围,周围也。二尺六寸,皆古黍尺之数。后放此。人身之骨，头为最巨，头骨谓之髑髅。男子自顶及耳并脑后共八片，惟蔡州人多一，共九片，脑后横一缝，当正直下至发际别有一直缝。女人头骨止六片，亦脑后一横缝，当正直下则无缝也。此男女头骨之别。髑音独。髅音娄。**胸围四尺五寸**，此兼胸胁而言也。缺盆之下两乳之间为胸，胸前横骨三条，左右肋骨各十二条，八长四短，女人多髁夫骨两条，左右各十四条也。**腰围四尺二寸**。平脐周围曰腰。人之肥瘦不同，腰之大小亦异，四尺二寸，以中人之大略言也。**发所复者颅至项尺二寸**，此下言仰人之纵度也。发所复者，谓发际也。前发际为额颅，后发际以下为项。前自颅，后至项，长一尺二寸。**发以下至颐长一尺**，腮下为颔。颔中为颐。前发际下至颐长一尺。**君子终折**。终，终始也。折，折衷也。言上文之约数虽如此，然人有大小不同，故君子当约其终始，而因人以折衷之。此虽指头胸为言，则下部亦然矣。**结喉以下至缺盆中长四寸**，舌根之下，肺之上系，屈曲外凸者为结喉。膺上横骨为巨骨。巨骨上陷中为缺盆。**缺盆以下至𩩲骬长九寸，过则肺大，不满则肺小**。𩩲骬，一名鸠尾，一名尾翳，蔽心骨也。缺盆之下，鸠尾之上，是为之胸，肺藏所居，故胸大则肺亦大，胸小则肺亦小也。𩩲骬音结于。**𩩲骬以下至天枢长八寸，过则胃大，不及则胃小**。天枢，在脐旁二寸，足阳明经穴。自𩩲骬之下，脐之上，是为中焦，胃之所居，故上腹长大者胃亦大，上腹短小者胃亦小也。**天枢以下至横骨长六寸半，过则回肠广长，不满则狭短**。横骨，阴毛中曲骨也。自天枢下至横骨，是为下焦，回肠所居也。故小腹长大者回肠亦大，小腹短狭者回肠亦小也。**横骨长六寸半，横骨上廉以下至内辅之上廉长一尺八寸**，横骨横长六寸半，一曰七寸半。廉，隅际也。内辅，膝间内侧大骨也，亦曰辅骨。**内辅之上廉以下至下廉长三寸半**，此言辅骨之上下隅也。**内辅下廉下至内踝长一尺三寸，内踝以下至地长三寸**，足跟前两旁高骨为踝骨,内曰内踝,外曰外踝。踝,胡寡切。**膝腘以下至跗属长一尺六寸,跗属以下至地长三寸。**膝后曲处曰腘。足面曰跗。跗属,言足面前后皆跗之属也。腘音国。跗,附、敷二音。**故骨围大则大过,小则不及。**凡上文所言皆中人之度,其有大者过之,小者不及也。下文同法。**角以下至柱骨长一尺,**此下言侧人之纵度也。角,头侧大骨,耳上高角也。柱骨,肩骨之上,颈项之根也。**行腋中不见者长四寸,**此自柱骨下通腋中,隐伏不见之处。**腋以下至季胁长一尺二寸,**胁下尽处短小之肋,是为季胁。季,小也。**季胁以下至髀枢长六寸,**足股曰髀,髀上外侧骨缝曰枢,此运动之机也。髀,并米切,又音比。**髀枢以下至膝中长一尺九寸,**膝中,言膝外侧骨缝之次。**膝以下至外踝长一尺六寸,外踝以下至京骨长三寸,京骨以下至地长一寸。**京骨,足太阳穴名,在足小指本节后大骨下,赤白肉际陷中。**耳后当完骨者广九寸,**此言耳后之横度也。耳后高骨曰完骨,足少阳穴名,入发际四分,左右相去广九寸。**耳前当耳门者广一尺三寸,两颧之间相去七寸,两乳之间广九寸半,两髀之间广六寸半。**此言仰人之横度也。耳门者,即手太阳听宫之分。目下高骨为颧。两髀之间,言两股之中,横骨两头尽处也。**足长一尺二寸,广四寸半。**此下言手足之度也。足掌长一尺二寸。广,阔也。**肩至肘长一尺七寸,**肩,肩端也。臂之中节曰肘。**肘至腕长一尺二寸半,**臂掌之节曰腕。**腕至中指本节长四寸,本节至其末长四寸半。**本节,指之后节根也。末,指端也。**项发以下至背骨长二寸半,**项发,项后发际也。背骨,除项骨之外,以第一节大椎骨为言也。**膂骨以下至尾骶二十一节长三尺,上节长一寸四分分之一,奇分在下,故上七节至于膂骨九寸八分分之七。**膂骨,脊骨也。项脊骨共二十四椎,内除项骨三节,膂骨自大椎而下至尾骶计二十一节,共长三尺。上节各长一寸四分分之一,即一寸四分一厘也。故上之七节,共长九寸八分七厘。其有余不尽之奇分，皆在下部诸节也。脊骨外小而内大，人之能负重者，以是骨之巨也。尾骶骨，男子者尖，女子者圆而平。骶音底。**此众人骨之度也，所以立经脉之长短也。是故视其经脉之在于身也，其见浮而坚、其见明而大者多血，细而沉者多气也。**此结首节而言，因骨度以辨经络，乃可察其血气之盛衰也。

十九、骨空素问骨空论

辅骨上横骨下为楗，辅骨，膝辅骨；横骨，前阴横骨，是楗为股骨也。楗音健，刚木。**侠髋为机，**髋，尻也，即雕臀也，一曰两股间也。机，枢机也。侠臀之外，即楗骨上运动之机，故曰侠髋为机，当环跳穴处是也。髋音宽。雕音谁。**膝解为骸关，**骸，《说文》云：胫骨也。胫骨之上，膝之节解也，是为骸关。骸音鞋。**侠膝之骨为连骸，**膝上两侧，皆有侠膝高骨，与骸骨相为接连，故曰连骸。**骸下为辅，**连骸下高骨，是为内外辅骨。**辅上为腘，**辅骨上向膝后曲处为腘，即委中穴也。腘音国。**腘上为关，**腘上骨节动处，即所谓骸关也。**头横骨为枕。**脑后横骨为枕骨。**水俞五十七穴者，尻上五行行五，伏菟上两行行五，左右各一行行五，踝上各一行行六穴。**此与水热穴论同，亦骨空也，故并及之，详《针刺类》三十八。菟，免、徒二音。**髓空在脑后五分，在颅际锐骨之下，**髓，脑髓也。髓空，即风府也，在脑后入发际一寸，督脉穴。**一在龂基下，**唇内上齿缝中曰龂交，则下齿缝中当为龂基，今曰龂基下者，乃颐下正中骨镈也。王氏曰：当颐下骨陷中有穴容豆，中诰图经名下颐。龂音银。**一在项后中、复骨下，**即大椎上骨节空也。复当作伏，盖项骨三节不甚显，故云伏骨下也。**一在脊骨上空、在风府上。**风府上，脑户也，督脉穴。**脊骨下空，在尻骨下空。**脊骨之末为尻骨。尻骨下空，长强也，督脉穴。**数髓空，在面侠鼻，**数，数处也。在面者，如足阳明之承泣、巨髎，手太阳之颧髎,足太阳之睛明,手少阳之丝竹空,足少阳之瞳子髎、听会。侠鼻者,如手阳明之迎香等处,皆在面之骨空也。**或骨空在口下,当两肩。**足阳明大迎分也,亦名髓孔。**两髃骨空,在髃中之阳。**髃,肩髃也。中之阳,肩中之上髃也,即手阳明肩髃之次。**臂骨空,在臂阳,去踝四寸,两骨空之间。**臂阳,臂外也。去踝四寸两骨之间,手少阳通间之次也,亦名三阳络。**股骨上空在股阳,出上膝四寸。**股阳,股面也。出上膝四寸,当足阳明伏兔、阴市之间。**胻骨空,在辅骨之上端。**胻,足胫骨也。胻骨之上为辅骨,辅骨之上端,即足阳明犊鼻之次。胻,形敬切,又音杭。**股际骨空,在毛中动下。**毛中动下,谓曲骨两旁股际,足太阴冲门动脉之下也。**尻骨空,在髀骨之后,相去四寸。**即尻上两旁,足太阳八髎穴也。**扁骨有渗理凑,无髓孔,易髓无空。**扁骨者,对圆骨而言。凡圆骨内皆有髓,有髓则有髓孔。若扁骨则但有血脉渗灌之理凑而内无髓,故凡诸扁骨以渗灌易髓者,则无髓亦无空矣,此胁肋诸骨之类是也。

二十、十二经血气表里素问血气形志篇

夫人之常数,太阳常多血少气,少阳常少血多气,阳明常多气多血,少阴常少血多气,厥阴常多血少气,太阴常多气少血,此天之常数。十二经血气各有多少不同,乃天禀之常数,故凡用针者,但可写其多,不可写其少,当详察血气而为之补写也。按:两经言血气之数者凡三,各有不同。如《五音五味篇》三阳经与此皆相同,三阴经与此皆相反,详见《藏象类》十七。又如《九针论》诸经与此皆同,惟太阴一经云多血少气,与此相反。须知《灵枢》多误,当以此篇为正,观末节出气出血之文,与此正合,无差可知矣。外《灵枢·九针论》文与此同者,俱不重载。**足太阳与少阴为表里,少阳与厥阴为表里,阳明与太阴为表里,是为足阴阳也。**足太阳膀胱也,足少阴肾也,是为

一合。足少阳胆也,足厥阴肝也,是为二合。足阳明胃也,足太阴脾也,是为三合。阳为府,经行于足之外侧。阴为藏,经行于足之内侧,此足之表里也。**手太阳与少阴为表里,少阳与心主为表里,阳明与太阴为表里,是为手之阴阳也。**手太阳小肠也,手少阴心也,是为四合。手少阳三焦也,手心主厥阴也,是为五合。手阳明大肠也,手太阴肺也,是为六合。阳为府,经行于手之外侧。阴为藏,经行于手之内侧,此手之表里也。**今知手足阴阳所苦,凡治病必先去其血,乃去其所苦,伺之所欲,然后写有余,补不足。**知手足之阴阳,则病在何经,其苦可知。治之者,于血脉壅盛、为病异常之处,先去其血,血去则去其所苦矣,非谓凡刺者必先去血也。滞血既去,然后伺察藏气之所欲,如肝欲散、心欲耎、肺欲收、脾欲燥、肾欲坚之类,以写有余补不足而调治之也。**刺阳明出血气,刺太阳出血恶气,刺少阳出气恶血,刺太阴出气恶血,刺少阴出气恶血,刺厥阴出血恶气也。**此明三阴三阳血气各有多少,而刺者之出血出气当知其约也。手足阳明多血多气,故刺之者出其血气。手足太阳多血少气,故刺之者但可出其血而恶出其气。总而计之,则太阳厥阴均当出血恶气,少阳少阴太阴均当出气恶血,唯阳明可出气出血,正与首节义相合。恶,去声。

二十一、诸脉髓筋,血气溪谷所属　素问五藏生成篇

诸脉者皆属于目,《大惑论》曰:五藏六府之精气,皆上注于目而为之精。《口问篇》曰:目者,宗脉之所聚也。故诸脉者皆属于目。**诸髓者皆属于脑,**脑为髓海,故诸髓皆属之。**诸筋者皆属于节,**筋力坚强,所以连属骨节。如《宣明五气篇》曰:久行伤筋。以诸筋皆属于节故也。**诸血者皆属于心,**《阴阳应象大论》曰:心生血。《痿论》曰:心主身之血脉。故诸血皆属于心。**诸气者皆属于肺,**《调经论》

《本神篇》皆曰:肺藏气。《五味篇》曰:其大气之抟而不行者,积于篇中,命曰气海,出于肺,循喉咽,故呼则出,吸则入。此诸气之皆属于肺也。**此四支八溪之朝夕也。**四支者,两手两足也。八溪者,手有肘与腋,足有髀与腘也,此四支之关节,故称为溪。朝夕者,言人之诸脉髓筋血气,无不由此出入,而朝夕运行不离也。《邪客篇》曰:人有八虚,皆机关之室,真气之所过,血络之所游。即此之谓。一曰:朝夕即潮汐之义,言人身气血往来,如海潮之消长,早曰潮,晚曰汐者,亦通。**故人卧血归于肝,**人寤则动,动则血随气行阳分而运于诸经,人卧则静,静则血随气行阴分而归于肝,以肝为藏血之藏也。故人凡寐者,其面色多白,以血藏故耳。**肝受血而能视,**肝开窍于目,肝得血则神聚于目,故能视。**足受血而能步,**足得之则神在足,故步履健矣。**掌受血而能握,**掌得之则神在手,故把握固矣。**指受血而能摄。**指得之则神在指,故摄持强矣。愚按:血气者,人之神也,而此数节皆但言血而不言气何也?盖气属阳而无形,血属阴而有形,而人之形体,以阴而成。如《九针篇》曰:人之所以生成者,血脉也。《营卫生会篇》曰:血者神气也。《平人绝谷篇》曰:血脉和则精神乃居。故此皆言血者,谓神依形生,用自体出也。**卧出而风吹之,血凝于肤者为痹,**卧出之际,若玄府未闭、魄汗未藏者,为风所吹,则血凝于肤,或致麻木,或生疼痛而病为痹。**凝于脉者为泣,**风寒外袭,血凝于脉,则脉道泣滞而为病矣。泣,涩同。**凝于足者为厥,**四支为诸阳之本,风寒客之而血凝于足,则阳衰阴胜而气逆为厥也。**此三者,血行而不得反其空,故为痹厥也。**血得热则行,得寒则凝。凡此上文三节者,以风寒所客,则血脉凝涩,不能运行而反其空,故为痹厥之病也。空,孔同,谓血行之道。**人有大谷十二分,**大谷者,言关节之最大者也。节之大者无如四支,在手者肩肘腕,在足者髁膝腕,四支各有三节,是为十二分。分,处也。按:此即上文八溪之义,夫既曰溪,何又曰谷?如《气穴论》曰:肉之大会为谷,小会为溪,肉分之间,溪谷之会,以行荣卫,以会大气。是溪谷虽以小大言,而为气血之会则一,故可以互言也。上文单言之,故止云八溪;此节与下文小溪三百五十四名相对为言,故云大谷也。诸注以大谷十二分为十二经脉之部分者,皆非。**小溪三百五十四名,少十二俞,**小溪者,言通身骨节之交也。《小针解》曰:节之交三百六十五会者,络脉之渗灌诸节者也。十二俞,谓十二藏之俞,如肺俞、心俞之类是也。此除十二俞皆通于藏气者,不在小溪之列,则当为三百五十三名,兹云五十四者,传写之误也。**此皆卫气之所留止,邪气之所客也,针石缘而去之。**凡此溪谷之会,本皆卫气留止之所,若其为病,则亦邪气所客之处也。邪客于经,治以针石,必缘其所在,取而去之。缘,因也。

二十二、五藏之气,上通七窍,阴阳不和,乃成关格 灵枢脉度篇

五藏常内阅于上七窍也,阅,历也。五藏位次于内而气达于外,故阅于上之七窍如下文者。人身共有九窍,在上者七,耳目口鼻也,在下者二,前阴后阴也。**故肺气通于鼻,肺和则鼻能知臭香矣;心气通于舌,心和则舌能知五味矣;肝气通于目,肝和则目能辨五色矣;脾气通于口,脾和则口能知五谷矣;肾气通于耳,肾和则耳能闻五音矣。**《阴阳应象大论》曰:肺在窍为鼻,心在窍为舌,肝在窍为目,脾在窍为口,肾在窍为耳。故其气各有所通,亦各有所用,然必五藏气和而后各称其职,否则藏有所病则窍有所应矣。**五藏不和则七窍不通,六府不和则留为痈。**五藏属阴主里,故其不和,则七窍为之不利。六府属阳主表,故其不利,则肌腠留为痈疡。**故邪在府则阳脉不和,阳脉不和则气留之,气留之则阳气盛矣。阳气太盛则阴不利,阴脉不利则血留之,血留之则阴气盛矣。阴气太盛,则阳气不能荣也,故曰关。阳气太盛,则阴气弗能荣也,故曰**

格。阴阳俱盛,不得相荣,故曰关格。关格者,不得尽期而死也。

阴阳之气,贵乎和平,邪气居之,不在于阴,必在于阳。故邪气在府,则气留之而阳胜,阳胜则阴病矣;阴病则血留之而阴胜,阴胜则阳病矣。故阴气太盛,则阳气不荣而为关。阳气太盛,则阴气不荣而为格。阴阳俱盛,不得相荣,则阴自阴,阳自阳,不相浃洽而为关格,故不得尽天年之期而死矣。本经荣营通用,不能荣,谓阴阳乖乱不能营行,彼此格拒不相通也。人迎盛者为格阳,寸口盛者为关阴,义详《脉色类》二十二。

二十三、营卫三焦灵枢营卫生会篇

黄帝问于岐伯曰:人焉受气?阴阳焉会?何气为营?何气为卫?营安从生?卫于焉会?老壮不同气,阴阳异位,愿闻其会。焉,何也。会,合也。五十已上为老,二十已上为壮。此帝问人身之气,受必有由,会必有处,阴阳何所分,营卫何所辨,而欲得其详也。**岐伯答曰:人受气于谷,谷入于胃,以传于肺,五藏六府,皆以受气。**人之生由乎气,气者所受于天,与谷气并而充身者也。故谷食入胃,化而为气,是为谷气,亦曰胃气。此气出自中焦,传化于脾,上归于肺,积于胸中气海之间,乃为宗气。宗气之行,以息往来,通达三焦,而五藏六府皆以受气。是以胃为水谷血气之海,而人所受气者,亦唯谷而已。故谷不入,半日则气衰,一日则气少矣。**其清者为营,浊者为卫,**谷气出于胃而气有清浊之分,清者水谷之精气也,浊者水谷之悍气也,诸家以上下焦言清浊者皆非。清者属阴,其性精专,故化生血脉而周行于经隧之中,是为营气。浊者属阳,其性慓疾滑利,故不循经络而直达肌表,充实于皮毛分肉之间,是为卫气。然营气卫气,无非资借于宗气,故宗气盛则营卫和,宗气衰则营卫弱矣。**营在脉中,卫在脉外,**营,营运于中也。卫,护卫于外也。脉者非气非血,其犹气血之橐籥也。营属阴而主里,卫属阳而主表,故营在脉中,卫在脉外。《卫气篇》曰:其浮气之不循经者为卫气,其精气之行于经者为营气。正此之谓。**营周不休,五十而复大会,阴阳相贯,如环无端。**营气之行,周流不休,凡一昼二夜五十周于身而复为大会。其十二经脉之次,则一阴一阳,一表一里,迭行相贯,终而复始,故曰如环无端也。五十周义,见下章及二十六。**卫气行于阴二十五度,行于阳二十五度,分为昼夜,故气至阳而起,至阴而止。**卫气之行,夜则行阴分二十五度,昼则行阳分二十五度,凡一昼一夜亦五十周于身。义详后二十五。气至阳而起,至阴而止,谓昼与夜息,即下文万民皆卧之义。**故曰日中而阳陇为重阳,夜半而阴陇为重阴。**此分昼夜之阴阳,以明营卫之行也。陇,盛也,《生气通天论》作隆。昼为阳,日中为阳中之阳,故曰重阳。夜为阴,夜半为阴中之阴,故曰重阴。陇音笼。**故太阴主内,太阳主外,各行二十五度,分为昼夜。**太阴,手太阴也。太阳,足太阳也。内言营气,外言卫气。营气始于手太阴,而复会于太阴,故太阴主内。卫气始于足太阳,而复会于太阳,故太阳主外。营气周流十二经,昼夜各二十五度。卫气昼则行阳,夜则行阴,亦各二十五度。营卫各为五十度以分昼夜也。**夜半为阴陇,夜半后而为阴衰,平旦阴尽而阳受气矣。日中为阳陇,日西而阳衰,日入阳尽而阴受气矣。**夜半后为阴衰,阳生于子也。日西而阳衰,阴生于午也。如《金匮真言论》曰:平旦至日中,天之阳,阳中之阳也;日中至黄昏,天之阳,阳中之阴也;合夜至鸡鸣,天之阴,阴中之阴也;鸡鸣至平旦,天之阴,阴中之阳也,故人亦应之。即此节之义。**夜半而大会,万民皆卧,命曰合阴,平旦阴尽而阳受气,如是无已,与天地同纪。**大会,言营卫阴阳之会也。营卫之行,表里异度,故尝不相值。惟于夜半子时,阴气已极,阳气将生,营气在阴,卫气亦在阴,故万民皆瞑而卧,命曰合阴。合阴者,营卫皆归于藏,而会于天一之中也。平旦阴尽而阳受气，故民皆张目而起。此阴阳消息之道，常如是无已而与天地同其纪。所谓天地之纪者，如天地日月各有所会之纪也。天以二十八舍为纪，地以十二辰次为纪，日月以行之迟速为纪。以天与地一岁一会，如玄枵加于子宫是也。天与日亦一岁一会，如冬至日缠星纪是也。日与月别一月一会，如晦朔之同宫是也。人之营卫，以昼夜为纪，故一日凡行五十周而复为大会焉。**黄帝曰：老人之不夜瞑者，何气使然？少壮之人不昼瞑者，何气使然？**此帝因上文言夜则万民皆卧，故特举老人之不夜瞑者，以□其详也。**岐伯答□□壮者之气血盛，其肌肉滑，气道通，营卫之行□□□，故昼精□□！老者之气血衰，其肌肉枯，气道涩，五藏之气相□，营气衰少而卫气□□□故昼不精，下瞑□□□气血衰故□肉枯，气道涩，五藏之气搏聚不行，□营气衰少矣。营气衰少，故卫气乘虚，□卫失其常□昼不精，营失其常故夜不瞑也。黄帝曰：□□营卫之□□皆何道从来？**岐伯答曰：营出于中焦，卫出于下焦。**何道从来，言营卫所由之道路也。营气者，由谷入于胃，中焦受气取汁，化其精微而上注于肺，乃自手太阴始，周行于经隧之中，故营气出中焦。卫气者，出其悍气之慓疾，而先行于四末分肉皮肤之间，不入于脉，故于平旦阴尽，阳气出于目，循头项下行，始于足太阳膀胱经而行于阳分，日西阳尽，则始于足少阴肾经而行于阴分，其气自膀胱与肾，由下而出，故卫气出于下焦。详义见后《营气》《卫气》二章。愚按：人身不过表里，表里不过阴阳，阴阳即营卫，营卫即血气。藏府筋骨居于内，必赖营气以资之，经脉以疏之。皮毛分肉居于外，经之所不通，营之所不及，故赖卫气以响之，孙络以濡之。而后内而精髓，外而发肤，无弗得其养者，皆营卫之化也。然营气者，犹天之有宿度，地之有经水，出入有期，运行有序者也。卫气者，犹天之有清阳，地之有郁蒸，阴阳昼夜，随时而变者也。卫气属阳,乃出于下焦,下者必升,故其气自下而上,亦犹地气上为云也。营本属阴,乃自中焦而出于上焦,上者必降,故营气自上而下,亦犹天气降为雨也。虽卫主气而在外,然亦何尝无血。营主血而在内,然亦何尝无气。故营中未必无卫,卫中未必无营,但行于内者便谓之营,行于外者便谓之卫,此人身阴阳交感之道,分之则二,合之则一而已。前第六章有按,当与此互阅。

黄帝曰:愿闻三焦之所出。岐伯答曰:上焦出于胃上口,并咽以上贯膈而布胸中,走腋循太阴之分而行,还至阳明,上至舌,下足阳明,胃上口,即上脘也。咽为胃系,水谷之道路也。膈上曰胸中,即膻中也。其旁行者,走两腋,出天池之次,循手太阴肺经之分而还于手阳明。其上行者,至于舌。其下行者,交于足阳明,以行于中下二焦。凡此皆上焦之部分也。**常与荣俱行于阳二十五度,行于阴亦二十五度,一周也,故五十度而复大会于手太阴矣。**上焦者,肺之所居,宗气之所聚。营气者,随宗气以行于十四经脉之中。故上焦之气,常与营气俱行于阳二十五度,阴亦二十五度。阳阴者,言昼夜也。昼夜周行五十度,至次日寅时复会于手太阴肺经,是为一周。然则营气虽出于中焦,而施化则由于上焦也。

黄帝曰:愿闻中焦之所出。岐伯答曰:中焦亦并胃中,出上焦之后,此所受气者,泌糟粕,蒸津液,化其精微,上注于肺脉,乃化而为血,以奉生身,莫贵于此,故独得行于经隧,命曰营气。胃中,中脘之分也。后,下也。受气者,受谷食之气也。五谷入胃,其糟粕、津液、宗气,分为三隧以注于三焦。而中焦者,泌糟粕,蒸津液,受气取汁,变化而赤是谓血,以奉生身而行于精隧,是为营气,故曰营出中焦。按下文云:下焦者,别回肠,注膀胱。然则自膈膜之下,至脐上一寸水分穴之上,皆中焦之部分也。泌,秘、弼二音。粕音朴。隧音遂,伏道也。**黄帝曰:夫血之与气,异名同类,何谓也? 岐伯答曰:营卫**

者精气也,血者神气也,故血之与气,异名同类焉。故夺血者无汗,夺汗者无血,故人生有两死而无两生。营卫之气,虽分清浊,然皆水谷之精华,故曰营卫者精气也。血由化而赤,莫测其妙,故曰血者神气也。然血化于液,液化于气,是血之与气,本为同类,而血之与汗,亦非两种。但血主营,为阴为里,汗属卫,为阳为表,一表一里,无可并攻,故夺血者无取其汗,夺汗者无取其血。若表里俱夺,则不脱于阴,必脱于阳,脱阳亦死,脱阴亦死,故曰人生有两死。然而人之生也,阴阳之气皆不可无,未有孤阳能生者,亦未有孤阴能生者,故曰无两生也。

黄帝曰:愿闻下焦之所出。岐伯答曰:下焦者,别回肠,注于膀胱而渗入焉。故水谷者,常并居于胃中,成糟粕而俱下于大肠,而成下焦,渗而俱下,济泌别汁,循下焦而渗入膀胱焉。回肠,大肠也。济,沛同,犹醾滤也。泌,如狭流也。别汁,分别清浊也。别回肠者,谓水谷并居于胃中,传化于小肠,当脐上一寸水分穴处,糟粕由此别行回肠,从后而出,津液由此别渗膀胱,从前而出。膀胱无上口,故云渗入。凡自水分穴而下,皆下焦之部分也。按三十一难曰:下焦者,当膀胱上口,主分别清浊。其言上口者,以渗入之处为言,非真谓有口也。如果有口,则不言渗入矣。何后世不解其意而争言膀胱有上口,其谬为甚。三焦下腧义,详前十六。醾音筛。滤音滤。黄帝曰:人饮酒,酒亦入胃,谷未熟而小便独先下何也?岐伯答曰:酒者熟谷之液也,其气悍以清,故后谷而入,先谷而液出焉。此因上文言水谷入胃必济泌别汁而后出,而何以饮酒者独先下也?盖以酒之气悍,则直连下焦,酒之质清,则速行无滞,故后谷而入,先谷而出也。黄帝曰:善。余闻上焦如雾,中焦如沤,下焦如渎,此之谓也。如雾者,气浮于上也。言宗气积于胸中,司呼吸而布濩于经隧之间,如天之雾,故曰上焦如雾也。沤者,水上之泡,水得气而不沉者也。

言营血化于中焦，随气流行以奉生身，如沤处浮沉之间，故曰中焦如沤也。渎者，水所注泄。言下焦主出而不纳，逝而不反，故曰下焦如渎也。然则肺象天而居上，故司雾之化。脾象地而在中，故司沤之化。大肠膀胱象江河淮泗而在下，故司川渎之化也。愚按：三焦者，本全体之大藏，统上中下而言也。本经发明不啻再四，如《本输》《本藏》《论勇》《决气》《营卫生会》《五藏别论》《六节藏象论》《邪客》《背输》等篇，皆有详义，而二十五难经独言三焦包络皆有名而无形，遂起后世之疑，莫能辨正。第观本经所言，凡上中下三焦之义，既明且悉，乌得谓其以无为有、以虚为实哉？余因遍考诸篇，著有《三焦包络命门辨》，及《藏象类》第三章俱有详按，所当互考。

二十四、营气运行之次灵枢营气篇全

黄帝曰：营气之道，内谷为实，谷入于胃，乃传之肺，流溢于中，布散于外，精专者行于经隧，常营无已，终而复始，是谓天地之纪。营气之行，由于谷气之化，谷不入则营气衰，故云内谷为宝。谷入于胃，以传于肺，清者为营，营行脉中，故其精专者行于经隧，常营无已，终而复始，以周流于十二经也。天地之纪，义见前章。内，纳同。**故气从太阴出，注手阳明。**此下言营气运行之次，即前十二经脉之序也。营气出于中焦，上行于肺，故于寅时始于手太阴肺经，出注中府、云门，下少商以交于手阳明商阳也。**上行注足阳明，下行至跗上，注大指间，与太阴合。**手阳明大肠经，循臂上行至鼻旁迎香穴，交于目下承泣穴，注足阳明胃经。下行至足跗，出次指之厉兑。其支者，别跗上，入大指出其端，以交于足太阴隐白也。**上行抵髀，从脾注心中。**足太阴脾经自足上行抵髀，入腹属脾，上膈注于心中，以交于手少阴经也。**循手少阴出腋下臂，注小指，合手太阳。**心脉发自心中，循手少阴经出腋下极泉穴，下臂注小指内侧少冲穴，出外侧以交于手太阳少泽也。**上行乘腋，出颇内，注目内眦，上巅下项，合足太阳。**手太阳小肠经，自小指上行，乘腋外，上出于颇内颧髎之次，注目内眦，以交于足太阳睛明穴。颇音拙。**循脊下尻，下行注小指之端，循足心注足少阴，上行注肾。**足太阳膀胱经，过巅下项，循脊下尻，注小指端之至阴，循小指入足心，以交于足少阴之涌泉，而上行注肾也。**从肾注心，外散于胸中，循心主脉出腋下臂，出两筋之间，入掌中，出中指之端。**足少阴肾经，从足心上行入肾，注于心，外散于胸中，以交于手心主。其脉出腋下之天池下臂，出两筋之间，入掌中，出中指端之中冲也。**还注小指次指之端，合手少阳，上行注膻中，散于三焦。**手厥阴心主之支者，别掌中，还注无名指端，以交于手少阳之关冲，循臂上行注膻中，下膈散于三焦。**从三焦注胆，出胁注足少阳，下行至跗上。**手少阳经自三焦注于胆，出胁肋间以交于足少阳经，上者行于头，起于目锐眦瞳子髎穴，下者至足跗，出小指次指端之窍阴穴也。**复从跗注大指间，合足厥阴上行至肝，从肝上注肺，上循喉咙入颃颡之窍，究于畜门。其支别者，上额循巅下项中，循脊入骶，是督脉也。**足少阳胆经，支者别跗上，注大指间，以交于足厥阴之大敦穴，乃上行至肝上肺，上循喉咙之上，入颃颡之窍。究，深也。畜门，即喉屋上通鼻之窍门也。如《评热病论》启玄子有云：气冲突于蓄门而出于鼻。即此谓也。其支别者，自颃颡上出额，循巅以交于督脉，循脊下行入尾骶也。畜，臭同，许救切。**络阴器，上过毛中，入脐中，上循腹里入缺盆，下注肺中，复出太阴，此营气之所行也，逆顺之常也。**督脉自尾骶前络阴器，即名任脉，上过阴毛中，入脐上腹，入缺盆，下肺中，复出于手太阴经。前《经脉篇》未及任督，而此始全备，是十四经营气之序。

二十五、卫气运行之次 灵枢卫气行篇全

黄帝问于岐伯曰：愿闻卫气之行，出入之合何如？岐伯曰：岁有十二月，日有十二辰，**十二辰，即十二支也，在月为建，在日为时。子午为经，卯酉为纬。**天象定者为经，动者为纬。子午当南北二极，居其所而不移，故为经。卯酉常东升西降，列宿周旋无已，故为纬。**天周二十八宿而一面七星，四七二十八星，**天分四面，曰东西南北，一面七星。如角亢氏房心尾箕，东方七宿也；斗牛女虚危室壁，北方七宿也；奎娄胃昴毕觜参，西方七宿也；井鬼柳星张翼轸，南方七宿也，是为四七二十八星。**房昴为纬，虚张为经。**房在卯中，昴在酉中，故为纬。虚在子中，张在午中，故为经。**是故房至毕为为阳，昴至心为阴，阳主昼，阴主夜。**自房至毕，其位在卯辰巳午未申，故属阳而主昼。自昴至尾，其位在酉戌亥子丑寅，故属阴而主夜。**故卫气之行，一日一夜五十周于身，昼日行于阳二十五周，夜行于阴二十五周，周于五岁。**卫气之行于身者，一日一夜凡五十周于身。天之阳主昼，阴主夜；人之阳主府，阴主藏。故卫气昼则行于阳分二十五周，夜则行于阴分二十五周。阳分者言表言府，阴分者言里言藏也，故夜则周于五藏。岁当作藏，误也。

是故平旦阴尽，阳气出于目，目张则气上行于头，循项下足太阳，循背下至小指之端。此下言卫气昼行阳分，始于足太阳经以周六府而及于肾经，是为一周。太阳始于睛明，故出于目。然目者宗脉之所聚，凡五藏六府之精阳气皆上走于目而为睛，故平旦阴尽则阳气至目而目张。目张则卫气由睛明穴上头，循项下足太阳经之分，循背下行以至足小指端之至阴穴也。**其散者，别于目锐眦，下手太阳，下至手小指之间外侧。**散者，散行者也。卫气之行，不循经相传，故始自目内眦而下于足太阳，其散者自目锐眦而行于手太阳也。

下至手小指之间外侧，少泽穴也。**其散者，别于目锐眦，下足少阳，注小指次指之间。**此自太阳行于足手少阳也。目锐眦，足少阳瞳子髎也。足小指次指之间，窍阴穴也。**以上循手少阳之分侧，下至小指之间。**分侧当作外侧，小指下当有次指二字，谓手少阳关冲穴也。**别者以上至耳前，合于颔脉，注足阳明，以下行至跗上，入五指之间。**此自少阳而行于手足阳明也。合于颔脉，谓由承泣颊车之分，下注足阳明经。五指当作中指，谓厉兑穴也。颔，何敢切。**其散者，从耳下，下手阳明，入大指之间，入掌中。**手阳明之别者入耳，故从耳下行本经。大指下当有次指二字，谓商阳穴也。**其至于足也，入足心，出内踝，下行阴分，复合于目，故为一周。**此自阳明入足心出内踝者，由足少阴肾经以下行阴分也。少阴之别为跷脉，跷脉属于目内眦，故复合于目，交于足太阳之睛明穴。此卫气昼行之序，自足手六阳而终于足少阴经，乃为一周之数也。愚按：卫气之行，昼在阳分，然又兼足少阴肾经，方为一周。考之《邪客篇》亦曰：卫气者昼日行于阳，夜行于阴，尝从足少阴之分间，行于五藏六府。然则无论昼夜皆不离于肾经者何也？盖人之所本，惟精与气。气为阳也，阳必生于阴；精为阴也，阴必生于阳。故营本属阴，必从肺而下行；卫本属阳，必从肾而上行。此即卫出下焦之义。而肾属水，水为气之本也，故上气海在膻中，下气海在丹田，而人之肺肾两藏，所以为阴阳生息之根本。

是故日行一舍，人气行一周与十分身之八；此下言卫气运行之数也。天周二十八舍而一日一周，人之卫气昼夜凡行五十周。以五十周为实，而用二十八归除之，则日行一舍，卫气当行一周与十分身之七分八厘五毫有奇为正数。此言一周与十分身之八者，亦如天行过日一度而犹有奇分也。奇分义见后。舍即宿也。按太史公《律书》及《天官》等书，俱以二十八宿作二十八舍。曰舍者，为七政之所舍也。**日行二舍,人气行三周于身与十分身之六**；日行二舍,人气当行三周于身与十分身之五分七厘一毫有奇为正数。云十分身之六者,有奇分也。后放此。**日行三舍,人气行于身五周与十分身之四**；人气当行五周与十分身之三分五厘七毫有奇为正数,余者为奇分。**日行四舍,人气行于身七周与十分身之二**；人气当行七周与十分身之一分四厘三毫有奇为正数,余者为奇分。**日行五舍,人气行于身九周**；人气当行八周与十分身之九分二厘八毫为正数,余者为奇分。**日行六舍,人气行于身十周与十分身之八**；人气当行十周与十分身之七分一厘四毫有奇为正数,余者为奇分。**日行七舍,人气行于身十二周在身与十分身之六**；人气当行十二周与十分身之四分九厘有奇为正数,余者为奇分,此一面七星之数也。**日行十四舍,人气二十五周于身有奇分与十分身之二,阳尽于阴,阴受气矣。**日行七舍为半日,行十四舍则自房至毕为一昼,人气当行二十五周为正数。今凡日行一舍,人气行一周与十分身之八,则每舍当余一厘四毫有奇为奇分,合十四舍而计之,共得十分身之二,是为一昼之奇分也。昼尽则阳尽,阳尽则阴受气而为夜矣。

其始入于阴,常从足少阴注于肾,肾注于心,心注于肺,肺注于肝,肝注于脾,脾复注于肾为周。此言卫气夜行阴分,始于足少阴肾经以周五藏,其行也以相克为序,故肾心肺肝脾相传为一周,而复注于肾也。**是故夜行一舍,人气行于阴藏一周与十分藏之八,**其正数奇分俱如前。**亦如阳行之二十五周而复合于目。**卫气行于阴分二十五周则夜尽,夜尽则阴尽,阴尽则人气复出于目之睛明穴而行于阳分,是为昼夜五十周之度。**阴阳一日一夜,合有奇分十分身之四,与十分藏之二,是故人之所以卧起之时有蚤晏者,奇分不尽故也。**前日行十四舍,人气行二十五周为半日,凡得奇分者十分身之二,故此一昼一夜日行二十八舍,人气行五十周合有奇者,在身得十分身之四,在藏得十分藏之二。所谓奇分者,言气有过度不尽也,故人之起卧,亦有蚤晏不同耳。

黄帝曰:卫气之在于身也,上下往来不以期,候气而刺之奈何? 不以期,谓或上或下,或阴或阳,而期有不同也。**伯高曰:分有多少,日有长短,春秋冬夏,各有分理,然后常以平旦为纪,以夜尽为始。** 四时分至昼夜,虽各有长短不同,然候气之法,必以平旦为纪,盖阴阳所交之候也。**是故一日一夜,水下百刻,二十五刻者半日之度也,常如是毋已,日入而止,随日之长短,各以为纪而刺之。** 一昼一夜凡百刻,司天者纪以漏水,故曰水下百刻。二十五刻者,得百刻四分之一,是为半日之度。分一日为二,则为昼夜。分一日为四时,则朝为春,日中为夏,日入为秋,夜半为冬。故当以平旦为阳始,日入为阳止,各随日之长短,以察其阴阳之纪而刺之也。**谨候其时,病可与期。失时反候者,百病不治。** 失时反候,谓不知四时之气候,阴阳之盛衰,而误施其治也。**故曰刺实者,刺其来也;刺虚者,刺其去也。** 邪盛者为实,气衰者为虚。刺实者刺其来,谓迎其气至而夺之。刺虚者刺其去,谓随其气去而补之也。**此言气存亡之时,以候虚实而刺之。是故谨候气之所在而刺之,是谓逢时。在于三阳,必候其气在于阳而刺之;病在于三阴,必候其气在阴分而刺之。** 病在三阳,必候其气在阳分而刺之,病在三阴,必候其气在阴分而刺之,此刺卫气之道,是谓逢时。逢时者,逢合阴阳之气候也。**水下一刻,人气在太阳;水下二刻,人气在少阳;水下三刻,人气在阳明;水下四刻,人气在阴分。** 此以平旦为始也。太阳少阳阳明,俱兼手足两经为言,阴分则单以足少阴经为言。此卫气行于阳分之一周也。**水下五刻,人气在太阳;水下六刻,人气在少阳;水下七刻,人气在阳明;水下八刻,人气在阴分。** 此卫气行于阳二周也。**水下九刻,人气在太阳;水下十刻,人气在少阳;水下十一刻,人气在阳明;水下十二刻,人气在**

阴分。此卫气行于阳分三周也。**水下十三刻,人气在太阳;水下十四刻,人气在少阳;水下十五刻,人气在阳明;水下十六刻,人气在阴分。**此卫气行于阳分四周也。**水下十七刻,人气在太阳;水下十八刻,人气在少阳;水下十九刻,人气在阳明;水下二十刻,人气在阴分。**此卫气行于阳分五周也。**水下二十一刻,人气在太阳;水下二十二刻,人气在少阳;水下二十三刻,人气在阳明;水下二十四刻,人气在阴分。**此卫气行于阳分六周也。**水下二十五刻,人气在太阳,此半日之度也。**水下二十五刻,计前数凡六周于身而又兼足手太阳二经,此日行七舍,则半日之度也。按:前数二十五刻,得周日四分之一,而卫气之行止六周有奇,然则总计周日之数,惟二十五周于身,乃与五十周之义未合。意者水下一刻,人气在太阳者二周,或以一刻作半刻,则正合全数。此中或有别解,惟后之君子再正。**从房至毕一十四舍,水下五十刻,日行半度。**从房至毕十四舍为阳,主一昼之度,水下当五十刻。从昴至心十四舍为阴,主一夜之度,亦水下五十刻。昼夜百刻,日行共少天一度,故此一昼五十刻,日行于天者半度也。**回行一舍,水下三刻与七分刻之四。**此言日度回行一舍,则漏水当下三刻与七分刻之四。若以二十八归除分百刻之数,则每舍当得三刻与十分刻之五分七厘一毫四丝有奇,亦正与七分刻之四毫忽无差也。此节乃约言二十八舍之总数,故不论宿度之有多寡也。**大要曰常以日之加于宿上也,人气在太阳。是故日行一舍,人气行三阳行与阴分,常如是无已,天与地同纪,**以日行之数,加于宿度之上,则天运人气皆可知矣。此总结上文而言人与天地同其纪也。**纷纷盼盼,终而复始,一日一夜,水下百刻而尽矣。**纷纷盼盼,言于纷纭丛杂之中而条理不乱也。故终而复始,昼夜循环无穷尽矣。盼,普巴切。

二十六、一万三千五百息,五十营气脉之数 灵枢五十营篇全

黄帝曰:余愿闻五十营奈何?岐伯答曰:天周二十八宿,宿三十六分,人气行一周千八分。五十营者,即营气运行之数,昼夜凡五十度也。以周天二十八宿,宿三十六分相因,共得一千零八分。人之脉气,昼夜运行一周,亦合此数。**日行二十八宿,人经脉上下左右前后二十八脉,周身十六丈二尺,以应二十八宿,漏水下百刻,以分昼夜。**二十八宿义见前章。人之经脉十二,左右相同,则为二十四脉,加以跷脉二,任督脉二,共为二十八脉,以应周天二十八宿,以分昼夜之百刻也。二十八脉及十六丈二尺详义见前十七。**故人一呼脉再动,气行三寸,一吸脉亦再动,气行三寸,呼吸定息,气行六寸。十息气行六尺,日行二分。**人之宗气积于胸中,以行呼吸而通经脉,凡一呼一吸是为一息,脉气行六寸,十息气行六尺。其日行之数,当以每日千八分之数为实,以一万三千五百息为法除之,则每十息日行止七厘四毫六丝六忽不尽。此云日行二分者,传久之误也。下放此。呼吸脉再动,详《脉色类》三,所当互考。**二百七十息,气行十六丈二尺,气行交通于中,一周于身,下水二刻,日行二十五分。**凡一百三十五息,水下一刻之度也,人气当半周于身,脉行八丈一尺。故二百七十息,气行于身一周,水下当二刻,日行当得二十分一厘六毫为正。**五百四十息,气行再周于身,下水四刻,日行四十分。**气行二周,脉行三十二丈四尺,日行当得四十分三厘二毫为正。上文言二十五分者太多,本节言四十分者太少,此其所以有误也。**二千七百息,气行十周于身,下水二十刻,日行五宿二十分。**气行十周,脉行一百六十二丈,日行当得五宿二十一分六厘为正。**一万三千五百息,气行五十营于身,水下百刻,日行二十八宿,漏水皆尽,脉终矣。**

此一昼夜百刻之总数,人气亦尽而复起矣。**所谓交通者,并行一数也。**此释上文交通二字之义。并行一数,谓并二十八脉通行一周之数也。**故五十营备,得尽天地之寿矣,凡行八百一十丈也。**使五十营之数常周备无失,则寿亦无穷,故得尽天地之寿矣。八百一十丈,脉气周行昼夜五十营之总数也。

类经九卷

经络类

二十七、任冲督脉为病素问骨空论

任脉者，起于中极之下，以上毛际，循腹里，上关元，至咽喉，上颐，循面入目。以下任冲督脉，皆奇经也。中极，任脉穴名，在曲骨上一寸。中极之下，即胞宫之所。任冲督三脉皆起于胞宫，而出于会阴之间。任由会阴而行于腹，督由会阴而行于背，冲由会阴出并少阴而散于胸中，故此自毛际行腹里关元上至咽喉面目者，皆任脉之道也。**冲脉者，起于气街，并少阴之经，侠齐上行，至胸中而散。**起，言外脉之所起，非发源之谓也。下放此。气街即气冲，足阳明经穴，在毛际两旁。冲脉起于气街，并足少阴之经会于横骨大赫等十一穴，侠脐上行至胸中而散，此言冲脉之前行者也。然少阴之脉上股内后廉，贯脊属肾，冲脉亦入脊内为伏冲之脉，然则冲脉之后行者，当亦并少阴无疑也。《痿论》曰：冲脉者，经脉之海也，主渗灌溪谷，与阳明合于宗筋，阴阳总宗筋之会，会于气街，而阳明为之长，皆属于带脉而络于督脉。《五音五味篇》曰：冲脉任脉，皆起于胞中，上循背里，为经络之海。其浮而外者，循腹右上行，会于咽喉，别而络唇口。《逆顺肥瘦篇》曰：冲脉者，五藏六府之海也，五藏六府皆禀焉。其上者，出于颃颡，渗诸阳，灌诸精；其下者，注少阴之大络，出于气街，循阴股内廉，入腘中，伏行骭骨内，下至内踝之后属而别；其下者，并于少阴之经，渗三阴；其前者，伏行出跗属，下循跗，入大指间,渗诸络而温肌肉。故别络结则跗上不动,不动则厥,厥则寒矣。《动输篇》曰:冲脉者,十二经之海也,与少阴之大络起于肾下,出于气街,并足少阴之经入足下;其别者,邪入踝,出属跗上,入大指之间,注诸络以温足胫。《海论》曰:冲脉者,为十二经之海,其输上在于大杼,下出于巨虚之上下廉。按此诸篇之义,则冲脉之下行者,虽会于阳明之气街,而实并于足少阴之经。且其上自头,下自足,后自背,前自腹,内自溪谷,外自肌肉,阴阳表里无所不涉。又按《岁露篇》曰:入脊内,注于伏冲之脉。《百病始生篇》曰:传舍于伏冲之脉。所谓伏冲者,以其最深也。故凡十二经之气血,此皆受之以荣养周身,所以为五藏六府之海也。又冲为血海义,详后三十二。**任脉为病,男子内结七疝,女子带下瘕聚。**任脉自前阴上毛际,行腹里,故男女之为病如此。七疝义详《疾病类》七十。带下,赤白带下也。瘕,症瘕也。聚,积聚也。瘕,加、驾二音。**冲脉为病,逆气里急。**冲脉侠脐上行至于胸中,故其气不顺则隔塞逆气,血不和则胸腹里急也。**督脉为病,脊强反折。**督脉贯于脊中,故令脊强反折而屈伸不利。**督脉者,起于少腹以下骨中央,女子入系廷孔。**此下皆言督脉也。少腹,小腹也,胞宫之所居。骨中央,横骨下近外之中央也。廷,正也,直也。廷孔,言正中之直孔,即溺孔也。**其孔,溺孔之端也。**此释廷孔即溺孔之义。女人溺孔,在前阴中横骨之下。孔之上际谓之端,乃督脉外起之所。此虽以女子为言,然男子溺孔亦在横骨下中央,第为宗筋所函,故不见耳。溺,娘吊切。**其络,循阴器,合篡间,绕篡后,**督脉别络,自溺孔之端,循阴器分行向后,复合于篡间,乃又自篡间分而为二,绕行于篡之后。篡,交篡之义,谓两便争行之所,即前后阴之间也。篡,初患切。**别绕臀,至少阴,与巨阳中络者,合少阴上股内后廉,贯脊属肾,**足少阴之脉,上股内后廉。足太阳之脉,外行者过髀枢,中行者挟脊贯臀。故此督脉之别络,自篡后绕臀，至股内后廉少阴之分，与巨阳中络者，合少阴之脉并行，而贯脊属肾也。臀音屯。**与太阳起于目内眦，上额交巅上，入络脑，还出别下项，循肩髆内，侠脊抵腰中，入循膂络肾。**此亦督脉之别络，并足太阳之经上头下项，侠脊抵腰中，复络于肾。若其直行者，自尻上循脊里上头，由鼻而至于人中也。眦音资。髆音搏。膂，吕同。**其男子循茎下至篡，与女子等。**茎，英、行二音，阴茎也。**其少腹直上者，贯齐中央，上贯心，入喉上颐环唇，上系两目之下中央。**按此自少腹直上者，皆任脉之道，而本节列为督脉。《五音五味篇》曰：任脉冲脉皆起于胞中，上循背里为经络之海。然则前亦督也，后亦任也，故启玄子引古经云：任脉循背谓之督脉，自少腹直上者谓之任脉，亦谓之督脉。由此言之，则是以背腹分阴阳而言任督，若三脉者，则名虽异而体则一耳，故曰任脉冲脉督脉，一源而三岐也。**此生病从少腹上冲心而痛，不得前后，为冲疝。**此督脉自脐上贯于心，故其为病如此。名为冲疝，盖兼冲任而为病者。**其女子，不孕癃痔遗溺嗌干。**此在女子为不孕癃痔遗溺嗌干等证，虽皆由此督脉所生，而实亦任冲之病。王氏曰：任脉者，女子得之以任养也。冲脉者，以其气上冲也。督脉者，以其督领经脉之海也。且此二脉皆由阴中而上行，故其为病如此。癃，良中切。痔音雉。嗌音益。**督脉生病治督脉，治在骨上，甚者在齐下营。**骨上，谓横骨上毛际中曲骨穴也。齐下营，谓脐下一寸阴交穴也。皆任脉之穴而治此督脉之病，正以本篇所发明者虽分三脉，其所言治则但云督脉而不云任冲，故所用之穴亦以任为督，可见三脉本同一体，督即任冲之纲领，任冲即督之别名耳。

二十八、跷脉分男女 灵枢脉度篇

黄帝曰:跷脉安起安止? 何气荣水? 跷脉有二,曰阴跷,曰阳跷,皆奇经也。何气荣水,言跷脉为何经之气,乃亦如经水之营行也。**岐伯答曰:跷脉者,少阴之别,起于然骨之后,**少阴之别,足少阴肾经之别络也。然骨之后,照海也,足少阴穴,即阴跷之所生。按:本篇止言阴跷之起而未及阳跷,惟《缪刺论》曰:邪客于足阳跷之脉,刺外踝之下半寸所。盖阳跷为太阳之别,故二十八难曰:阳跷脉者,起于跟中,循外踝上行,入风池。阴跷者,亦起于跟中,循内踝上行,至咽喉,交贯冲脉。故阴跷为足少阴之别,起于照海,阳跷为足太阳之别,起于申脉,庶得其详也。**上内踝之上,直上循阴股入阴,上循胸里,入缺盆,上出人迎之前,入頄,属目内眦,合于太阳阳跷而上行,气并相还则为濡目,气不荣则目不合。** 跷脉自内踝直上阴股,入阴,循胸里者,皆并足少阴而上行也。然足少阴之直者,循喉咙而挟舌本。此则入缺盆,上出人迎之前,入頄属目内眦,以合于足太阳之阳跷,是跷脉有阴阳之异也。阴跷阳跷之气,并行回还而濡润于目。若跷气不荣,则目不能合。故《寒热病篇》曰:阴跷阳跷,阴阳相交,阳入阴,阴出阳,交于目锐眦,阳气盛则瞋目,阴气盛则瞑目。此所以目之瞑与不瞑,皆跷脉为之主也。**黄帝曰:气独行五藏,不荣六府何也?** 帝以跷脉为少阴之别,因疑其气独行五藏,不荣六府也,故有此问。**岐伯答曰:气之不得无行也,如水之流,如日月之行不休,故阴脉荣其藏,阳脉荣其府,如环之无端,莫知其纪,终而复始。其流溢之气,内溉藏府,外濡腠理。** 如水之流,如日月之行,皆言不得无行也。阴荣其藏,指阴跷也。阳荣其府,指阳跷也。言无分藏府,跷脉皆所必至也。流者流于内,溢者溢于外,故曰流溢之气,内溉藏府,外濡腠理,谓其不独在藏也。按:此跷脉之义,阴出阳则交于足太阳,阳入阴则交于足少阴,阳盛则目张,阴盛则目瞑,似皆随卫气为言者,故阴脉荣其藏,阳脉荣其府也。**黄帝曰:跷脉有阴阳,何脉当其数?岐伯答曰:男子数其阳,女子数其阴,当数者为经,其不当数者为络也。**跷脉阴阳之数,男女各有所属。男属阳,当数其阳;女属阴,当数其阴。故男子以阳跷为经,阴跷为络;女子以阴跷为经,阳跷为络也。

二十九、阴阳离合素问阴阳离合论全

黄帝问曰:余闻天为阳,地为阴,日为阳,月为阴,大小月三百六十日成一岁,人亦应之。今三阴三阳,不应阴阳,其故何也?此言天地之阴阳,无不合于人者。如上为阳,下为阴,前为阳,后为阴,皆其理也。然而三阴三阳,其亦有不相应者,故疑以为问。**岐伯对曰:阴阳者,数之可十,推之可百,数之可千,推之可万,万之大不可胜数,然其要一也。**谓阴阳之道,合之则一,散之则十百千万,亦无非阴阳之变化。故于显微大小,象体无穷,无不有理存焉。然变化虽多,其要则一,一即理而已。是以人之三阴三阳,亦岂有不应乎天地者哉?此上二节义,又出《五运行大论》,详《运气类》四。**天覆地载,万物方生,未出地者,命曰阴处,名曰阴中之阴,**天覆地载,即阴阳之上下也。凡万物方生者,未出乎地,处阴之中,故曰阴处。以阴形而居阴分,故又曰阴中之阴也。**则出地者,名曰阴中之阳。**形成于阴而出于阳,故曰阴中之阳。**阳予之正,阴为之主。**阳正其气,万化乃生;阴主其质,万形乃成。《易》曰:乾知大始,坤作成物。大抵阳先阴后,阳施阴受,阳之轻清未形,阴之重浊有质,即此之谓。予,与同。**故生因春,长因夏,收因秋,藏因冬,失常则天地四塞。**四时阴阳,先后有序,若失其常,则天地四塞矣。四塞者,阴阳否隔,不相通也。长,上声。塞,入声。**阴阳之变,其在人者,亦数之可数。**凡如上文者,皆天地阴阳之变也。其在于人,则亦有阴中之阳,阳中之阴,上下表里,气数皆然,知其数则无不可数矣。数,推测也。数字,上者去声,下者上声。**帝曰:愿闻三阴三阳之离合也。**分而言之谓之离,阴阳各有其经也;并而言之谓之合,表里同归一气也。**岐伯曰:圣人南面而立,前曰广明,后曰太冲。**云圣人者,崇人道之大宗也。南面而立者,正阴阳之向背也。广,大也。南方者,丙丁之位。天阳在南,故日处之;人阳亦在南,故七窍处之。《易》曰:相见乎离。即广明之谓。且人身前后经脉,任脉循腹里,至咽喉,上颐循面入目,冲脉循背里,出颃颡,其输上在于大杼。分言之,则任行乎前而会于阳明,冲行乎后而为十二经脉之海,故前曰广明,后曰太冲;合言之,则任冲名位虽异,而同出一原,通乎表里,此腹背阴阳之离合也。**太冲之地,名曰少阴,少阴之上,名曰太阳。太阳根起于至阴,结于命门,名曰阴中之阳。**冲脉并少阴而行,故太冲之地为少阴。地者,次也。有少阴之里,则有太阳之表,阴气在下,阳气在上,故少阴经起于小指之下,太阳经止于小指之侧,故曰少阴之上名太阳也。太阳之脉起于目,止于足,下者为根,上者为结,故曰根于至阴,结于命门。命门者,目也。此以太阳而合于少阴,故为阴中之阳。然离则阴阳各其经,合则表里同其气,是为水藏阴阳之离合也。下放此。中身而上,名曰广明,广明之下,名曰太阴,太阴之前,名曰阳明,阳明根起于厉兑,名曰阴中之阳。中身,身之中半也。中身而上,心之所居,心属火而通神明,故亦曰广明。心藏之下,太阴脾也,故广明之下,名曰太阴。太阴之表,阳明胃也,故太阴之前,名曰阳明。阳明脉止于足之次指,与太阴为表里,故曰根起于厉兑,为阴中之阳。此土藏阴阳之离合也。**厥阴之表,名曰少阴。少阳根起于窍阴,名曰阴中之少阳。**少阳与厥阴为表里,而少阳止于足之小指次指端,故厥阴之表,为阴中之少阳也。所谓少阳者,以厥阴气尽,阴尽而阳始,故曰少阳。此木藏阴阳之离合也。**是故三阳之离合也,太阳为开,阳明为阖,少阳为枢**。此总三阳为言也。太阳为开,谓阳气发于外,为三阳之表也。阳明为阖,谓阳气畜于内,为三阳之里也。少阳为枢,谓阳气在表里之间,可出可入,如枢机也。然开阖枢者,有上下中之分,亦如上文出地未出地之义,而合乎天地之气也。**三经者,不得相失也,搏而勿浮,命曰一阳**。三经者,言阳经也。阳从阳类,不得相失也。其为脉也,虽三阳各有其体,然阳脉多浮,若纯于浮,则为病矣。故但欲搏手有力,得其阳和之象,而勿至过浮,是为三阳合一之道,故命曰一阳,此三阳脉之离合也。**帝曰:愿闻三阴。岐伯曰:外者为阳,内者为阴,然则中为阴**。外者为阳,言表也。内者为阴,言里也。然则中为阴,总言属里者为三阴如下文也。**其冲在下,名曰太阴。太阴根起于隐白,名曰阴中之阴**。其冲在下,名曰太阴,以太阴居冲脉之上也。上文曰广明之下,名曰太阴,广明以心为言,冲脉并肾为言,盖心脾肾三藏,心在南,脾在中,肾在北也。凡此三阳三阴皆首言冲脉者,以冲为十二经脉之海,故先及之,以举其纲领也。太阴起于足大指,故根于隐白。以太阴而居阴分,故曰阴中之阴。此下三阴表里离合之义,俱如前三阳经下。后准此。**太阴之后,名曰少阴。少阴根起于涌泉,名曰阴中之少阴**。脾下之后,肾之位也,故太阴之后,名曰少阴。少阴脉起小指之下,斜趋足心,故根于涌泉穴。肾本少阴而居阴分,故为阴中之少阴。**少阴之前,名曰厥阴。厥阴根起于大敦,阴之绝阳,名曰阴之绝阴**。肾前之上,肝之位也,故曰少阴之前,名曰厥阴。厥阴起于足大指,故根于大敦。厥,尽也;绝,亦尽也。此阴极之经,故曰阴之绝阳,又曰阴之绝阴。**是故三阴之离合也,太阴为开,厥阴为阖,少阴为枢**。此总三阴为言,亦有内外之分也。太阴为开,居阴分之表也。厥阴为阖,居阴分之里也。少阴为枢,居阴分之中也。开者主出,阖者主入,枢者主出入之间,亦与三阳之义同。**三经者,不得相失也,搏而勿沉,名曰一阴。**
三经皆阴,阴脉皆沉,不得相失也。若过于沉,则为病矣。故但宜沉
搏有神,各得其阴脉中和之体,是为二阴合一之道,故名曰一阴。此
二阴脉之离合也。**阴阳𩅊𩅊,积传为一周,气里形表,而为相成也。**
𩅊𩅊一作冲冲,言阴阳之气,运动无已也。积传为一周,言诸经流传
相积,昼夜五十营而为一周也。然形以气而成,气以形而聚,故气运
于里,形立于表,交相为用,此则阴阳表里离合相成之道也。愚按:
本篇所言,惟足经阴阳,而不及手经者何也?观上文云:天覆地载,
万物方生,未出地者,命曰阴处,名曰阴中之阴,则出地者,名曰阴中
之阳。盖言万物之气,皆自地而升也。而人之腰以上为天,腰以下
为地,言足则通身上下经气皆尽,而手在其中矣,故不必言手也。然
足为阴,故于三阳也言阴中之阳,三阴也言阴中之阴。然则手经亦
有离合,其在阳经,当为阳中之阳,其在阴经,当为阳中之阴,可类推
矣。言足不言手义,详《疾病类》三十九,所当互考。

三十、诸经根结,开阖病刺灵枢根结篇

**岐伯曰:天地相感,寒暖相移,阴阳之道,孰少孰多?阴道偶,阳
道奇。**天地阴阳之道,有相感则有相移,有相移则有相胜,而孰多孰
少,斯不齐矣。欲求其道,则阴阳有奇偶之分。奇者数之单,如一三
五七九是也。偶者数之拆,如二四六八十是也。奇得其清,偶得其
浊,所以成阴阳之象数。**发于春夏,阴气少,阳气多,阴阳不调,何补
何写?发于秋冬,阳气少,阴气多,阴气盛而阳气衰,故茎叶枯槁,湿
雨下归,阴阳相移,何写何补?**四时之气,阴阳各有盛衰,人气随之,
故治法当分补写。**奇邪离经,不可胜数,不知根结,五藏六府,折关
败枢,开阖而走,阴阳大失,不可复取。**奇邪,弗常之邪也。离经,流
传无定也。下者为根。上者为结。疾之中人,不可胜数,而治之者,

当审根结之本末,察藏府之阴阳,明开阖枢之浅深出入,斯得其要。否则败折其关枢,走失其阴阳,不可复取矣。**九针之玄,要在终始,故能知终始,一言而毕,不知终始,针道咸绝。**终始,本末也,即下文根结开阖之义。又本经有《终始篇》,所载者皆针道,故不知终始,针道咸绝。见《针刺类》诸章。**太阳根于至阴,结于命门,命门者目也。**足太阳下者根于至阴穴,上者结于睛明穴,故曰命门者目也。王氏曰:命门者,藏精光照之所,则两目也。**阳明根于厉兑,结于颡大,颡大者钳耳也。**足阳明下者根于厉兑,上者结于承泣。今曰颡大者,意谓项颡之上,大迎穴也。大迎在颊下两耳之旁,故曰钳耳。钳音铃。**少阳根于窍阴,结于窗笼,窗笼者耳中也。**足少阳下者根于窍阴,上者结于窗笼。耳中者,乃手太阳听宫穴也,为手足少阳手太阳之会,故足少阳结于此。**太阳为开,阳明为阖,少阳为枢。**开阖枢义见前章。所谓开阖枢者,不过欲明内外而分其辨治之法也。**故开折则肉节渎而暴病起矣,故暴病者取之太阳,视有余不足,渎者皮肉宛膲而弱也。**折,损伤也,下同。开属太阳,为阳中之表,故气在肌肉为肉节渎也。表主在外,邪易入之,故多新暴病也。凡治开折之为病者,当取太阳之经,因其虚实而补写之。所谓渎者,其皮肉宛膲而弱,即消瘦干枯之谓。**阖折则气无所止息而痿疾起矣,故痿疾者取之阳明,视有余不足,无所止息者,真气稽留,邪气居之也。**阖属阳明,为阳中之里,其气在内,故阖折则气无所止息也。阳明主润宗筋,束骨而利机关,故为痿疾。凡治阖折之为病者,当取阳明之虚实而补写之。真气稽留,谓胃气不行也,故邪居之,则气上逆而痿生于下矣。**枢折即骨繇而不安于地,故骨繇者取之少阳,视有余不足,骨繇者节缓而不收也,所谓骨繇者摇故也,当穷其本也。**枢属少阳,为三阳之半表半里,故其气在筋骨间。骨繇者,骨节纵缓不收,摇动不安于地也。凡治枢折之为病者,当取少阳经之虚实而补写之。穷其本者,穷此三阳所在之本,或开或阖或枢以治之也。繇,摇同。**太阴根于隐白,结于太仓**。足太阴下者根于隐白,上者结于太仓。太仓即中脘,任脉穴也。**少阴根于涌泉,结于廉泉**。足少阴下者根于涌泉,上者结于廉泉任脉穴也。**厥阴根于大敦,结于玉英,络于膻中**。足厥阴下者根于大敦,上者结于玉英。玉英即玉堂,任脉穴也。**太阴为开,厥阴为阖,少阴为枢**。此三阴开阖之义,详如前章。**故开折则仓廪无所输膈洞,膈洞者取之太阴,视有余不足,故开折者气不足而生病也**。开属太阴,主于脾也。输,运行也。膈,膈塞也。洞,如《邪气藏府病形篇》曰:洞者,食不化,下嗌还出也。脾伤则运行失职而为是病,故当取之太阴,视其有余不足以治之。然脾虽阴经,而开折者,则亦阴中之阳气不足而生病也。**阖折即气绝而喜悲,悲者取之厥阴,视有余不足**。阖属厥阴,主于肝也。肝伤即气绝于里,而肺气乘之,则为悲。故阖折者当取足厥阴,视其有余不足而治之。**枢折则脉有所结而不通,不通者取之少阴,视有余不足,有结者皆取之不足**。枢属少阴,主于肾也。肾伤则脉有所结,而下焦有所不通。故枢折者当取足少阴,视其有余不足而治之。然脉有结者,皆不足之所致。

　　足太阳根于至阴,溜于京骨,注于昆仑,入于天柱、飞扬也。此下言手足三阳之盛络,凡治病者所当取也。足太阳之至阴,井也。京骨,原也。昆仑,经也。天柱在头,飞扬在足,皆本经之当取者。后放此。溜,良救切。**足少阳根于窍阴,溜于丘墟,注于阳辅,入于天容、光明也**。足少阳之窍阴,井也。丘墟,原也。阳辅,经也。天容乃手太阳经穴,此在头者当为天冲,在足者为光明也。**足阳明根于厉兑,溜于冲阳,注于下陵,入于人迎、丰隆也**。足阳明之厉兑,井也。冲阳,原也。下陵当作解溪,经也。人迎在头,丰隆在足。**手太阳根于少泽,溜于阳谷,注入小海,入于天窗、支正也**。手太阳之少泽，井也。阳谷，经也。小海，合也。天窗在头，支正在手。**手少阳根于关冲，溜于阳池，注于支沟，入于天牖、外关也。**手少阳之关冲，井也。阳池，原也。支沟，经也。天牖在颈，外关在手。**手阳明根于商阳，溜于合谷，注于阳谿，入于扶突、偏历也。**手阳明之商阳，井也。合谷，原也。阳溪，经也。扶突在颈，偏历在手。**此所谓十二经者，盛络皆当取之。**此六阳盛络之当取也。所谓十二经者，以手足左右共言之。

三十一、阴阳内外，病生有纪素问皮部论全

黄帝问曰：余闻皮有分部，脉有经纪，筋有结络，骨有度量，其所生病各异。别其分部，左右上下，阴阳所在，病之始终，愿闻其道。皮有分部，言人身皮肤之外，上下前后，各有其位，而经络筋骨，亦各有其次，如经脉，《经筋》《骨度》《脉度》《骨空》等篇，皆详明其道，而凡生病者，亦各因其部而证有异也。**岐伯对曰：欲知皮部以经脉为纪者，诸经皆然。**皮之有部，纪以经脉，故当因经以察部也。**阳明之阳，名曰害蜚。**害，损也。蜚，古飞字。阳明之阳，释阳明之义也。下准此。害蜚者，当与后心主之阴名曰害肩者，相对参看。按《至真要》等论曰：阳明何谓也？曰两阳合明也。厥阴何也？曰两阴交尽也。盖三阳之阳，惟阳明为盛，故曰合明。三阴之阴，惟厥阴为盛，故曰交尽。此云蜚者，飞扬也，言阳盛而浮也。凡盛极者必损，故阳之盛也在阳明，阳之损也亦在阳明，是以阳明之阳，名曰害蜚。如《阴阳别论》曰：所谓阴者，真藏也，见则为败，败必死也。所谓阳者，胃脘之阳也。又如《平人气象论》曰：人无胃气曰逆，逆者死。脉无胃气亦死。总以阳衰为言，是即害蜚之类。**上下同法，视其部中有浮络者，皆阳明之络也。**上者，言手大肠经也。下者，言足胃经也。二经皆属阳明，故视察之法相同。凡其上下部中，有浮络之见者，皆

阳明之络也。**其色多青则痛，多黑则痹，黄赤则热，多白则寒，五色皆见则寒热也，络盛则入客于经，阳主外，阴主内。**此因阳明浮络之色，而察阳明经病之异也。凡病之始生，必自浅而后深，故络脉之邪盛，而后入于经脉。络为阳，故主外。经为阴，故主内。如《寿夭刚柔篇》曰：内有阴阳，外亦有阴阳。在内者，五藏为阴，六府为阳；在外者，筋骨为阴，皮肤为阳也。凡后六经之上下，五色之为病，其阴阳内外皆同此。

少阳之阳，名曰枢持。枢，枢机也。持，主持也。少阳居三阳表里之间，如枢之运，而持其出入之机，故曰枢持。**上下同法，视其部中有浮络者，皆少阳之络也，络盛则入客于经，故在阳者主内，在阴者主出，以渗于内，诸经皆然。**上者，手少阳三焦经也。下者，足少阳胆经也。凡二经部中有浮络之见于外者，皆少阳之络也。其五色为病，皆与阳明者同。然邪必由络入经，故其有阳者主内，言自阳分而入于内也。在阴者主出以渗于内，言出于经而渗于藏也。此邪气之序，诸经之皆然者。按：出字义，非外出之谓。《说文》曰：出，进也，象草木益滋，上出达也。观下文《少阴经》云：其出者，从阴内注于骨，与此出字相同。

太阳之阳，名曰关枢。关，卫固也。少阳为三阳之枢，展布阳气于中，太阳则卫固其气而约束于外，故曰关枢。《阴阳离合论》曰：太阳为开。辞异而义同也。**上下同法，视其部中有浮络者，皆太阳之络也，络盛则入客于经。**上者，手太阳小肠经。下者，足太阳膀胱经。二经色病皆如前。

少阴之阴，名曰枢儒。儒，《说文》：柔也。王氏曰：顺也。少阴为三阴开阖之枢，而阴气柔顺，故名曰枢儒。**上下同法，视其部中有浮络者，皆少阴之络也，络盛则入客于经，其入经也，从阳部注于经，其出者，从阴内注于骨。**上者，手少阴心经。下者，足少阴肾经。二经色病俱如前。其入也从阳部注于经,即自络入经之谓。其出者从阴内注于骨,谓出于经而入于骨,即前少阳经云在阴者主出以渗于内之义。

心主之阴,名曰害肩。心主之阴,手厥阴之阴也。厥阴者,两阴交尽,阴之极也。肩,任也,载也。阳主乎运,阴主乎载。阴盛之极,其气必伤,是阴之盛也在厥阴,阴之伤也亦在厥阴,故曰害肩。然则阳明曰害蜚,此曰害肩者,即阴极阳极之义。**上下同法,视其部中有浮络者,皆心主之络也,络盛则入客于经。**上者,手厥阴心主也。下者,足厥阴肝经也。二经色病皆如前。此但言心主,而又曰上下同法,则肝经在所遗耳。

太阴之阴,名曰关蛰。关者,固于外。蛰者,伏于中。阴主藏而太阴卫之,故曰关蛰,此亦太阴为开之义。**上下同法,视其部中有浮络者,皆太阴之络也,络盛则入客于经。**上者,手太阴肺经。下者,足太阴脾经。二经色病皆如前。凡十二经络脉者,皮之部也。浮络见于皮,故曰皮之部。

是故百病之始生也,必先于皮毛,邪中之则腠理开,开则入客于络脉,留而不去,传入于经,留而不去,传入于府,廪于肠胃。廪,积也,聚也。中,去声。**邪之始入于皮也,泝然起毫毛,开腠理;**泝然,竖起也,寒栗貌。腠理,肤腠之文理也。泝音素,逆流曰泝。**其入于络也,则络脉盛,色变;**络脉盛,色变异于常也,即上文五色为病之义。**其入客于经也,则感虚乃陷下;**感虚乃陷下,言邪所客者,必因虚乃深也。**其留于筋骨之间,寒多则筋挛骨痛,热多则筋弛骨消,肉烁䐃破,毛直而败。**挛,急也。弛,纵缓也。消,枯竭也。烁,销烁也。寒多则血脉凝涩,故为筋挛骨痛。热多则真阴散亡,故为筋弛骨消等证。䐃破者,反侧多而热溃肌肉也。毛直而败者,液不足而皮毛枯槁也。挛,闾员切,又去声。弛,音矢。烁,收勺切。䐃,劬允切。

帝曰：夫子言皮之十二部，其生病皆何如？岐伯曰：皮者脉之部也。十二经脉，各有其部，察之于皮，其脉可知，故曰皮者脉之部。邪客于皮则腠理开，开则邪入客于络脉，络脉满则注于经脉，经脉满则入舍于府藏也。故皮者有分部，不与而生大病也。帝曰：善。经脉既有分部，则邪之中人，可视而知，当速去之。若不预为之治，则邪将日深，而变生大病也。与，预同。

三十二、人之四海灵枢海论全

黄帝问于岐伯曰：余闻刺法对夫子，夫子之所言，不离于营卫血气。夫十二经脉者，内属于府藏，外络于肢节，夫子乃合之于四海乎？岐伯答曰：人亦有四海、十二经水。经水者，皆注于海，海有东西南北，命曰四海。黄帝曰：以人应之奈何？岐伯曰：人有髓海，有血海，有气海，有水谷之海，凡此四者，以应四海也。十二经水义见后。四海者，百川之宗。人亦有四海，则髓、血、气、水谷之海也。详如下文。黄帝曰：远乎哉！夫子之合人天地四海也，愿闻应之奈何？岐伯答曰：必先明知阴阳表里荥输所在，四海定矣。阴阳者，经脉之阴阳也。表里者，藏府之内外也。荥输义详前十四。知此数者，则经络之道明而四海可定矣。输、腧、俞，本经皆通用。黄帝曰：定之奈何？岐伯曰：胃者水谷之海，其输上在气街，下至三里。人受气于水谷，水谷入口，藏于胃，以养五藏气，故五藏六府之气味皆出于胃，而胃为水谷之海也。其胃气运行之输，上者在气街，即气冲穴。下者至三里，在膝下三寸。冲脉者为十二经之海，其输上在于大杼，下出于巨虚之上下廉。此即血海也。冲脉起于胞中，其前行者，并足少阴之经，侠脐上行至胸中而散；其后行者，上循背里为经络之海；其上行者，出于颃颡；下行者，出于足。故其输上在于足太阳之大杼，下在于足阳明之巨虚上下廉。愚按《动输篇》曰：胃为五藏六府之海。《太阴阳明论》曰：阳明者表也，五藏六府之海也。《逆顺肥瘦篇》曰：夫冲脉者，五藏六府之海也，五藏六府皆禀焉。此篇言冲脉者，为十二经之海。若此诸论，则胃与冲脉，皆为十二经之海，亦皆为五藏六府之海，又将何以辨之？故本篇有水谷之海、血海之分。水谷之海者，言水谷盛贮于此，营卫由之而化生也。血海者，言受纳诸经之灌注，精血于此而畜藏也。此固其辨矣，及考之《痿论》曰：阳明者，五藏六府之海，主润宗筋，宗筋主束骨而利机关也。冲脉者，经脉之海也，主渗灌溪谷，与阳明合于宗筋，阴阳总宗筋之会，会于气街，而阳明为之长。盖阳明为多血多气之府，故主润宗筋而利机关。冲脉为精血所聚之经，故主渗灌溪谷。且冲脉起于胞中，并少阴之大络而下行。阳明为诸经之长，亦会于前阴。故男女精血皆由前阴而降者，以二经血气总聚于此，故均称为五藏六府十二经之海，诚有非他经之可比也。又冲脉义，详前二十七，所当互考。**膻中者为气之海，其输上在于柱骨之上下，前在于人迎**。膻中，胸中也，肺之所居。诸气者皆属于肺，是为真气，亦曰宗气。宗气积于胸中，出于喉咙，以贯心脉而行呼吸，故膻中为之气海。柱骨，项后天柱骨也。《忧恚无言论》曰：颃颡者，分气之所泄也。故气海运行之输，一在颃颡之后，即柱骨之上下，谓督脉之瘖门大椎也。一在颃颡之前，谓足阳明之人迎也。**脑为髓之海，其输上在于其盖，下在风府**。凡骨之有髓，惟脑为最巨，故诸髓皆属于脑，而脑为髓之海。盖，脑盖骨也，即督脉之囟会。风府，亦督脉穴。此皆髓海之上下前后输也。**黄帝曰：凡此四海者，何利何害？何生何败？岐伯曰：得顺者生，得逆者败；知调者和，不知调者害**。凡此四海，俱有顺逆。得顺者，知所养者也，故生。不知所养则逆矣，故败。**黄帝曰：四海之逆顺奈何？岐伯曰：气海有余者，气满胸中悗息面赤；气海不足，则气少不足以言**。气有余者，邪气实也。气不足者，正气虚也。下放此。气海在胸中而属阳,故气实则胸中悗闷喘息,面热而赤。声由气发,气不足则语言轻怯,不能出声。《脉要精微论》曰:言而微,终日乃复言者,此夺气也。悗,母本切,又音瞒。**血海有余,则常想其身大,怫然不知其所病;血海不足,亦常想其身小,狭然不知其所病。** 形以血充,故血有余则常想其身大。怫,怫郁也,重滞不舒之貌。血不足则常想其身小。狭,隘狭也,索然不广之貌。此皆血海不调之为病,病在血者徐而不显,故茫然不觉其所病。怫,音佛。**水谷之海有余,则腹满;水谷之海不足,则饥不受谷食。** 有余者,水谷留滞于中,故腹为胀满。不足者,脾虚则不能运,胃虚则不能纳,故虽饥不受谷食。**髓海有余,则轻劲多力,自过其度;髓海不足,则脑转耳鸣,胫酸眩冒,目无所见,懈怠安卧。** 髓海充足,即有余也,故身轻而劲,便利多力,自有过人之度而无病也。若其不足,则在上者为脑转,以脑空而运,似旋转也。为耳鸣,以髓虚者精必衰,阴虚则耳鸣也。为胫酸,髓空无力也。为眩冒忽不知人,为目无所见,怠惰安卧,皆以髓为精类,精衰则气去而诸证以见矣。**黄帝曰:余已闻逆顺,调之奈何?岐伯曰:审守其输而调其虚实,无犯其害,顺者得复,逆者必败。黄帝曰:善。** 审守其输,谓审察其输穴如上文也。无犯其害,无盛盛、无虚虚也。顺者得复,逆者必败,切戒夫天时人事皆宜慎而不可忽也。

三十三、十二经水,阴阳刺灸之度 灵枢经水篇全

黄帝问于岐伯曰:经脉十二者,外合于十二经水,而内属于五藏六府。夫十二经水者,其有大小、深浅、广狭、远近各不同,五藏六府之高下小大,受谷之多少亦不等,相应奈何? 人有经脉十二,手足之三阴三阳也。天地有经水十二,清渭海湖汝渑淮漯江河济漳也。经脉有高下小大不同,经水有广狭远近不同,故人与天地皆相应也。**夫经水者,受水而行之;五藏者,合神气魂魄而藏之;六府者,受谷而**

行之,受气而扬之;经脉者,受血而营之。合而以治奈何?刺之深浅,灸之壮数,可得闻乎?经水者,受水而行于地也。人之五藏者,所以藏精神魂魄者也。六府者,所以受水谷,化其精微之气,而布扬于内外者也。经脉犹江河也,血犹水也,江河受水而经营于天下,经脉受血而运行于周身,合经水之道以施治,则其源流远近固自不同,而刺之浅深,灸之壮数,亦当有所辨也。**岐伯答曰:善哉问也!天至高不可度,地至广不可量,此之谓也。且夫人生于天地之间,六合之内,此天之高,地之广也,非人力之所能度量而至也。若夫八尺之士,皮肉在此,外可度量切循而得之,其死可解剖而视之,其藏之坚脆,府之大小,谷之多少,脉之长短,血之清浊,气之多少,十二经之多血少气,与其少血多气,与其皆多血气,与其皆少血气,皆有大数。其治以针艾,各调其经气,固其常有合乎!**天至高,地至广,难以测度。人生天地六合之间,虽气数亦与天地相合,似难测识;然而八尺之士,有形可据,其生也可度量其外,其死也可剖视其内。故如藏之坚脆,则见于《本藏篇》;府之大小,谷之多少,则见于《平人绝谷篇》;脉之长短,则见于《脉度篇》;血之清浊,则见于《根结篇》;十二经血气多少各有大数,则见于《血气形志》等篇。此其针艾浅深多寡,故各有所宜如下文也。**黄帝曰:余闻之,快于耳,不解于心,愿卒闻之。岐伯答曰:此人之所以参天地而应阴阳也,不可不察。**人与天地相参,所以为三也,应阴阳义如下文。

足太阳外合于清水,内属于膀胱,而通水道焉。此下以经脉配经水,盖欲因其象,以辨血气之盛衰也。足太阳经内属膀胱,是经多血少气,故外合于清水。按清水即大小清河。《舆地图志》曰:大清河即济水之故道,自兖州府东北流出长清等县,由利津等界入海。小清河一名溎水,源发济南府趵突泉,经章丘,受潊河之水,由新城入海。《禹贡》曰浮于济潊达于河者,必此河也。今俱属山东省济南府。

足少阳外合于渭水,内属于胆。足少阳经内属于胆,常少血多气,故外合于渭水。按地志:渭水出陇西郡渭源县西南乌鼠山,至同州入河。今俱隶陕西省,渭源属临洮府,同州属西安府。

足阳明外合于海水,内属于胃。足阳明经内属于胃,常多气多血,为五藏六府之海,故外合于海水。按海包地外,地在海中,海水周流,实一而已。今云四海者,以东西南北而分言之也。故东曰渤海,南曰涨海,西曰青海,北曰瀚海。

足太阴外合于湖水,内属于脾。足太阴经内属于脾,常多气少血,《九针论》云多血少气,故外合于湖水。湖即五湖,谓彭蠡、洞庭、巢湖、太湖、鉴湖也。五湖皆在东南,《周礼》职方氏:扬州泽薮曰具区。

足少阴外合于汝水,内属于肾。足少阴经内属于肾,常少血多气,故外合于汝水。按汝水源出汝州天息山,由西平、上蔡、汝阳等县入淮,今属河南省汝宁府。

足厥阴外合于渑水,内属于肝。足厥阴经内属于肝,常多血少气,故外合于渑水。按渑水即涧水,源出新安县东北白石山,由渑池、新安之间入洛,而洛入于河也,今属河南省河南府。渑音免。

手太阳外合淮水,内属小肠,而水道出焉。手太阳经内属小肠,常多血少气,故外合于淮水。按淮水出唐州桐柏山,绕徐扬之界,东入于海,今属河南省南阳府,改名唐县。

手少阳外合于漯水,内属于三焦。手少阳经内属三焦,常少血多气,故外合于漯水。按漯水源出章丘长白山,入小清河归海,今属山东省济南府。详见前足太阳经条下。漯音磊,又太合切。

手阳明外合于江水,内属于大肠。手阳明经内属大肠,常多血多气,故外合于江水。按江源出西蜀之岷山,今属四川省成都府茂州，其长万里，至吴地入海，此即所以限南北也。

手太阴外合于河水，内属于肺。手太阴经内属于肺，常多气少血，肺为藏府之盖，其经最高而朝百脉，故外合于河水。按河有两源，一出葱岭，一出于阗，合流东注蒲昌海，潜行地中，南出积石以入中国。一说黄河源出星宿海，在中国西南直四川马湖府之正西三千余里，云南丽江府之西北一千五百余里，合诸流自西而东，行二十日至昆仑，绕昆仑之西南，折而东北，又折而西北，又转而东北，又行二十余日，历云中、九原，至大宁始入中国，是为四渎之宗。

手少阴外合于济水，内属于心。手少阴经内属于心，常少血多气，故外合于济水。按江源初发王屋山下曰沇水，既见而伏，复出为济。济截河而流，不混其清，故又曰清济。流虽微而独尊，故居四渎之一。今属河南省怀庆府济源县。

手心主外合于漳水，内属于心包。手厥阴经内属心主，常多血少气，故外合于漳水。按漳水有二：一出上党沽县大黾谷，曰清漳；一出上党长子县发鸠山，曰浊漳，皆入于河，今俱隶山西省。沽县即乐平县，属太原府。长子县属潞安府。以上经水、经脉俱有图。

凡此五藏六府十二经水者，外有源泉而内有所禀，此皆内外相贯，如环无端，人经亦然。故天为阳，地为阴，腰以上为天，腰以下为地。故海以北者为阴，湖以北者为阴中之阴，漳以南者为阳，河以北至漳者为阳中之阴，漯以南至江者为阳中之太阳，此一隅之阴阳也，所以人与天地相参也。此以经水经脉相参，而合乎天地之阴阳也。夫经水者，河海行于外，而源泉出于地。经脉者，脉络行于表，而藏府主于中。故内外相贯，如环无端也。然经水经脉，各有阴阳之分。如天以轻清在上，故天为阳；地以重浊在下，故地为阴。《六微旨大论》曰：天枢之上，天气主之；天枢之下，地气主之。人身应天地，故腰以上为天属阳，腰以下为地属阴，而经脉藏府之应于经水者亦然。

如海合于胃,湖合于脾,脾胃居于中州,腰之分也。海以北者为阴,就胃府言,自胃而下,则小肠胆与膀胱皆属府,居胃之北而为阴也。湖以北者为阴中之阴,就脾藏言,自脾而下,则肝肾皆属藏,居脾之北,而为阴中之阴也。腰以上者,如漳合于心主,心主之上,惟心与肺。故漳以南者为阳也。河合于肺,肺之下亦惟心与心主,故河以北至漳者为阳中之阴也。凡此皆以上南下北言阴阳耳。然更有其阳者,则藏府之外为三焦,三焦之外为皮毛。《本藏篇》曰:肺合大肠,大肠者皮其应。今三焦合于漯水,大肠合于江水,故曰漯以南至江者,为阳中之太阳也。此天地人相合之道,天地至广,而兹所言合者,特举中国之水耳,故曰此一隅之阴阳也,所以人与天地相参也。

黄帝曰:**夫经水之应经脉也,其远近浅深,水血之多少各不同,合而以刺之奈何? 岐伯答曰:足阳明,五藏六府之海也。其脉大血多,气盛热壮,刺此者不深弗散,不留不写也。**用针之法,诸经不同,故入有浅深,分寸可察,留有迟速,呼吸可纪,各随经脉之浅深远近而施其宜也。十二经中,惟足阳明之脉最大,而多气多血,其邪盛者热必壮,凡刺此者,不深入则邪弗能散,不久留则邪不能写,数详下文。**足阳明刺深六分,留十呼。足太阳深五分,留七呼。足少阳深四分,留五呼。足太阴深三分,留四呼。足少阴深二分,留三呼。足厥阴深一分,留二呼。**此足六经之刺度。出气曰呼,入气曰吸,曰十呼七呼之类,则吸在其中矣,盖一呼即一息也。但刺有补写之异,呼吸有先后之分。故凡用写者,必候病者之吸而入针,再吸转针,候呼出针。凡用补者,必因其呼而入针,再呼转针,候吸出针。故《针赋》曰:补者先呼后吸,写者先吸后呼。正此义也。后世令病人咳嗽以代呼,收气以代吸,气有出入,亦与呼吸相同耳。**手之阴阳,其受气之道近,其气之来疾,其刺深者皆无过二分,其留皆无过一呼。**手之六经皆在于上,肌肉薄而溪谷浅,故刺不宜深。经脉短而气易泄,故留不宜久。**其少长大小肥瘦，以心撩之，命曰法天之常。**刺法大概，虽如上文所云；然人有不同，如少者盛，长者衰，大者广，小者狭，肥者深，瘦者浅，有不可以一例论者，故当以心撩之。盖以天道无穷，造化莫测，医当效之，则妙用无方，命曰法天之常也。故梅孤高氏曰：针之留几呼。虽有是言，然病有浅深，病浅者如经言可也，病甚则邪盛，邪气吸针，转针尚难，况强出乎？必俟其正气之来徐而虚，然后出针，病气斯去，固不可以经言为执也。是即心撩之法。少长大小肥瘦义，详《针刺类》二十。撩音辽，又上、去二声，通俗文：理乱谓之撩理。**灸之亦然。灸而过此者得恶火，则骨枯脉涩；刺而过此者，则脱气。**刺有浅深迟速之度，灸有壮数大小之度。刺有补写，灸亦有补写。凡以火补者，毋吹其火；以火写者，疾吹其火。血实气壅、病深肉厚者，宜写；阳衰气怯、元虚体弱者，宜补。背腹股髀，道远势缓者，宜大而多；头面臂臑、赢弱幼小者，宜小而少。此其大法也。设不知此而灸过其度，非惟无益，反以害之，是恶火也。故灸失其宜则骨枯脉涩，刺失其宜则脱泄元气，均致人之夭殃矣。**黄帝曰：夫经脉之小大，血之多少，肤之厚薄，肉之坚脆，及䐃之大小，可为量度乎？**言其可测否也。**岐伯答曰：其可为度量者，取其中度也，不甚脱肉而血气不衰也。若夫度之人，痟瘦而形肉脱者，恶可以度量刺乎？审切循扪，按视其寒温盛衰而调之，是谓因适而为之真也。**中度，言中人之常度也。其肌肉不至脱，气血不甚衰者，乃可为常法之准则。若肌体瘠而形肉脱，不得以程度拘泥也。故必当审切循摸，随其盛衰而善调之。然则上文所云者，特为后学设规矩耳。而因其情，适其宜，必出于心，应于手，斯得病治之真诀矣。痟，通作消。

三十四、手足阴阳系日月　灵枢阴阳系日月篇

黄帝曰：余闻天为阳，地为阴，日为阳，月为阴，其合之于人奈何？岐伯曰：腰以上为天，腰以下为地，故天为阳，地为阴。故足之十二经脉以应十二月，月生于水，故在下者为阴；手之十指以应十日，日主火，故在上者为阳。日为阳精，故日主火。月为阴精，故月生于水。日为阳，阳数五，五者中数之奇也，二五为十，故旬有十日，而纪日者所以作十干也。月为阴，阴数六，六者中数之偶也，二六一十二，故岁有十二月，而纪月者所以作十二支也。其合于人，则腰以上为天，腰以下为地。手在腰之上，故属阳，而左右共十指，所以应十日也。足在腰之下，故属阴，而左右共十二经，所以应十二月也。黄帝曰：合之于脉奈何？岐伯曰：寅者正月之生阳也，主左足之少阳；未者六月，主右足之少阳。卯者二月，主左足之太阳；午者五月，主右足之太阳。辰者三月，主左足之阳明；巳者四月，主右足之阳明。此两阳合于前，故曰阳明。申者七月之生阴也，主右足之少阴；丑者十二月，主左足之少阴。酉者八月，主右足之太阴；子者十一月，主左足之太阴。戌者九月，主右足之厥阴；亥者十月，主左足之厥阴。此两阴交尽，故曰厥阴。此言十二支为阴，足亦为阴，故足经以应十二月也。然一岁之中，又以上半年为阳，故合于足之六阳。下半年为阴，故合于足之六阴。人之两足，亦有阴阳之分，则左为阳，右为阴。以上下半年之阴阳而合于人之两足，则正三二为阳中之阳，阳之进也，故正月谓之生阳。阳先于左而后于右，故正月主左足之少阳，二月主左足之太阳，三月主左足之阳明。四五六为阳中之阴，阳渐退、阴渐生也，故四月主右足之阳明，五月主右足之太阳，六月主右足之少阳。然则一岁之阳，会于上半年之辰巳两月，是为两阳合于前，故曰阳明。阳明者，言阳盛之极也。七八九为阴中之

阴,阴之进也,故七月谓之生阴。阴先于右而后于左,故七月主右足之少阴,八月主右足之太阴,九月主右足之厥阴。十月十一十二月为阴中之阳,阴渐退、阳渐生也,故十月主左足之厥阴,十一月主左足之太阴,十二月主左足之少阴。然则一岁之阴,会于下半年之戌亥两月,是为两阴交尽,故曰厥阴。厥者,尽也,阴极于是也。此总计一岁阴阳之盛衰,故正与六合,二与五合,三与四合,而阳明合于前也。七与十二合,八与十一合,九与十合,而厥阴合于后也。非如六气厥阴主风木、阳明主燥金者之谓。**甲主左手之少阳,己主右手之少阳。乙主左手之太阳,戊主右手之太阳。丙主左手之阳明,丁主右手之阳明。此两火并合,故为阳明。庚主右手之少阴,癸主左手之少阴。辛主右手之太阴,壬主左手之太阴。**此言十干为阳,手亦为阳,故手经以应十日也。十日之中,居前者木火土为阳,居后者金水为阴,阳以应阳经,阴以应阴经,亦如足之与月也。故甲主左手之少阳,乙主左手之太阳,丙主左手之阳明,己主右手之少阳,戊主右手之太阳,丁主右手之阳明。十干之火在于丙丁,此两火并合,故为阳明也。自己以后,则庚辛壬癸,俱金水为阴,故庚主右手之少阴,辛主右手之太阴,癸主左手之少阴,壬主左手之太阴。第足言厥阴而手不言者,盖足以岁言,岁气有六;手以旬言,旬惟五行而已。且手厥阴者心包络也,其藏附心,故不言耳。足手阴阳俱有图。**故足之阳者,阴中之少阳也;足之阴者,阴中之太阴也。手之阳者,阳中之太阳也;手之阴者,阳中之少阴也。腰以上者为阳,腰以下者为阴。**此即两仪四象之道,阴中无太阳,阳中无太阴。故足为阴,而阴中之阳惟少阳耳,阴中之阴则太阴也。手为阳,阳中之阴惟少阴耳,阳中之阳则太阳也。故以腰之上下分阴阳,而手配十干,足配十二支,而三阴三阳各有所属焉。可见腰以上者,阳中亦有阴;腰以下者,阴中亦有阳也。**其于五藏也,心为阳中之太阳,肺为阳中之少**

阴,肝为阴中之少阳,脾为阴中之至阴,肾为阴中之太阴。五藏以心肺为阳,故居膈上而属手经。肝脾肾为阴,故居膈下而属足经。然阴阳之中,又有阴阳之分,亦如上节足手之义。故《金匮真言论》曰:阳中之阳,心也;阳中之阴,肺也;阴中之阴,肾也;阴中之阳,肝也;阴中之至阴,脾也。义与此同。详《阴阳类》五。**黄帝曰:以治之奈何? 岐伯曰:正月二月三月,人气在左,无刺左足之阳。**人气所在,不可以刺,恐伤其王气也。正月在左足之少阳,二月在左足之太阳,三月在左足之阳明,刺所当忌也。**四月五月六月,人气在右,无刺右足之阳。**四月在右足之阳明,五月在右足之太阳,六月在右足之少阳,刺所当忌。**七月八月九月,人气在右,无刺右足之阴。**七月在右足之少阴,八月在右足之太阴,九月在右足之厥阴,皆当忌刺。**十月十一月十二月,人气在左,无刺左足之阴。**十月在左足之厥阴,十一月在左足之太阴,十二月在左足之少阴,皆当忌刺。愚按:本篇但言人气在足之刺忌而不言手者,盖言足之十二支,则手之十干可类推矣。故甲乙丙在左手之少阳太阳阳明,己戊丁在右手之少阳太阳阳明,庚辛在右手之少阴太阴,癸壬在左手之少阴太阴,皆不可以刺也。**黄帝曰:五行以东方为甲乙木王春,春者苍色主肝,肝者足厥阴也。今乃以甲为左手之少阳,不合于数何也?** 五行以东方甲乙为木而王于春,在色为苍,在藏为肝,在经为足厥阴。今上文以为左手之少阳,是不合于数也,故有此问。**岐伯曰:此天地之阴阳也,非四时五行之以次行。且夫阴阳者,有名而无形,故数之可十,离之可百,散之可千,推之可万,此之谓也。**天地之阴阳,言变化之多也。夫干支手足者,分上下也。左右少太者,辨盛衰也。今甲为天干之首,故当主左手之少阳,非四时五行之次,厥阴风木之列也。且夫阴阳之道,有名无形,可以十,可以百,可以千,可以万,左右逢原,无非其道,故不可以执一论之。数之可十四句,又见前二十九及《运气类》四。

三十五、身形应九野天忌灵枢九针论

黄帝曰：愿闻身形应九野奈何？ 九野，即八卦九宫之位也。**岐伯曰：请言身形之应九野也，左足应立春，其日戊寅己丑。** 此左足应艮宫，东北方也。立春后，东北节气也。寅丑二日，东北日辰也。故其气皆应于艮宫。然乾坤艮巽，四隅之宫也。震兑坎离，四正之宫也。土王于四季，故四隅之宫皆应戊己，而四正之宫各有所王。后放此。**左胁应春分，其日乙卯。** 此左胁应震宫也。左胁，正东方也。春分后，正东节气也。乙卯日，东方之正也。故其气皆相应。**左手应立夏，其日戊辰己巳。** 此左手应巽宫，东南方也。立夏后，东南节气也。戊辰己巳，东南日辰也。故其气皆相应。**膺喉首头应夏至，其日丙午。** 胸前曰膺。膺喉首头应离宫，正南方也。夏至后，正南节气也。丙午日，南方之正也。故其气皆相应。**右手应立秋，其日戊申己未。** 此右手应坤宫，西南方也。立秋后，西南节气也。戊申己酉，西南日辰也。故其气皆相应。**右胁应秋分，其日辛酉。** 此右胁应兑宫，正西方也。秋分后，正西节气也。辛酉日，西方之正也。故其气皆相应。**右足应立冬，其日戊戌己亥。** 此右足应乾宫，西北方也。立冬后，西北节气也。戊戌己亥，西北日辰也。故其气皆相应。**腰尻下窍应冬至，其日壬子。** 此腰尻下窍应坎宫，正北方也。冬至后，正北节气也。壬子日，北方之正也。故其气皆相应。**六府、膈下三藏应中州，其大禁，大禁太一所在之日及诸戊己。** 此膈下应中宫也。膈下，腹中也。三藏，肝脾肾也。六府三藏，俱在膈下腹中，故应中州。其大禁者，在太一所在之日及诸戊己日。盖戊己属土，虽寄王于四季，而实为中宫之辰，故其气应亦如太一。按：太一义出《九宫八风篇》，详《运气类》三十五，如冬至居叶蛰宫四十六日、立春居天留宫四十六日之类是也。但彼止言八宫而不及中宫，此节乃言中宫太一所在之日,意者于八宫太一数中,凡值四季土王用事之日,即中宫太一之期也,惟博者正之。**凡此九者,善候八正所在之处,**九,九宫也。正,正风也。八正,即八方王气之所在,太一之谓也。九宫定则八正之气可候矣。**所主左右上下身体有痈肿者,欲治之,无以其所直之日溃治之,是谓天忌日也。**天地八正之方,即人身气王之所,故所主左右上下,凡身体有痈肿之处,勿以所直之日溃治之,恐其走泄元气,以犯天忌不吉也。此当与九宫八风及贼风邪气乘虚伤人二章参阅,详《运气类》三十五、六,仍有图在《图翼》二卷。

类经十卷

标本类

一、六气标本，所从不同素问至真要大论

帝曰：六气标本，所从不同奈何？六气者，风寒暑湿火燥，天之令也。标，末也。本，原也。犹树木之有根枝也。分言之则根枝异形，合言之则标出乎本。此篇当与六微旨大论，少阳之上，火气治之，中见厥阴之义参看，详《运气类》第六。**岐伯曰：气有从本者，有从标本者，有不从标本者也。帝曰：愿卒闻之。**不从标本者，从中气也。**岐伯曰：少阳太阴，从本；**六气少阳为相火，是少阳从火而化，故火为本，少阳为标。太阴为湿土，是太阴从湿而化，故湿为本，太阴为标。二气之标本同，故经病之化皆从乎本。**少阴太阳，从本从标；**少阴为君火，从热而化，故热为本，少阴为标，是阴从乎阳也。太阳为寒水，从寒而化，故寒为本，太阳为标，是阳从乎阴也。二气之标本异，故经病之化，或从乎标，或从乎本。**阳明厥阴，不从标本，从乎中也。**阳明为燥金，从燥而化，故燥为本，阳明为标。厥阴为风木，从风而化，故风为本，厥阴为标。但阳明与太阴为表里，故以太阴为中气，而金从湿土之化。厥阴与少阳为表里，故以少阳为中气，而木从相火之化。是皆从乎中也。详义见《图翼》三卷，上中下本标中气图解。**故从本者，化生于本；从标本者，有标本之化；从中者，以中气为化也。**六气之太过不及皆能为病，病之化生必有所因，故或从乎本，或从乎标，或从乎中气，知其所从，则治无失矣。**帝曰：脉从而病**

反者，其诊何如？谓脉之阴阳必从乎病，其有脉病不应而相反者，诊当何如也。**岐伯曰：脉至而从，按之不鼓，诸阳皆然。**阳病见阳脉，脉至而从也。若浮洪滑大之类，本皆阳脉，但按之不鼓，指下无力，便非真阳之候，不可误认为阳。凡诸阳证得此者，似阳非阳皆然也。故有为假热、有为格阳等证，此脉病之为反也。**帝曰：诸阴之反，其脉何如？岐伯曰：脉至而从，按之鼓甚而盛也。**阴病见阴脉，脉至而从矣。若虽细小而按之鼓甚有力者，此则似阴非阴也。凡诸阴病而得此，有为假寒，有为格阴，表里异形，所以为反。凡此相反者，皆标本不同也。如阴脉而阳证，本阴标阳也。阳脉而阴证，本阳标阴也。故治病当必求其本。

二、病有标本，取有逆顺素问至真要大论随前篇

是故百病之起，有生于本者，有生于标者，有生于中气者；有取本而得者，有取标而得者，有取中气而得者，有取标本而得者；有逆取而得者，有从取而得者。百病之生于本标中气者，义见前篇。中气，中见之气也，如少阳厥阴互为中气，阳明太阴互为中气，太阳少阴互为中气，以其相为表里，故其气互通也。取，求也。病生于本者，必求其本而治之。病生于标者，必求其标而治之。病生于中气者，必求中气而治之。或生于标、或生于本者，必或标或本而治之。取有标本，治有逆从。以寒治热，治真热也。以热治寒，治真寒也，是为逆取。以热治热，治假热也，以寒治寒，治假寒也，是为从取。逆从义，详《论治类》第四。**逆，正顺也。若顺，逆也。**病热而治以寒，病寒而治以热，于病似逆，于治为顺，故曰逆，正顺也。病热而治以热，病寒而治以寒，于病若顺，于治为反，故曰若顺，逆也。本论曰：逆者正治，从者反治。是亦此意。**故曰：知标与本，用之不殆，明知逆顺，正行无问。此之谓也。不知是者，不足以言诊，足以乱经。**

用,运用也。殆,危也。正行,执中而行,不偏不倚也。无问,无所疑问以资惑乱也。不有真见,乌能及此? 错乱经常,在不知其本耳。**故大要曰:粗工嘻嘻,以为可知。言热未已,寒病复始。同气异形,迷诊乱经。此之谓也。**粗工,浅辈也。嘻嘻,自得貌。妄谓道之易知,故见标之阳,辄从火治,假热未除,真寒复起。虽阴阳之气若同,而变见之形则异。即如甲乙同为木化,而甲阳乙阴;一六同为水数,而一阳六阴,何非同气异形者? 粗工昧此,未有不迷乱者矣。**夫标本之道,要而博,小而大,可以言一而知百病之害。言标与本,易而勿损,察本与标,气可令调,明知胜复,为万民式,天之道毕矣。**要而博、小而大者,谓天地之运气,人身之疾病,变化无穷,无不有标本在也。如三阴三阳,皆由六气所化,故六气为本,三阴三阳为标。知标本胜复之化,则气可令调,而天之道毕矣。然疾病之或生于本,或生于标,或生于中气,凡病所从生,即皆本也。夫本者,一而已矣。故知其要则一言而终,不知其要则流散无穷也。

三、病反其本,得标之病,治反其本,得标之方 素问至真要大论

帝曰:病生于本,余知之矣;生于标者,治之奈何? 病之先受者为本,病之后变者为标。生于本者,言受病之原根。生于标者,言目前之多变也。**岐伯曰:病反其本,得标之病;治反其本,得标之方。**谓病有标本,但反求其所致之本,则见在之标病,可得其阴阳表里之的矣。治有本末,但反求其拔本之道,则治标运用,可得其七方十剂之妙矣。此无他,亦必求于本之意。

四、病有标本,刺有逆从 素问标本病传论

黄帝问曰:病有标本,刺有逆从奈何? 逆者,谓病在本而刺其标,病在标而刺其本。从者,病在本而刺其本,病在标而刺其标也。

岐伯对曰：**凡刺之方，必别阴阳，**阴阳二字，所包者广，如经络时令气血疾病，无所不在。**前后相应，逆从得施，标本相移。**取其前则后应，取其后则前应，故或逆或从，得施其法，而在标在本，可相移易矣。**故曰：有其在标而求之于标，有其在本而求之于本；**当从取者若此。**有其在本而求之于标，有其在标而求之于本。**当逆取者若此。**故治有取标而得者，有取本而得者，有逆取而得者，有从取而得者，**各有所宜也。**故知逆与从，正行无问，知标本者，万举万当，不知标本，是谓妄行。**既知标本逆从之道，尚何疑问，又何不当，此甚言标本之不可不知也。当，去声。

五、标本逆从，治有先后

夫**阴阳逆从标本之为道也，小而大，言一而知百病之害，少而多，浅而博，可以言一而知百也。**一者本也，百者标也。**以浅而知深，察近而知远，言标与本，易而勿及。**此标本逆从阴阳之道，似乎浅近，言之虽易，而实无能及者。**治反为逆，治得为从。**此释逆从为治之义。得，相得也，犹言顺也。**先病而后逆者治其本，先逆而后病者治其本，先寒而后生病者治其本，先病而后生寒者治其本，先热而后生病者治其本，**有因病而致血气之逆者，有因逆而致变生之病者，有因寒热而生为病者，有因病而生为寒热者，但治其所因之本原，则后生之标病，可不治而自愈矣。**先热而后生中满者治其标，先病而后泄者治其本，先泄而后生他病者治其本，必且调之，乃治其他病，先病而后生中满者治其标，先中满而后布心者治其本。**诸病皆先治本，而惟中满者先治其标，盖以中满为病，其邪在胃，胃者藏府之本也，胃满则药食之气不能行，而藏府皆失其所禀，故先治此者，亦所以治本也。**人有客气，有同气。**客气者，流行之运气也，往来不常，故曰客气。同气者，四时之主气也，岁岁相同，故曰同气。气有不和,则客气同气皆令人病矣。**小大不利治其标,小大利治其本。**无论客气同气之为病,即先有他病,而后为小大不利者,亦先治其标。诸皆治本,此独治标,盖二便不通,乃危急之候,虽为标病,必先治之,此所谓急则治其标也。凡诸病而小大利者,皆当治本无疑矣。愚按:此篇标本之义,凡治本者十之八九,治标者惟中满及小大不利二者而已。盖此二者,亦不过因其急而不得不先之也。又如《阴阳应象大论》曰:治病必求于本。观此必字,即中满及小大不利二证,亦有急与不急之分而先后乎其间者,此则圣人治本治标大义,可洞悉矣。奈何今之医家,多不知求本求标、孰缓孰急之道,以故治标者常八九,治本者无三二,且动称急则治其标,缓则治其本,尚不知孰为可缓,孰为最急,颠倒错认,举手误人,是未明此篇标本之真义耳。**病发而有余,本而标之,先治其其本,后治其标。病发而不足,标而本之,先治其标,后治其本。**此以病气强弱而言标本也。如病发之气有余,则必侮及他藏他气,而因本以传标,故必先治其本。病发之气不足,则必受他藏他气之侮,而因标以传本,故必先治其标。盖亦治所从生也。**谨察间甚,以意调之,间者并行,甚者独行。**间者言病之浅,甚者言病之重也。病浅者可以兼治,故曰并行。病甚者难容杂乱,故曰独行。盖治不精专,为法之大忌,故当加意以调之也。一曰病轻者,邪气与元气互为出入,故曰并行。病甚者,邪专王而肆虐,故曰独行。于义亦通。间,去声。**先小大不利而后生病者治其本。**二便不利,皆为急证,故无论标本,即当先治。此一句当在前小大不利之后,必古文脱简误入于此。愚按:二便之治,小便尤难,但知气化则能出矣之意,则大肠之血燥者,不在硝黄,而膀胱之气闭者,又岂在五苓之类?

类经十一卷

气味类

一、天食人以五气,地食人以五味素问六节藏象论 附:草根树皮说

帝曰:余闻气合而有形,因变以正名,天地之运,阴阳之化,其于万物,孰少孰多,可得闻乎? 因气之合而有万物之形,因形之变而有万物之名,皆天地之运,阴阳之化也。然万物之广,孰少孰多,无不有数,欲详知之,故以为问。**岐伯曰:悉哉问也!天至广,不可度,地至大,不可量,大神灵问,请陈其方。** 天地广大,不可度量,万物众多,亦难尽悉,请陈其方,谓举其要者言之耳。**草生五色,五色之变,不可胜视。草生五味,五味之美,不可胜极。** 此以草言者,木亦在其中矣。青黄赤白黑,五色之正也,然色有浅深间杂之异,故五色之变不可胜视。酸辛甘苦咸,五味之正也,然味有厚薄优劣之殊,故五味之美,不可胜极。即此五色五味之变,已不可穷,而天地万物之化,又乌得而量哉?**嗜欲不同,各有所通。** 物性不齐,各有嗜欲,声色臭味,各有相宜,故各有所通也。**天食人以五气,地食人以五味。** 天以五气食人者,臊气入肝,焦气入心,香气入脾,腥气入肺,腐气入肾也。地以五味食人者,酸先入肝,苦先入心,甘先入脾,辛先入肺,咸先入肾也。清阳化气出乎天,浊阴成味出乎地,故天食人以气,地食人以味,此即天地之运,阳阴之化,而人形之所以成也。**五气入鼻,藏于心肺,上使五色修明,音声能彰。** 五气入鼻,由喉而藏于心肺,以达五藏。心气充则五色修明,肺气充则声音彰著。盖心主血,故

华于面。肺主气,故发于声。**五味入口,藏于肠胃,味有所藏,以养五气,气和而生,津液相成,神乃自生。**五味入口,由咽而藏于肠胃,胃藏五味,以养五藏之气,而化生津液以成精,精气充而神自生,人生之道,止于是耳。而其所以成之者,则在于天之气,地之味。气味之切于用者,则在乎药食之间而已。愚按:本篇帝以天地阴阳之化为问,而伯独以草为对,因发明五气五味之理。观者但谓其言草,而不知人生所赖者惟此,故特明其义,诚切重之也。余居京邸,尝治一荐绅之疾,愈已七八,势在将安。忽其契者,荐一伪诞庸流,以导引栽接称长技,极口眇医,冀要其功。且云:彼医药者,虽为古法,然但可除轻浅之疾,疗不死之病耳。至于存真接气,固本回天,岂果草根树皮之力所能及哉?病者忻服,信为神仙。自后凡见相候者,辄云近得神仙之术,幸脱沉疴,今赖为主,而以药副之。余闻是言,殊为不平。然窃计之,则又安忍以先圣之道,为人之副。由是谢绝,不为加意。居无何,旧疾大作,遣人相延者再四且急。余不得已,勉效冯妇之举,既至,察其药缺已久,更剧于前,复为殚竭心力,仅获保全。乃相问曰:向闻得导引之功,今则何以至此?彼赧颜答曰:此固一说,然亦无可凭据,及病作而用之,则无济于事,以今观之,似不可与斯道争先也。余因告之曰:医祖三皇,其来尚矣,岂易言者哉?虽轩岐之教,初未尝废恬憺虚无、呼吸精气之说,然而缓急之宜,各有所用。若于无事之时,因其固有而存之养之,亦足为却病延年之助,此于修养之道,而有能及其妙者,固不可不知也。至于疾病既成,营卫既乱,欲舍医药,而望其邪可除,元可复,则无是理也。亦犹乱世之甲兵,饥馁之粮饷,所必不容已者,即此药也。孰谓草根树皮,果可轻视之哉?然余犹有说焉,按史氏曰:人生于寅。朱子曰:寅为人统。夫寅属三阳,木王之乡也,而人生应之,其为属木可知矣。至察养生之用,则琼浆玉粒,何所生也?肥鲜甘脆,何所成也?高堂广厦安其居,何所建也?布帛衣裘温其体,何所制也?然则草木之于人也,服食居处,皆不可以顷刻无也,无则无生矣。而人之属木也,果信然否?第以谷食之气味,得草木之正;药饵之气味,得草木之偏。得其正者,每有所亏;钟其偏者,常有所胜。以所胜而治所亏,则致其中和而万物育矣。此药饵之功用,正所以应同声,求同气,又孰有更切于是而谓其可忽者哉?是以至圣如神农,不惮其毒,而遍尝以救蒸民者,即此草根树皮也。何物狂生,敢妄肆口吻,以眇圣人之道乎!病者闻之曰:至哉言也,谨奉教矣。言者闻之,乃缩颈流汗而不敢面者许久焉。余观本篇之言,知岐伯之意正亦在此,因并附之,用以彰其义云。

二、五谷五味,其走其宜其禁 灵枢五味全

黄帝曰:愿闻谷气有五味,其入五藏,分别奈何?伯高曰:胃者,五藏六府之海也,《玉版篇》曰:胃者,水谷气血之海也。**水谷皆入于胃,五藏六府皆禀气于胃。**气味之正者莫如水谷,水谷入胃以养五藏,故藏府者皆禀气于胃,而胃为五藏六府之本。**五味各走其所喜,谷味酸,先走肝;谷味苦,先走心;谷味甘,先走脾;谷味辛,先走肺;谷味咸,先走肾。**五藏嗜欲不同,各有所喜,故五味之走,亦各有先。然既有所先,必有所后,而生克佐使,五藏皆有相涉矣。《至真要大论》言五味各有先入,义与此同,见《论治类》第七。**谷气津液已行,营卫大通,乃化糟粕,以次传下。**人受气于谷,故谷气入于营卫,其糟粕之质,降为便溺,以次下传而出于大肠膀胱之窍。**黄帝曰:营卫之行奈何?伯高曰:谷始入于胃,其精微者,先出于胃,之两焦,以溉五藏,别出两行营卫之道。**谷之精气,先出于胃,即中焦也。而后至上下两焦,以溉五藏。之,至也。溉,灌注也。两行,言清者入营,营行脉中,浊者入卫,卫行脉外,故营主血而濡于内,卫主气而布于外,

以分营卫之道，**其大气之抟而不行者，积于胸中，命曰气海，出于肺，循喉咽，故呼则出，吸则入。**大气，宗气也。抟，聚也。循，由也。气海，即上气海，一名膻中，居于膈上。盖人有三气，营气出于中焦，卫气出于下焦，宗气积于上焦，出于肺，由喉咙而为呼吸出入，故曰气海。抟音团。咽音烟。循音巡。**天地之精气，其大数常出三入一，故谷不入，半日则气衰，一日则气少矣。**人之呼吸，通天地之精气，以为吾身之真气。故真气者，所受于天，与谷气并而充身也。然天地之气，从吸而入；谷食之气，从呼而出。总计出入大数，则出者三分，入止一分。惟其出多入少，故半日不食，则谷化之气衰；一日不食，则谷化之气少矣。知气为吾身之宝，而得养气之玄者，可以语道矣。**黄帝曰：谷之五味，可得闻乎？伯高曰：请尽言之。五谷：秔米甘，麻酸，大豆咸，麦苦，黄黍辛。**秔，俗作粳。麻，芝麻也。大豆，黄黑青白等豆均称大豆。黍，糯小米也，可以酿酒，北人呼为黄米，又曰黍子。此五谷之味合五行者。秔音庚。**五果：枣甘，李酸，栗咸，杏苦，桃辛。**此五果之味合五行者。**五畜：牛甘，犬酸，猪咸，羊苦，鸡辛。**此五畜之味合五行者。**五菜：葵甘，韭酸，藿咸，薤苦，葱辛。**藿，大豆叶也。薤，野蒜也。尔雅翼曰：薤似韭而无实。此五菜之味合五行者。薤音械。**五色：黄色宜甘，青色宜酸，黑色宜咸，赤色宜苦，白色宜辛。凡此五者，各有所宜，五宜**所言五色者。此五色之合于五味者。

　　脾病者，宜食秔米饭、牛肉枣葵。此言藏病所宜之味也。脾属土，甘入脾，故宜用此甘物。**心病者，宜食麦羊肉杏薤。**心属火，苦入心，故宜用此苦物。**肾病者，宜食大豆黄卷猪肉栗藿。**大豆黄卷，大豆芽也。肾属水，咸入肾，故宜用此咸物。**肝病者，宜食麻犬肉李韭。**肝属木，酸入肝，故宜用此酸物。**肺病者，宜食黄黍鸡肉桃葱。**肺属金，辛入肺，故宜用此辛物。此上五节，与《五藏生成论》之五合,《宣明五气篇》之五入者意同,皆用本藏之味以治本藏之病也。

五禁:肝病禁辛,辛味属金,能克肝木。此下五节,当与《宣明五气篇》辛走气、气病无多食辛等义参看。**心病禁咸**,咸味属水,能克心火。**脾病禁酸**,酸味属木,能克脾土。**肾病禁甘**,甘味属土,能克肾水。**肺病禁苦**。苦味属火,能克肺金。

肝色青,宜食甘,秔米饭牛肉枣葵皆甘。此下言藏气所宜之味也。《藏气法时论》曰:肝苦急,急食甘以缓之。即此意也。此下五节,仍与《藏气法时论》后文相同,见《疾病类》二十四。**心色赤,宜食酸**,犬肉麻李韭皆酸。《藏气法时论》曰:心苦缓,急食酸以收之。**脾色黄,宜食咸**,大豆豕肉栗藿皆咸。启玄子云:究斯宜食,乃调利机关之义也。肾为胃关,脾与胃合,故假咸柔奭以利其关,关利而胃气乃行,胃行而脾气方化。故脾之宜味,与他藏不同。《藏气法时论》曰:脾苦湿,急食苦以燥之。**肺色白,宜食苦**,麦羊肉杏薤皆苦。《藏气法时论》曰:肺苦气上逆,急食苦以泄之。**肾色黑,宜食辛**,黄黍鸡肉桃葱皆辛。《藏气法时论》曰:肾苦燥,急食辛以润之,开腠理,致津液,通气也。

三、五味之走,各有所病 灵枢五味论全

黄帝问于少俞曰:五味入于口也,各有所走,各有所病。酸走筋,多食之令人癃;咸走血,多食之令人渴;辛走气,多食之令人洞心;苦走骨,多食之令人变呕;甘走肉,多食之令人悗心。余知其然也,不知其何由,愿闻其故。 癃,良中切。悗,美本切。**少俞答曰:酸入于胃,其气涩以收,上之两焦弗能出入也。** 谓上中二焦涩结不舒也。**不出即留于胃中,胃中和温则下注膀胱,膀胱之胞薄以懦,得酸则缩,绻约而不通,水道不行,故癃。** 绻,不分也。约,束也。癃,小水不利也。**味过于酸,则上之两焦弗能出入,若留于胃中,则为吞酸**

等疾。若胃中温和不留，则下注膀胱，膀胱得酸则缩，故为癃也。愚按：《阴阳别论》有云女子胞者，《气厥论》有云胞移热于膀胱者，《五音五味篇》有云冲脉任脉皆起于胞中者，凡此胞字皆音包，乃以子宫为言也。此节云膀胱之胞者，其音抛，以溲脬为言也。盖胞音有二，而字则相同，恐人难辨，故在本篇特加膀胱二字，以明此非子宫，正欲辨其疑似耳。奈何后人不解其意，俱读为包，反因经语，遂认膀胱与胞为二物。故在《类纂》则曰膀胱者胞之室，王安道则曰膀胱为津液之府，又有胞居膀胱之室之说，甚属不经。夫脬即膀胱，膀胱即脬也，焉得复有一物耶？致资后学之疑，莫知所辨，皆见之不真耳，知者当详察之。**阴者，积筋之所终也，故酸入而走筋矣。**阴者，阴器也。积筋者，不筋之所聚也。肝主筋，其味酸，故内为膀胱之癃，而外走肝经之筋也。又《宣明五气篇》曰：酸走筋，筋病无多食酸。

黄帝曰：咸走血，多食之令人渴何也？少俞曰：咸入于胃，其气上走中焦，注于脉则血气走之，血与咸相得则凝，凝则胃中汁注之，注之则胃中竭，竭则咽路焦，故舌本干而善渴。血脉者，中焦之道也，故咸入而走血矣。血为水化，咸亦属水，咸与血相得，故走注血脉。若味过于咸，则血凝而结，水液注之，则津竭而渴。然血脉必化于中焦，故咸入中焦而走血。又《宣明五气篇》曰：咸走血，血病无多食咸。

黄帝曰：辛走气，多食之令人洞心何也？少俞曰：辛入于胃，其气走于上焦，上焦者受气而营诸阳者也，姜韭之气熏之，营卫之气不时受之，久留心下，故洞心。辛与气俱行，故辛入而与汗俱出。洞心，透心若空也。营诸阳，营养阳分也。辛味属阳，故走上焦之气分。过于辛则开窍而散，故为洞心，为汗出。又《宣明五气篇》曰：辛走气，气病无多食辛。

黄帝曰：苦走骨，多食之令人变呕何也？少俞曰：苦入于胃，五

谷之气皆不能胜苦,苦入下脘,三焦之道皆闭而不通,故变呕。齿者
骨之所终也,故苦入而走骨,故入而复出,知其走骨也。苦味性坚而
沉,故走骨。味过于苦,则抑遏胃中阳气,不能运化,故五谷之气不
能胜之,三焦之道闭而不通,所以入而复出,其变为呕。又如齿为骨
之所终,苦通于骨,内不能受,其气复从口齿而出,正因其走骨也。
又《宣明五气篇》曰:苦走骨,骨病无多食苦。

黄帝曰:甘走肉,多食之令人悗心何也?少俞曰:甘入于胃,其
气弱小,不能上至于上焦,而与谷留于胃中者,令人柔润者也,胃柔
则缓,缓则虫动,虫动则令人悗心。其气外通于肉,故甘走肉。甘性
柔缓,故其气弱小,不能至于上焦。味过于甘,则与谷气留于胃中,
令人柔润而缓。久则甘从湿化,致生诸虫,虫动于胃,甘缓于中,心
当悗矣。悗,闷也。甘入脾,脾主肉,故甘走肉。《宣明五气篇》曰:
甘走肉,肉病无多食甘。

类经十二卷

论治类

一、治病必求于本素问阴阳应象大论

黄帝曰：阴阳者，天地之道也。万物之纲纪，变化之父母，生杀之本始，神明之府也，凡天地万物变化生杀神明之道，总不外乎阴阳之理，故阴阳为万事之本。**治病必求于本。**万事万变既皆本于阴阳，而病机药性脉息论治则最切于此，故凡治病者在必求于本，或本于阴，或本于阳，求得其本，然后可以施治。此篇上下详义已见《阴阳类》第一章，本类复列首篇者，盖以治病之道，所重在本，故特表而冠之，观者当彼此互阅。愚按：本者，原也，始也，万事万物之所以然也。世未有无源之流，无根之木，澄其源而流自清，灌其根而枝乃茂，无非求本之道。故黄帝曰：治病必求于本。孔子曰：其本乱而末治者否矣。此神圣心传出乎一贯，可见随几应变，必不可忽于根本，而于疾病尤所当先，察得其本，无余义矣。惟是本之一字，合之则惟一，分之则无穷。所谓合之惟一者，即本篇所谓阴阳也，未有不明阴阳而能知事理者，亦未有不明阴阳而能知疾病者，此天地万物之大本，必不可不知也。所谓分之无穷者，有变必有象，有象必有本，凡事有必不可不顾者，即本之所在也。姑举其略曰，死以生为本，欲救其死，勿伤其生。邪以正为本，欲攻其邪，必顾其正。阴以阳为本，阳存则生，阳尽则死。静以动为本，有动则活，无动则止。血以气为本，气来则行，气去则凝。证以脉为本，脉吉则吉，脉凶则凶。先者

后之本，从此来者，须从此去。急者缓之本，孰急可忧，孰缓无虑。内者外之本，外实者何伤，中败者堪畏。下者上之本，滋苗者先固其根，伐下者必枯其上。虚者实之本，有余者拔之无难，不足者攻之何忍。真者假之本，浅陋者只知见在，精妙者疑似独明。至若医家之本在学力，学力不到，安能格物致知。而尤忌者，不畏难而自足。病家之本在知医，遇士无礼，不可以得贤，而尤忌者，好杂用而自专。凡此者，虽未足以尽求本之妙，而一隅三反，从可类推。总之求本之道无他也，求勿伤其生而已。《列子》曰：圣人不察存亡，而察其所以然。《淮南子》曰：所以贵扁鹊者，知病之所从生也。所以贵圣人者，知乱之所由起也。王应震曰：见痰休治痰，见血休治血，无汗不发汗，有热莫攻热，喘生休耗气，精遗不涩泄，明得箇中趣，方是医中杰。行医不识气，治法从何据，堪笑道中人，未到知音处。此真知本之言也，学者当知省之。《标本类》第五章义有所关，当与此篇互阅。

二、为治之道，顺而已矣 灵枢师传篇

黄帝曰：余闻先师，有所心藏，弗著于方。余愿闻而藏之，则而行之，上以治民，下以治身，使百姓无病，上下和亲，德泽下流，子孙无忧，传于后世，无有终时，可得闻乎？岐伯曰：远乎哉问也！夫治民与自治，治彼与治此，治小与治大，治国与治家，未有逆而能治之也，夫惟顺而已矣。顺者，非独阴阳脉论气之逆顺也，百姓人民皆欲顺其志也。 顺之为用，最是医家肯綮，言不顺则道不行，志不顺则功不成，其有必不可顺者，亦未有不因顺以相成也。呜呼！能卷舒于顺不顺之间者，非通变之士，有未足以与道也。**黄帝曰：顺之奈何？岐伯曰：入国问俗，入家问讳，上堂问礼，临病人问所便。** 礼云入国问禁，而此云问俗者，以五方风气有殊，崇尚有异，圣人必因其所宜而为之治，故不曰禁而曰俗也。讳者，忌也。人情有好恶之偏，词色

有嫌疑之避,犯之者取憎,取憎则不相合,故入家当问讳。礼者,仪文也。交接有体,进止有度,失之者取轻,取轻则道不重,故上堂当问礼。便者,相宜也。有居处之宜否,有动静之宜否,有阴阳之宜否,有寒热之宜否,有情性之宜否,有气味之宜否,临病人而失其宜,施治必相左矣,故必问病人之所便,是皆取顺之道也。**黄帝曰:便病人奈何? 岐伯曰:夫中热消瘅则便寒,寒中之属则便热。**此下皆言治病之所便也。中热者,中有热也。消瘅者,内热为瘅,善饥渴而日消瘦也。凡热在中则治便于寒,寒在中则治便于热,是皆所以顺病情也。瘅音丹,又上、去二声。**胃中热则消谷,令人悬心善饥。**消谷者,谷食易消也。悬心者,胃火上炎,心血被烁而悬悬不宁也。胃热消谷,故令人善饥。**脐以上皮热,肠中热则出黄如糜。**脐以上者,胃与小肠之分也。故脐以上皮热者,肠中亦热也。出黄如糜者,以胃中湿热之气,传于小肠所致也。糜,腐烂也。上二皆热证便寒之类。**脐以下皮寒,胃中寒则腹胀,肠中寒则肠鸣飧泄。**脐以下皮寒者,以肠胃中寒也。胃中寒,则不能运化而为腹胀。肠中寒,则阴气留滞,不能泌别清浊而为肠鸣飧泄。是皆寒证便热之类。飧音孙。水谷不化曰飧泄。**胃中寒肠中执则胀而且泄。**上文言肠中寒者泄,而此言肠中热者泄,所以有热泄寒泄之不同,而热泄谓之肠垢,寒泄谓之鹜溏也。**胃中热肠中寒则疾饥,小腹痛胀。**胃中热则善消谷,故疾饥。肠中寒则阴气聚结不行,故小腹切痛而胀。上二节皆当因其寒热而随所宜以调之者也。**黄帝曰:胃欲寒饮,肠欲热饮,两者相逆,便之奈何? 且夫王公大人血食之君,骄恣从欲,轻人而无能禁之,禁之则逆其志,顺之则加其病,便之奈何? 治之何先?** 胃中热者欲寒饮,肠中寒者欲热饮,缓急之治当有先后,而喜恶之欲难于两从,且以贵人多任性,此顺之所以难,而治之当有法也。从,纵同。**岐伯曰:人之情,莫不恶死而乐生,告之以其败,语之以其善,导之以其所**

便,开之以其所苦,虽有无道之人,恶有不听者乎？恶死乐生,人所同也,故以死生之情动之,则好恶之性,未有不可移者,是即前注所谓处顺不顺之间而因顺相成之意。前恶字去声,后恶字平声。**黄帝曰:治之奈何？岐伯曰:春夏先治其标,后治其本;秋冬先治其本,后治其标。**此言治有一定之法,有难以顺其私欲而可为假借者,故特举标本之治以言其概耳。如春夏之气达于外,则病亦在外,外者内之标,故先治其标,后治其本。秋冬之气敛于内,则病亦在内,内者外之本,故先治其本,后治其标。一曰:春夏发生,宜先养气以治标。秋冬收藏,宜先固精以治本。亦通。**黄帝曰:便其相逆者奈何？**便其相逆者,谓于不可顺之中,而复有不得不委曲以便其情者也。**岐伯曰:便此者,饮食衣服,亦欲适寒温,寒无凄怆,暑无出汗。食饮者,热无灼灼,寒无沧沧。寒温中适,故气将持,乃不致邪僻也。**适,当也。此言必不得已而欲便病人之情者,于便之之中,而但欲得其当也。即如饮食衣服之类,法不宜寒而彼欲寒,但可令其微寒,而勿使至于凄怆。法不宜热而彼欲热者,但可令其微热,而勿使至于汗出。又如饮食之欲热者,亦不宜灼灼之过,欲寒者亦不沧沧之甚。寒热适其中和,则元气得以执持,邪僻无由而致,是即用顺之道也。否则治民与自治,治彼与治此,治小与治大,治国与治家,未有逆而能治之也,故曰夫惟顺而已矣。怆音创。凄怆,寒甚凄凉之貌。沧音仓,寒也。僻音匹,不正之谓。

三、治有缓急,方有奇偶 素问至真要大论

帝曰:气有多少,病有盛衰,治有缓急,方有大小,愿闻其约奈何？五运六气,各有太过不及,故曰气有多少。人之疾病,必随气而为盛衰,故治之缓急,方之大小,亦必随其轻重而有要约也。**岐伯曰:气有高下,病有远近,证有中外,治有轻重,适其至所为故也。**岁

有司天在泉,则气有高下,经有藏府上下,则病有远近。在里曰中,在表曰外。缓者治宜轻,急者治宜重也。适其至所为故,言必及于病至之所,而务得其以然之故也。**大要曰:君一臣二,奇之制也;君二臣四,偶之制也;君二臣三,奇之制也;君三臣六,偶之制也。**君三之三当作二,误也。大要,古法也。主病之谓君,君当倍用。佐君之谓臣,臣以助之。奇者阳数,即古所谓单方也。偶者阴数,即古所谓复方也。故君一臣二其数三,君二臣三其数五,皆奇之制也。君二臣四其数六,君二臣六其数八,皆偶之制也。奇方属阳而轻,偶方属阴而重。**故曰近者奇之,远者偶之,汗者不以偶,下者不以奇。**近者为上为阳,故用奇方,用其轻而缓也。远者为下为阴,故用偶方,用其重而急也。汗者不以偶,阴沉不能达表也。下者不以奇,阳升不能降下也。旧本云汗者不以奇,下者不以偶,而王太仆注云汗药不以偶方,泄下药不以奇制,是注与本文相反矣。然王注得理,而本文似误,今改从之。按:本节特举奇偶阴阳以分汗下之概,则气味之阴阳,又岂后于奇偶哉?故下文复言之,此其微意,正不止于品数之奇偶,而实以发明方制之义耳,学者当因之以深悟。奇音箕。**补上治上制以缓,补下治下制以急,急则气味厚,缓则气味薄,适其至所,此之谓也。**补上治上制以缓,欲其留布上部也。补下治下制以急,欲其直达下焦也。故欲急者须气味之厚,欲缓者须气味之薄。若制缓方而气味厚,则峻而去速;用急方而气味薄,则柔而不前。惟缓急厚薄得其宜,则适其病至之所,而治得其要矣。**病所远,而中道气味之者,食而过之,无越其制度也。**言病所有深远,而药必由于胃,设用之无法,则药未及病而中道先受其气味矣。故当以食为节,而使其远近皆达,是过之也。如欲其远者,药在食前,则食催药而致远矣。欲其近者,药在食后,则食隔药而留止矣。由此类推,则服食之疾徐,根稍之升降,以及汤膏丸散各有所宜,故云无越其制度也。**是故**

平气之道，近而奇偶，制小其服也。远而奇偶，制大其服也。大则数少，小则数多。多则九之，少则二之。 平气之道，平其不平之谓也。如在上为近，在下为远，远者近者，各有阴阳表里之分，故远方近方，亦各有奇偶相兼之法。如方奇而分两隅，方隅而分两奇，皆互用之妙也。故近而奇偶，制小其服，小则数多，而尽于九。盖数多则分两轻，分两轻则性力薄而仅及近处也。远而奇偶，制大其服，大则数少而止于二，盖少则分两重，分两重则性力专而直达深远也。是皆奇偶兼用之法。若病近而大其制，则药胜于病，是谓诛伐无过。病远而小其制，则药不及病，亦犹风马牛不相及耳。上文云近者奇之，远者偶之，言法之常也。此云近而奇偶，远而奇偶，言用之变也。知变知常，则应变可以无方矣。**奇之不去则偶之，是谓重方。偶之不去，则反佐以取之，所谓寒热温凉，反从其病也。** 此不人以圆融通变也。如始也用奇，奇之而病不去，此其必有未合，乃当变而为偶，奇偶迭用，是曰重方，即后世所谓复方也。若偶之而又不去，则当求其微甚真假而反佐以取之。反佐者，谓药同于病而顺其性也。如以热治寒而寒拒热，则反佐以寒而入之；以寒治热而热格寒，则反佐以热而入之。又如寒药热用，借热以行寒，热药寒用，借寒以行热，是皆反佐变通之妙用，盖欲因其势而利导之耳。王太仆曰：夫热与寒背，寒与热违。微小之热，为寒所折，微小之冷，为热所消。甚大寒热，则必能与违性者争雄，能与异气者相格，声不同不相应，气不同不相合，如是则且惮而不敢攻之，攻之则病气与药气抗衡，而自为寒热以开闭固守矣。是以圣人反其佐以同其气，令声气应合，复令寒热参合，使其始同终异，凌润而败坚，刚强必折，柔脆同消尔。

四、气味方制，治法逆从素问至真要大论 附:病有真假辨

帝曰:五味阴阳之用何如? 岐伯曰:辛甘发散为阳,酸苦涌泄为阴,咸味涌泄为阴,淡味渗泄为阳。六者或收或散,或缓或急,或燥或润,或耎或坚,以所利而行之,调其气使其平也。涌,吐也。泄,泻也。渗泄,利小便及通窍也。辛甘酸苦咸淡六者之性:辛主散主润,甘主缓,酸主收主急,苦主燥主坚,咸主耎,淡主渗泄。《藏气法时论》曰:辛散,酸收,甘缓,苦坚,咸耎。故五味之用,升而轻者为阳,降而重者为阴,各因其利而行之,则气可调而平矣。涌音湧,如泉涌也。耎,软同。**帝曰:非调气而得者,治之奈何? 有毒无毒,何先何后? 愿闻其道。**非调气,谓病有不因于气而得者也。王太仆曰:病生之类有四:一者始因气动而内有所成,谓积聚症瘕,瘤气瘿气,结核癫痫之类也;二者因气动而外有所成,谓痈肿疮疡,疣疥疽痔,掉瘈浮肿,目赤熛疹,胕肿痛痒之类也;三者不因气动而病生于内,谓留饮癖食,饥饱劳损,宿食霍乱,悲恐喜怒,想慕忧结之类也;四者不因气动而病生于外,谓瘴气贼魅,虫蛇蛊毒,蜚尸鬼击,冲薄坠堕,风寒暑湿,矿射刺割捶朴之类也。凡此四类,有独治内而愈者,有兼治内而愈者,有独治外而愈者,有兼治外而愈者,有先治内后治外而愈者,有先治外后治内而愈者,有须齐毒而攻击者,有须无毒而调引者。其于或重或轻,或缓或急,或收或散,或润或燥,或耎或坚,用各有所宜也。**岐伯曰:有毒无毒,所治为主,适大小为制也。**治之之道,有宜毒者,有不宜毒者,但以所治为主,求当于病而已,故其方之大小轻重,皆宜因病而为之制也。**帝曰:请言其制。岐伯曰:君一臣二,制之小也;君一臣三佐五,制之中也;君一臣三佐九,制之大也。**君臣佐义见下章。**寒者热之,热者寒之,**治寒以热,治热以寒,此正治法也。**微者逆之,甚者从之,**病之微者,如阳病则热,阴病则寒,真

形易见，其病则微，故可逆之，逆即上文之正治也。病之甚者，如热极反寒，寒极反热，假证难辨，其病则甚，故当从之，从即下文之反治也。王太仆曰：夫病之微小者，犹人火也，遇草而焫，得木而燔，可以湿伏，可以水灭，故逆其性气以折之攻之。病之大甚者，犹龙火也，得湿而焰，遇水而燔，不知其性，以水折之，适足以光焰诣天，物穷方止矣。识其性者，反常之理，以火逐之，则燔灼自消，焰火扑灭。然逆之，谓以寒攻热，以热攻寒。从之，谓攻以寒热，须从其性用，不必皆同。是以下文曰：逆者正治，从者反治，从少从多，观其事也。此之谓乎！**坚者削之，客者除之，劳者温之，结者散之，留者攻之，燥者濡之，急者缓之，散者收之，损者益之，逸者行之，惊者平之，上之下之，摩之浴之，薄之劫之，开之发之，适事为故。**温之，温养之也。逸者，奔逸溃乱也。行之，行其逆滞也。平之，安之也。上之，吐之也。摩之，按摩之也。薄之，追其隐藏也。劫之，夺其强盛也。适事为故，适当其所事之故也。**帝曰：何谓逆从？岐伯曰：逆者正治，从者反治，从少从多，观其事也。**以寒治热，以热治寒，逆其病者，谓之正治。以寒治寒，以热治热，从其病者，谓之反治。从少谓一同而二异，从多谓二同而一异，必观其事之轻重而为之增损。然则宜于全反者，自当尽同无疑矣。愚按：治有逆从者，以病有微甚；病有微甚者，以证有真假也。寒热有真假，虚实亦有真假，真者正治，知之无难，假者反治，乃为难耳。如寒热之真假者，真寒则脉沉而细，或弱而迟，为厥逆，为呕吐，为腹痛，为飧泄下利，为小便清频，即有发热，必欲得衣，此浮热在外而沉寒在内也。真热则脉数有力，滑大而实，为烦燥喘满，为声音壮厉，或大便秘结，或小水赤涩，或发热掀衣，或胀疼热渴。此皆真病，真寒者宜温其寒，真热者直解其热，是当正治者也。至若假寒者，阳证似阴，火极似水也。外虽寒而内则热，脉数而有力，或沉而鼓击，或身寒恶衣，或便热秘结，或烦渴引饮，或肠垢臭秽,此则恶寒非寒,明是热证,所谓热极反兼寒化,亦曰阳盛隔阴也。假热者,阴证似阳,水极似火也。外虽热而内则寒,脉微而弱,或数而虚,或浮大无根,或弦芤断续,身虽炽热而神则静,语虽谵妄而声则微,或虚狂起倒而禁之即止,或蚊迹假斑而浅红细碎,或喜冷水而所用不多,或舌胎面赤而衣被不撤,或小水多利,或大便不结,此则恶热非热,明是寒证,所谓寒极反兼热化,亦曰阴盛隔阳也。此皆假病,假寒者清其内热,内清则浮阴退舍矣;假热者温其真阳,中温则虚火归原矣,是当从治者也。又如虚实之治,实则写之,虚则补之,此不易之法也。然至虚有盛候,则有假实矣;大实有羸状,则有假虚矣。总之,虚者正气虚也,为色惨形疲,为神衰气怯,或自汗不收,或二便失禁,或梦遗精滑,或呕吐隔塞,或病久攻多,或气短似喘,或劳伤过度,或暴困失志,虽外证似实而脉弱无神者,皆虚证之当补也。实者邪气实也,或外闭于经络,或内结于藏府,或气壅而不行,或血留而凝滞,必脉病俱盛者,乃实证之当攻。然而虚实之间,最多疑似,有不可不辨其真耳。如《通评虚实论》曰:邪气盛则实,精气夺则虚。此虚实之大法也。设有人焉,正已夺而邪方盛者,将顾其正而补之乎? 抑先其邪而攻之乎? 见有不的,则死生系之,此其所以宜慎也。夫正者本也,邪者标也。若正气既虚,则邪气虽盛,亦不可攻,盖恐邪未去而正先脱,呼吸变生,则措手无及。故治虚邪者,当先顾正气,正气存则不致于害。且补中自有攻意,盖补阴即所以攻热,补阳即所以攻寒,世未有正气复而邪不退者,亦未有正气竭而命不倾者。如必不得已,亦当酌量缓急,暂从权宜,从少从多,寓战于守斯可矣,此治虚之道也。若正气无损者,邪气虽微,自不宜补,盖补之则正无与而邪反盛,适足以借寇兵而资盗粮。故治实证者,当直去其邪,邪去则身安,但法贵精专,便臻速效,此治实之道也。要之,能胜攻者,方是实证,实者可攻,何虑之有? 不能胜攻者，便是虚证，气去不返，可不寒心？此邪正之本末，有不可不知也。惟是假虚之证不多见，而假实之证最多也；假寒之证不难治，而假热之治多误也。然实者多热，虚者多寒。如丹溪曰：气有余，便是火，故实能受寒。而余续之曰：气不足，便是寒，故虚能受热。世有不明真假本末而曰知医者，余则未敢许也。**帝曰：反治何谓？岐伯曰：热因寒用，寒因热用，塞因塞用，通因通用，必伏其所主而先其所因，其始则同，其终则异，可使破积，可使溃坚，可使气和，可使必已。**此节从王氏及新校正等注云：热因寒用者，如大寒内结，当治以热，然寒甚格热，热不得前，则以热药冷服，下嗌之后，冷体即消，热性便发，情且不违，而致大益，此热因寒用之法也。寒因热用者，如大热在中，以寒攻治则不入，以热攻治则病增，乃以寒药热服，入腹之后，热气即消，寒性遂行，情且协和，而病以减，此寒因热用之法也。如《五常政大论》云：治热以寒，温而行之；治寒以热，凉而行之。亦寒因热用、热因寒用之义。塞因塞用者，如下气虚乏，中焦气壅，欲散满则更虚其下，欲补下则满甚于中。治不知本而先攻其满，药入或减，药过依然，气必更虚，病必渐甚。乃不知少服则资壅，多服则宣通，峻补其下以疏启其中，则下虚自实，中满自除，此塞因塞用之法也。通因通用者，如大热内蓄，或大寒内凝，积聚留滞，泻利不止，寒滞者以热下之，热滞者以寒下之，此通因通用之法也。以上四治，必伏其所主者，制病之本也。先其所因者，求病之由也。既得其本而以真治真，以假治假，其始也类治似同，其终也病变则异矣，是为反治之法，故可使破积溃坚，气和而病必已也。塞，入声。**帝曰：善。气调而得者何如？岐伯曰：逆之从之，逆而从之，从而逆之，疏气令调，则其道也。**气调而得者，言气调和而偶感于病，则或因天时，或因意料之外者也。若其治法，亦无过逆从而已，或可逆者，或可从者，或先逆而后从者，或先从而后逆者，但疏其邪气而使之调和，则治道尽矣。

五、方制君臣,上下三品 素问至真要大论

帝曰:方制君臣何谓也?岐伯曰:主病之谓君,佐君之谓臣,应臣之谓使,非上下三品之谓也。主病者,对证之要药也,故谓之君。君者,味数少而分两重,赖之以为主也。佐君者谓之臣,味数稍多而分两稍轻,所以匡君之不迨也。应臣者谓之使,数可出入而分两更轻,所以备通行向导之使也。此则君臣佐使之义,非上下三品如下文善恶殊贯之谓。使,去声。**帝曰:三品何谓?岐伯曰:所以明善恶之殊贯也。**前言方制,言处方之制,故有君臣佐使;此言三品,言药性善恶,故有上中下之殊。神农云:上药为君,主养命以应天;中药为臣,主养性以应人;下药为佐使,主治病以应地。故在《本草经》有上中下三品之分,此所谓善恶之殊贯也。

六、病之中外,治有先后

帝曰:病之中外何如?岐伯曰:从内之外者调其内,从外之内者治其外。《素问·至真要大论》。从内之外者内为本,从外之内者外为本,但治其本,无不愈矣。**从内之外而盛于外者,先调其内而后治其外;从外之内而盛于内者,先治其外而后调其内。**病虽盛于标,治必先其本,而后可愈,此治病之大法也,故曰治病必求其本。**中外不相及,则治主病。**中外不相及,谓既不从内,又不从外,则但求其见在所主之病而治之。愚按:此篇即三因之义也。如《金匮玉函要略》曰:千般疢难,不越三条:一者经络受邪入藏府,为内所因也;二者四肢九窍血脉相传,壅塞不通,为外皮肤所中也;三者房室金刃虫兽所伤也。故陈无择著《三因方》曰:有内因,有外因,有不内外因。盖本于仲景之三条,而仲景之论实本诸此耳。疢,昌震切,病也。

帝曰:善。病之中外何如?此下与前本出同篇,但前篇问病之

中外，伯答以标本之义，故此复问者，盖欲明阴阳治法之详也。**岐伯曰：调气之方，必别阴阳，定其中外，各守其乡，内者内治，外者外治，微者调之，其次平之，盛者夺之，汗之下之，寒热温凉，衰之以属，随其攸利，**方，法也。阴阳之道，凡病治脉药皆有关系，故必当详别之。中外，表里也。微者调之，谓小寒之气，和之以温，小热之气，和之以凉也。其次平之，谓大寒之气，平之以热，大热之气，平之以寒也。盛者夺之，谓邪之甚者当攻而取之，如甚于外者汗之，甚于内者下之。凡宜寒宜热，宜温宜凉，当各求其属以衰去之，惟随其攸利而已。攸，所也。别，必列切。**谨道如法，万举万全，气血正平，长有天命。**能谨于道而如其法，则举无不当，而天命可以永昌矣。**帝曰：善。**

　　帝曰：病在中而不实不坚、且聚且散奈何？岐伯曰：悉乎哉问也！无积者求其藏，虚则补之，《素问·五常政大论》。积者有形之病，有积在中，则坚实不散矣。今其不实不坚、且聚且散者，无积可知也。无积而病在中者，藏之虚也。故当随病所在，求其藏而补之，藏气充则病自安矣。**药以祛之，食以随之，行水渍之，和其中外，可使毕已。**药以祛之，去其病也。食以随之，养其气也。行水渍之，通其经也。若是则中外和调而病可已矣。祛者，非攻击之谓，凡去病者皆可言祛。渍，资四切，浸洗也。

七、寒之而热取之阴，热之而寒取之阳素问至真要大论

　　帝曰：论言治寒以热，治热以寒，而方士不能废绳墨而更其道也。有病热者寒之而热，有病寒者热之而寒，二者皆在，新病复起，奈何治？寒之而热，言治热以寒而热如故。热之而寒，言治寒以热而寒如故。及有以寒治热者，旧热尚在而新寒生；以热攻寒者，旧寒未除而新热起，皆不得不求其详也。**岐伯曰：诸寒之而热者取之阴，**

热之而寒者取之阳,所谓求其属也。诸寒之而热者,谓以苦寒治热而热反增,非火之有余,乃真阴之不足也。阴不足则阳有余而为热,故当取之于阴,谓不宜治火也,只补阴以配其阳,则阴气复而热自退矣。热之而寒者,谓以辛热治寒而寒反甚,非寒之有余,乃真阳之不足也。阳不足则阴有余而为寒,故当取之于阳,谓不宜攻寒也,但补水中之火,则阳气复而寒自消也。故启玄子注曰:益火之源,以消阴翳;壮水之主,以制阳光。又曰:藏府之原,有寒热温凉之主。取心者不必齐以热,取肾者不必齐以寒;但益心之阳,寒亦通行,强肾之阴,热之犹可。故或治热以热,治寒以寒,万举万全,孰知其意?此王氏之心得也。然求其所谓益与壮者,即温养阳气,填补真阴也。求其所谓源与主者,即所谓求其属也。属者根本之谓,水火之本,则皆在命门之中耳。**帝曰:善。服寒而反热,服热而反寒,其故何也?岐伯曰:治其王气,是以反也。**此承上文而详求其服寒反热、服热反寒之所以然也。治其王气者,谓病有阴阳,气有衰王,不明衰王,则治之反甚。如阳盛阴衰者,阴虚火王也,治之者不知补阴以配阳,而专用苦寒治火之王,岂知苦寒皆沉降,沉降皆亡阴,阴愈亡则火愈盛,故服寒反热者,阴虚不宜降也。又如阳衰阴盛者,气弱生寒也,治之者不知补阳以消阴,而专用辛温治阴之王,岂知辛温多耗散,耗散则亡阳,阳愈亡则寒愈甚,故服热反寒者,阳虚不宜耗也。此无他,皆以专治王气,故其病反如此。又如夏令本热,而伏阴在内,故每多中寒,冬令本寒,而伏阳在内,故每多内热。设不知此而必欲用寒于夏,治火之王,用热于冬,治寒之王,则有中寒隔阳者,服寒反热,中热隔阴者,服热反寒矣。是皆治王之谓,而病之所以反也。春秋同法。**帝曰:不治王而然者何也?岐伯曰:悉乎哉问也!不治五味属也。夫五味入胃,各归所喜攻,酸先入肝,苦先入心,甘先入脾,辛先入肺,咸先入肾,**此言不因治王而病不愈者,以五味之属,治有不当也。凡五味必先入胃,而后各归所喜攻之藏。喜攻者,谓五味五藏各有所属也。如《九针论》曰:病在筋,无食酸;病在气,无食辛;病在骨,无食咸;病在血,无食苦;病在肉,无食甘。犯之者,即所谓不治五味属也。**久而增气,物化之常也。气增而久,夭之由也。**凡五味之性,各有所入,若味有偏用,则气有偏病,偏用即久,其气必增,此物化之常也。气增而久,则藏有偏胜,藏有偏胜,则必有偏绝矣,此致夭之由也。如《生气通天论》曰:味过于酸,肝气以津,脾气乃绝,味过于咸,大骨气劳,短肌心气抑之类是也。此篇前言寒热者,言病机也;后言五味者,言药饵也。药饵病机必审其真,设有谬误,鲜不害矣。

八、邪风之至,治之宜早,诸变不同,治法亦异 素问阴阳应象大论

故邪风之至,疾如风雨。邪风中人,疾速如此。**故善治者治皮毛,**皮毛尚浅,用力少而成功易也。**其次治肌肤,**深于皮毛矣。**其次治筋脉,**深于肌肤矣。**其次治六府,**深于筋脉矣。**其次治五藏。治五藏者,半死半生也。**深于六府矣。邪愈深则治愈难,邪及五藏而后治之,必难为力,故曰上工救其萌芽,下工救其已成。救其已成者,用力多而成功少,吉凶相半矣。《缪刺论》曰:邪之客于形也,必先舍于皮毛,留而不去,入舍于经脉,内连五藏,散于肠胃,阴阳相感,五藏乃伤。亦言邪自皮毛而至府藏,与此义同。**故天之邪气,感则害人五藏;水谷之寒执,感则害于六府;**天之邪气,即风寒暑湿火燥,受于无形者也。喉主天气而通于藏,故感则害人五藏。水谷之寒热,即谷食之气味,受于有形者也。咽主地气而通于府,故感则害于六府。**地之湿气,感则害皮肉筋脉。**人之应土者肉也,湿胜则营卫不行,故感则害于皮肉筋脉。**故善用针者,从阴引阳,从阳引阴,以右治左,以左治右,以我知彼,以表知里,以观过与不及之理,见微**

则过，用之不殆。善用针者，必察阴阳。阴阳之义，不止一端，如表里也，气血也，经络也，藏府也，上下左右有分也，时日衰王有辨也。从阴引阳者，病在阳而治其阴也。从阳引阴者，病在阴而治其阳也。以右治左、以左治右者，缪刺之法也。以我知彼者，推己及人也。以表知里者，有无相求也。能因此以观过与不及之理，则几微可见，过失可则，用之可不殆矣。则，度也。**善诊者，察色按脉，先别阴阳；**此下皆言诊法也。诊之一字，所该者广，如下文审清浊，知部分，视喘息，听声音，观权衡规矩，总皆诊法，非独指诊脉为言也，然无非欲辨阴阳耳。前节言针治之阴阳，此言脉色之阴阳，皆医家之最要者，故曰先别阴阳，以见其不可缓也。义详《脉色类》诸篇。**审清浊，而知部分；**色者神之华，故可望颜察色、审清浊而知部分，如《五色篇》所言者是也。又仲景《金匮要略》曰：病人有气色见于面部。鼻头色青，腹中痛苦冷者死；鼻头色微黑者，有水气；色黄者，胸上有寒；色白者，亡血也。设微赤非时者死。又色青为痛，色黑为劳，色赤为风，色黄者便难，色鲜明者有留饮，亦此之谓。**视喘息，听音声，而知所苦；**病苦于中，声发于外，故可视喘息、听音声而知其苦也。如《阴阳应象大论》曰：肝在音为角，声为呼；心在音为征，声为笑；脾在音为宫，声为歌；肺在音为商，声为哭；肾在音为羽，声为呻。此五藏之音声也。声有不和，必有所病矣。仲景曰：病人语声寂然、喜惊呼者，骨节间病。语声喑喑然不彻者，心隔间病。语声啾啾然细而长者，头中病。又曰：息摇肩者心中坚，息引胸中上气者欬，息张口短气者肺痿唾沫。又曰：吸而微数，其病在中焦实也，当下之即愈，虚者不治。在上焦者其吸促，在下焦者其吸远，此皆难治。呼吸动摇振振者不治。又曰：设令病人向壁卧，闻师到，不惊起而盼视，若三言三止，脉之咽唾者，此诈病也。设令脉自和处，但言此病大重，须服吐下药，及针灸数十百处，当自愈。师持脉，病人欠者，无病也。

脉之呻者，痛也。言迟者，风也。摇头言者，里痛也。行迟者，表强也。坐而伏者，短气也。坐而下一脚者，腰痛也。里实护腹如怀卵者，心痛也。又曰：人病恐怖者其脉何状？师曰：脉形如循丝累累然，其面白脱色也。又曰：人愧者其脉何类？师曰：脉浮而面色乍白乍赤也。此皆疾病之声色，总之声由气发，气充则声壮，气衰则声怯。故华元化曰：阳候多语，阴证无声；多语者易济，无声者难荣。然则音声不惟知所苦，而且可知死生矣。**观权衡规矩，而知病所主；**权衡规矩，义详《脉色类》九，但彼以脉言也。然此四者，所包者多，不独在脉。盖权言其重，衡言其轻，规言其圆，矩言其方，能明方圆轻重之理，则知变通之道矣。**按尺寸，观浮沉滑涩，而知病所生以治；**义详《脉色类》诸篇。**无过以诊，则不失矣。**此诊字应前善诊之诊至此。过，失也。言无失以前诸法，则治亦可以无失矣。**故曰：病之始起也，可刺而已；其盛，可待衰而已。**此下皆言治法也。凡病之始起者，邪必在经络，故可刺之而已。及其既盛，则必待其盛势衰退而后已。已者，止针止药之谓，即《五常政大论》所谓十去其八、十去其九之意。**故因其轻而扬之，因其重而减之，因其衰而彰之。**轻者浮于表，故宜扬之。扬者，散也。重者实于内，故宜减之。减者，写也。衰者气血虚，故宜彰之。彰者，补之益之而使气血复彰也。于此三者，而表里虚实之治尽之矣。**形不足者，温之以气；精不足者，补之以味。**此正言彰之之法，而在于药食之气味也。以形精言，则形为阳，精为阴。以气味言，则气为阳，味为阴。阳者卫外而为固也，阴者藏精而起亟也。故形不足者，阳之衰也，非气不足以达表而温之。精不足者，阴之衰也，非味不足以实中而补之。阳性暖，故曰温。阴性静，故曰补。愚按：本论有云味归形，形食味，气归精，精食气，而此曰形不足者温之以气，精不足者补之以味，义似相反，不知形以精而成，精以气而化，气以味而生，味以气而行。故以阴阳言，则形与气皆阳也,故可以温;味与精皆阴也,故可以补。以清浊言,则味与形皆浊也,故味归形,气与精皆清也,故气归精。然则气不能外乎味,味亦不能外乎气,虽气味有阴阳清浊之分,而实则相须为用者也。**其高者,因而越之,**越,发扬也。谓升散之、吐涌之,可以治其上之表里也。**其下者,引而竭之;**竭,祛除也。谓涤荡之、疏利之,可以治其下之前后也。**中满者,写之于内;**中满二字,最宜详察,即痞满大实坚之谓,故当写之于内。若外见浮肿而胀不在内者,非中满也,妄行攻写,必至为害。此节之要,最在一中字。**其有邪者,渍形以为汗;**邪在肌表,故当渍形以为汗。渍,浸也,言令其汗出如渍也。如许胤宗用黄芪防风汤数十斛置于床下以蒸汗,张苗烧地加桃叶于上以蒸汗,或用药煎汤浴洗之,皆渍形之法也。渍,资四切。**其在皮者,汗而发之;**前言有邪者,兼经络而言,言其深也。此言在皮者,言其浅也。均为表证,故皆宜汗。**其慓悍者,按而收之;**慓,急也。悍,猛利也。按,察也。此兼表里而言,凡邪气之急利者,按得其状,则可收而制之矣。慓、飘、票三音。悍音汗。**其实者,散而写之。**阳实者宜散之,阴实者宜写之。**审其阴阳,以别柔刚,**形证有柔刚,脉色有柔刚,气味尤有柔刚。柔者属阴,刚者属阳。知柔刚之化者,知阴阳之妙用矣,故必审而别之。**阳病治阴,阴病治阳,**阳胜者阴必病,阴胜者阳必病。如《至真要大论》曰:诸寒之而热者取之阴,热之而寒者取之阳。启玄子曰:壮水之主,以制阳光;益火之源,以治阴翳。皆阳病治阴,阴病治阳之道也。亦上文从阴引阳、从阳引阴之义。**定其血气,各守其乡,**病之或在血分,或在气分,当各察其处而不可乱也。**血实宜决之,**决,谓泄去其血,如决水之义。**气虚宜掣引之。**掣,《甲乙经》作挃,挽也。气虚者,无气之渐,无气则死矣,故当挽回其气而引之使复也。如上气虚者升而举之,下气虚者纳而归之,中气虚者温而补之,是皆掣引之义。

九、五方病治不同素问异法方宜论全

黄帝问曰：医之治病也，一病而治各不同，皆愈何也？治各不同，如下文砭石、毒药、灸焫九针、导引按跷之类。**岐伯对曰：地势使然也。**地势不同，则气习有异，故治法亦随而不一也。

故东方之域，天地之所始生也，天地之气，自东而升，为阳生之始，故发生之气始于东方，而在时则为春。**鱼盐之地，海滨傍水。**地不满东南，故东南低下而多水。鱼盐海滨，皆傍水之地利也。**其民食鱼而嗜咸，皆安其处，美其食，**得鱼盐之利，故居安食美。**鱼者使人热中，**鱼，鳞虫也。鱼生水中，水体外阴而内阳，故能热中。然水从寒化，亦脾寒者所忌。**盐者胜血，**食咸者渴，胜血之征也。义详《气味类》三及《疾病类》二十五。**故其民皆黑色疏理，其病皆为痈疡。**血弱故黑色疏理。热多故为痈疡。**其治宜砭石，故砭石者亦从东方来。**砭石，石针也，即磁锋之属。《山海经》曰：高氏之山，有石如玉，可以为针。亦此类也。东方之民疏理而痈疡，其病在肌表，故用砭石，砭石者其治在浅。凡后世所用砭石之法，亦自东方来也。砭音边。

西方者，金玉之域，沙石之处，天地之所收引也。地之刚在西方，故多金玉砂石。然天地之气，自西而降，故为天地之收引，而在时则应秋。**其民陵居而多风，水土刚强，**陵居，高处也，故多风。金气肃杀，故水土刚强。**其民不衣而褐荐，其民华食而脂肥，**不衣，不事服饰也。褐，毛布也。荐，草茵也。华，浓厚也，谓酥酪膏肉之类。饮食华厚，故人多脂肥。**故邪不能伤其形体，其病生于内。**水土刚强，饮食肥厚，肌肉充实，肤腠闭密，故邪不能伤其外，而惟饮食男女七情，病多生于内也。**其治宜毒药，故毒药者亦从西方来。**病生于内，故非针灸按导所能治，而宜用毒药也。毒药者，总括药饵而言，凡能除病者,皆可称为毒药。如《五常政大论》曰,大毒治病十去其六,常毒治病十去其七,小毒治病十去其九之类是也。凡后世所用毒药之法,亦自西方来也。

北方者,天地所闭藏之域也。天之阴在北,故其气闭藏,而在时则应冬。**其地高陵居,风寒冰冽。**地高陵居,西北之势也。风寒冰冽,阴气胜也。**其民乐野处而乳食,藏寒生满病。**野处乳食,北人之性,胡地至今犹然。地气寒,乳性亦寒,故令人藏寒。藏寒多滞,故生胀满等病。**其治宜灸焫,故灸焫者亦从北方来。**灸焫,艾灸火灼也,亦火针之属,今北人多用之。故后世所用灸焫之法,亦自北方来也。焫,如瑞切。

南方者,天地所长养,阳之所盛处也。天之阳在南,故万物长养,而在时则应夏。**其地下,水土弱,雾露之所聚也。**南方低下而湿,故水土弱而多雾露。**其民嗜酸而食胕,**胕,腐也。物之腐者,如豉鲊面酱之属是也。嗜音示。胕音父。**故其民皆致理而赤色,其病挛痹。**嗜酸者收,食胕者湿,故其民致理而挛痹。挛痹者,湿热盛而病在筋骨也。南方属火,故其色赤致密也。挛,间员切,又去声。痹音秘。**其治宜微针,故九针者亦从南方来。**病在经络,故宜用九针。凡后世所用针法,亦自南方来也。

中央者其地平以湿,天地所以生万物也众。土体平,土性湿。土王于四方之中,而为万物之母,故其生物也众。**其民食杂而不劳,**四方辐辏,万物所归,故民食杂。土性和缓,故不勤劳也。**故其病多痿厥寒热。**土气通脾而主四肢,故湿滞则为痿,寒热则为厥。中央者,四方之气交相集,故或寒或热也。**其治宜导引按跷,故导引按跷者亦从中央出也。**导引,谓摇筋骨,动肢节,以行气血也。按,捏按也。跷,即阳跷阴跷之义。盖谓推拏溪谷跷穴以除疾病也。病在肢节,故用此法。凡后世所用导引按摩之法,亦自中州出也。跷音乔,又极虐切。

故圣人杂合以治,各得其所宜。故治所以异而病皆愈者,得病之情,知治之大体也。杂合五方之治而随机应变,则各得其宜矣。故治法虽异,而病无不愈,知通变之道者,即圣人之能事也。

十、形志苦乐,病治不同素问血气形志篇

形乐志苦,病生于脉,治之以灸刺。形乐者,身无劳也。志苦者,心多虑也。心主脉,深思过虑则脉病矣。脉病者当治经络,故当随其宜而灸刺之。**形乐志乐,病生于肉,治之以针石。**形乐者逸,志乐者闲。饱食终日,无所运用,多伤于脾,脾主肌肉,故病生焉。肉病者,或为卫气留,或为脓血聚,故当用针石以取之。石,砭石也。**形苦志乐,病生于筋,治之以熨引。**形苦者,身多劳。志乐者,心无虑。劳则伤筋,故病生于筋。熨,以药熨。引,谓导引。熨音郁。**形苦志苦,病生于咽嗌,治之以甘药。**形苦志苦,必多忧思,忧则伤肺,思则伤脾,脾肺气伤,则虚而不行,气必滞矣。脾肺之脉,上循咽嗌,故病生于咽嗌。如人之悲忧过度,则喉咙哽咽,食饮难进;思虑过度则上焦否隔,咽中核塞,即其微也。《通评虚实论》曰:隔则闭绝,上下不通,则暴忧之病也。亦此之谓。病在嗌者,因损于藏,故当以甘药调补之。甘,旧作百,《灵枢·九针论》作甘药者是,今改从之。嗌音益。**形数惊恐,经络不通,病生于不仁,治之以按摩醪药。**惊者气乱,恐者气下,数有惊恐,则气血散乱而经络不通,故病不仁。不仁者,顽痹㽲弱也,故治宜按摩以导气行血,醪药以养正除邪。醪药,药酒也。经络二字,《九针论》作筋脉,义亦同。醪音劳。**是谓五形志也。**结上文。按:《灵枢·九针论》文有与此同者,俱不重载。

十一、有毒无毒，制方有约，必先岁气，无伐天和素问五常政大论

帝曰：有毒无毒，服有约乎？ 约，度也。《禁服篇》曰：夫约方者，犹约囊也，囊满而弗约则输泄，方成弗约则神与弗俱。**岐伯曰：病有久新，方有大小，有毒无毒，固宜常制矣。** 病重者宜大，病轻者宜小，毒者宜多，有毒者宜少，皆常制之约也。**大毒治病，十去其六，常毒治病，十去其七，小毒治病，十去其八，无毒治病，十去其九。** 药性有大毒、常毒、小毒、无毒之分，去病有六分、七分、八分、九分之约者，盖以治病之法，药不及病，则无济于事，药过于病，则反伤其正而生他患矣。故当知约制，而进止有度也。王氏曰：大毒之性烈，其为伤也多。小毒之性和，其为伤也少。常毒之性，减大毒之性一等，加小毒之性一等，所伤可知也。故至约必止之，以待来证尔。然无毒之药，性虽平和，久而多之，则气有偏胜，必有偏绝，久攻之则藏气偏弱，既弱且困，不可长也，故十去其九而止。**谷肉果菜，食养尽之，无使过之，伤其正也。** 病已去其八九而有余未尽者，则当以谷肉果菜饮食之类培养正气而余邪自尽矣。如《藏气法时论》曰，毒药攻邪，五谷为养，五果为助，五畜为益，五菜为充者是也。然毒药虽有约制，而饮食亦贵得宜，皆不可使之太过，过则反伤其正也。**不尽，行复如法。** 如此而犹有未尽，则再行前法以渐除之，宁从乎慎也。**必先岁气，无伐天和。** 五运有纪，六气有序，四时有令，阴阳有节，皆岁气也。人气应之以生长收藏，即天和也。设不知岁气变迁而妄呼寒热，则邪正盛衰无所辨，未免于犯岁气、伐天和矣。夭柱之由，此其为甚。又治其王气义，详本类前七。**无盛盛，无虚虚，而遗人夭殃。** 邪气实者复助之，盛其盛矣。正气夺者复攻之，虚其虚矣。不知虚实，妄施攻补，以致盛者愈盛，虚者愈虚，真气日消，则病气日甚，遗人夭殃，医之咎也。**无致邪，无失正，绝人长命。** 盛其盛，是致邪也。

虚其虚,是失正也。重言之者,所以深戒夫伐天和而绝人长命,以见岁气不可不慎也。

十二、久病而瘠,必养必和 素问五常政大论

帝曰:其久病者,有气从不康,病去而瘠奈何? 谓气已顺而身犹不康,病已去而形则瘠瘦也。瘠音寂。**岐伯曰:昭乎哉圣人之问也! 化不可代,时不可违。** 化,造化也。凡造化之道,衰王各有不同,如木从春化,火从夏化,金从秋化,水从冬化,土从四季之化,以及五运六气各有所主,皆不可以相代也,故曰化不可代。人之藏气,亦必随时以为衰王,欲复藏气之亏,不因时气不可也,故曰时不可违。不违时者,如金水根于春夏,木火基于秋冬,藏气皆有化原,设不预为之地,则临时不易于复元,或邪气乘虚再至,虽有神手,无如之何矣。愚按:此节诸注皆谓天地有自然之化,人力不足以代之,故曰化不可代。然则当听之矣,而下文曰养之和之者,又将何所为乎? 谓非以人力而赞天工者乎? 其说不然也。**夫经络以通,血气以从,复其不足,与众齐同,** 疾病既去而不求其复,则元气由衰而瘠矣。**养之和之,静以待时,谨守其气,无使倾移,其形乃彰,生气以长,命曰圣王。** 养者,养以气味。和者,和以性情。静以待时者,预有修为而待时以复也。如阳虚者喜春夏,阴虚者喜秋冬,病在肝者愈于夏,病在心者愈于长夏,病在脾者愈于秋,病在肺者愈于冬,病在肾者愈于春,皆其义也。谨守其气,无使倾移,则固有弗失,日新可期,是即复原之道,而生气可渐长矣。**故大要曰:无代化,无违时,必养必和,待其来复。此之谓也。帝曰:善。** 大要,上古书名。此引古语以明化不可代,时不可失,不可不养,不可不和,以待其来复,未有不复者矣。来复之义,即《易》之复卦,一阳生于五阴之下,阳气渐回则生意渐长,同此理也。

十三、妇人重身，毒之何如素问六元正纪大论

黄帝问曰：妇人重身，毒之何如？岐伯曰：有故无殒，亦无殒也。重身，孕妇也。毒之，谓峻利药也。故，如下文大积大聚之故，有是故而用是药，所谓有病则病受之，故孕妇可以无殒，而胎气亦无殒也。殒，伤也。重，平。殒音允。**帝曰：愿闻其故何谓也？岐伯曰：大积大聚，其可犯也，衰其大半而止，过者死。**身虽孕而有大积大聚，非用毒药不能攻，攻亦无害，故可犯也。然但宜衰其大半，便当止药，如上篇云大毒治病、十去其六者是也。若或过用，则病未必尽而胎已受伤，多致死矣。

十四、揆度奇恒，脉色主治素问玉版论要篇全

黄帝问曰：余闻揆度奇恒，所指不同，用之奈何？揆度，揣度也。奇恒，异常也。所指不同，有言疾病者，有言脉色者，有言藏府者，有言阴阳者，详见奇恒会通。度，入声。**岐伯对曰：揆度者，度病之浅深也。奇恒者，言奇病也。**奇病，异常之病也。病而异常，非揣度浅深之详，不易知也。**请言道之至数，五色脉变，揆度奇恒，道在于一。**至数之义，所包者广，如六节藏象、天元纪、至真要、六微旨、五运行、六元正纪等论皆言其义。盖天人之道，有气则有至，有至则有数。人之五色五脉，无非随气以至，故其太过不及，亦皆有至数存焉。能知天地之至数，即可知人之至数。色脉奇恒，其变虽多，其道则一。一者，如下文所谓神而已矣。**神转不回，回则不转，乃失其机。**神者，阴阳之变化也。《易》曰：知变化之道者，其知神之所为乎！转，运行不息也。回，逆而邪也。神机之用，循环无穷，故在天在人，无不赖以成化育之功者，皆神转不回也。设其回而不转，则至数逆、生机失矣，故曰神去则机息，又曰失神者亡也。**至数之要，迫近以**

微,至数,即神之机也。要在乎机,机在乎神,神机之道,纤毫无间,至精至微,无往不切,故曰迫近以微。**著之玉版,命曰合玉机。**《玉机真藏论》有此数句,详《脉色类》十。**容色见上下左右,各在其要。**天之神机,见于气候,人之神机,见于脉色。凡此上下左右及下文浅深逆从日数之类,皆色脉至数之要,不可不察也。色脉之义,仍当与《脉色类》三十二、三等章互考。**其色见浅者,汤液主治,十日已。**色浅则病微,故可以汤液主治而愈亦速也。汤液者,五谷之汤液,盖调养之道,非后世汤药之谓,义见下章。**其见深者,必齐主治,二十一日已。**色深则病深,故当以齐主治而愈稍迟。齐,剂同,药剂也。《汤液醪醴论》曰:必齐毒药攻其中。义见后。**其见大深者,醪酒主治,百日已。**色大深者病尤甚,故必以醪酒主治。醪酒,药酒也,如腹中论鸡矢醴之类。**色夭面脱,不治,百日尽已。**色夭面脱者神气已去,故不可治,百日尽则时更气易,至数尽而已。上节言病已,此言命已也,不可混看。**脉短气绝死,**脉短气绝者,中虚阳脱也,故死。**病温虚甚死。**病温邪有余,虚甚正不足,正不胜邪故死。**色见上下左右,各在其要,上为逆,下为从。**要,即逆从之要也。《五色篇》曰:其色上行者病益甚,其色下行如云彻散者病方已。故上为逆,下为从。义详《脉色类》三十二。**女子右为逆,左为从;男子左为逆,右为从。**女为阴,右亦为阴,色在右则阴病甚矣,故女以右为逆。男为阳,左亦为阳,色在左则阳病甚矣,故男以左为逆。此虽以色为言,而病之逆从亦犹是也。**易,重阳死,重阴死。**易,变易也。男以右为从而易于左,则阳人阳病,是重阳也。女以左为从而易于右,则阴人阴病,是重阴也。重阳重阴者,阴阳偏胜也。有偏胜则有偏绝,故不免于死矣。**阴阳反作,治在权衡相夺,**反作,如《四气调神论》所谓反顺为逆也,逆则病生矣。治在权衡相夺,谓度其轻重而夺之使平,犹权衡也。作,旧作他,误也,《阴阳应象大论》曰阴阳反作者是,今改从之。**奇恒事也,揆度事也**。此承上文而言阴阳反作者,即奇恒事也。权衡相夺者,即揆度事也。**搏脉痹躄,寒热之交**。上文言奇恒之色,此下言奇恒之脉。搏脉者,搏击于手也,为邪盛正衰、阴阳乘乱之脉,故为痹为躄,为或寒或热之交也。痹,顽痹也。躄,足不能行也。躄音碧。**脉孤为消气,虚泄为夺血**。脉孤者,孤阴孤阳也。孤阳者洪大之极,阴气必消,孤阴者微弱之甚,阳气必消,故脉孤为消气也。脉虚兼泄者必亡其阴,阴亡则血虚,故虚泄为夺血也。**孤为逆,虚为从**。孤者偏绝之谓,绝者不可复生,故为逆。虚者不足之谓,不足者犹可补,故曰从。**行奇恒之法,以太阴始**。肺为百脉之朝会,故脉变奇恒之辨,当以太阴始。太阴者,手太阴之气口也。**行所不胜曰逆,逆则死**;行所不胜,克我者也,如以木见金、以金见火之类是也。**行所胜曰从,从则活**。行所胜,我克者也,如以木见土、以土见水之类是也。**八风四时之胜,终而复始**,八风之至,随四时之胜,至数有常,则终而复始,此顺常之令也。**逆行一过,不复可数,论要毕矣**。设或气令失常,逆行一过,是为回则不转,而至数紊乱,无复可以数计矣。过,失也。喻言人之色脉,一有失调,则奇恒反作,变态百出,亦不可以常数计也。此则天人至数之论要,在逆从之间,察其神而毕矣。

十五、汤液醪醴,病为本,工为标素问汤液醪醴论全

黄帝问曰:为五谷汤液及醪醴奈何? 汤液醪醴,皆酒之属。韵义云:醴酒浊酒曰醪。诗诂云:酒之甘浊而不沛者曰醴。然则汤液者,其即清酒之类欤。醪音劳。醴音礼。沛音济。**岐伯对曰:必以稻米,炊之稻薪,稻米者完,稻薪者坚。** 完者其味全。坚者其气锐。**帝曰:何以然? 岐伯曰:此得天地之和,高下之宜,故能至完;伐取得时,故能至坚也。** 谷之性味中正,功用周全,以其得天地之和,高下

之宜,故能至。完,全也。**帝曰:上古圣人作汤液醪醴,为而不用何也?岐伯曰:自古圣人之作汤液醪醴者,以为备耳,夫上古作汤液,故为而弗服也。**圣人之作汤液者,先事预防,所以备不虞耳。盖上古之世,道全德盛,性不嗜酒,邪亦弗能害,故但为而弗服也。**中古之世,道德稍衰,邪气时至,服之万全。**道德稍衰,天真或损,则邪能侵之;然犹不失于道,故但服汤液醪醴而可万全矣。**帝曰:今之世不必已何也?**谓治以汤液醪醴,而不能必其病之已也。**岐伯曰:当今之世,必齐毒药攻其中,镵石针艾治其外也。**齐毒药,以毒药为剂也。镵,针也。《九针论》:一曰镵针。今世道德已衰,疾病已甚,故非毒药不能攻其中,非针艾不能治其外。齐,剂同。镵音谗,锐也。

帝曰:形弊血尽而功不立者何?此承上文而言治之如法,以至于形弊血尽,而病犹不愈者何也?**岐伯曰:神不使也。**凡治病之道,攻邪在乎针药,行药在乎神气,故治施于外,则神应于中,使之升则升,使之降则降,是其神之可使也。若以药剂治其内而藏气不应,针艾治其外而经气不应,此其神气已去,而无可使矣。虽竭力治之,成虚废已尔,是即所谓不使也。**帝曰:何谓神不使?岐伯曰:针石道也,精神不进,志意不治,故病不可愈。**道,治病之道也。不进不治者,欲其进而不进,欲其治而不治也,故病不可愈。**今精坏神去,荣卫不可复收。何者?嗜欲无穷而忧患不止,精气弛坏,荣泣卫除,故神去之而病不愈也。**肾藏精,精为阴,心藏神,神为阳,精坏神去则阴阳俱败,表里俱伤,荣卫不可收拾矣。此其故,以今人嗜欲忧患不节,失其所养,故致精气弛坏,荣泣卫除,而无能为力也。荣,营同。泣,涩同。**帝曰:夫病之始生也,极微极精,必先入结于皮肤。今良工皆称曰:病成名曰逆,则针石不能治,良药不能及也。今良工皆得其法,守其数,亲戚兄弟远近音声日闻于耳,五色日见于目,而病不愈者,亦何暇不蚤乎?**极微者,言轻浅未深。极精者,言专一未乱。斯时也,治之极易,及其病成,则良工称为逆矣。然良工之治,既云得法而至数弗失,亲戚之闻见极熟而声色无差,宜乎无不速愈者,而顾使其直至于精坏神去而病不能愈,亦何暇治之不蚤乎? 暇,慢事也。**岐伯曰:病为本,工为标,标本不得,邪气不服,此之谓也。**病必得医而后愈,故病为本,工为标。然必病与医相得,则情能相浃,才能胜任,庶乎得济而病无不愈。惟是用者未必良,良者未必用,是为标本不相得,不相得则邪气不能平服,而病之不愈者以此也。又如《五藏别论》曰:拘于鬼神者,不可与言至德。恶于针石者,不可与言至巧。病不许治者,病必不治,治之无功矣。又如《脉色类》不失人情详按,皆标本不得之谓。**帝曰:其有不从毫毛生,而五藏阳已竭也,津液充郭,其魄独居,孤精于内,气耗于外,形不可与衣相保,此四极急而动中,是气拒于内而形施于外,治之奈何?** 不从毫毛生,病生于内也。五藏阳已竭,有阴无阳也。津液,水也。郭,形体胸腹也。《胀论》曰:夫胸腹,藏府之郭也。凡阴阳之要,阴无阳不行,水无气不化,故《灵兰秘典论》曰:气化则能出矣。今阳气既竭,不能通调水道,故津液妄行,充于郭也。魄者阴之属,形虽充而气则去,故其魄独居也。精中无气,则孤精于内。阴内无阳,则气耗于外。三焦闭塞,水道不通,皮肤胀满,身体羸败,故形不可与衣相保也。四支者诸阳之本,阳气不行,故四极多阴而胀急也。胀由阴滞,以胃中阳气不能制水,而肺肾俱病,喘欬继之,故动中也。此以阴气格拒于内,故水胀形施于外而为是病。**岐伯曰:平治于权衡。**平治之法当如权衡者,欲得其平也。且水胀一证,其本在肾,其标在肺。如五藏阳已竭、魄独居者,其主在肺,肺主气,气须何法以化之? 津液充郭,孤精于内,其主在肾,肾主水,水须何法以平之? 然肺金生于脾,肾水制于土,故治肿胀者,必求脾肺肾三藏,随盛衰而治得其平,是为权衡之道。**去宛陈莝,是以微动四极,温衣,缪刺其处,以复其形。开鬼门,洁净**

府，精以时服，**五阳已布**，疏涤五藏，**故精自生**，**形自盛**，**骨肉相保**，**巨气乃平**。帝曰：**善**。宛，积也。陈，久也。莝，斩草也。谓去其水气之陈积，欲如斩草而渐除之也。四极，四支也。微动之，欲其流通而气易行也。温衣，欲助其肌表之阳而阴凝易散也。然后缪刺之，以左取右，以右取左，而去其大络之留滞也。鬼门，汗空也，肺主皮毛，其藏魄，阴之属也，故曰鬼门。净府，膀胱也，上无入孔而下有出窍，滓秽所不能入，故曰净府。邪在表者散之，在里者化之，故曰开鬼门、洁净府也。水气去则真精服。服，行也。阴邪除则五阳布。五阳，五藏之胃气也。由是精生形盛，骨肉相保，而巨气可平矣。宛，郁同。莝音锉。

十六、祝由素问移精变气论附祝由鬼神二说

黄帝问曰：余闻古之治病，惟其移精变气，可祝由而已；今世治病，毒药治其内，针石治其外，或愈或不愈何也？ 上古以全德之世，邪不能侵，故凡有疾病，惟用祝由而已，以其病不甚而治亦易也。王氏曰：移谓移易，变谓变改，皆使邪不伤正，精神复强而内守也。按国朝医术十三科：曰大方脉，曰小方脉，曰妇人，曰伤寒，曰疮疾，曰针灸，曰眼，曰口齿，曰咽喉，曰接骨，曰金镞，曰按摩，曰祝由。今按摩、祝由二科失其传，惟民间尚有之。祝，之救切。**岐伯对曰：往古人居禽兽之间，动作以避寒，阴居以避暑，内无眷慕之累，外无伸宦之形，此恬憺之世，邪不能深入也，故毒药不能治其内，针石不能治其外，故可移精祝由而已。** 古人巢居穴处，故居禽兽之间。动作者，阳生而暖，故可避寒。阴居者，就凉远热，故可避暑。伸，屈伸之情。宦，利名之累。内无眷慕，外无趋求，故曰恬憺之世。恬憺则天真完固，气血坚实，邪不能入，故无事于毒药针石，但以祝由即可移易精气而愈其病也。祝，呪同。由，病所从生也。故曰祝由。王氏曰：祝

说病由,不劳针石而。**今之世不然,忧患缘其内,苦形伤其外,又失四时之从,逆寒暑之宜,贼风数至,虚邪朝夕,内至五藏骨髓,外伤空窍肌肤,所以小病必甚,大病必死,故祝由不能已也。帝曰:善。**内伤五藏,外逆四时,则表里俱伤,为病必甚,故不能以祝由治之也。数音朔。空,孔同。愚按:祝由者,即符呪禁禳之法。用符呪以治病,谓非鬼神而何?故《贼风篇》:帝曰:其毋所遇邪气,又毋怵惕之所志,卒然而病者,其故何也?唯有因鬼神之事乎?岐伯曰:此亦有故邪,留而未发,因而志有所恶,及有所慕,血气内乱,两气相搏。其所从来者微,视之不见,听而不闻,故似鬼神。帝又问曰:其祝而已者,其故何也?岐伯曰:先巫因知百病之胜,先知其病所从生者,可祝而已也。只此数语,而祝由鬼神之道尽之矣,愚请竟其义焉。夫曰似鬼神者,言似是而实非也。曰所恶所慕者,言鬼生于心也。曰知其胜、知其所从生,可祝而已者,言求其致病之由,而释去其心中之鬼也。何也?凡人之七情生于好恶,好恶偏用则气有偏并,有偏并则有胜负而神志易乱,神志既有所偏而邪复居之,则鬼生于心,故有素恶之者则恶者见,素慕之者则慕者见,素疑之者则疑者见,素畏忌之者则畏忌者见,不惟疾病,梦寐亦然,是所谓志有所恶,及有外慕,血气内乱,故似鬼神也。又若神气失守,因而致邪,如《补遗》《刺法》等论曰:人虚即神游失守,邪鬼外干,故人病肝虚,又遇厥阴岁气不及,则白尸鬼犯之;人病心虚,又遇二火岁气不及,则黑尸鬼犯之;人病脾虚,又遇太阴岁气不及,则青尸鬼犯之;人病肺虚,又遇阳明岁气不及,则赤尸鬼犯之;人病肾虚,又遇太阳岁气不及,则黄尸鬼犯之。非但尸鬼,凡一切邪犯者,皆是神失守位故也。此言正气虚而邪胜之,故五鬼生焉,是所谓故邪也,亦所谓因知百病之胜也。又如关尹子曰:心蔽吉凶者,灵鬼摄之;心蔽男女者,淫鬼摄之;心蔽幽忧者,沉鬼摄之;心蔽放逸者,狂鬼摄之;心蔽盟诅者,奇鬼摄之;心蔽药饵者,物鬼摄之。此言心有所注,则神有所依,依而不正,则邪鬼生矣,是所谓知其病所从生也。既得其本,则治有其法,故察其恶,察其慕,察其胜,察其所从生,则祝无不效矣。如王中阳治一妇,疑其夫有外好,因病失心狂惑,虽投药稍愈,终不脱然。乃阴令人伴言某妇暴死,殊为可怜,患者忻然,由是遂愈。此虽非巫,然亦以法而去其所恶之谓也。又如韩世良治一女,母子甚是相爱,既嫁而母死,遂思念成疾,诸药罔效。韩曰:此病得之于思,药不易愈,当以术治之。乃贿一巫妇,授以秘语。一日夫谓其妻曰:汝之念母如此,不识彼在地下,亦念汝否?吾当他往,汝盍求巫妇卜之。妻忻诺,遂召巫至,焚香礼拜而母灵降矣。一言一默,宛然其母之生前也。女遂大泣。母叱之曰:勿泣!汝之生命克我,我遂蚤亡,我之死,皆汝之故。今在阴司,欲报汝仇,汝病恹恹,实我所为。我生则与尔母子,死则与尔寇仇矣。言讫,女改容大怒曰:我因母病,母反害我,我何乐而思!自是而病愈矣。此去其所慕之谓也。又如《阴阳应象大论》曰:怒伤肝,悲胜怒;喜伤心,恐胜喜;思伤脾,怒胜思;忧伤肺,喜胜忧;恐伤肾,思胜恐。此因其情志之胜,而更求其胜以制之之法也。又如《外台秘要》载祝由一科,丹溪谓符水惟膈上热痰,一呷凉水,胃热得之,岂不清快,亦可取效。若内伤涉虚之人,及严冬天寒之时,符水下咽,胃气受伤,反致害者多矣。此因其热而胜以寒也。又如近有患疟者,厌以符物,每多取效何也?盖以疟之轻者,日发一次,多在半表半里少阳胆经。当其邪正相争,迭为胜负之际,但得一厌,则胆气若有所恃,故正胜邪而病退矣。此借其相胜之气,以移易其邪正也。又余尝治一少年姻妇,以热邪乘胃,依附鬼神,殴詈惊狂,举家恐怖,欲召巫以治,谋之于余。余曰:不必,余能治之。因令人高声先导,首慑其气,余即整容,随而突入。病者亵衣不恭,瞠视相向。余施怒目胜之,面对良久,见其赧生神怯,忽尔潜遁,余益令人索之,惧不敢出。乃进以白虎汤一剂,诸邪悉退。此以威仪胜其无渎,寒凉胜其邪火也。又治一儒生,以伤寒后金水二藏不足,忽一日正午,对余叹曰:生平业儒,无所欺害,何有白须老者,素服持扇,守余不去者三日矣,意必宿冤所致也,奈之何哉? 余笑曰:所持者非白纸扇耶? 生惊曰:公亦见乎? 余曰:非也。因对以《刺法论》人神失守五鬼外干之义,且解之曰:君以肺气不足,眼多白花,故见白鬼;若肾水不足者,眼多黑花,当见黑鬼矣。此皆正气不足,神魂不附于体,而外见本藏之色也,亦何冤之有哉? 生大喜曰:有是哉妙理也。余之床侧,尚有一黑鬼在,余心虽不惧,而甚恶之,但不堪言耳,今得教可释然矣。遂连进金水两藏之药而愈。此知其病所从生,而微言以释之也。诸如此类,皆鬼从心生,而实非鬼神所为,故曰似鬼神也。然鬼既在心,则诚有难以药石奏效,而非祝由不可者矣。使祝由家能因岐伯之言而推广其妙,则功无不奏,术无不神,无怪其列于十三科之一,又岂近代惑世诬民者流,所可同日语哉!《贼风篇》义见《疾病类》三十一,所当互考。又按:鬼神之谓,虽属渺茫,然《易》曰:精气为物,游魂为变,是故知鬼神之情状。孔子曰:鬼神之为德,其盛矣乎! 然则鬼神之道,其可忽哉! 故周官之有大祝者,掌六祝之辞以事鬼神,示祈福祥,求永贞也。注曰:告神之辞曰祝号者,尊其名为美称也。又有男巫者,春招弭以除疾病。注曰:招吉祥,弭祸祟,而疾病可除矣。又有女祝者,掌王后之内祭祀,以时招梗禬禳之事。注曰:招以召祥,梗以御疬,禬以除灾害,禳以弭变异,四者所以除疾殃也。以此观之,则巫祝之用,虽先王大圣未始或废,盖借以宣诚悃,通鬼神而消灾害,实亦先巫祝由之意也。故其法至今流传,如时瘟、骨鲠、邪祟、神志等疾,间或取效。然必其轻浅小疾,乃可用之。设果内有虚邪,外有实邪,苟舍正大之法而崇尚虚无,鲜不误事。奈何末世奸徒,借神鬼为妖祥,假符祝为欺诞。今之人既不知祝由之法自有一神当用之处,乃欲动辄赖之,信为实然,致有妄言祸福而惑乱人心者,有禁止医药而坐失几宜者,有当忌寒凉而误吞符水者,有作为怪诞而荡人神气者,本以治病而适以误病,本以去鬼而适以致鬼,此之为害,未可枚举,其不为奸巫所窃笑者几希矣。故曰拘于鬼神者,不可与言至德。又曰信巫不信医,一不治也。吁!人生于地,悬命于天。彼鬼神者,以天地之至德,二气之良能,既不得逆天命以祸福私人,又焉得乐谄媚以祝禳免患?尼父曰:获罪于天,无所祷也。又曰:敬鬼神而远之。此则吾心之所谓祝由也。苟有事于斯者,幸鉴余之迂论。《运气类》四十四章有按当考。

十七、治之要极,无失色脉,治之极于一素问移精变气论

帝曰:余欲临病人,观死生,决嫌疑,欲知其要,如日月光,可得闻乎? 如日月光,欲其明显易见也。**岐伯曰:色脉者,上帝之所贵也,先师之所传也。** 言明如日月者,无过色脉而已。上帝,上古之帝也。先师,即下文所谓僦贷季也。**上古使僦贷季,理色脉而通神明,合之金木水火土、四时八风六合,不离其常,** 理色脉,察内外之精微也。通神明,色脉辨而神明见也。色脉之应,无往不合,如五行之衰王,四时之往来,八风之变,六合之广,消长相依,无不有常度也。**变化相移,以观其妙,以知其要,欲知其要,则色脉是矣。** 五行四时八风之气,迭有盛衰,则变化相移,色脉随之而应,故可以观其妙,知其要。凡人之五藏六府、百骸九窍,脉必由乎气,气必合乎天,虽其深微难测,而惟于色脉足以察之,故曰欲知其要,则色脉是矣。**色以应日,脉以应月,常求其要,则其要也。** 色分五行而明晦是其变,日有十干而阴晴是其变,故色以应日。脉有十二经而虚实是其变,月有十二建而盈缩是其变,故脉以应月。常求色脉之要,则明如日月而得其变化之要矣。**夫色之变化,以应四时之脉,此上帝之所贵,以合**

于神明也,所以远死而近生,生道以长,命曰圣王。上帝贵色脉之
应,故能见几察微,合于神明,常远于死,常近于生,生道永昌,此圣
王之治身如此。**中古之治病,至而治之,汤液十日,以去八风五痹之
病,十日不已,治以草苏草荄之枝,本末为助,标本已得,邪气乃服。**
中古之治病,必病至而后治之。其治也,先以汤液。汤液者,五谷所
制而非药也。服之十日,而八风五痹之病可以去矣。使十日不已,
则治以草苏草荄之枝。苏,叶也。荄,根也。枝,茎也。根枝相佐,
故云本末为助,即后世之煎剂也。病原为本,病变为标,得其标本,
邪无不服。此中古之治,虽不若上古之见于未然,而犹未若后世之
误也。汤液义见前十五。八风义见《运气类》三十五。五痹义见《疾
病类》六十七。荄音该。**暮世之治病也则不然,治不本四时,不知日
月,不审逆从,**王氏曰:四时之气各有所在,不本其处而即妄攻,是反
古也。《四时刺逆从论》曰:春气在经脉,夏气在孙络,长夏气在肌
肉,秋气在皮肤,冬气在骨髓。工当各随所在而辟伏其邪尔。不知
日月者,谓日有寒温明暗,月有空满亏盈也。《八正神明论》曰:凡刺
之法,必候日月星辰,四时八正之气,气定乃刺之。是故天温日明,
则人血淖溢而卫气浮,故血易写,气易行;天寒日阴,则人血凝泣而
卫气沉。月始生,则血气始精,卫气始行;月郭满,则血气盛,肌肉
坚;月郭空,则肌肉减,经络虚,卫气去,形独居。是以因天时而调血
气也。是故天寒无刺,失温无凝,月生无写,月满无补,月郭空无治,
是谓得时而调之。此之谓也。不审逆从者,谓不审量其病可治与不
可治也。愚按:王太仆引经注此,其说虽是,而殊有未尽者,如不本
四时,则有不知运气之盛衰,阴阳之消长,故好用温热者,忘天地之
赫曦,专用寒凉者,昧主客之流衍,五音皆有宜忌,胡可视为泛常,故
《五常政大论》曰:必先岁气,无伐天和。设不知此而犯之,如抱薪救
火,因雪加霜,误人误已而终身不悟者,良可慨矣!如不知日月,王

注即以日月为解,然本篇所言者原在色脉,故不知色脉,则心无参伍之妙,诊无表里之明。色脉不合者,孰当舍证以从脉?缓急相碍者,孰当先此而后彼?理趣不明,其妄孰甚,此色脉之参合必不可少,故云日月也。又若不审逆从,则有气色之逆从,如《玉版论要》曰:色见上下左右,各在其要,上为逆,下为从。女子右为逆,左为从;男子左为逆,右为从。《卫气失常篇》曰:审察其有余不足而调之,可以知道顺矣。有四时脉息之逆从,如《平人气象论》曰:脉有逆从四时,未有藏形,春夏而脉瘦,秋冬而脉浮大,命曰逆四时也。《玉机真藏论》曰:所谓逆四时者,春得肺脉,夏得肾脉,秋得心脉,冬得脾脉,其至皆悬绝沉涩者,命曰逆四时也。有脉证之逆从,如《平人气象论》曰:风热而脉静,泄而脱血脉实,病在中脉虚,病在外脉涩坚者,皆难治,命曰反四时也。《玉机真藏论》曰:病热脉静,泄而脉大,脱血而脉实,病在中脉实坚,病在外脉不实坚者,皆难治也。有治法之逆从,如《至真要大论》曰:有逆取而得者,有从取而得者。逆,正顺也;若顺,逆也。又曰:微者逆之,甚者从之。又曰:逆者正治,从者反治,从少从多,观其事也。《五常政大论》曰:强其内守,必同其气,可使平也,假者反之。是皆逆从之道,医所最当潜心者。若不明四时脉证之逆从,则不识死生之理而病必多失;不明论治之逆从,则必至妄投而绝人长命。是乃所谓医杀之耳,此暮世之通弊也,宜详察之。**病形已成,乃欲微针治其外,汤液治其内**,既不能防于未然,又不能察其见在,心粗见浅,针药乱施也。**粗工凶凶,以为可攻,故病未已,新病复起**。粗工,学不精而庸浅也。凶凶,好自用而孟浪也。若辈者,意其为实而攻之,则假实未去而真虚至;意其为热而寒之,则故热未除而新寒起。是不足以治人,而适足以害人耳。**帝曰:愿闻要道**。**岐伯曰:治之要极,无失色脉,用之不惑,治之大则**。色脉之与疾病,犹形之与影,声之与应也。故察病之要道,在深明色脉之精微而不至惑乱，即明如日月之大法也。**逆从到行，标本不得，亡神失国。**逆从到行，反顺为逆也。标本不得，舍本趋末也。故致亡神失国，而身命又可知也。到，倒同。**去故就新，乃得真人。**此戒人以进德修业，无蹈暮世之辙而因循自弃也。去故者，去其旧习之陋。就新者，进其日新之功。新而又新，则圣贤可以学至，而得真人之道矣。**帝曰：余闻其要于夫子矣，夫子言不离色脉，此余之所知也。岐伯曰：治之极于一。帝曰：何谓一？岐伯曰：一者因得之。**一之为道大矣，万事万物之原也。《易》曰：天一生水。尧曰：惟精惟一，允执厥中。老子曰：道生一，一生二，二生三，三生万物。又曰：天得一以清，地得一以宁，神得一以灵，谷得一以盈，万物得一以生，侯王得一以为天下贞。孔子曰：吾道一以贯之。释氏曰：万法归一。庄子曰：通于一而万事毕。邵子曰：天向一中分造化。《至真要等论》曰：知其要者，一言而终，不知其要，流散无穷。此曰治之极于一，其道皆同也。故人能得一，则宇宙在乎手，人能知一，则万化归乎心。一者本也，因者所因也，得其所因，又何所而不得哉！**帝曰：奈何？岐伯曰：闭户塞牖，系之病者，数问其情，以从其意。**闭户塞牖，系之病者，欲其静而无扰也。然后从容询其情，委曲顺其意，盖必欲得其欢心，则问者不觉烦，病者不知厌，庶可悉其本末之因而治无误也。愚按：本篇前言治之要极，无失色脉；此言数问其情，以从其意。是亦《邪气藏府病形篇》所谓：见其色，知其病，命曰明；按其脉，知其病，命曰神；问其病，知其处，命曰工。故知一则为工，知二则为神，知三则神且明矣。与此意同。若必欲得其致病之本，非于三者而参合求之，终不能无失也。**得神者昌，失神者亡。帝曰：善。**此总结上文而言死生之大本也。《天年篇》曰：失神者死，得神者生。又《本病论》亦有此二句，见《运气类》四十四，俱当互考。

十八、五过四德素问疏五过论全

黄帝曰：呜呼远哉！闵闵乎若视深渊，若迎浮云，视深渊尚可测，迎浮云莫知其际。闵闵，玄远无穷之谓。深渊有底，故可测。浮云无定，故莫知其际。《六微旨大论》亦有此数句，盖此言医道，彼言天道也。见《运气类》六。**圣人之术，为万民式，论裁志意，必有法则，循经守数，按循医事，为万民副，故事有五过四德，汝知之乎？**裁，度也。循经之循，因也。按循之循，察也。副，助也。医辨贤愚，愚者误多，故有五过。贤者道全，故有四德。王氏曰：德者，道之用，生之本，故不可不敬慎也。**雷公避席再拜曰：臣年幼小，蒙愚以惑，不闻五过与四德，比类形名，虚引其经，心无所对。**比类形名，公自言虽能比类形证名目，然亦皆虚引经义，而心则未明其深远，故无以对也。**帝曰：凡未诊病者，必问尝贵后贱，虽不中邪，病从内生，名曰脱营。**尝贵后贱者，其心屈辱，神气不伸，虽不中邪而病生于内。营者，阴气也。营行脉中，心之所主，心志不舒则血无以生，脉日以竭，故为脱营。中，去声。**尝富后贫，名曰失精，五气留连，病有所并。**尝富后贫者，忧煎日切，奉养日廉，故其五藏之精，日加消败，是为失精。精失则气衰，气衰则不运，故为留聚而病有所并矣。**医工诊之，不在藏府，不变躯形，诊之而疑，不知病名。**如前二病者，求之内证则藏府无可凭，求之外证则形躯无所据，诊者不明其故，则未有不疑而莫识其为何病也。**身体日减，气虚无精，**其病渐深，则体为瘦减；其气日虚，则精无以生。《阴阳应象大论》曰，气归精，精食气故也。**病深无气，洒洒然时惊。**及其病深，则真气消索，故曰无气。无气则阳虚，故洒然畏寒也。阳虚则神不足，故心怯而惊也。**病深者，以其外耗于卫，内夺于荣。**精气俱损，则表里俱困，故外耗于卫，内夺于荣，此其所以为深也。**良工所失，不知病情，此亦治之一过也。**虽曰良工,而不能察此,则不得其情,焉知其本,此过误之一也。

凡欲诊病者,必问饮食居处,饮食有膏粱藜藿之殊,居处有寒温燥湿之异,因常知变,必详问而察之。暴乐暴苦,始乐后苦,皆伤精气,精气竭绝,形体毁沮。乐则喜,喜则气缓,苦则悲,悲则气消,故苦乐失常皆伤精气,甚至竭绝,则形体毁沮。沮,坏也。乐音洛。沮,将鱼切。暴怒伤阴,暴喜伤阳,怒伤肝,肝藏血,故伤阴。喜伤心,心藏神,故伤阳。厥气上行,满脉去形。厥气,逆气也。凡喜怒过度而伤其精气者,皆能令人气厥逆而上行。气逆于脉,故满脉。精脱于中,故去形。《阴阳应象大论》有此四句,见《阴阳类》一。愚医治之,不知补写,不知病情,精华日脱,邪气乃并,此治之二过也。不明虚实,故不知补写。不察所因,故不知病情。以致阴阳败竭,故精华日脱。阳脱者邪并于阴,阴脱者邪并于阳,故曰邪气乃并。此愚医之所误,过之二也。

善为脉者,必以比类奇恒,从容知之,为工而不知道,此诊之不足贵,此治之三过也。比类,比别例类也。奇恒,异常也。从容,古经篇名,盖法在安详静察也。凡善诊者,必比类相求,故能因阴察阳,因表察里,因正察邪,因此察彼,是以奇恒异常之脉证,皆自从容之法而知之矣。《易》曰:引而伸之,触类而长之,天下之能事毕矣。其即比类之谓欤!工不知此,何诊之有,此过误之三也。又《示从容论》曰:脾虚浮似肺,肾小浮似脾,肝急沉散似肾,此皆工之所时乱也,然从容得之。详《疾病类》九。

诊有三常,必问贵贱,封君败伤,及欲侯王。三常,即常贵贱,常贫富,常苦乐之义。封君败伤者,追悔已往。及欲侯王者,妄想将来。皆致病之因。故贵脱势,虽不中邪,精神内伤,身必败亡。抑郁不伸,故精神内伤。迷而不达,不亡不已也。始富后贫,虽不伤邪,皮焦筋屈,痿躄为挛。忧愁思虑,则心肺俱伤,气血俱损,故为是病。

躄音璧，足不能行也。**医不能严，不能动神，外为柔弱，乱至失常，病不能移，则医事不行，此治之四过也。**戒不严，则无以禁其欲。言不切，则无以动其神。又其词色外为柔弱，而委随从顺，任其好恶，则未有不乱而至失其常者。如是则病不能移，其于医也何有，此过误之四也。

凡诊者，必知终始，有知余绪，切脉问名，当合男女。必知终始，谓原其始，要其终也。有知余绪，谓察其本，知其末也。切其脉必问其名，欲得其素履之详也。男女有阴阳之殊，脉色有逆顺之别，故必辨男女而察其所合也。**离绝菀结，忧恐喜怒，五藏空虚，血气离守，工不能知，何术之语。**离者失其亲爱，绝者断其所怀，菀谓思虑抑郁，结谓深情难解，忧则气沉，恐则气怯，喜则气缓，恚则气逆，凡此皆伤其内，故令五藏空虚，血气离守。医不知此，何术之有。菀，蕴同。**尝富大伤，斩筋绝脉，身体复行，令泽不息。**大伤，谓甚劳甚苦也。故其筋如斩，脉如绝，以耗伤之过也。虽身体犹能复旧而行，然令泽不息矣。泽，精液也。息，生长也。**故伤败结，留薄归阳，脓积寒炅。**故，旧也。言旧之所伤，有所败结，血气留薄不散，则郁而成热，归于阳分，故脓血蓄积，令人寒炅交作也。炅，居永切，热也。**粗工治之，亟刺阴阳，身体解散，四支转筋，死日有期。**粗工不知寒热为脓积所生，脓积以劳伤所致，乃治以常法，急刺阴阳，夺而又夺，以致血气复伤，故身体解散，四支转筋，则死日有期，谓非粗工之误之者耶？亟音棘。**医不能明，不问所发，唯言死日，亦为粗工，此治之五过也。**但知死日，而不知致死者，由于施治之不当，此过误之五也。**凡此五者，皆受术不通，人事不明也。**不通者，不通于理也。物理不通，焉知人事。以上五条，所不可不知也。

故曰圣人之治病也，必知天地阴阳，四时经纪；阴阳气候之变，人身应之，以为消长，此天道之不可不知也。**五藏六府，雌雄表里，**

刺灸砭石、毒药所主；藏府有雌雄，经络有表里，刺灸石药各有所宜，此藏象之不可不知也。**从容人事，以明经道，贵贱贫富，各异品理，问年少长，勇怯之理**；经道，常道也。不从容于人事，则不知常道，不能知常，焉能知变？人事有不齐，品类有同异，知之则随方就圆，因变而施，此人事之不可不知也。**审于部分，知病本始，八正九候，诊必副矣**。八正，八节之正气也。副，称也。能察形色于分部，则病之本始可知；能察邪正于九候，则脉之顺逆可据。明斯二者，诊必称矣。此色脉之不可不知也。按：本篇详言五过，未明四德，而此四节一言天道，一言藏象，一言人事，一言脉色，即四德也。明此四者，医道全矣，诚缺一不可也。**治病之道，气内为宝，循求其理，求之不得，过在表里**。气内者，气之在内者也，即元气也。凡治病者，当先求元气之强弱，元气既明，大意见矣。求元气之病而无所得，然后察其过之在表在里以治之，斯无误也。此下五节，亦皆四德内事。愚按：气有外气，天地之六气也。有内气，人身之元气也。气失其和则为邪气，气得其和则为正气，亦曰真气。但真气所在，其义有三，曰上中下也。上者所受于天，以通呼吸者也；中者生于水谷，以养荣卫者也；下者气化于精，藏于命门，以为三焦之根本者也。故上有气海，曰膻中也，其治在肺；中有水谷气血之海，曰中气也，其治在脾胃；下有气海，曰丹田也，其治在肾。人之所赖，惟此气耳，气聚则生，气散则死，故帝曰气内为宝，此诚最重之辞，医家最切之旨也。即如本篇始末所言，及终始等篇，皆惓惓以精气重虚为念，先圣惜人元气至意，于此可见。奈何今之医家，但知见病治病，初不识人根本。凡天下之理，亦焉有根本受伤而能无败者，伐绝生机，其谁之咎？所以余之治人，既察其邪，必观其正，因而百不失一，存活无算。故于诸章之注，亦必以元气为首务，实本诸此篇，非臆见也。凡心存仁爱者，其毋忽于是焉。又真气义，见《疾病类》四。**守数据治，无失俞理，能**

行此术，终身不殆。此承上文而言表里阴阳，经络藏府，皆有其数，不可失也。俞理，周身俞穴之理也。殆，危也。**不知俞理，五藏菀热，痈发六府。** 菀，积也。不知俞穴之理，妄施刺灸，则五藏菀积，其热痈乃发于六府矣。是亦上文故伤败结、留薄归阳之义。**诊病不审，是为失常，谨守此治，与经相明。** 若不详加审察，必失经常中正之道，故欲谨守治法者，在求经旨以相明也。经，即下文上经下经之谓。**上经下经，揆度阴阳，奇恒五中，决以明堂，审于终始，可以横行。** 上经下经，古经名也。《病能论》曰：上经者，言气之通天。下经者，言病之变化也。揆度，切度之也。奇恒，言奇病也。五中，五内也。明堂，面鼻部位也。终始，《灵枢》篇名也。凡诊病者，能明上经下经之理以揆度阴阳，能察奇恒五中之色而决于明堂，能审脉候针刺之法于《终始》等篇之义，夫如是则心通一贯，应用不穷，目牛无全，万举万当，斯则高明无敌于天下，故可横行矣。

十九、四失素问征四失论

黄帝在明堂，雷公侍坐。黄帝曰：夫子所通书受事众多矣，试言得失之意，所以得之，所以失之。 明堂，王者南面以朝诸侯、布政令之所，非前篇明堂之谓。得失之意，言学力功用之何如也。夫音扶。**雷公对曰：循经受业，皆言十全，其时有过失者，愿闻其事解也。** 言依经受学，谓已十全，而用以诊治，则时有过，莫知所以，愿闻其事之解说也。**帝曰：子年少智未及邪？将言以杂合邪？** 智未及，谓计虑之未周也。言以杂合，谓己无定见，故杂合众说而不能独断也。然则皆言十全者，正以其未全耳。邪，耶同。**夫经脉十二，络脉三百六十五，此皆人之所明知，工之所循用也。** 循依，顺也。此言经络之略，谁不能知？即循经受业之谓耳。**所以不十全者，精神不专，志意不理，外内相失，故时疑殆。** 既已循经受业，而犹不能十全者何也？

盖道统之传,载由经籍,圆通运用,妙出吾心。使必欲按图索骥,则后先易辙,未有不失者矣。故精神不能专一者,以中无主而杂合也。志意不分条理者,以心不明而纷乱也。外内相失者,以彼我之神不交,心手之用不应也。故时有疑惑,致乎危殆。孟子曰:梓匠轮舆,能与人规矩,不能使人巧。然则循经受业,徒读父书奚益哉? 此过失之解也。**诊不知阴阳逆从之理,此治之一失也。**阴阳逆从之理,脉色证治,无不赖之。不知此者,恶足言诊? 此一失也。**受师不卒,妄作离术,谬言为道,更名自功,妄用砭石,后遗身咎,此治之二失也。**受师不卒者,学业未精,苟且自是也。妄作离术者,不明正道,假借异端也。谬言为道、更名自功者,侈口妄谭,巧立名色以欺人也。及有不宜砭石而妄用者,是不明针灸之理,安得免于灾咎? 此二失也。**不适贫富贵贱之居,坐之薄厚,形之寒温,不适饮食之宜,不别人之勇怯,不知比类,足以自乱,不足以自明,此治之三失也。**适,察其所便也。坐,处也。察贫富贵贱之常,则情志劳佚可知。察处之薄厚,则奉养丰俭可知。察形之寒温,则强弱坚脆、受邪微甚可知。察饮食之宜否,则五味之损益、用药之寒热可知。凡此者,使不能比别例类以求其详,则未免自乱矣,明者固如是乎? 此三失也。**诊病不问其始,忧患饮食之失节,起居之过度,或伤于毒,不先言此,卒持寸口,何病能中? 妄言作名,为粗所穷,此治之四失也。**凡诊病之道,必先察其致病之因,而后参合以脉,则其阴阳虚实,显然自明。使不问其始,是不求其本也。又若忧患饮食之失节,内因也。起居之过度,外因也。或伤于毒,不内外因也。不先察其因而卒持寸口,自谓脉神,无待于问,亦焉知真假逆从,脉证原有不合,仓卒一诊,安能尽中病情? 心无定见,故妄言作名。误治伤生,损德孰甚,人己皆为所穷,盖粗疏不精所致,此四失也。**是以世人之语者,驰千里之外。**工之得失,则毁誉之远闻也。**不明尺寸之论,诊无人事治数之**

道,从容之葆,坐持寸口,诊不中五脉,百病所起,始以自怨,遗师其咎。人事治数之道,即前篇贵贱贫富守数据治之谓。从容,周详也。葆,韬藏也。知周学富,即从容之葆也。若理数未明而徒持寸口,则五藏之脉且不能中,又焉知百病之所起?是以动多过失,乃始知自怨其无术,而归咎于师传之未尽,岂其然哉!语云:学到知羞处,方知艺不精。今之人多有终身不知羞者,果何如其人也?葆音保。**是故治不能循理,弃术于市,妄治时愈,愚心自得**。市,多人处也。不能循理,焉能济人?人不相信,如弃术于市,言见弃于众人也。然亦有妄施治疗,偶或一愈,愚者不知为侥幸,而忻然信为心得,则未免以非为是,而后人蹈其害矣。**呜呼!窃窃冥冥,孰知其道?道之大者,拟于天地,配于四海**。窃窃冥冥,道深玄也。孰当作孰。拟于天地,言高厚之无穷,配于四海,言深广之难测,见不可以易言也。**汝不知道之谕,受以明为晦**。不知道之谕,不得其旨也。失其旨则未免因辞害意,反因明训而为晦,此医家之大戒也。晦,不明之谓。

二十、辟疗五疫素问遗篇刺法论

黄帝曰:余闻五疫之至,皆相染易,无问大小,病状相似,不施救疗,如何可得不相移易者?五疫,即五运疫疠之气,详见《运气类》四十一,与此原出同篇,所当互考。如何可得不相移易者,谓欲禁止其传染也。**岐伯曰:不相染者,正气存内,邪不可干,避其毒气,天牝从来,复得其往,气出于脑,即不邪干**。疫疠乃天之邪气,若吾身正气内固,则邪不可干,故不相染也。天牝,鼻也,鼻受天之气,故曰天牝,老子谓之玄牝,是亦此义。气自空虚而来,亦欲其自空虚而去,故曰避其毒气,天牝从来,复得其往也。盖以气通于鼻,鼻连于脑中,流布诸经,令人相染矣。气出于脑谓嚏,或张鼻泄之,则邪从鼻出,毒气可令散也。**气出于脑,即先想心如日**。日为太阳之气,应人之心,想心如日,即所以存吾之气,壮吾之神,使邪气不能犯也。**欲将入于疫室,先想青气自肝而出,左行于东,化作林木**;心之所至,气必至焉,故存想之则,神有所注而气可王矣。左行于东,化作林木之状,所以壮肝气也。**次想白气自肺而出,右行于西,化作戈甲**;所以壮肺气也。**次想赤气自心而出,南行于上,化作焰明**;所以壮心气也。**次想黑气自肾而出,北行而下,化作水**;所以壮肾气也。**次想黄气自脾而出,存于中央,化作土**。所以壮脾气也。**五气护身之毕,以想头上如北斗之煌煌,然后可入于疫室**。煌煌,辉耀貌。天行疫疠传染最速,故当谨避之如此。

又一法,于春分之日,日未出而吐之。旧注曰:用远志去心,以水煎之,饮二盏,吐之,不疫。

又一法,于雨水日后,三浴以药泄汗。谓以祛邪散毒之药,煎汤三浴,以泄其汗也。

又一法,小金丹方:辰砂二两,水磨雄黄一两,叶子雌黄一两,紫金半两,以金箔同研之,可为细末。同入合中,外固了,地一尺筑地实,不用炉,不须药制,用火二十斤煅之也,七日终,常令火不断。**候冷七日取,次日出合子,埋药地中七日,取出顺日研之三日,炼白沙蜜为丸如梧桐子大,每日望东吸日华气一口,冰水下一丸,和气咽之,服十粒,无疫干也。**合子,即磁礶之属。顺日研之,谓左旋也。按:此《遗篇》之言,乃出后人增附,法非由古,未足深信,愚有避疫法在《阴阳类》首章,所当并察。

类经十三卷

疾病类

一、病机素问至真要大论

帝曰：夫百病之生也，皆生于风寒暑湿燥火，以之化之变也。风寒暑湿燥火，天之六气也。气之正者为化，气之邪者为变，故曰之化之变也。**经言盛者写之，虚者补之，余锡以方士，而方士用之尚未能十全。余欲令要道必行，桴鼓相应，由拔刺雪污，工巧神圣，可得闻乎？**锡，赐也。十全，无一失也。桴，鼓槌也。由，犹同。拔刺雪污，去病如拾也。又详义见《针刺类》五十二。《难经》曰：问而知之谓之工，切脉而知之谓之巧，望而知之谓之神，闻而知之谓之圣。又曰：以外知之曰圣，以内知之曰神。桴音孚。**岐伯曰：审察病机，无失气宜，此之谓也。**病随气动，必察其机，治之得其要，是无失气宜也。愚按：《气交变》《五常政》《至真要》等论，皆详言五运六气各有太过不及，而天时民病变必因之，故有淫胜、反胜、客胜、主胜之异。盖气太过则亢极而实，气不及则被侮而虚，此阴阳盛衰自然之理也。本篇随至《真要大论》之末，以统言病机，故藏五气六，各有所主，或实或虚，则亦无不随气之变而病有不同也。即如诸风掉眩皆属于肝矣，若木胜则四支强直而为掉，风动于上商为眩，脾土受邪，肝之实也；木衰则血不养筋而为掉，气虚于上而为眩，金邪乘木，肝之虚也。又如诸痛痒疮皆属于心矣，若火盛则炽热为痛，心之实也；阳衰则阴胜为疽，心之虚也。五藏六气，虚实皆然，故本篇首言盛者写之，虚者补之;末言有者求之,无者求之,盛者责之,虚者责之。盖既以气宜言病机矣,又特以盛虚有无四字,贯一篇之首尾,以尽其义,此正先圣心传,精妙所在,最为吃紧纲领。奈何刘完素未之详审,略其颠末,独取其中一十九条,演为原病式,皆偏言盛气实邪,且于十九条中,凡归重于火者十之七八,至于不及虚邪则全不相顾。又曰:其为治者,但当写其过甚之气,以为病本,不可反误治其兼化也。立言若此,虚者何堪? 故楼氏指其治法之偏,诚非过也。夫病机为入道之门,为跬步之法,法有未善,而局人心目,初学得之,多致终身不能超脱,习染既久,流弊日深,所以近代医家,举动皆河间遗风,其于写假热,伐真虚,复人于反掌间者,比比皆然,不忍见也。或讳之曰:河间当胡元之世,其风声气习,本有不同,因时制宜,故为是论。即或有之,则世变风移,今非昔比,设欲率由其旧,恐冰炭钩绳,不相符也。心切悯之,不容不辨。**帝曰:愿闻病机何如? 岐伯曰:诸风掉眩,皆属于肝。**风类不一,故曰诸风。掉,摇也。眩,运也。风主动摇,木之化也,故属于肝。其虚其实,皆能致此。如发生之纪,其动掉眩巅疾,厥阴之复,筋骨掉眩之类者,肝之实也。又如阳明司天,掉振鼓栗,筋痿不能久立者,燥金之盛,肝受邪也;太阴之复,头顶痛重而掉瘛尤甚者,木不制土,湿气反胜,皆肝之虚也。故《卫气篇》曰:下虚则厥,上虚则眩。亦此之谓。凡实者宜凉宜写,虚则宜补宜温,反而为之,祸不旋踵矣。余治放此。掉,提料切。**诸寒收引,皆属于肾。**收,敛也。引,急也。肾属水,其化寒,凡阳气不达,则营卫凝聚,形体拘挛,皆收引之谓。如太阳之胜为筋肉拘苛血脉凝泣,岁水太过为阴厥、为上下中寒,水之实也。岁水不及为足痿清厥,涸流之纪其病癃闭,水之虚也。水之虚实,皆本于肾。**诸气膹郁,皆属于肺。**膹,喘急也。郁,否闷也。肺属金,其化燥,燥金盛则清邪在肺而肺病有余,如岁金太过,甚则喘咳逆气之类是也。金气衰则火邪胜之而肺病不足,如从革之纪其发喘咳之类是也。肺主气,故诸气膹郁者,其虚其实,皆属于肺。膹音愤。**诸湿肿满,皆属于脾。**脾属土,其化湿,土气实则湿邪盛行,如岁土太过,则饮发中满食减,四支不举之类是也。土气虚则风木乘之,寒水侮之,如岁木太过,脾土受邪,民病肠鸣腹支满;卑监之纪,其病留满否塞;岁水太过,甚则腹大胫肿之类是也。脾主肌肉,故诸湿肿满等证,虚实皆属于脾。**诸热瞀瘛,皆属于火。**瞀,昏闷也。瘛,抽掣也。邪热伤神则瞀,亢阳伤血则瘛,故皆属于火。然岁火不及,则民病两臂内痛,郁冒朦昧;岁水太过,则民病身热烦心躁悸,渴而妄冒。此又火之所以有虚实也。瞀,茂、务二音。瘛音翅。**诸痛痒疮,皆属于心。**热甚则疮痛,热微则疮痒。心属火,其化热,故疮疡皆属于心也。然赫曦之纪,其病疮疡,心邪盛也。太阳司天,亦发为痈疡,寒水胜也。火盛则心实,水胜则心虚,于此可见。**诸厥固泄,皆属于下。**厥,逆也。厥有阴阳二证:阳衰于下则为寒厥,阴衰于下则为热厥。固,前后不通也。阴虚则无气,无气则清浊不化,寒闭也;火盛则水亏,水亏则精液干涸,热结也。泄,二阴不固也。命门火衰则阳虚失禁,寒泄也;命门水衰则火迫注遗,热泄也。下言肾气,盖肾居五藏之下,为水火阴阳之宅,开窍于二阴,故诸厥固泄,皆属于下。**诸痿喘呕,皆属于上。**痿有筋痿肉痿脉痿骨痿之辨,故曰诸痿。凡支体痿弱多在下部,而曰属于上者,如《痿论》云:五藏使人痿者,因肺热叶焦,发为痿躄也。肺居上焦,故属于上。气急曰喘,病在肺也。吐而有物有声曰呕,病在胃口也。逆而不降,是皆上焦之病。**诸禁鼓栗,如丧神守,皆属于火。**禁,噤也,寒厥咬牙曰噤。鼓,鼓颔也。栗,战也。凡病寒战而精神不能主持,如丧失神守者,皆火之病也。然火有虚实之辨,若表里热甚而外生寒栗者,如《阴阳应象大论》所谓热极生寒、重阳必阴也。河间曰,心火热甚,亢极而战,反兼水化制之,故为寒栗者,皆言火之实也。若阴盛阳虚而生寒栗者，如《调经论》曰，阳虚畏外寒。《刺节真邪论》曰：阴胜则为寒，寒则真气去，去则虚，虚则寒抟于皮肤之间者，皆言火之虚也。有伤寒将解而为战汗者，如仲景曰：其人本虚，是以作战。成无己曰：战栗者，皆阴阳之争也。伤寒欲解将汗之时，正气内实，邪不能与之争，则便汗出而不发战；邪气欲出，其人本虚，邪与正争，微者为振，甚者则战。皆言伤寒之战汗，必因于虚也。有痎疟之为寒栗者，如《疟论》曰：疟之始发也，阳气并于阴，当是之时，阳虚而阴盛，外无气，故先寒栗也。夫疟气者，并于阳则阳胜，并于阴则阴胜，阴胜则寒，阳盛则热。又曰：阳并于阴则阴实而阳虚，阳明虚则寒栗鼓颔也。由此观之，可见诸禁鼓栗虽皆属火，但火实者少，火虚者多耳。**诸痉项强，皆属于湿。**痉，风强病也。项为足之太阳，湿兼风化而侵寒水之经，湿之极也。然太阳所至为屈伸不利，太阳之复为腰脽反痛、屈伸不便者，是又为寒水反胜之虚邪矣。痉音敬。**诸逆冲上，皆属于火。**火性炎上，故诸逆冲上者皆属于火。然诸藏诸经皆有逆气，则其阴阳虚实有不同矣。其在心脾胃者，如《脉解篇》曰：太阴所谓上走心为噫者，阴盛而上走于阳明，阳明络属心，故曰上走心为噫也。有在肺者，如《藏气法时论》曰：肺苦气上逆也。有在脾者，如《经脉篇》曰：足太阴厥气上逆则霍乱也。有在肝者，如《脉要精微论》曰：肝脉若搏，令人喘逆也。有在肾者，如《脉解篇》曰：少阴所谓呕欬上气喘者，阴气在下，阳气在上，诸阳气浮，无所依从也。又《缪刺篇》曰：邪客于足少阴之络，令人无故善怒，气上走贲上也。又《示从容论》曰：欬喘烦冤者，是肾气之逆也。又《邪气藏府病形篇》曰：肾脉微缓为洞，洞者食不化，下咽还出也。有在胃者，如《宣明五气篇》曰：胃为气逆为哕也。又《阴阳别论》曰：二阳之病发心脾，其传为息奔也。有在胆胃者，如《四时气篇》曰：善呕，呕有苦，长太息，心中憺憺，恐人将捕之，邪在胆，逆在胃也。有在小肠者，曰少腹控睾引腰脊，上冲心也。有在大肠者，曰腹中常鸣，气上冲胸，喘不能久立也。又《缪刺篇》曰：邪客于手阳明之络，令人气满胸中喘息也。有在膀胱者，如《经脉别论》曰：太阳藏独至，厥喘虚气逆，是阴不足阳有余也。有在冲督者，如《骨空论》曰：冲脉为病，逆气里急。督脉生病，从少腹上冲心而痛，不得前后，为冲疝也。凡此者，皆诸逆冲上之病。虽诸冲上皆属于火，但阳盛者火之实，阳衰者火之虚，治分补写，当于此详察之矣。**诸胀腹大，皆属于热。**热气内盛者，在肺则胀于上，在脾胃则胀于中，在肝肾则胀于下，此以火邪所至，乃为烦满，故曰诸胀腹大，皆属于热。如岁火太过，民病胁支满，少阴司天，肺䐜腹大满，膨膨而喘欬，少阳司天，身面胕肿，腹满仰息之类，皆实热也。然岁水太过，民病腹大胫肿；岁火不及，民病胁支满胸腹大；流衍之纪，其病胀；水郁之发，善厥逆痞坚腹胀；太阳之胜，腹满食减；阳明之复，为腹胀而泄。又如《五常政大论》曰：适寒凉者胀。《异法方宜论》曰：藏寒生满病。《经脉篇》曰：胃中寒则胀满。是皆言热不足寒有余也。仲景曰：腹满不减，减不足言，须当下之，宜与大承气汤。言实胀也。腹胀时减复如故，此为寒，当与温药。言虚胀也。东垣曰：大抵寒胀多，热胀少。岂虚语哉？故治此者，不可以诸胀腹大，悉认为实热，而不察其盛衰之义。**诸躁狂越，皆属于火。**躁，烦躁不宁也。狂，狂乱也。越，失常度也。热盛于外，则支体躁扰；热盛于内，则神志躁烦。盖火入于肺则烦，火入于肾则躁，烦为热之轻，躁为热之甚耳。如少阴之胜，心下热，呕逆躁烦；少阳之复，心热烦躁便数憎风之类，是皆火盛之躁也。然有所谓阴躁者，如岁水太过，寒气流行，邪害心火，民病心热烦心躁悸、阴厥谵妄之类，阴之胜也。是为阴盛发躁，名曰阴躁。成无己曰，虽躁欲坐井中，但欲水不得入口是也。东垣曰：阴躁之极，欲坐井中，阳已先亡，医犹不悟，复指为热，重以寒药投之，其死也何疑焉？况寒凉之剂入腹,周身之火,得水则升走矣。且凡内热而躁者,有邪之热也,病多属火;外热而躁者,无根之火也,病多属寒。此所以热躁宜寒,阴躁宜热也。狂,阳病也。《宣明五气篇》曰:邪入于阳则狂。《难经》曰:重阳者狂。如赫曦之纪,血流狂妄之类,阳狂也。然复有虚狂者,如《本神篇》曰:肝悲哀动中则伤魂,魂伤则狂妄不精。肺喜乐无极则伤魄,魄伤则狂,狂者意不存人。《通天篇》曰:阳重脱者阳狂。《腹中论》曰:石之则阳气虚,虚则狂。是又狂之有虚实补写,不可误用也。**诸暴强直,皆属于风**。暴,猝也。强直,筋病强劲不柔和也。肝主筋,其化风,风气有余,如木郁之发,善暴僵仆之类,肝邪实也。风气不足,如委和之纪,其动緛戾拘缓之类,肝气虚也。此皆肝木本气之化,故曰属风,非外来虚风八风之谓。凡诸病风而筋为强急者,正以风位之下,金气乘之,燥逐风生,其燥益甚。治宜补阴以制阳,养营以润燥,故曰治风先治血,血行风自灭,此最善之法也。设误认为外感之邪,而用疏风愈风等剂,则益躁其躁,非惟不能去风,而适所以致风矣。**诸病有声,鼓之如鼓,皆属于热**。鼓之如鼓,胀而有声也。为阳气所逆,故属于热。然《师传篇》曰:胃中寒则腹胀,肠中寒则肠鸣飧泄。《口问篇》曰:中气不足,肠为之苦鸣。此又皆寒胀之有声者也。**诸病胕肿,疼酸惊骇,皆属于火**。胕肿,浮肿也。胕肿疼酸者,阳实于外,火在经也。惊骇不宁者,热乘阴分,火在藏也。故如少阴少阳司天,皆为疮疡胕肿之类,是火之实也。然伏明之纪其发痛,太阳司天为胕肿身后病,太阴所至为重胕肿,太阳在泉,寒复内余则腰尻股胫足膝中痛之类,皆以寒湿之胜而为肿为痛,是又火之不足也。至于惊骇,虚实亦然。如少阴所至为惊骇,君火盛也。若委和之纪其发惊骇,阳明之复亦为惊骇,此又以木衰金胜,肝胆受伤火,无生气阳,虚所致当知也。胕音附。**诸转反戾,水液浑浊,皆属于热**。诸转反戾,转筋拘挛也。水液,小便也。河间曰:热气燥烁于筋则挛瘛为痛,火主燔灼燥动故也。小便浑浊者,天气热则水浑浊,寒则清洁,水体清而火体浊故也。又如清水为汤,则自然浊也。此所谓皆属于热,宜从寒者是也。然其中亦各有虚实之不同者,如伤暑霍乱而为转筋之类,宜用甘凉调和等剂清其亢烈之火者,热之属也。如感冒非时风寒,或因暴雨之后,湿毒中藏而为转筋霍乱,宜用辛温等剂,理中气以逐阴邪者,寒之属也。大抵热胜者必多烦燥焦渴,寒胜者必多厥逆畏寒。故太阳之至为痉,太阳之复为腰脽反痛、屈伸不便,水郁之发为大关节不利,是皆阳衰阴胜之病也。水液之浊,虽为属火,然思虑伤心,劳倦伤脾,色欲伤肾,三阴亏损者多有是病。治宜慎起居,节劳欲,阴虚者壮其水,阳虚者益其气,金水既足,便当自清,若用寒凉,病必益甚。故《玉机真藏论》曰:冬脉不及则令人少腹满,小便变。《口问篇》曰:中气不足,溲便为之变。阴阳盛衰,义有如此,又岂可尽以前证为实热? **诸病水液澄澈清冷,皆属于寒。**水液者,上下所出皆是也。水体清,其气寒,故凡或吐或利,水谷不化而澄澈清冷者,皆得寒水之化,如秋冬寒冷,水必澄清也。**诸呕吐酸,暴注下迫,皆属于热。**河间曰:胃膈热甚则为呕,火气炎上之象也。酸者肝木之味也,由火盛制金,不能平木,则肝木自甚,故为酸也。暴注,卒暴注泄也。肠胃热甚而传化失常,火性疾速,故如是也。下迫,后重里急迫痛也,火性急速而能燥物故也。是皆就热为言耳。不知此云皆属于热者,言热之本也;至于阴阳盛衰,则变如冰炭,胡可偏执为论。如《举痛论》曰:寒气客于肠胃,厥逆上出,故痛而呕也。《至真要等论》曰,太阳司天,民病呕血善噫;太阳之复,心胃生寒,胸中不和,唾出清水,及为哕噫;太阳之胜,寒入下焦,传为濡泄之类,是皆寒胜之为病也。又如岁木太过,民病飧泄肠鸣,反胁痛而吐甚;发生之纪,其病吐利之类,是皆木邪乘土,脾虚病也。又如岁土不及,民病飧泄霍乱;土郁之发,为呕吐注下；太阴所至为霍乱吐下之类，是皆湿胜为邪，脾家本病，有湿多成热者，有寒湿同气者，湿热宜清，寒湿宜温，无失气宜，此之谓也。至于吐酸一证，在本节则明言属热，又如少阳之胜为呕酸，亦相火证也，此外别无因寒之说。惟东垣曰：呕吐酸水者，甚则酸水浸其心，其次则吐出酸水，令上下牙酸涩不能相对，以大辛热剂疗之必减。酸味者收气也，西方肺金旺也，寒水乃金之子，子能令母实，故用大咸热之剂泻其子，以辛热为之佐，以泻肺之实，若以河间病机之法作热攻之者，误矣。盖杂病酸心，浊气不降，欲为中满，寒药岂能治之乎？此东垣之说，独得前人之未发也。又丹溪曰：或问：吞酸《素问》明以为热，东垣又以为寒何也？曰：《素问》言热者，言其本也；东垣言寒者，言其末也。但东垣不言外得风寒，而作收气立说，欲泻肺金之实；又谓寒药不可治酸，而用安胃汤、加减二陈汤，俱犯丁香，且无治热湿郁积之法，为未合经意。余尝治吞酸，用黄连茱萸各制炒，随时令迭为佐使，苍术茯苓为辅，汤浸蒸饼为小丸吞之，仍教以粝食蔬果自养，则病亦安。此又二公之说有不一也。若以愚见评之，则吞酸虽有寒热，但属寒者多，属热者少。故在东垣则全用温药，在丹溪虽用黄连而亦不免茱萸、苍术之类，其义可知。盖凡留饮中焦，郁久成积，湿多生热，则木从火化，因而作酸者，酸之热也，当用丹溪之法。若客寒犯胃，顷刻成酸，本非郁热之谓，明是寒气，若用清凉，岂其所宜？又若饮食或有失节，及无故而为吞酸嗳腐等证，此以木味为邪，肝乘脾也，脾之不化，火之衰也。得热则行，非寒而何？欲不温中，其可得乎？故余愿为东垣之左袒而特表出之，欲人之视此者，不可谓概由乎实热。**故大要曰：谨守病机，各司其属，有者求之，无者求之，盛者责之，虚者责之，必先五胜，疏其血气，令其调达，而致和平。此之谓也。**上文一十九条，即病机也。机者，要也，变也，病变所由出也。凡或有或无，皆谓之机，有者言其实，无者言其虚。求之者,求有无之本也。譬犹寻物一般,必得其所,取之则易。如太阴雨化,施于太阳;太阳寒化,施于少阴;少阴热化,施于阳明;阳明燥化,施于厥阴;厥阴风化,施于太阴。凡淫胜在我者,我之实也,实者真邪也。反胜在彼者,我之虚也,虚者假邪也。此六气之虚实,即所谓有无也。然天地运气,虽分五六,而阴阳之用,水火而已。故阳胜则阴病,阴胜则阳病。写其盛气,责其有也。培其衰气,责其无也。求得所本而直探其赜,则排难解纷,如拾芥也。设不明逆顺盈虚之道,立言之意,而凿执不移,所谓面东者不见西墙,面南者不睹北方,察一曲者不可与言化,察一时者不可与言大,未免实实虚虚,遗人害矣。故余于本篇,但引经释经,冀以明夫大义耳,非谓病机之变,止于是也。夫规矩准绳,匠氏之法,一隅三反,巧则在人,知此义者,惟王太仆乎!究其所注最妙,而人多忽者何也?余深佩之,谨附于后。

王氏曰:深乎圣人之言,理宜然也。有无求之,虚盛责之,言悉由也。夫如大寒而甚,热之不热,是无火也;热来复去,昼见夜伏,夜发昼止,时节而动,是无火也,当助其心。又如大热而甚,寒之不寒,是无水也;热动复止,倏忽往来,时动时止,是无水也,当助其肾。内格呕逆,食不得入,是有火也;病呕而吐,食入反出,是无火也。暴速注下,食不及化,是无水也;溏泄而久,止发无恒,是无水也。故心盛则生热,肾盛则生寒。肾虚则寒动于中,心虚则热收于内。又热不得寒,是无水也。寒不得热,是无火也。夫寒之不寒,责其无水。热之不热,责其无火。热之不久,责心之虚。寒之不久,责肾之少。有者写之,无者补之,虚者补之,盛者写之,适其中外,疏其壅塞,令上下无碍,气血通调,则寒热自和,阴阳调达矣。是以方有治热以寒,寒之而火食不入,攻寒以热,热之而昏躁以生,此则气不疏通,壅而为是也。纪于水火,余气可知。故曰有者求之,无者求之,盛者责之,虚者责之,令气通调,妙之道也。五胜,谓五行更胜也。先以五行寒暑温凉湿,酸咸甘辛苦,相胜为法也。

二、百病始生,邪分三部 灵枢百病始生篇全

黄帝问于岐伯曰:夫百病之始生也,皆生于风雨寒暑,清湿喜怒。喜怒不节则伤藏,风雨则伤上,清湿则伤下。三部之气所伤异类,愿闻其会。岐伯曰:三部之气各不同,或起于阴,或起于阳,请言其方。喜怒不节则伤藏,藏伤则病起于阴也;清湿袭虚,则病起于下;风雨袭虚,则病起于上,是谓三部。至于其淫泆,不可胜数。百病始生,无非外感内伤而,复有上中下之分也。喜怒不节,五志病也,内伤于藏,故起于阴。清湿袭虚,阴邪之在表也,故起于下。风雨袭虚,阳邪之在表也,故起于上。受病之始,只此三部,至其浸淫流泆,则变有不可胜数矣。泆音逸。**黄帝曰:余固不能数,故问先师,愿卒闻其道。**先师,先进之称也。**岐伯曰:风雨寒热,不得虚邪不能独伤人。卒然逢疾风暴雨而不病者,盖无虚,故邪不能触伤人,此必因虚邪之风,与其身形,两虚相得,乃客其形,两实相逢,众人肉坚。其中于虚邪也,因于天时,与其身形,参以虚实,大病乃成,气有定舍,因处为名,上下中外,分为三员。**从冲后来者为虚风,伤人者也。从所居之乡来者为实风,主生长养万物者也。若人气不虚,虽遇虚风,不能伤人。故必以身之虚而逢天之虚,两虚相得,乃客其形也。若天有实风,人有实气,两实相逢而众人肉坚,邪不能入矣。三员,如下文虚邪之中人,病因表也;积聚之已成,病因内也;情欲之伤藏,病在阴也,即内外三部之谓。虚风义详《运气类》三十五、六,

是故虚邪之中人也,始于皮肤,皮肤缓则腠理开,开则邪从毛发入,入则抵深,深则毛发立,毛发立则淅然,故皮肤痛。此下言阳邪传舍之次也。邪之中人,必由表入里,始于皮肤,表虚则皮肤缓,故邪得乘之。邪在表则毛发竖立,因而淅然。寒邪伤卫则血气凝滞,

故皮肤为痛。凡寒邪所袭之处，必多酸痛，察系何经，则在阴在阳，或深或浅，从可知矣，诊表证者，当先乎此也。此下百病始生之义，与《皮部论》大同，详《经络类》三十一。**留而不去，则传舍于络脉，在络之时，痛于肌肉，其痛之时息，大经乃代。**邪在皮毛，当治于外。留而不去，其入渐深，则传舍于络脉。络浅于经，故痛于肌肉之间。若肌肉之痛时渐止息，是邪将去络而深，大经代受之矣。**留而不去，传舍于经，在经之时，洒淅喜惊。**络浮而浅，经隐而深，邪气自络入经，犹为在表，故洒淅恶寒。然经气连藏，故又喜惊也。**留而不去，传舍于输，在输之时，六经不通，四肢则肢节痛，腰脊乃强。**凡诸输穴，皆经气聚会之处，其所留止，必在关节溪谷之间，故邪气自经传舍于输，则六经为之不通，而肢节腰脊为痛为强也。**留而不去，传舍于伏冲之脉，在伏冲之时，体重身痛。**伏冲之脉，即冲脉之在脊者以，其最深，故曰伏冲，《岁露篇》曰入脊内注于伏冲之脉是也。详本类后四十九。邪自经输，留而不去，深入于此，故为体重身痛等病。**留而不去，传舍于肠胃，在肠胃之时，贲向腹胀，多寒则肠鸣飧泄食不化，多热则溏出糜。**邪气自经入藏，则传舍于肠胃而为奔向腹胀之病。寒则澄澈清冷，水谷不分，故为肠鸣飧泄食不化；热则浊垢下注，故为溏为糜，以糜秽如泥也。**留而不去，传舍于肠胃之外，募原之间，留着于脉，稽留而不去，息而成积。**肠胃之外，募原之间，谓皮里膜外也。是皆隐蔽曲折之所，气血不易流通，若邪气留着于中，则止息成积，如疟痞之属也。募音暮。

或著孙脉，或著络脉，或著经脉，或著输脉，或著于伏冲之脉，或著于膂筋，或著于肠胃之募原，上连于缓筋，邪气淫泆，不可胜论。此下言邪气所著，淫泆之变也。膂筋详下文。募原，如手太阴中府为募、太渊为原之类也。缓筋，支别之柔筋也。邪之所著则留而为病，无处不到，故淫泆不可胜数。膂音吕。泆音逸。**黄帝曰：愿尽闻**

其所由然。**岐伯曰:其著孙络之脉而成积者,其积往来上下,臂手孙络之居也,浮而缓,不能句积而止之,故往来移行肠胃之间,水凑渗注灌,濯濯有音,有寒则䐜胀满雷引,故时切痛。**凡络脉之细小者,皆孙络也。句,拘也。邪著孙络成积者,其积能往来上下,盖积在大肠小肠之络,皆属手经,其络浮而浅,缓而不急,不能句积而留止之,故移行于肠胃之间。若有水则凑渗注灌,濯濯有声,若有寒则为胀满,及雷鸣相引,时为切痛。句音垢。䐜,音嗔。**其著于阳明之经,则挟脐而居,饱食则益大,饥则益小。**足阳明经挟脐下行,故其为积则挟脐而居也。阳明属胃,受水谷之气,故饱则大、饥则小。**其著于缓筋也,似阳明之积,饱食则痛,饥则安。**缓筋在肌肉之间,故似阳明之积。饱则肉壅,故痛。饥则气退,故安。**其著于肠胃之募原也,痛而外连于缓筋,饱食则安,饥则痛。**肠胃募原痛连缓筋,饱则内充外舒,故安。饥则反是,故痛。**其著于伏冲之脉者,揣之应手而动,发手则热气下于两股,如汤沃之状。**伏冲义如前。其上行者,循背里,络于督脉;其下行者,注少阴之大络,出于气街,循阴股内廉入腘中。故揣按于股,则应手而动;若起其手,则热气下行于两股间。此邪著伏冲之验也。沃音屋。**其著于膂筋在肠后者,饥则积见,饱则积不见,按之不得。**膂,吕同,脊骨也。脊内之筋曰膂筋,故在肠胃之后。饥则肠空,故积可见。饱则肠满蔽之,故积不可见,按之亦不可得也。**其著于输之脉者,闭塞不通,津液不下,孔窍干壅。**输脉者,所以通血气。若闭塞不通,则津液干壅如此。**此邪气之从外入内,从上下也。**此总结上文邪气之起于阳者,必自外而内,从上而下也。

黄帝曰:积之始生,至其已成奈何?岐伯曰:积之始生,得寒乃生,厥乃成积也。此下言积之所以成也。**黄帝曰:其成积奈何?岐伯曰:厥气生足悗,悗生胫寒,胫寒则血脉凝涩,直脉凝涩则寒气上入于肠胃,入于肠胃则䐜胀,䐜胀则肠外之汁沫迫聚不得散,日以成**

积。**此言寒气下逆之成积者也。厥气，逆气也。寒逆于下，故生足悗，谓肢节痛滞不便利也。由胫寒而血气凝涩，则寒气自下而上，渐入肠胃，肠胃寒则阳气不化，故为膜胀。而肠外汁沫迫聚不散，则日以成积矣。悗，美本切。胫，形景、形敬二切。卒然多食饮则肠满。起居不节，用力过度，则络脉伤，阳络伤则血外溢，血外溢则衄血，阴络伤则血内溢，血内溢则后血，肠胃之络伤，则血溢于肠外，肠外有寒汁沫与血相抟，则并合凝聚不得散而积成矣。此言食饮起居失节之成积者也。卒然多食饮，谓食不从缓，多而暴也。肠胃运化不及，则汁溢膜外，与血相抟，乃成食积，如婴童痞疾之类是也。又或起居用力过度，致伤阴阳之络以动其血，瘀血得寒，汁沫相聚于肠外，乃成血积，此必纵肆口腹及举动不慎者多有之。卒然外中于寒，若内伤于忧怒，则气上逆，气上逆则六输不通，温气不行，凝血蕴里而不散，津液涩渗，著而不去，而积皆成矣。此言情志内伤而挟寒成积者也。寒邪既中于外，忧怒复伤其内，气因寒逆则六经之输不通，暖气不行则阴血凝聚，血因气逆而成积，此必情性乖戾者多有之也。**

黄帝曰：其生于阴者奈何？**此言情欲伤藏，病起于阴也。**岐伯曰：忧思伤心；重寒伤肺；忿怒伤肝；醉以入房，汗出当风伤脾；用力过度，若入房汗出浴则伤肾。**伤心者病在阳，伤肺者病在气，伤肝者病在血，伤脾者病在营卫，伤肾者病在真阴。凡伤藏者，皆病生于阴也。此节与下篇《邪气藏府病形论》者大同。**此内外三部之所生病者也。**总结上文也。**黄帝曰：善。治之奈何？岐伯答曰：察其所痛，以知其应，有余不足，当补则补，当写则写，毋逆天时，是谓至治。**此总言内外三部之治法也。察其所痛之处，则阴阳表里病应可知。虚补实写，毋逆天时，如春气在肝，及月郭空满之类皆是也。**

三、邪之中人，阴阳有异 灵枢邪气藏府病形篇

黄帝问于岐伯曰：邪气之中人也奈何？岐伯答曰：邪气之中人高也。风寒中人，上先受之也。黄帝曰：高下有度乎？岐伯曰：身半已上者，邪中之也；身半已下者，湿中之也。阳受风气阴受湿气也。故曰：邪之中人也无有常，中于阴则溜于府，中于阳则溜于经。详如下文。黄帝曰：阴之与阳也，异名同类，上下相会，经络之相贯，如环无端。邪之中人，或中于阴，或中于阳，上下左右，无有恒常，其故何也？经脉相贯合一，本同类也，然上下左右部位各有所属，则阴阳之名异矣。岐伯曰：诸阳之会，皆在于面。中人也，方乘虚时，及新用力，若饮食汗出腠理开，而中于邪。中于面则下阳明，中于项则下太阳，中于颊则下少阳。此言邪之中于阳经也。手足六阳，俱会于头面，故为诸阳之会。凡足之三阳，从头走足，故中于面，则自胸腹下行于阳明经也。中于项，则自脊背下行于太阳经也。中于颊，则自胁肋下行于少阳经也。脉遍周身者，惟足六经耳，故但言足也。其中于膺背两胁，亦中其经。膺在前，阳明经也。背在后，太阳经也。两胁在侧，少阳经也。中此三阳，经与上同。

黄帝曰：其中于阴奈何？岐伯答曰：中于阴者，常从臂胻始。夫臂与胻，其阴皮薄，其肉淖泽，故俱受于风，独伤其阴。此言邪之中于阴经也。胻，足胫也。淖泽，柔润也。臂胻内廉曰阴，手足三阴之所行也，其皮薄，其肉柔，故邪中于此，则伤其阴经。胻音杭，又形敬切。淖音闹。黄帝曰：此故伤其藏乎？岐伯答曰：身之中于风也，不必动藏。故邪入于阴经，则其藏气实，邪气入而不能客，故还之于府。故中阳则溜于经，中阴则溜于府。邪中阴经，当内连五藏，因问故伤其藏也。然邪入于阴而藏气固者，邪不能客，未必动藏，则还之于府，仍在表也，故邪中阳者溜于三阳之经，邪中阴者溜于三阴之

府。如心之及小肠,脾之及胃,肝之及胆,包络之及三焦,肾之及膀胱,此以邪中三阴,亦有表证,明者所当察也。溜,力救切。

黄帝曰:邪之中人藏奈何?岐伯曰:**愁忧恐惧则伤心,形寒寒饮则伤肺,以其两寒相感,中外皆伤,故气逆而上行。**此下言邪之中于五藏也。然必其内有所伤,而后外邪得以入之。心藏神,忧愁恐惧则神怯,故伤心也。肺合皮毛,其藏畏寒,形寒饮冷,故伤肺也。若内有所伤,而外复有感,则中外皆伤,故气逆而上行,在表则为寒热疼痛,在里则为喘欬呕哕等病。《本病论》曰:忧愁思虑即伤心;饮食劳倦即伤脾;人坐湿地,强力入水即伤肾;恚怒气逆,上而不下即伤肝。详《运气类》四十四。**有所堕坠,恶血留内,若有所大怒,气上而不下,积于胁下则伤肝。**肝藏血,其志为怒,其经行胁下也。**有所击仆,若醉入房,汗出当风则伤脾。**脾主肌肉,饮食击仆者,伤其肌肉。醉后入房,汗出当风者,因于酒食,故所伤皆在脾。**有所用力举重,若入房过度,汗出浴水则伤肾。**肾主精与骨,用力举重则伤骨,入房过度则伤精,汗出浴水,则水邪犯其本藏,故所在肾。**黄帝曰:五藏之中风奈何?岐伯曰:阴阳俱感,邪乃得往。黄帝曰:善哉!**此承上文而言五藏之中风者,必由中外俱感,而后邪乃得往。往,言进也。

黄帝曰:邪之中人,其病形何如?同前篇。岐伯曰:**虚邪之中身也,洒淅动形。正邪之中人也,微先见于色,不知于身,若有若无,若亡若存,有形无形,莫知其情。黄帝曰:善哉!**此节与《官能篇》大同,详《针刺类》十。又《八正神明论》详言虚邪正邪之义,见《针刺》十三。

四、邪变无穷灵枢刺节真邪篇

黄帝曰:**有一脉生数十病者,或痛、或痈、或热、或寒、或痒、或痹、或不仁,变化无穷,其故何也?岐伯曰:此皆邪气之所生也。**一脉犹言一经也。邪气即下文之虚风也。虚邪贼风，善行数变故，其为病则变化无穷。**黄帝曰：余闻气者，有真气，有正气，有邪气。何谓真气？岐伯曰：真气者，所受于天，与谷气并而充身也。**真气，即元气也。气在天者，受于鼻而喉主之，在水谷者，入于口而咽主之。然钟于未生之初者，曰先天之气；成于已生之后者，曰后天之气。气在阳分即阳气，在阴即阴气，在表曰卫气，在里曰营气，在脾曰充气，在胃曰胃气，在上焦曰宗气，在中焦曰中气，在下焦曰元阴元阳之气，皆无非其别名耳。**正气者，正风也，从一方来，非实风，又非虚风也。**从一方来，谓太一所居之方也。风得时之正者，是为正风。然正风实风本同一方，而此曰非实风者，以正风之来徐而和，故又曰正气；实风之来暴而烈，故与虚风对言也。按《岁露论》曰：诸所谓风者，皆发屋折树木扬沙石，此虚风实风之谓也。详《运气类》三十五、六。**邪气者，虚风之贼伤人也，其中人也深，不能自去。**从冲后来者为虚风，其中人也甚，故深入不能自去。**正风者，其中人也浅，合而自去，其气来柔弱，不能胜真气，故自去。**合而自去，谓邪与正合而正胜之，故自去也。**虚邪之中人也，洒淅动形，起毫毛而发腠理，其入深，内抟于骨则为骨痹，抟于筋则为筋挛，抟于脉中则为血闭不通，则为痈，抟于肉，与卫气相抟，阳胜者则为热，阴胜者则为寒，寒则真气去，去则虚，虚则寒，抟于皮肤之间。**洒淅，寒栗也。邪之中人，变不可测，故无分皮肉筋骨，著则为病也。若与卫气相抟，阳胜则热，阴胜则寒，皆邪气也，何独曰寒则真气去，去则虚？盖气属阳，人以气为主，寒胜则阳虚，所重在气也。阳气既虚，则阴寒抟聚于皮肤之间矣。**其气所发，腠理开，毫毛摇，气往来行则为痒，留而不去则痹，卫气不行则为不仁。**邪之在表者其气外发，或腠理开则汗为不敛，或毫毛动摇则毛悴而败，或气往来行则流而为痒，或邪留不去则痛而为痹。若卫气受伤，虚而不行，则不知痛痒，是为不仁。**虚邪**

偏容于身半,其入深,内居荣卫,荣卫稍衰则真气去,邪气独留,发为偏枯。其邪气浅者,脉偏痛。虚邪若中于半身,其入深而重者,则营卫衰,真气去,乃发为偏枯。若邪之浅者,亦当为半身偏痛也。**虚邪之入于身也深,寒与热相抟,久留而内著,寒胜其热则骨疼肉枯,热胜其寒则烂肉腐肌为脓,内伤骨,内伤骨为骨蚀。**邪中于外者必寒,气畜于内者必热,寒邪深入与热相抟,久留不去,必内有所著,故寒胜则伤阳而为痛为枯,热胜则伤阴而为脓为腐。其最深者,内伤于骨,是为骨蚀,谓侵蚀及骨也。蚀音食。**有所疾前筋,筋屈不得伸,邪气居其间而不反,发为筋溜。**有所疾前筋,谓疾有始于筋也。筋之初著于邪,则筋屈不得伸。若久居其间而不退,则发为筋溜。筋溜者,有所流注而结聚于筋也,即赘瘤之属。下放此。溜,力救切。**有所结,气归之,卫气留之不得反,津液久留,合而为肠溜。**邪有所结气,必归之故,致卫气失常留,而不反则搐积于中流,注于肠胃之间,乃结为肠溜。卫气失常为病,详《针刺类》二十六。**久者数岁乃成,以手按之柔,已有所结。气归之,津液留之,邪气中之,凝结日以易甚,连以聚居为昔瘤。**其有久者,必数岁而后成也。然其始也,按之虽柔,或上或下,已有所结;及其久也,气渐归之,津液留之,复中邪气,则易于日甚,乃结为昔瘤。昔瘤者,非一朝夕之谓。瘤音溜。**以手按之坚,有所结,深中骨,气因于骨,骨与气并,日以益大,则为骨疽。**又有按之而坚者,其深中骨,是气因于骨而然。骨与气并,其结日大,名为附骨疽也。**有所结,中于肉,宗气归之,邪留而不去,有热则化而为脓,无热则为肉疽。**又有结于肉中者,则宗气归之。宗,大也,以阳明之气为言。邪留为热,则溃腐肌肉,故为脓。无热则结为粉浆之属,聚而不散,是为肉疽。**凡此数气者,其发无常处,而有常名也。**虽有常名而发无常处,无常处则形证亦无常矣,此所以变化无常也。

五、生气邪气，皆本于阴阳素问生气通天论全

黄帝曰：夫自古通天者，生之本，本于阴阳。天地之间，六合之内，其气九州九窍、五藏十二节，皆通于天气。大哉乾元，万物资始，生生不息，天之德也。凡自古之有生者，皆通天元之气以为生也。天元者，阴阳而已，故阴阳为有生之本。如至大为六合，则上下四方也。至广为九州，则冀兖青徐扬荆梁雍豫也。人之外有九窍，阳窍七、阴窍二也。内有五藏，心肺肝脾肾也。天有四时十二节，气候之所行也。人有四肢十二经，营卫之所通也。凡物之形而外者，为仪象之流行，藏而内者，为精神之升降，幽明动静，孰匪由天，故曰皆通于天气。**其生五，其数三，数犯此者，则邪气伤人，此寿命之本也。**人生虽本乎阴阳，而禀分五行，其生五也。阴阳衰盛，少太有三，其气三也。有五有三，则生克强弱，变出其间矣。得其和则为正气而生物，犯其变则为邪气而伤物，其生其死，皆此三五耳，故为寿命之本。上二节大义与《六节藏象论》同，详《运气类》第一章，所当互考。**苍天之气，清净则志意治，顺之则阳气固，**天色深玄，故曰苍天。天气者，阳气也。苍天之气，清净光明者也，藏德不止，故不下也。人能法天道之清净，则志意治而不乱，阳气固而不衰，弗失天和，长有天命矣。按：上文云生之本本于阴阳，而自此以下凡专言阳气者七何也？盖生气通天，以阳为本，阳气既固，阴必从之，故圣人谆谆于此，其示人之深意可知矣。**虽有贼邪，弗能害也，此因时之序。**阳气固者，其天全也。天全则神全，虽有贼风邪气，不能犯之，盖在乎因时之序，如四气调神之谓是也。**故圣人传精神，服天气而通神明。**传，受也。服，佩也。惟圣人者，能得天之精神，服天之元气，所以与天为一而神明可与天通矣。**失之则内闭九窍，外壅肌肉，卫气散解。**九窍通于内，肌肉卫于外，其行其固，皆阳气为之主也；失之则失其

清阳之化,故九窍肌肉皆为闭壅矣。人之卫气,本于天之阳气,阳虚则卫虚,卫气散解则天真失守,故本篇所重者特在卫气,正所以重阳气也。**此谓自伤,气之削也。**真阳受伤,元气如削,非由天降,自作之耳。

　　阳气者,若天与日,失其所则折寿而不彰,此发明阳气之本也。日不明则天为阴晦,阳不固则人为夭折,皆阳气之失所也。**故天运当以日光明。**天不自明,明在日月,月体本黑,得日乃明,此天运必以日光明也。日即阳也,阳即明也。阳之所在,明必随之,明之所及,阳之至耳,阳明一体,本无二也。然阳在午则为昼,而日丽中天,著有象之神明,离之阳在外也;阳在子则为夜,而火伏水中,化无形之元气,坎之阳在内也。如《天元纪大论》曰君火以明,正此明也;相火以位,亦此位也。盖明而在上则为君火,伏明而在下则为相火,曰君曰相,无非阳气之所在耳。然则天之阳气,惟日为本,天无此日,则昼夜无分,四时失序,万物不彰矣。其在于人,则自表自里,自上自下,亦惟此阳气而已。人而无阳,犹天之无日,欲保天年,其可得乎?《内经》一百六十二篇,天人大义,此其最要者也,不可不详察之。君火以明详义,见《运气类》三。**是故阳因而上,卫外者也。**清阳为天,包复万物,故因于上而卫于外。人之卫风,亦犹是也。苟不知重,则邪从而入。故《禁服篇》曰:审察卫气,为百病母。**因于寒,欲如运枢,起居如惊,神气乃浮。**此下言阳气不固者,四时之邪,皆得以伤之也。运枢,如天枢之独运于中也。如惊,谓举动卒暴,不慎重也。凡因于寒者,得冬之气,冬宜闭藏,当使精神常运于中而身无妄动。若起居不节,则神气外浮,无复中存,邪乃易入矣。《脉要精微论》曰:冬日在骨,蛰虫周密,君子居室。《四气调神论》曰:冬三月此谓闭藏,水冰地坼,无扰乎阳。又曰:去寒就温,无泄皮肤,使气亟夺。皆此谓也。**因于暑汗,烦则喘喝,静则多言,**暑有阴阳二证,阳证因于中热，阴证因于中寒，但感在夏至之后者皆谓之暑耳。按《热论篇》曰：凡病伤寒而成温者，先夏至日者为病温，后夏至日者为病暑。义可知也。此节所言，言暑之阳者也。故为汗出烦躁，为喘，为大声呼喝。若其静者，亦不免于多言。盖邪热伤阴，精神内乱，故言无伦次也。**体若燔炭，汗出而散。**此言暑之阴者也，故体热若燔炭，必须汗出，邪乃得散。如《热病篇》曰：暑当与汗皆出，勿止。此之谓也。但感而即病，则伤寒也。若不即病，至秋而发，则如《阴阳应象大论》曰：夏伤于暑，秋必痎疟。《金匮真言论》曰：夏暑汗不出者，秋成风疟。皆由此耳。愚按：洁古曰：静而得之为中暑，动而得之为中热；中暑者阴证，中热者阳证。东垣曰：避暑热于深堂大厦得之者，名曰中暑，其病必头痛恶寒，身形拘急，肢节疼痛而烦心，肌肤火热无汗，此为房室之阴寒所遏，使周身阳气不得伸越也。若行人或农夫于日中劳役得之者，名曰中热，其病必苦头痛发躁热恶热，扪之肌肤大热，必大渴引饮，汗大泄，无气以动，乃为天热外伤肺气也。观此二证，一中于热，一中于寒，皆谓之暑；但治寒宜散，必汗出而解，治热宜凉，必热清而愈。然夏月浮阳在外，伏阴在内，若人以饮食情欲伤其内，或冒暑贪凉劳役过度伤其外，及元气素虚之辈，最易患此，如《刺志论》曰气虚身热，得之伤暑者是也。治此者，又当以调补元气为主，然后察其寒热而佐以解暑之剂。若果为阴寒所中，则附子姜桂，先哲每多用之，不可因炎热在外，而忽舍时从证之良法也。**因于湿，首如裹，湿热不攘，大筋緛短，小筋弛长，经短为拘，弛长为痿。**湿土用事，虽属长夏之气，然土王四季，则感发无时。但湿之中人，有内外上下之辨：湿伤外者，雨雾阴湿之属也。湿伤内者，酒浆乳酪之属也。湿在上则首如裹，谓若以物蒙裹然者，凡人行瘴雾之中及酒多之后，觉胀壅头面，即其状也。湿热，湿郁成热也。攘，退也。湿热不退而下及肢体，大筋受之则血伤，故为緛短。小筋受之则柔弱，故为弛长。緛短故拘挛不伸，弛长故痿弱无力。攘，如羊切。緛音软，缩也。弛音矢，废弛也。**因于气，为肿，四维相代，阳气乃竭。**因于气者，凡卫气营气藏府之气，皆气也，一有不调，均能致疾。四维，四支也。相代，更迭而病也。因气为肿，气道不行也。四支为诸阳之本，胃气所在，病甚而至于四维相代，即上文内闭九窍、外壅肌肉、卫气解散之谓，其为阳气之竭也可知。

　　阳气者，烦劳则张，精绝辟积于夏，使人煎厥。此下言起居不节，致伤阳气。辟病也。人以阳气为生，惟恐散失。若烦劳过度，则形气施张于外，精神竭绝于中，阳扰阴亏，不胜炎热，故病积至夏，日以益甚，令人五心烦热，如煎如熬，孤阳外浮，真阴内夺，气逆而厥，故名煎厥。《脉解篇》曰：阳气不得出，肝气当治而未得，故善怒，善怒者名曰煎厥。详本类后十一。辟音壁。**目盲不可以视，耳闭不可以听，溃溃乎若坏都，汩汩乎不可止。**目盲耳闭，九窍废也。溃溃，坏貌。都，城郭之谓。汩汩，逝而不返也。阴以阳亏，精因气竭，精神日销，渐至衰败，真溃溃乎若都邑之坏，汩汩乎其去不可绾也。汩音骨。

　　阳气者，大怒则形气绝而血菀于上，使人薄厥。此下言怒气伤肝及汗湿肥甘风寒之类，足以伤阳气也。人之阳气，惟贵充和。若大怒伤肝，则气血皆逆，甚至形气俱绝，则经脉不通，故血逆妄行，菀积于上焦也。相迫曰薄，气逆曰厥，气血俱乱，故为薄厥。《举痛论》曰：怒则气逆，甚则呕血。《邪气藏府病形篇》曰：有所大怒，气上而不下，积于胁下则伤肝。皆此谓也。菀音郁。**有伤于筋，纵其若不容。**怒伤形气，必及于筋，肝主筋也。筋伤则纵缓不收，手足无措，其若不能容者。**汗出偏沮，使人偏枯。**沮，伤也，坏也。有病偏汗者，或左或右，浸润不止，气血有所偏沮，久之则卫气不固于外，营气失守于中，故当为半身不随偏枯之患。沮，将鱼切。**汗出见湿，乃生**

痤痱。汗方出则玄府开,若见湿气,必留肤腠,甚者为痤,微者为痱。痤,小疖也。痱,暑疹也。痤,才何切。痱音沸。**高梁之变,足生大丁,受如持虚。**高梁,即膏梁,肥甘也。足,多也。厚味太过,蓄为内热,其变多生大疔。热侵阳分,感发最易,如持空虚之器以受物,故曰受如持虚。**劳汗当风,寒薄为皶,郁乃痤。**形劳汗出,坐卧当风,寒气薄之,液凝为皶,即粉刺也。若郁而稍大,乃成小疖,是名曰痤。凡若此者,皆阳气不固之使然。皶,支加切,中原雅音云:酒皶鼻。

阳气者,精则养神,柔则养筋。此下言阳气之运用,若有不固,则为偻为瘘,为畏为惊,为痈为疟为隔等证也。神之灵通变化,阳气之精明也。筋之运动便利,阳气之柔和也。故精则养神,柔则养筋。阳气去则神明乱,筋骨废,为病为危,如上文矣。**开阖不得,寒气从之,乃生大偻。**开谓皮腠发泄,阖谓玄府闭封,皆卫气为之主也。若卫气失所,则当开不开,当闭不闭,不得其宜,为寒所袭,结于筋络之间,纵急不伸,则形为偻俯矣。《经筋篇》曰:阳急则反折,阴急则俛不伸。即此之谓。偻音吕。**陷脉为瘘,留连肉腠。**陷脉,寒气自筋络而陷入脉中也。瘘,鼠瘘之属。邪结不散,则留连肉腠,曼延日甚矣。瘘音陋,又音间,痀瘘也。**俞气化薄,传为善畏,及为惊骇。**寒气自脉渐深,流于经俞,气化内薄,则侵及藏府,故传为恐畏,为惊骇,以阳气受伤于内也。俞音庶。**营气不从,逆于肉理,乃生痈肿。**邪气陷脉,则营气不从,营行脉中也。不从则不顺,故逆于肉理,聚为痈肿也。**魄汗未尽,形弱而气烁,穴俞以闭,发为风疟。**魄,阴也。汗由阴液,故曰魄汗。汗出未止,卫气未固,其时形气正在消弱,而风寒薄之,俞穴随闭,邪气留止,郁而为疟。以所病在风,故名风疟。《金匮真言论》曰:夏暑汗不出者,秋成风疟。亦言俞穴之闭也,其义即此。**故风者,百病之始也。**清静则肉腠闭拒,虽有大风苛毒,弗之能害,此因时之序也。凡邪伤卫气,如上文寒暑湿气风者,莫不缘风气以入，故风为百病之始。然卫气者，阳气也，人惟清静，无过劳扰，则腠理闭而阳气固，虽有大风苛毒，弗之能害也。所谓清静者无他，在因四时之气序耳。如《四气调神论》曰，应春气以养生，应夏气以养长，应秋气以养收，应冬气以养藏。逆之则灾害生，从之则苛疾不起，顺其自然，是得四时清静之道。又风为百病之始，义详《针刺类》三十六。**故病久则传化，上下不并，良医弗为。**并阴阳交通也。病始因风，久必传化，及至上下不并，则阴阳相离，水火不相济矣，虽有良医，弗可为也。**故阳畜积病死，而阳气当隔，隔者当写，不亟正治，粗乃败之。**若邪畜阳分，积而不行，阳亢无阴，其病当死，盖即上下不并之谓也。何以验之？隔塞不通，则其证耳。当写不写，正以粗工误之，故致败亡。《阴阳别论》曰：刚与刚，阳气破散，阴气乃消亡。淖则刚柔不和，经气乃绝。亦此之谓。

　　故阳气者，一日而主外，平旦人气生，日中而阳气隆，日西而阳气已虚，气门乃闭。此下言阳气之盛衰，由于日之升降，正以明上文若天与日义也。一日而主外，昼则阳气在外也。平旦人气生，以日初升也。日中阳气隆，以日当午也。日西阳气虚，以日渐降也。人气应之，故昼则卫气行于阳分二十五度，至日暮则阳气之门闭，而行于阴分二十五度矣。气门，玄府也，所以通行营卫之气，故曰气门。**是故暮而收拒，无扰筋骨，无见雾露，反此三时，形乃困薄。**此所以顺阳气也。阳出而出，阳藏而藏，暮时阳气藏于阴分，故动宜收敛，以拒虚邪。无扰筋骨，则阳不耗于内；无见雾露，则邪不侵于外。若劳扰不分朝暮，反此三时，则阳气失养，形体劳困衰薄矣。上二节言不但因时之序，虽以一日之间，亦当知所调养如此也。

　　岐伯曰：阴者，藏精而起亟也；阳者，卫外而为固也。此以下伯因帝专言阳气未及于阴，故特明阴气亦所当重。谓人有阴阳，阳虽主外而为卫，所以固气也；阴则主内而藏精，所以起亟也。阴内阳外,气欲和平,不和则病如下文矣。亟,即气也。观《阴阳应象大论》曰精化为气,即此藏精起气之谓。又《本神篇》曰阴虚则无气,亦其义也。故此当以气字为解,以见阳能生阴,阴亦能生阳,庶为得理。若诸书释为数字,则全无意义。亟音气。**阴不胜其阳,则脉流薄疾,并乃狂。**薄,气相迫也。疾,急数也。并者,阳邪入于阳分,谓重阳也。阴不胜阳则阳邪盛,故当为阳脉阳证之外见者如此。**阳不胜其阴,则五藏气争,九窍不通。**邪在阴分则藏气不和,故有所争。上七窍,五官也。下二窍,二阴也。九窍之气,皆属于藏,阳不胜阴则阴邪盛,故当为阴病之内见者如此。**是以圣人陈阴阳,筋脉和同,骨髓坚固,气血皆从。**陈阴阳,犹言铺设得所,不使偏胜也。故于筋脉骨髓,无不和调,气血皆从,从则顺矣。**如是则内外调和,邪不能害,耳目聪明,气立如故。**耳目聪明,以九窍之要者言,神气之全可知也。人受天地之气以立命,故曰气立。然必阴阳调和而后气立如故。首节所谓生之本本于阴阳者,正此两节之谓。**风客淫气,精乃亡,邪伤肝也。**此下四节皆失调和之道,所以为筋骨气血之病也。淫气者,阴阳之乱气也。表不和则风邪客之,风木生火,淫气化热,热则伤阴,精乃消亡。风邪通于肝,故必先伤肝也。然风为百病之始,故凡病因于外而内连五藏者,皆由乎风也。**因而饱食,筋脉横解,肠澼为痔。**此下三节,皆兼上文风客淫气而言也。风气既淫于外,因而饱食,则随客阳明,必肠胃横满,横满则有损伤,故筋脉弛解,病为肠澼为痔而下痢脓血也。《痹论》曰:饮食自倍,肠胃乃伤。此即其类。澼音劈。痔音雉。**因而大饮,则气逆。**酒挟风邪,则因辛走肺,故肺布叶举而气逆上奔也。**因而强力,肾气乃伤,高骨乃坏。**高骨,腰之高骨也。凡因风强力者,其伤在骨,骨伤则肾气亦伤,肾主骨也。若强力入房,尤伤精髓,髓者骨之充,骨者髓之府,精髓耗伤,故高骨坏而不为用。**凡阴阳之要,阳密乃固。**阳为阴之卫,阴为阳之宅,必阳气闭密于外,无所妄耗,则邪不能害,而阴气完固于内,此培养阴阳之要即,生气通天之道也。**两者不和,若春无秋,若冬无夏,因而和之,是为圣度。**两,阴阳也。不和,偏病也。若春无秋,若冬无夏,犹言岁气乖则生道废也。故圣人之法天者,在乎和阴阳而已。**故阳强不能密,阴气乃绝,**强,亢也。孤阳独用,不能固密,则阴气耗而竭绝矣。《痹论》曰:阴气者,静则神藏,躁则消亡。躁即阳强不密之谓。**阴平阳秘,精神乃治,**平,即静也。秘,即固也。人生所赖,惟精与神,精以阴生,神从阳化,故阴平阳秘,则精神治矣。**阴阳离决,精气乃绝,**决,绝也。有阳无阴则精绝,有阴无阳则气绝,两相离决,非病则亡,正以见阴阳不可偏废也。**因于露风,乃生寒热。**上文言风疟、风客淫气,皆未悉风之为义,故此复言之,而并及四时之邪也。因于露风者,寒邪外侵,阳气内拒,阴阳相薄,故生寒热。**是以春伤于风,邪气留连,乃为洞泄。**春伤于风,木邪胜也。留连既久,则克制脾土,故为洞泄。**夏伤于暑,秋为痎疟。**暑义见前。夏伤暑邪,若不即病而留延至秋,寒郁为热,故寒热交争而为痎虐。痎音皆,义见后四十八。**秋伤于湿,上逆而欬,发为痿厥。**湿土用事于长夏之末,故秋伤于湿也。秋气通于肺,湿蓄成热,则上乘肺金,故气逆而为咳嗽。然《太阴阳明论》曰:伤于湿者,下先受之。上文言因于湿者,大筋经短,小筋弛长,经短为拘,弛长为痿。所以湿气在下,则为痿为厥,痿多属热,厥则因寒也。**冬伤于寒,春必温病。**冬伤寒邪,则寒毒藏于阴分,至春夏阳气上升,新邪外应,乃变而为温病。上四节与《阴阳应象大论》同,详义见《阴阳类》一。**四时之气,更伤五藏。**风暑寒湿迭相胜负,故四时之气更伤五藏。然时气外伤,阳邪也。五藏内应,阴气也。惟内不守而后外邪得以犯之。上文五节,即所以明阴气不守之为病。

阴之所生,本在五味,阴之五宫,伤在五味。此下言阴之所以生者在五味，而所以伤者亦在五味也。五宫，五藏也。《六节藏象论》曰：地食人以五味。夫味得地气，故能生五藏之阴，若五味不节，则各有所克，反伤其阴矣。义如下文。**是故味过于酸，肝气以津，脾气乃绝。**津，溢也。酸入肝，过于酸则肝气溢。酸从木化，木实则克土，故脾气乃绝。**味过于咸，大骨气劳，短肌，心气抑。**咸入肾，肾主骨，过于咸则伤肾，故大骨气劳。劳，困剧也。咸走血，血伤故肌肉短缩。咸从水化，水胜则克火，故心气抑。**味过于甘，心气喘满，色黑，肾气不衡。**甘入脾，过于甘则滞缓上焦，故心气喘满。甘从土化，土胜则水病，故黑色见于外而肾气不衡于内。衡，平也。**味过于苦，脾气不濡，胃气乃厚。**苦入心，过于苦则心阳受伤，而脾失所养，气乃不濡。濡者，润也。脾气不濡则胃气留滞，故曰乃厚。厚者，胀满之谓。《五味论》曰：苦入于胃，五谷之气皆不能胜苦，苦入下脘，三焦之道皆闭而不通，故变呕者，其义亦此。濡音儒。**味过于辛，筋脉沮弛，精神乃央。**沮，坏也。弛，纵也。央，殃同。辛入肺，过于辛则肺气乘肝，肝主筋，故筋脉沮弛。辛散气则精神耗伤，故曰乃央。沮音苴，将鱼、将御二切。弛，施、始二音。**是故谨和五味，骨正筋柔，气血以流，凑理以密，如是则气骨以精，谨道如法，长有天命。**五味入口，藏于胃以养五藏气，故当谨和五味，则骨正筋柔，气血以流。盖凡在内者，皆阴气为之主也。然阴气在里，凑理在外，若不相及，而此曰凑理以密者，缘阴阳表里，原自相依，不惟阳密足以固阴，而阴强乃能壮阳也。故如上文之邪因于外，而为喘喝，为痿厥，为精亡，为洞泄咳嗽等证，此阳病之及于阴也。又如烦劳大怒，饮食起居之不节，而为煎厥，为形气绝，为筋脉肠痔气逆骨坏等证，是伤于阴者亦能病及外体阳分，此阴之所以不可忽也。大都本篇之意，在帝则首言阳气，以发通天之大本；在伯则续言阴气，以备阴阳之全义。故在前则言气，气本于天以养阳也；在后则言味，味本于地以养阴也。其所以详言阴阳者，盖欲分表里，明精气，辨邪正之本末耳。然本篇首曰通天，中曰服天气，末曰长有天命，所重在天，则其重在阳气可知矣，故言地者无非天也，言阴者无非阳也。通篇大义，在阳气者若天与日，失其所则折寿而不彰，一言可以蔽之矣。

六、阴阳发病 素问阴阳别论

岐伯曰：二阳之病发心脾，有不得隐曲，女子不月； 二阳，阳明也，为胃与大肠二经。然大肠小肠皆属于胃，故此节所言则独重在胃耳。盖胃与心，母子也，人之情欲本以伤心，母伤则害及其子。胃与脾，表里也，人之劳倦本以伤脾，藏伤则病连于府。故凡内而伤精，外而伤形，皆能病及于胃，此二阳之病，所以发于心脾也。不得隐曲，阳道病也。夫胃为水谷气血之海，主化营卫而润宗筋。如《厥论》曰：前阴者，宗筋之所聚，太阴阳明之所合也。《痿论》曰：阴阳总宗筋之会，会于气街而阳明为之长。然则精血下行，生化之本，惟阳明为最。今化原既病，则阳道外衰，故为不得隐曲。其在女子，当为不月，亦其候也。胃为水谷血气之海，义详《经络类》三十二。按王氏注曰：夫肠胃发病，心脾受之，心受之则血不流，脾受之则味不化。然心脾何以受肠胃之病？未免牵强，不可不察。隐曲二字，本经见者凡五，皆指阳道为言，以类察之，可得其义。详《会通奇恒类》。**其传为风消，其传为息贲者，死不治。** 风，木气也。消，枯瘦也。贲，急迫也。阳明受病，久而传变，则木邪胜土，故肌体风消。胃病则肺失所养，故气息奔急。气竭于上，由精亏于下，败及五藏，故死不治。**曰：三阳为病发寒热，下为痈肿，及为痿厥腨痛；** 三阳，太阳也，为膀胱小肠二经。三阳为表，故病发寒热及为痈肿。足太阳之脉，从头下背，贯臀入腘，循腨抵足，故其为病，则足膝无力曰痿，逆冷曰厥，足肚酸疼曰腨痛也。腨音篆。痛音渊。**其传为索泽，其传为㿗疝。** 阳邪在表为热,则皮肤润泽之气必皆消散,是为索泽也。颓疝者,小腹控睾而痛也。按《邪气藏府病形篇》曰:膀胱病者,小便偏肿而痛。小肠病者,小腹痛,腰脊控睾而痛。是太阳之传为颓疝也。颓,癫同。**曰:一阳发病,少气善欬善泄;**一阳,少阳也,为胆与三焦二经。胆属风木,三焦属相火。其为病也,壮火则食气伤肺,故为少气为欬。木强则侮土,故善泄也。**其传为心掣,其传为隔。**心为君火,而相火上炎,则同气相求,邪归于心。心动不宁,若有所引,名曰心掣。又其传者,以木乘土,脾胃受伤,乃为隔证。如《邪气藏府病形篇》曰:脾脉微急为隔中。《风论》曰:胃风之状,食饮不下,鬲塞不通。上膈篇曰食饮入而还出者,皆隔之谓。掣,撤、翅二音。**二阳一阴发病,主惊骇背痛,善噫善欠,名曰风厥。**二阳,胃与大肠也。一阴,肝与心主也。肝胃二经,皆主惊骇。如《金匮真言论》曰:东方通于肝,其病发惊骇。《经脉篇》曰足阳明病,闻木声则惕然而惊者是也。背痛者,手足阳明之筋,皆夹脊也。噫,嗳气也,其主在心。然《邪客篇》曰:诸邪之在于心者,皆在于心之包络也。又《脉解篇》曰:所谓上走心为噫者,阴盛而上走于阳明,阳明络属心,故曰上走心为噫也。欠,呵欠也,欠虽主于肾,而《经脉篇》曰足阳明病为数欠,此又噫欠之在心包胃经也。肝主风,心包主火,风热为邪而阳明受之,故病名风厥。又风厥义,详《评热病论》,见后三十。**二阴一阳发病,善胀心满善气。**二阴,心与肾也。一阳,胆与三焦也。胆经邪胜则侮脾,故善胀。肾经邪胜则乘心,故心满。三焦病则上下不行,故善气也。**三阳三阴发病,为偏枯痿易,四支不举。**三阳,膀胱小肠也。三阴,脾肺也。膀胱之脉,自头背下行两足。小肠之脉,自两手上行肩胛。且脾主四支,肺主诸气,四经俱病,故当为偏枯,为痿易,为四支不举。痿易者,痿弱不支,左右相掉易也。

鼓一阳曰钩,鼓一阴曰毛,鼓阳胜急曰弦,鼓阳至而绝曰石,阴

阳相过曰溜。此举五脉之体，以微盛分阴阳，非若上文言经次之阴阳也。鼓，有力也。一阳一阴，言阴阳之微也。脉于微阳而见鼓者为钩，其气来盛去衰，应心脉也。脉于微阴而见鼓者曰毛，其气来轻虚以浮，应肺脉也。鼓动阳脉胜而急者曰弦，其气来端直以长而不至甚急，应肝脉也。鼓阳至而绝者，阳之伏也。脉名曰石，其气来沉以搏，应肾脉也。阴阳相过，谓流通平顺也。脉名曰溜，其气来柔缓而和，应脾脉也。

阴争于内，阳扰于外，魄汗未藏，四逆而起，起则熏肺，使人喘鸣。此兼表里以言阴阳之害也。表里不和，则或为藏病，阴争于内也。或为经病，阳扰于外也。然或表或里，皆干于肺。盖肺主气，外合于皮毛，内为五藏六府之长。魄汗未藏者，表不固也。四逆而起者，阳内竭也。甚至正不胜邪，则上熏及肺，令人气喘声鸣。此以营卫下竭，孤阳独浮，其不能免矣。**阴之所生，和本曰和。**阴者，五藏之真阴也。阴之所以生者，以藏气和；藏气之和，以阴阳之和也。不和则为争为扰，为刚为淖，而病由兴矣。**是故刚与刚，阳气破散，阴气乃消亡。**此言偏阳之为害也。刚与刚，阳之极也。以火济火，盛极必衰，故阳气反为之破散。阳气散则阴气不能独存，亦必从而消亡，而阴阳俱绝矣。**淖则刚柔不和，经气乃绝。**此言偏阴之害也。淖谓寒湿妄行，阴气胜也。若阳刚阴柔，皆失其和，经气从而败绝矣。

死阴之属，不过三日而死；生阳之属，不过四日而死。此言藏气相传，死生有异也。死阴生阳，义如下文。四日而死，按全元起作四日而已者是，盖既属生阳，不当死矣，死字疑误。**所谓生阳死阴者，肝之心谓之生阳，**肝之心，自肝传心也。以木生火，得其生气，是谓生阳，不过四日而愈已。**心之肺谓之死阴，**心之肺，自心传肺也。以火克金，阴气散亡，故曰死阴，不过三日而死。**肺之肾谓之重阴，**肺，金也。肾，水也。虽曰母子，而金水俱病，故曰重阴，无阳之候也。**肾之脾谓之辟阴，死不治。**辟，放辟也。土本制水，而水反侮脾，水无所畏，是谓辟阴，故死不治。辟音劈。

　　结阳者肿四支。此下言邪聚诸经之为病也。阳，六阳也。结阳者肿四支，四支为诸阳之本也。**结阴者便血一升，再结二升，三结三升。**阴，六阴也。阴主血，邪结阴分则血受病，故当便血。其浅者便血一升，则结邪当解。若不解而再结，以邪盛也，故便血二升。若又不解，邪为尤甚，故曰三结三升也。**阴阳结斜，多阴少阳曰石水，少腹肿。**斜，邪同。阴经阳经皆能结聚水邪，若多在阴少在阳者，名曰石水。石水者，沉坚在下，其证则少腹肿也。**二阳结谓之消，**胃与大肠经也。阳邪留结肠胃，则消渴善饥，其病曰消。三消义见后六十。**三阳结谓之隔，**膀胱小肠二经也。小肠属火，膀胱属水，邪结小肠则阳气不化，邪结膀胱则津液不行，下不通则上不运，故为隔塞之病。**三阴结谓之水，**脾肺二经也。脾土所以制水，土病则水反侮之，肺金所以生水，气病则水为不行，故寒结三阴，则气化为水。**一阴一阳结谓之喉痹。**一阴，肝与心主也。一阳，胆与三焦也。肝胆属木，心主三焦属火，四经皆从热化，其脉并络于喉，热邪内结，故为喉痹。痹者，闭也。痹音秘。

七、阴阳贵贱合病素问阴阳类论

　　孟春始至，黄帝燕坐，临观八极，正八风之气，而问雷公曰：阴阳之类，经脉之道，五中所主，何藏最贵？孟春始至，立春日也。燕，闲也。八极，八方远际也。正八风，察八方之风候也。五中，五内也。何藏最贵，欲见所当重也。**雷公对曰：春甲乙青，中主肝，治七十二日，是脉之主时，臣以其藏最贵。**四时之序，以春为首，五藏之气，惟肝应之，故公意以肝藏为最贵，盖指厥阴也。**帝曰：却念上下经，阴**

阳从容,子所言贵,最其下也。上下经,古经也。阴阳从容,其篇名也。帝谓念此经义,则贵不在肝,盖特其最下者耳。**雷公致斋七日,且复侍坐。**悟己之非,积诚复请也。**帝曰:三阳为经,**经,大经也。周身之脉,惟足太阳为巨,通巅下背,独统阳分,故曰经。**二阳为维,**维,维络也。阳明经上布头面,下循胸腹,独居三阳之中,维络于前,故曰维。**一阳为游部,**少阳在侧,前行则会于阳明,后行则会于太阳,出入于二阳之间,故曰游部。杨上善曰:三阳,足太阳脉也,从目内眦上头,分为四道下项,并正别脉上下六道以行于背,与身为经。二阳,足阳明脉也,从鼻而起,下咽分为四道,并正别脉六道,上下行腹,纲维于身。一阳,足少阳脉也,起目外眦络头,分为四道,下缺盆,并正别脉六道上下,主经营百节,流气三部,故曰游部。**此知五藏终始。**有阳则有阴,有表则有里,睹此三阳之义,则五藏之终始,可类求而知矣。**三阳为表,**三阳,误也,当作三阴。三阴,太阴也。太阴为诸阴之表,故曰三阴为表。按《阴阳离合论》曰:太阴为开。《痿论》曰:肺主身之皮毛。《师傅篇》曰:肺为之盖。脾者主为卫。是手足三阴,皆可言表也。据下文所谓三阳三阴者,明列次序,本以释此,故此节当为三阴无疑。按:王氏而下,凡注此者,皆曰:三阳,太阳也。二阴,少阴也。少阴与太阳为表里,故曰三阳为表,二阴为里。其说若是,然六经皆有表里,何独言二经之表里于此耶?盖未之详察耳。**二阴为里,**二阴,少阴肾也。肾属水,其气沉,其主骨,故二阴为里。**一阴至绝作朔晦,却具合以正其理。**一阴,厥阴也。厥者,尽也。按《阴阳系日月篇》曰:戌主右足之厥阴,亥主左足之厥阴,此两阴交尽,故曰厥阴也。夫厥阴之气,应在戌亥,六气不几于经矣。然阴阳消长之道,阴之尽也如月之晦,阳之生也如月之朔,既晦而朔则绝而复生,此所谓一阴至绝作朔晦也。由是而终始循环,气数具合,故得以正其造化之理矣。按六经之分少太者,以微盛言,故谓厥阴为尽阴。其分一二三者,以六气之次言耳。如三阴之序,首厥阴一也,次少阴二也,又次太阴三也。三阳之序,首少阳,次阳明,又次太阳,是三阳之次也。**雷公曰:受业未能明。**按上文雷公以肝为最贵,而不知肝属一阴,为阴之尽,帝谓最其下者以此,故公曰受业未能明也。

　　帝曰:所谓三阳者,太阳为经,此下详分六经,并明六脉皆至于太阴也。太阳为经,即所以释上文之义。**三阳脉至手太阴,而弦浮而不沉,决以度,察以心,合之阴阳之论。**手太阴,肺经也。本属三阴之脉,然诸脉皆会于气口,故特以三阳脉至手太阴为言也。下放此。太阳之脉本洪大以长,今其弦浮不沉,是邪脉也,乃当决其衰王之度,察以吾心,而合之阴阳之论,则善恶可明矣。**所谓二阳者,阳明也,**前所谓二阳者,即阳明也。《阴阳系日月篇》曰:两阳合明,故曰阳明。**至手太阴,弦而沉急不鼓,炅至以病皆死。**阳明胃脉本浮大而短,今则弦而沉急,不能振鼓,是木邪侮土,阴气乘阳也。若热至为病者,尤忌此阴脉,犯之为逆,必皆死也。炅,居永切,热也。**一阳者,少阳也,**即前所谓一阳也。**至手太阴,上连人迎,弦急悬不绝,此少阳之病也,专阴则死。**人迎,足阳明脉也,在结喉两傍,故曰上连人迎。悬,浮露如悬也。少阳之脉,其体乍数乍疏,乍短乍长;今则弦急如悬,其至不绝,兼之上乘胃经,此木邪之胜,少阳病也。然少阳厥阴皆从木化,若阳气竭绝,则阴邪独盛,弦搏至极,是曰专阴,专阴者死也。按:以上三阳为病皆言弦急者,盖弦属于肝,厥阴脉也,阴邪见于阳分,非危则病,故帝特举为言,正以明肝之不足贵也。**三阴者,六经之所主也,**三阴,太阴也。上文云三阳为表当作三阴者,其义即此。三阴之藏,脾与肺也,肺主气,朝会百脉,脾属土,为万物之母,故三阴为六经之主。**交于太阴,伏鼓不浮,上空志心。**交于太阴,谓三阴脉至气口也。肺主轻浮,脾主和缓,其本脉也;今见伏鼓不浮,则阴盛阳衰矣,当病上焦空虚,而脾肺之志以及心神,为阴所伤,皆致不足,故曰上空志心。按《阴阳应象大论》曰:肺在志为忧,脾在志为思,心在志为喜。是皆五藏之志也。**二阴至肺,其气归膀胱,外连脾胃。**二阴至肺者,言肾脉之至气口也。《经脉别论》曰二阴搏至,肾沉不浮者是也。肾脉上行,其直者从肾上贯肝膈,入肺中,出气口,是二阴至肺也。肾主水,得肺气以行降下之令,通调水道,其气归膀胱也。肺在上,肾在下,脾胃居中,主其升降之柄,故曰外连脾胃也。外者,肾对脾言,即上文三阴为表、二阴为里之义。**一阴独至,经绝气浮,不鼓钩而滑。**一阴独至,厥阴脉胜也《经脉别论》曰一阴至,厥阴之治是也。厥阴本脉,当耎滑弦长,阴中有阳,乃其正也。若一阴独至,则经绝于中,气浮于外,故不能鼓钩而滑,而但弦无胃,生意竭矣。**此六脉者,乍阴乍阳,交属相并,缪通五藏,合于阴阳,**六脉者,乍阴乍阳,皆至于手太阴,是寸口之脉,可以交属相并,缪通五藏,故能合于阴阳也。**先至为主,后至为客。**六脉之交,至有先后,有以阴见阳者,有以阳见阴者。阳脉先至,阴脉后至,则阳为主而阴为客;阴脉先至,阳脉后至,则阴为主而阳为客,此先至为主,后至为客之谓也。然至有常变,变有真假。常阳变阴,常阴变阳,常者主也,变者客也。变有真假,真变则殆,假变无虞,真者主也,假者客也。客主之义,有脉体焉,有运气焉,有久暂焉,有逆肠焉,有主之先而客之后者焉。诊之精妙,无出此矣,非精于此者,不能及也,脉岂易言哉?**雷公曰:臣悉尽意受传经脉,颂得从容之道,以合从容,不知阴阳,不知雌雄。**颂,诵同。《从容之道》可诵,其为古经篇名可知,如《示从容论》之类是也。以合从容,合其法也。雌雄,如下文云二阴为雌,又顺气一日分为四时篇曰:肝为牡藏,脾为牝藏。皆雌雄之义。

帝曰:三阳为父,此详明六经之贵贱也。太阳总领诸经,独为尊大，故称乎父。**二阳为卫**，捍卫诸经阳气也。**一阳为纪**。纪于二阳之间，即《阴阳离合论》少阳为枢之义。**三阴为母**，太阴滋养诸经，故称为母。**二阴为雌**，少阴属水，水能生物，故曰雌，亦上文二阴为里之义。**一阴为独使**。使者，交通终始之谓。阴尽阳生，惟厥阴主之，故为独使。

　　二阳一阴，阳明主病，不胜一阴，脉栗而动，九窍皆沉。此言诸经合病有胜制也。二阳，土也。一阴，木也。阳明厥阴相薄，则肝邪侮胃，故阳明主病，不胜一阴。脉栗者，胃气也。动者，肝气也。土受木邪，则栗而兼动也。九窍之气，皆阳明所及，阳明病则胃气不行，故九窍皆为沉滞不通利矣。三阳一阴，太阳脉胜，一阴不能止，内乱五藏，外为惊骇。三阳一阴，膀胱与肝合病也。肝木生火，而膀胱以寒水侮之，故太阳脉胜。一阴肝气虽强，不能禁止，由是而风寒相挟，内乱五藏，肝气受伤，故发为惊骇之病。**二阴二阳，病在肺，少阴脉沉，胜肺伤脾，外伤四支**。二阴，手少阴也。二阳，足阳明也。少阴为心火之藏，火邪则伤金，故病在肺。阳明为胃土之府，土邪必伤水，故足少阴之脉沉。沉者，气衰不振之谓。然胃为脾府，脾主四支，火既胜肺，胃复连脾，脾病则四支亦病矣。**二阴二阳皆交至，病在肾，骂詈妄行，巅疾为狂**。二阴之至，邪在肾也。二阳之至，邪在胃也。水土之邪交至，则土胜水亏，水亏则阴不胜阳，故病在肾。土胜则阳明邪实，故骂詈妄行，巅疾为狂。**二阴一阳，病出于肾，阴气客游于心脘，下空窍堤闭塞不通，四支别离**。二阴，肾也。一阳，三焦也。肾与三焦合病，则相火受水之制，故病出于肾。肾脉之支者，从肺出络心，注胸中，故阴气盛则客游于心脘也。阴邪自下而上，阳气不能下行，故下焦空窍若有堤障而闭塞不通。清阳实四支，阳虚则四支不为用，状若别离于身者矣。**一阴一阳代绝，此阴气至心，上下无常，出入不知，喉咽干燥，病在上脾**。一阴，足厥阴肝也。一阳，足少阳胆也。代绝者,二藏气伤,脉来变乱也。肝胆皆木,本生心火,病以阳衰,则阴气至心矣。然木病从风,善行数变,故或上或下,无有常处,或出或入,不知由然。其为喉咽干燥者,盖咽为肝胆之使,又脾脉结于咽也,故病在土脾。正以风木之邪,必克土耳。**二阳三阴至阴皆在,阴不过阳,阳气不能止阴,阴阳并绝,浮为血瘕,沉为脓胕,阴阳皆壮,下至阴阳。**二阳,胃也。三阴,肺也。至阴,脾也。皆在,皆病也。脾胃相为表里,病则仓廪不化;肺布气于藏府,病则治节不行。故致阴不过阳,则阴自为阴,不过入于阳分也。阳气不能止阴,则阳自为阳,不留止于阴分也。若是者,无复交通,阴阳并绝矣。故脉浮者病当在外而为血瘕,脉沉者病当在内而为脓胕,正以阴阳表里不相交通,故脉证之反若此。至若阴阳皆壮,则亢而为害,或以孤阴,或以孤阳,病之所及,下至阴阳。盖男为阳道,女为阴器,隐曲不谓,俱成大病也。**上合昭昭,下合冥冥,诊决死生之期,遂至岁首。**昭昭可见,冥冥可测,有阴阳之道在也。故欲决死生之期者,必当求至岁首。如甲己之年,丙寅作首,则二月丁卯,三月戊辰;子午之年,君火司天,则初气太阳,二气厥阴之类。以次求之,则五行衰王,可得其逆顺之期矣。

八、三阳并至,其绝在肾素问著至教论全

黄帝坐明堂,召雷公而问之曰:子知医之道乎?明堂,天子布政之所,圣人向明而治,故曰明堂。**雷公对曰:诵而颇能解,解而未能别,别而未能明,明而未能彰,**颇能解,粗解其义耳。别者别其条理,明者明其精微,彰则利于用矣。杨上善曰:习道有五:一诵,二解,三别,四明,五彰。**足以治群僚,不足至侯王。**群僚之情易通,侯王之意难测,所以有不同也。然则膏粱藜藿,其为难易亦然。**愿得受树天之度,四时阴阳合之,别星辰与日月光,以彰经术,后世益明,上通**

神农,著至教拟于二皇。树,立也。天度立则四时阴阳之序可以合,星辰日月之光可以别,用以彰经术,令后世益明,是上通神农之道,著为至教,则拟德于二皇矣。二皇,伏羲、神农也。**帝曰:善。无失之。此皆阴阳表里、上下雌雄相输应也。而道上知天文,下知地理,中知人事,可以长久,以教众庶,亦不疑殆,医道论篇,可传后世,可以为宝**。阴阳表里上下雌雄相输应者,即指上文天度四时阴阳星辰日月光言,所以医道合于三才,必尽知之,斯可以垂教后世,不致疑殆,永传为宝矣。而道上知天文等四句,与《气交变大论》同,详《运气类》十。**雷公曰:请受道,讽诵用解。帝曰:子不闻阴阳传乎?曰:不知。曰:夫三阳天为业**,阴阳传,古经也。此三阳者,统手足六阳为言。三阳在上,应天之气而卫乎周身,故曰天为业者,谓业同乎天也。**上下无常,合而病至,偏害阴阳**。三阳主表,而虚邪中之,则应变不定,故其气上下无常。若三阳相合而病至,阳胜伤阴,则自外而内,偏害阴阳矣。《禁服篇》曰:审察卫气,为百病母。盖亦此义。**雷公曰:三阳莫当,请闻其解**。此必古经语也。言三阳并至,则邪变之多,气有莫可当者。**帝曰:三阳独至者,是三阳并至,并至如风雨,上为巅疾,下为漏病**。此三阳独至者,虽兼手足太阳为言,而尤以足太阳为之主,故曰独至。盖足太阳为三阳之纲领,故凡太阳之邪独至者,则三阳气会,皆得随而并至也。阳邪之至,疾速无期,故如风雨。且足太阳之脉,上从巅入络脑,下络肾属膀胱,手太阳之脉,上循颈颊,下抵胃属小肠。故上为顶巅之疾,下为漏病。漏病者,二阴不禁,凡水谷精血之类皆是也。**外无期,内无正,不中经纪,诊无上下以书别**。三阳并至,倏如风雨,故外无证据可期,内无名目可正,病变之至,不中于经常纲纪。故其诊也,亦无上下一定之法及可以书记先别之者。**雷公曰:臣治疏愈,说意而已**。言臣之治病鲜愈者,正如帝之所教,然愿言其意而已。**帝曰:三阳者,至阳也,积并则为惊**,

病起疾风,至如礔砺,九窍皆塞,阳气滂溢,干嗌喉塞。太阳为至盛之阳,故曰至阳。若诸阳更为积并,则阳盛之极,必伤阴气。手太阳之阴心也,足太阳之阴肾也,心伤其神,肾伤其志,则为惊骇。疾风礔砺,皆速暴之谓。其为九窍嗌喉之干塞者,以手太阳手足少阴之脉,皆循咽喉也。礔砺,霹雳同。**并于阴则上下无常,薄为肠澼。**阴,藏也。阳邪自表入藏,并聚于阴,则或上或下,亦无定诊。若留薄下焦,则为肠澼而下利。**此谓三阳直心,坐不得起卧者,便身全三阳之病。**直心,谓邪气直冲心膈也。手太阳之脉,循臂外廉出绕肩胛交肩上,入缺盆络心;足太阳之脉,夹脊贯臀入腘中,其别者散之肾,循脊当心入散。故凡病邪气直心,及坐不得起,起不得卧者,便身全三阳之病也。愚按:三阳之邪多自外入,故伤寒家多有直心不得起卧之证。凡诊外感者,不可不察此节之义。**且以知天下,何以别阴阳,应四时,合之五行,**且,犹将也。谓欲知天下之要道,尤当别阴阳,应四时,以合之五行之理也。**雷公曰:阳言不别,阴言不理,请起受解,以为至道。**不别不理,言未明也。公因帝问,故自歉而复请。**帝曰:子若受传,不知合至道以惑师教,语子至道之要。**受传于师而未明其道,适足以惑师之教,故语以其要也。**病伤五藏,筋骨以消,子言不明不别,是世主学尽矣。**邪并于阳则阳病,并于阴则阴病,阴阳俱病,故伤五藏。藏伤于内,则筋骨消于外也。医道司人之命,为天下之所赖,故曰世主。不明不别,于道何有,是使圣人之学泯矣。**肾且绝,惋惋日暮,从容不出,人事不殷。**肾与足太阳为表里,至阴之藏也。《上古天真论》曰:肾者主水,受五藏六府之精而藏之。今如上文所云,三阳并至而病伤五藏,则精虚气竭,筋骨以消矣。且太阳传里,必至少阴,是以肾气受伤,真阴且绝,故惋惋不已,忧疑终日,宜其窘窘乎从容之不出,岌岌乎人事之不殷也。然则阳邪之至,害必归阴,五藏之伤,穷必及肾,此所谓阴阳表里上下雌雄相输应也,即所谓至道之要也。学者于此知救其原,则回天之手矣。故论名著至教者,夫岂徒然也哉!悗,乌贯切。

九、三阴比类之病素问示从容论全

黄帝燕坐,召雷公而问之曰:汝受术诵书者,若能览观杂学,及于此类,通合道理,为余言子所长,五藏六府,胆胃大小肠,脾胞膀胱,脑髓涕唾,哭泣悲哀,水所从行,此皆人之所生,治之过失。比类者,比异别类以测病情也。义详《论治类》十八。五藏六府等义,详《藏象类》二十三。水,五液也,即指胆胃以下十四端血气而言,皆人之所赖以生者。此而不明,动必多误,故凡治过于病谓之过,治不及病谓之失,不得其中,皆治之过失也。**子务明之,可以十全,即不能知,为世所怨。**不能十全,必有过失,故招人之怨。**雷公曰:臣请诵脉经上下篇甚众多矣,别异比类,犹未能以十全,又安足以明之?**古有脉经,意即《脉要精微》《平人气象》等论之义。**帝曰:子别试通五藏之过,六府之所不和,针石之败,毒药所宜,汤液滋味,具言其状,悉言以对,请问不知。**别试通者,谓素之所通也。其有未通者,当请问其所不知耳。**雷公曰:肝虚肾虚脾虚,皆令人体重烦冤,当投毒药刺灸砭石汤液,或已或不已,愿闻其解。**肝主筋,筋病则不能收持。肾主骨,骨病则艰于举动。脾主四支,四支病则倦怠无力,故皆令人体重。然三藏皆阴,阴虚则阳亢,故又令人烦冤满闷也。**帝曰:公何年之长而问之少,余真问以自谬也。吾问子窈冥,子言上下篇以对何也?**言对非所问,反若问者之自谬也。窈冥,玄微之谓。如《八正神明论》曰:观其冥冥者,言形气营卫之不形于外,而工独知之,以日之寒温,月之虚盛,四时气之浮沉,参伍相合而调之,工常先见之,然而不形于外,故曰观于冥冥焉。此即帝之所问,而公对则误,故非之也。窈音杳。**夫脾虚浮似肺,肾小浮似脾,肝急沉散似肾,此皆工之**

所时乱也，然从容得之。 脾本微耎，病而虚浮，则似肺矣。肾本微沉，病而小浮，则似脾矣。肝本微弦，病而急沉散，则似肾矣。脉有相类，不能辨之，则以此作彼，致于谬误，此皆工之不明，所以时多惑乱也。若能知《从容篇》之道而比类求之，则窈冥之妙可得矣。按：王氏曰：浮而缓曰脾，浮而短曰肺，小浮而滑曰心，急紧而散曰肝，搏沉而滑曰肾。此详言五藏脉体，以明本节之义也。所以诊法，有从部位察藏气者，有从脉体察藏气者，得其义则妙无不在，学者当于此而贯通焉。**若夫三藏土木水参居，此童子之所知，问之何也？** 脾合土，肝合木，肾合水，三藏皆在鬲下，气脉相近，故曰参居。

雷公曰：于此有人，头痛筋挛骨重，怯然少气，哕噫腹满，时惊不嗜卧，此何藏之发也？脉浮而弦，切之石坚，不知其解，复问所以三藏者，以知其比类也。 此下言肾病之疑似也。脉浮类肺，脉弦类肝，脉石坚类肾，难以详辨，故复问三藏之比类也。哕，于决切，又音诲。噫，伊、隘二音。**帝曰：夫从容之谓也。** 引经语也，如下文。**夫年长则求之于府，年少则求之于经，年壮则求之于藏。** 此总言比异别类之法也。夫年长者每多口味，六府所以受物，故当求之于府以察其过。年少者每忽风寒劳倦，所受在经，故当求之于经以察其伤。年壮者多纵房欲，五藏所以藏精，故当求之于藏以察其虚实。**今子所言，皆失八风菀热，五藏消烁，传邪相受。** 帝言公之所问，但据病而言，而不知其所以然，故于八风菀热之故，五藏消烁之由，及邪传相受之次，则皆失之也。菀，郁同。烁，式灼切。**夫浮而弦者，是肾不足也。** 肾脉宜沉，浮则阴虚，水以生木，弦则气泄，故为肾之不足。**沉而石者，是肾气内著也。** 沉而石，沉甚而坚也。阴中无阳则肾气不达，故内著不行也。**怯然少气者，是水道不行，形气消索也。** 精所以成形，所以化气。水道不行则形气消索，故怯然少气也。**欬嗽烦冤者，是肾气之逆也。** 水藏空虚则上窃母气，故令人欬嗽烦冤，是肾气之上逆也。**一人之气,病在一藏也。若言三藏俱行,不在法也。**
凡此皆一人之气,病在肾之一藏耳。即如上文雷公所问头痛者,以
水亏火炎也。筋挛者,肾水不能养筋也。骨重者,肾主骨也。哕噎
者,肾脉上贯肝鬲,阴气逆也。腹满者,水邪侮土也。时惊者,肾藏
志,志失则惊也。不嗜卧者,阴虚目不瞑也。病本于肾,而言三藏俱
行,故非法也。

雷公曰:**于此有人,四支解堕,喘欬血泄,而愚诊之以为伤肺,切
脉浮大而紧,愚不敢治,粗工下砭石,病愈多出血,血止身轻,此何物
也?**此下言脾病之疑似也。砭,标兼切。帝曰:**子所能治,知亦众
多,与此病失矣。**言子之所能,余亦知其多;
但以此病为伤肺,则失之矣。譬以鸿飞,亦冲于天,虽所之任意,而
终莫能得其际,亦犹长空浩渺之难测耳。**夫圣人之治病,循法守度,
援物比类,化之冥冥,循上及下,何必守经。**循守法度,遵古人之绳
墨也。援物比类,格事物之情状也。化之冥冥,握变化于莫测之间
而神无方也。能如是则循上可也,及下亦可也。然则法不可废,亦
不可泥,弗拘形迹,何必守经,是乃所谓圣人之至治。**今夫脉浮大虚
者,是脾气之外绝,去胃外归阳明也。**此言所问脉证,皆脾胃病也。
夫脾属阴,为胃之里;胃属阳,为脾之表。今脉来浮大而虚,则外有
余,内不足,是脾气之外绝于胃也。脾已去胃,故气归阳明而脉见如
此。按《血气形志篇》曰:阳明常多气多血,刺阳明出血气。故雷公
问粗工下砭石而愈者,正所以泄阳明之邪实耳。**夫二火不胜三水,
是以脉乱而无常也。**二火,谓二阳藏,心肺居于鬲上也。三水,谓三
阴藏,肝脾肾居于鬲下也。此五藏之象,阴多于阳,故曰二火不胜三
水。是以脾为阴土,须赖火生。今之脾气去胃,外绝阳明,故脉乱无
常者,以脾中无胃气也。**四支解堕,此脾精之不行也。**脾主四支也。
喘欬者,是水气并阳明也。脾病不能制水,则水邪泛溢,并于胃府,

气道不利,故为喘为欬,盖五藏六府,皆能令人欬也。**血泄者,脉急血无所行也。**经脉者,所以行血气而营阴阳也。脉之急疾,由于气乱,气乱则血乱,故注泄于便,无所正行矣。血不守中,主在肺。**若夫以为伤肺者,由失以狂也。不引比类,是知不明也。**狂,妄也。不引比类,故因喘欬为伤肺,是知之不明也。若参合脉证而求之,则病在脾而不在肺,可类察之矣。**夫伤肺者,脾气不守,胃气不清,经气不为使,真藏坏决,经脉傍绝,五藏漏泄,不衄则呕,此二者不相类也。**此明伤肺之候也。肺金受伤,窃其母气,故脾不能守。人受气于谷,谷入于胃,以传于肺,肺病则谷气无以行,故脾不能清。肺者所以行营卫、通阴阳,肺伤则营卫俱病,故经气不为使。真藏,言肺藏也。肺藏损坏,则治节不通,以致经脉有所偏绝,而五藏之气皆失其守,因为漏泄,故不衄血于鼻,则呕血于口。此其在脾在肺,所本不同,故二者不相类也。愚按:人有五藏,曰心肺肝脾肾,皆为阴也。本篇发明三阴为病之义,独不及心肝二藏者,盖心为君主,邪不可伤,伤则死矣,不待言也。肝为将军之官,木气多强,故于篇首但言脾肝肾相似之脉,土木水参居之理,亦不详言其病也。舍此二者,则肾为藏精之本,肺为藏气之本,脾为水谷之本。水病则及肺,金病则及脾,盗母气也;土病则败及诸藏,失化生之原也。凡犯三阴亏损者,皆在此三藏耳,三藏俱伤,鲜能免矣。故圣帝特言于此,学者当深察其义。**譬如天之无形,地之无理,白与黑相去远矣。**天有象,地有位,若不知之,则天若无形,地若无理。此言二藏之伤,形证悬别,不能明辨,亦犹是也,黑自混淆,相去远矣。**是失吾过矣,以子知之,故不告子。**是,此也。言雷公之失,以吾不告之过耳。**明引比类从容,是以名曰诊经,是谓至道也。**谓此篇明引形证,比量异同,以合从容之法,故名曰诊经,乃至道之所在也。

类经十四卷

疾病类

十、十二经病

灵枢经脉篇。此章与经络类第二章同出一篇，义有相贯，所当互考。

黄帝曰：肺，手太阴也。是动则病肺胀满，膨膨而喘欬，动，言变也，变则变常而为病也。如《阴阳应象大论》曰，在变动为握为哕之类，即此之谓。肺脉起于中焦，循胃口上鬲属肺，故病如此。按《至真要大论》列此肺病于少阴司天之下，以热淫所胜，火克金也。详《运气类》二十五。下同。膨音彭。**缺盆中痛，**缺盆虽十二经之道路，而肺为尤近，故肺病则痛。**甚则交两手而瞀，此为臂厥。**瞀，木痛不仁也。手太阴脉由中府出腋下，行肘臂问，故为臂厥。瞀，茂、莫、务三音。**是主肺所生病者，**手之太阴，肺所生病也。按二十二难曰：经言是动者，气也；所生病者，血也。邪在气，气为是动；邪在血，血为所生病。气主呴之，血主濡之。气留而不行者，为气先病也；血壅而不濡者，为血后病也。故先为是动，后所生也。观此以是动为气，所生为血，先病为气，后病为血，若乎近理。然细察本篇之义，凡在五藏，则各言藏所生病，凡在六府，则或言气或言血，或脉或筋，或骨或津液，其所生病本各有所主，非以血气二字言十二经者也。《难经》之言，似非经旨。**欬，上气喘渴，烦心胸满，臑臂内前廉痛厥，掌中热。**渴当作喝，声粗急也。太阴之别直入掌中，故为痛厥掌热。

气盛有余则肩背痛，风寒汗出中风，小便数而欠。 手太阴筋结于肩，藏附于背，故邪气盛则肩背痛。肺主皮毛而风寒在表，故汗出中风。肺为肾母，邪伤其气，故小便数而欠。**气虚则肩背痛寒，少气不足以息，溺色变，为此诸病。** 肩背者，上焦之阳分也。气虚则阳病，故为痛为寒而怯然少气。金衰则水涸，故溺色变而黄赤。**盛则写之，虚则补之，热则疾之，寒则留之，陷下则灸之，不盛不虚，以经取之。** 盛写虚补，虽以针言，药亦然也。热则疾之，气至速也。寒则留之，气至迟也。陷下则灸之，阳气内衰，脉不起也。不盛不虚，以病有不因血气之虚实而惟逆于经者，则当随经所在，或饮药或刺灸以取之也。下文诸经之治，义与此同。此节与《禁服篇》大同，详《针刺类》二十九。**盛者寸口大三倍于人迎，虚者则寸口反小于人迎也。** 寸口主阴，肺为大肠之藏，手太阴经也。故肺气盛者，寸口大三倍于人迎，虚则反小也。人迎者，足阳明之动脉，在结喉旁一寸五分，乃三阳脉气所至也。《阴阳别论》曰三阳在头、三阴在手者，其义即此。下同。人迎脉口一盛二盛三盛，当补当写，义具《终始篇》，详《针刺类》二十八。

　　大肠，手阳明也。是动则病齿痛颈肿。 动义如前。手阳明之支者从，缺盆上颈贯颊入下齿中也。**是主津液所生病者，** 大肠与肺为表里，肺主气而津液由于气化，故凡大肠之或泄或秘，皆津液所生之病，而主在大肠也。**目黄口干，鼽衄喉痹，肩前臑痛，大指次指痛不用。** 手阳明之别者合于宗脉，故目黄。其他诸病，皆本经之脉所及。按《至真要大论》列此于少阴司天条下，以热淫所胜，病在金也。**气有余则当脉所过者热肿。** 当脉所过，手阳明之次也。**虚则寒栗不复，为此诸病。** 寒栗不复，不易温也。此皆手阳明之诸病。**盛则写之，虚则补之，热则疾之，寒则留之，陷下则灸之，不盛不虚，以经取之。** 义如前。**盛者人迎大三倍于寸口，虚者人迎反小于寸口也。** 人迎主阳,大肠为肺之府,手阳明经也,故盛则人迎大于寸口,虚则人迎小于寸口也。详义如前。

胃,足阳明也。是动则病洒洒振寒,善呻数欠,颜黑,胃属土,土病而洒洒振寒者,风之胜也。善呻数欠,胃之郁也。按《至真要大论》列此于厥阴在泉条下,其为木胜可知。黑,水色也。土病则水无所畏,故黑色反见于颜面。**病至则恶人与火,闻木声则惕然而惊,心欲动,独闭户塞牖而处,甚则欲上高而歌,弃衣而走,**病至而恶人者,阳明厥逆则喘而悗,悗则恶人也。恶火者,邪客阳明则热甚也。闻木音而惊者,土恶木也。欲闭户而处者,阴阳相薄而阴胜阳也。欲上高而歌者,阳盛则四支实也。弃衣而走者,热盛于身也。此节义详下二章。牖音有。**贲响腹胀,是为骭厥。**贲响,肠胃雷鸣也。骭,足胫也。阳明之脉自膝膑下胫骨外廉,故为胫骭厥逆。贲,奔同。骭音干。**是主血所生病者,**中焦受谷,变化而赤为血,故阳明为多气多血之经,而主血所生病者。**狂疟,温淫汗出,鼽衄,口喝唇胗,颈肿喉痹,**喝,歪也。胗,疮也。阳明热胜则狂风,胜则疟温,气淫泆则汗出。鼽衄口喝等证,皆阳明经脉之所及也。鼽音求。衄,女六切。喝,孔乖切。胗音疹。**大腹水肿,**胃在中焦,土病则不能制水也。**膝膑肿痛,循膺、乳、气街、股、伏兔、骭外廉、足跗上皆痛,中指不用。**阳明脉从缺盆下乳内廉,挟脐腹前阴由股下足以入中指,故为病如此。膑、频、牝二音。**气盛则身以前皆热,其有余于胃,则消谷善饥溺色黄。**此阳明实热在经在藏之辨。**气不足则身以前皆寒栗,胃中寒则胀满,为此诸病。**此阴明虚寒在经在藏之辨也。**盛则写之,虚则补之,热则疾之,寒则留之,陷下则灸之,不盛不虚,以经取之。**义如首经。**盛者人迎大三倍于寸口,虚者人迎反小于寸口也。**足阳明为太阴之表,三阳也,故盛衰见于人迎。

脾,足太阴也。是动则病舌本强,食则呕,脾脉连舌本,故强。

脾病则不运,故呕。**胃脘痛腹胀善噫。**脾脉入腹,属脾络胃,故为痛为胀。噫,嗳叹声。阴盛而上走于阳明,故气滞而为噫。噫,伊、隘二音。**得后与气则快然如衰,**脾气通也。以上诸义详下章。**身体皆重。**脾主肌肉也。按《至真要大论》列以上诸证于厥阴在泉条下,木胜克脾也。**是主脾所生病者,**足太阴土也。**舌本痛,体不能动摇,食不下,烦心,心下急痛,溏、瘕、泄、水闭、黄疸,不能卧,强立,股膝内肿厥,足大指不用,为此诸病。**太阴脉支者上膈注心中,故为烦心心痛。脾寒则为溏泻,脾滞则为症瘕。脾病不能制水,则为泄为水闭黄疸不能卧。脾脉起于足拇以上膝股内廉,故为肿为厥,为大指不用诸病。按《至真要大论》于厥阴司天条下列此诸证,以风淫所胜,病本于脾也。瘕,加、驾二音。疸音旦。**盛则写之,虚则补之,热则疾之,寒则留之,陷下则灸之,不盛不虚,以经取之。**义如首经。**盛者寸口大三倍于人迎,虚者寸口反小于人迎。**足太阴为阳明之里,三阴也,故脉之盛衰候于气口。

心,手少阴也。**是动则病嗌干心痛,渴而欲饮,**本经支者从心系上挟咽,故为嗌干心痛。心火炎则心液耗,故渴而欲饮。嗌音益。**是为臂厥。**手少阴循臂内后廉出小指之端,故为臂厥。**是主心所生病者,**手少阴经,心所生病也。**目黄胁痛,臑臂内后廉痛厥,掌中热痛,为此诸病。**少阴之脉系目系,故目黄。出腋下,故胁痛。循臑臂内入掌内后廉,故为热痛诸病。臑,儒、輭二音,又双刀、奴到二切。**盛则写之,虚则补之,热则疾之,寒则留之,陷下则灸之,不盛不虚,以经取之。**义如首经。**盛者寸口大再倍于人迎,虚者寸口反小于人迎也。**手少阴为太阳之里,三阴也,故脉之盛衰见于寸口。

小肠,手太阳也。**是动则病嗌痛颔肿,**本经之脉循咽下膈,其支者循颈上颊,故为是病。《至真要大论》列此于太阳在泉之下,以寒淫所胜而病及火府也。颔,何敢切。**不可以顾,肩似拔,臑似折。**手太阳脉循臑外后廉绕肩胛,交肩上,故肩臑之痛如拔如折。**是主液所生病者,**小肠主泌别清浊,病则水谷不分而流衍无制,是主液所生病也。**耳聋目黄颊肿,颈颔肩臑肘臂外后廉痛,为此诸病。**皆小肠经脉之所及。**盛则写之,虚则补之,热则疾之,寒则留之,陷下则灸之,不盛不虚,以经取之。**义如首经。**盛者人迎大再倍于寸口,虚者人迎反小于寸口也。**手太阳为少阴之表,故候在人迎。

膀胱,足太阳也。是动则病冲头痛,本经脉上额交巅入络脑,故邪气上冲而为头痛。**目似脱,项如拔,**脉起目内眦,还出别下项也。**脊痛腰似折,髀不可以曲,腘如结,踹如裂,**本经挟脊抵腰中,过髀枢,循髀外下合腘中,贯踹内,故病如是。按《至真要大论》列以上诸证于太阴在泉司天之下,以湿淫所胜,土邪伤水也。髀,并米切,又音比。腘音国。踹,腨同,音篆。**是为踝厥。**足太阳脉出外踝之后,筋结于外踝也。踝,胡寡切。**是主筋所生病者,**周身筋脉,惟足太阳为多为巨。其下者结于踵,结于腨,结于腘,结于臀;其上者,挟腰脊,络肩项,上头为目上网,下结于頄。故凡为挛为弛为反张戴眼之类,皆足太阳之水亏,而主筋所生病者。**痔疟狂癫疾,**脉入肛,故为痔。经属表,故为疟。邪入于阳,故为狂癫疾。**头囟项痛,目黄泪出鼽衄,项背腰尻腘踹脚皆痛,小指不用,为此诸病。**皆足太阳之所及,故为此诸病。囟音信。尻,开高切。**盛则写之,虚则补之,热则疾之,寒则留之,陷下则灸之,不盛不虚,以经取之。**义如首经。**盛者人迎大再倍于寸口,虚者人迎反小于寸口也。**足太阳为少阴之表,故候在人迎。

肾,足少阴也。是动则病饥不欲食,肾虽阴藏,元阳所居,水中有火,为脾胃之母。阴动则阳衰,阳衰则脾因,故病虽饥而不欲食。**面如漆柴,**水色黑,阴邪色见于面,故如漆。肾藏精,精衰则枯,故如柴。**欬唾则有血,喝喝而喘,**真阴损及其母也。**坐而欲起,**阴虚不能静也。**目䀮䀮如无所见**，目之明在瞳子，瞳子者骨之精也。肾气内夺则目䀮䀮如无所见，故凡目多昏黑者，必真水亏于肾也。䀮，音荒。**心如悬，若饥状**，心肾不交则精神离散，故心如悬。阴虚则内馁，故常若饥状。按《至真要大论》列以上诸证于太阴司天之下，以土邪淫胜，故病本于肾也。**气不足则善恐，心惕惕如人将捕之**，肾在志为恐，肾气怯，故惕惕如人将捕之。以上诸义详下章。**是为骨厥。**厥逆在骨，肾主骨也。**是主肾所生病者**，足少阴经，肾所生病也。**口热舌干咽肿，上气，嗌干及痛，烦心心痛**，足少阴之脉循喉咙，挟舌本，其支者从肺出络心，故病如是。**黄疸肠澼**，阴虚阳实，故为黄疸。肾开窍于二阴故，为肠澼。疸音旦。澼音僻。**脊股内后廉痛，痿厥嗜卧，足下热而痛，为此诸病。**足少阴之脉，自小指斜趋足心，上腨出腘，上股内后廉，贯脊属肾，故为此诸证。嗜卧者、多阴少阳，精神匮也。《逆调论》曰：肾者水藏，主津液，主卧与喘也。**盛则写之，虚则补之，热则疾之，寒则留之，陷下则灸之，不盛不虚，以经取之。**义如首经。**灸则强食生肉，缓带披发，大杖重履而步。**生肉，厚味也。味厚所以补精，缓带披发，大杖重履而步，节劳也。安静所以养气，诸经不言此法，而惟肾经言之者，以真阴所在，精为元气之根也。**盛者寸口大再倍于人迎，虚者寸口反小于人迎也。**足少阴为太阳之里，故候在寸口。

　　心主，手厥阴心包络也。是动则病手心热，臂肘挛急，腋肿，皆本经之脉所及。**甚则胸胁支满，心中憺憺大动**，手厥阴出属心包络，循胸出胁故也。憺音淡，动而不宁貌。**面赤目黄**，心之华在面，目者心之使，故病则面赤目黄。以上诸证，按《至真要大论》俱列于太阳司天之下，以寒淫所胜，则心火受病也。**喜笑不休。**心在声为笑。**是主脉所生病者**，心主脉也。**烦心心痛，掌中热，为此诸病。**脉起心胸，入掌中也。**盛则写之，虚则补之，热则疾之，寒则留之，陷下则灸**

之,不盛不虚,以经取之。义如首经。**盛者寸口大一倍于人迎,虚者寸口反小于人迎也。**手厥阴为少阳之里,故候在寸口。

　　三焦,手少阳也。是动则病耳聋浑浑焞焞,嗌肿喉痹。浑浑焞焞,不明貌。三焦之脉上项系耳后,故为是病。按《至真要大论》列此于太阴在泉之下,湿土所以胜水也。焞,屯、吞二音。**是主气所生病者,**三焦为水渎之府,水病必由于气也。**汗出,目锐眦痛,颊痛,耳后肩臑肘臂外皆痛,小指次指不用,为此诸病。**三焦出气以温肌肉,充皮肤,故为汗出。其他诸病,皆本经之脉所及。**盛则写之,虚则补之,热则疾之,寒则留之,陷下则灸之,不盛不虚,以经取之。**义如首经。**盛者人迎大一倍于寸口,虚者人迎反小于寸口也。**手少阳为厥阴之表,故候在人迎。

　　胆,足少阳也。是动则病口苦,善太息,胆病则液泄故,口苦。胆郁则不舒故,善太息。**心胁痛不能转侧,**足少阳之别,贯心循胁里也。义详下章。**甚则面微有尘,体无膏泽,**足少阳之别散于面,胆木为病,燥金胜之,故面微有尘,体无膏泽。按《至真要大论》列以上诸证于阳明在泉司天者,即其义也。**足外反热,是为阳厥。**本经循髀阳出膝外廉,下出外踝之前,故足外反热。木病从火,故为阳厥。**是主骨所生病者,**胆味苦,苦走骨,故胆主骨所生病。又骨为干,其质刚,胆为中正之官,其气亦刚,胆病则失其刚,故病及于骨。凡惊伤胆者骨必软,即其明证。**头痛颔痛,目锐眦痛,缺盆中肿痛,腋下肿,马刀侠瘿,**马刀,瘰疬也。侠瘿,侠颈之瘤属也。眦音渍。瘿音影。**汗出振寒疟,**少阳居三阳之中,半表半里者也。故阳胜则汗出,风胜则振寒为疟。**胸胁肋髀,膝外至胫绝骨外踝前及诸节皆痛,小指次指不用,为此诸病。**皆本经之脉所及也。胫,形景、形敬二切。**盛则写之,虚则补之,热则疾之,寒则留之,陷下则灸之,不盛不虚,以经取之。**义如首经。**盛者人迎大一倍于寸口,虚者人迎反小于寸口**

也。足少阳为厥阴之表，故候在人迎。

肝，足厥阴也。是动则病腰痛不可以俛仰，足厥阴支别者，与太阴少阳之脉，同结于腰髁下中髎下髎之间，故为腰痛。《刺腰痛篇》曰：厥阴之脉令人腰痛，腰中如张弓弩弦。**丈夫㿗疝，妇人少腹肿，**足厥阴气逆则为睾肿卒疝。妇人少腹肿，即疝病也。上义详下章。㿗，㿔同，音颓。**甚则嗌干，面尘脱色。**肝脉循喉咙之后，上入颃颡，上出额，其支者从目系下颊里，故为此病。按《至真要大论》列以上诸证于阳明在泉司天之下，以燥淫所胜，则病本于肝也。**是肝所生病者，**足厥阴经，肝所生病也。**胸满呕逆，飧泄狐疝，遗溺闭癃，为此诸病。**本经上行者挟胃贯膈，下行者过阴器抵小腹，故为此诸病。飧音孙。癃，良中切。**盛则写之，虚则补之，热则疾之，寒则留之，陷下则灸之，不盛不虚，以经取之。**义如首经。**盛者寸口大一倍于人迎，虚者寸口反小于人迎也。**足厥阴为少阳之里，故候在寸口。

十一、六经病解

素问脉解篇全。本篇所解，大略皆出前章经脉篇之义，其中稍有不同者，盖互为发明也，当并求之。

太阳所谓肿腰脽痛者，正月太阳寅，寅太阳也，所谓者，引古经语也。脽，尻臀也。正月建寅，三阳月也。三阳者，太阳也。故足太阳病为肿腰脽痛者，应正月三阳之候。脽音谁。**正月阳气出在上，而阴气盛，阳未得自次也，故肿腰脽痛也。**正月之候，三阳虽出，而时令尚寒，阴气尚盛，阳气未有次第，以阴胜阳，故肿腰脽痛，正以足太阳之脉，挟脊抵腰贯臀。**病偏虚为跛者，正月阳气东解地气而出也，所谓偏虚者，冬寒颇有不足者，故偏虚为跛也。**正月东风解冻，阳气尚微，足太阳病有或左或右偏虚为跛者，应三阳不足于下也。足太阳下行之脉，循髀膕下出外踝之后，故有是证。跛，补火切。**所谓强上引背者，阳气大上而争，故强上也。**太阳之脉下项挟背，若阳气大上而争，则与三阳之气上升者同，故为强上引背也。**所谓耳鸣者，阳气万物盛上而跃，故耳鸣也。**太阳支者，从巅至耳上角，阳邪上盛，故为耳鸣也。**所谓甚则狂巅疾者，阳尽在上而阴气从下，下虚上实，故狂巅疾也。**巅，癫同。按前章《经脉篇》足太阳经条下作癫，盖古所通用也。所谓甚者，言阳邪盛也。阳邪实于阳经，则阳尽在上，阴气在下，上实下虚，故当为狂癫之病。**所谓浮为聋者，皆在气也。**阳实于上，则气壅为聋，亦以其脉至耳也。**所谓入中为瘖者，阳盛已衰，故为瘖也。**声由气发，气者阳也，阳盛则声大，阳虚则声微。若阳盛已衰，故瘖哑不能言也。瘖音音。**内夺而厥则为瘖俳，此肾虚也。**俳，废也。内夺者，夺其精也。精夺则气夺而厥，故声瘖于上，体废于下。元阳大亏，病本在肾，肾脉上挟舌本，下走足心，故为是病。俳音排，无所取义，误也。当作痱，正韵音沸。**少阴不至者，厥也。**此释上文内夺而厥之义也。少阴者，肾脉也，与太阳为表里。若肾气内夺，则少阴不至。少阴不至者，以阴虚无气，无气则阳衰，致厥之由也。以上腰尻痛耳聋狂巅厥逆等义，俱出前章太阳经病条下。

少阳**所谓心胁痛者，言少阳盛也，盛者心之所表也，**少阳之脉下胸中，循胁里，故心胁痛者，以少阳之邪盛也。然少阳属木，木以生火，故邪之盛者，其本在胆，其表在心。表者，标也。**九月阳气尽而阴气盛，故心胁痛也。**胆有相火，心有君火，火墓在戌，阳不胜阴，则心胁为痛，故应九月之气。**所谓不可反侧者，阴气藏物也，物藏则不动，故不可反侧也。**阴邪凝滞，藏伏阳中，喜静恶动，故反侧则痛。上义出前章足少阳经病。**所谓甚则跃者，九月万物尽衰，草木毕落而堕，则气去阳而之阴，气盛而阳之下长，故谓跃。**九月万物尽衰，草木毕落，是天地之气去阳而之阴也。人身之气亦然，故盛于阴分则所长在下。其有病为跳跃者,以足少阳脉下出足之外侧,阴复于上阳鼓于下也,故应九月之气。

阳明所谓洒洒振寒者,阳明者午也,五月盛阳之阴也,阳盛而阴气加之,故洒洒振寒也。五月阳气明盛,故曰阳明。夏至一阴初生,加以阳极之候,故病洒洒振寒者,以阳明应五月之气也。**所谓胫肿而股不收者,是五月盛阳之阴也,阳者衰于五月,而一阴气上,与阳始争,故胫肿而股不收也。**足阳明脉下髀关,抵伏免,下膝胫足跗,入中指内间。若阴生于下,上与阳争,则为胫肿而股不收,亦应五月一阴之气。**所谓上喘而为水者,阴气下而复上,上则邪客于藏府间,故为水也。**阳明土病,则不能制水。故阴邪自下而上,客于藏府之间,乃化为水。水之本在肾,末在肺,标本俱病,故为上喘也。**所谓胸痛少气者,水气在藏府也,水者阴气也,阴气在中,故胸痛少气也。**邪水之阴,非真阴也。阴邪在中,故为胸痛。阴盛则阳衰,故为少气,少气则气短而喘矣。**所谓甚则厥,恶人与火,闻木音则惕然而惊者,阳气与阴气相薄,水火相恶,故惕然而惊也。**薄,气相迫。阴阳之气,正则相和,邪则相恶。阴邪薄于阳明,故惕然而惊也。**所谓欲独闭户牖而处者,阴阳相薄也,阳尽而阴盛,故欲独闭户牖而居。**阴邪盛则阳明气衰,故欲静也。**所谓病至则欲乘高而歌,弃衣而走者,阴阳复争而外并于阳,故使之弃衣而走也。**寒邪外并于阳,则身热多躁,故弃衣而走。以上诸义,出前章足阳明经病。**所谓客孙脉则头痛鼻衄腹肿者,阳明并于上,上者则其孙络太阴也,故头痛鼻衄腹肿也。**寒邪客于阳明,则在头为痛,在鼻为衄,在腹为肿。以阴气上行而并于本经之孙络,故为是病。太阴者,言阴邪之盛,非阴经之谓也。如上文所言者,皆指阴盛为邪,则此义可知。衄音求。

太阴所谓病胀者,太阴子也,十一月万物气皆藏于中,故曰病胀。阴极于子,万物皆藏故,曰太阴子也。太阴之经入腹,凡邪藏于中则病为胀，故应十一月之气。**所谓上走心为噫者，阴盛而上走于阳明，阳明络属心，故曰上走心为噫也。**脾脉络胃，故阴邪盛则上走于阳明。阳明之正上通于心，故上走心为噫。按《九针论》《宣明五气篇》俱曰心为噫。《口问篇》曰：寒气客于胃，厥逆从下上散，复出于胃，故为噫。此篇则兼而言之，盖寒气犯于心脾胃三经俱，能为噫也。**所谓食则呕者，物盛满而上溢，故呕也。**脾胃相表里，胃受水谷，脾不能运，则物盛满而溢，故为呕。**所谓得后与气则快然如衰者，十一月阴气下衰而阳气且出，故曰得后与气则快然如衰也。**后谓大便，气谓转失气，阳气出则阴邪散，故快然如衰。一阳下动，冬至候也，故应十一月之气。以上诸义出前章足太阴经病。

少阴所谓腰痛者，少阴者肾也，十月万物阳气皆伤，故腰痛也。腰者肾之府，寒邪入肾则为腰痛。纯阴在下，故应十月之气。**所谓呕欬上气喘者，阴气在下，阳气在上，诸阳气浮，无所依从，故呕欬上气喘也。**阳根于阴，阴根于阳，互相倚也。若阴中无阳，沉而不升，则孤阳在上，浮而不降，无所依从，故为呕欬上气喘也。按前章列本节义于手太阴肺病条下，此则言于肾经，正以肺主气，肾主精，精虚则气不归元，即无所依从之义。**所谓色色不能久立久坐，起则目䀮䀮无所见者，万物阴阳不定，未有主也。秋气始至，微霜始下，而方杀万物，阴阳内夺，故目䀮䀮无所见也。**色色，误也，当作邑邑，不安貌。秋气至，微霜下，万物俱衰，阴阳未定，故内无所主而坐起不常，目则䀮䀮无所见。以阴肃阳衰，精气内夺，故应深秋十月之候。**所谓少气善怒者，阳气不治，阳气不治则阳气不得出，肝气当治而未得，故善怒，善怒者名曰煎厥。**阳和不治，则肝气多逆，不能调达，故善怒而为煎厥，所谓多阴者多怒也。按：煎厥一证，在本篇言阳虚阴盛，在《生气通天论》言阴虚阳盛，可见煎厥有阴阳二证。详本类前五。**所谓恐如人将捕之者，秋气万物未有毕去，阴气少，阳气入，阴阳相薄，**

故恐也。阴气,言肾气也。阳气,言邪气也。阴气将藏未藏而阳邪入之,阴阳相薄,则伤肾而为恐,故亦应秋气。**所谓恶闻食臭者,胃无气,故恶闻食臭也。**胃无气,胃气败也。胃气所以败者,肾为胃关,肾中真火不足,不能温养化原,故胃气虚而恶闻食臭也。此即前章饥不欲食之义。臭,许救、尺救二切。**所谓面黑如地色者,秋气内夺,故变于色也。**色以应日,阳气之华也。阴胜于阳则面黑色变,故应秋气此即前章面如漆柴之义。**所谓欬则有血者,阳脉伤也。**阳气未盛于上而脉满,满则欬,故血见于鼻也。阳脉伤者,上焦之脉伤也。阳气未盛于上而脉满,则所满者皆寒邪也。盖肾脉上贯肝膈入肺中,故欬则血见于口,衄则血见于鼻也。以上诸义出前章足少阴经病。

　　厥阴所谓癫疝、妇人少腹肿者,厥阴者辰也,三月阳中之阴,邪在中,故曰癫疝少腹肿也。辰,季春也。五阳一阴,阴气将尽,故属厥阴。阴邪居于阳末,则为癫疝少腹肿,故应三月之气。**所谓腰脊痛不可以俛仰者,三月一振,荣华万物,一俛而不仰也。**三月一振,阳气振也,故荣华万物。然余寒尚在,若阴气或胜则阳屈,俛而不仰,故病为腰脊痛,亦应三月之气。俛,俯同,又音免。**所谓癃癃疝肤胀者,曰阴亦盛而脉胀不通,故曰癃癃疝也。**此复明癃疝肿胀之由,在阴邪盛也。阴盛则阳气不行,故为此诸证。**所谓甚则嗌干热中者,阴阳相薄而热,故嗌干也。**所谓甚者,应三月之阳盛也。阳邪盛则薄于阴分,故为嗌干热中等病。上义出前章足厥阴经病。

十二、阳明病解素问阳明脉解篇全

　　黄帝问曰:足阳明之脉病,恶人与火,闻木音则惕然而惊,钟鼓不为动,闻木音而惊何也?愿闻其故。脉,即经也。本篇之义,大略皆出《灵枢·经脉篇》,详前二章。岐伯对曰:阳明者胃脉也,胃者土

也,故闻木音而惊者,土恶木也。木能克土,故恶之。**帝曰:善。其**
恶火何也?岐伯曰:阳明主肉,其脉血气盛,邪客之则热,热甚则恶
火。阳明经多气多血,邪客之则血气壅而易为热,热则恶火也。**帝**
曰:其恶人何也?岐伯曰:阳明厥则喘而惋,惋则恶人。阳明气逆而
厥,则为喘惋。惋,忧惊也。故恶人之烦扰。惋,乌贯切。**帝曰:或**
喘而死者,或喘而生者,何也?岐伯曰:厥逆连藏则死,连经则生。
连藏者败及三阴,故死。连经则肌表之疾耳,故生。**帝曰善。病甚**
则弃衣而走,登高而歌,或至不食数日,逾垣上屋,所上之处,皆非其
素所能也,病反能何也?凡癫狂伤寒家多有此证。**岐伯曰:四支者**
诸阳之本也,阳盛则四支实,实则能登高也。阳受气于四末,故四支
为诸阳之本。阳邪刚盛,故步履变常也。**帝曰:其弃衣而走者何也?**
岐伯曰:热盛于身,故弃衣欲走也。阳明主肌肉,故热盛于身。**帝**
曰:其妄言骂詈,不避亲疏而歌者何也?岐伯曰:阳盛则使人妄言骂
詈,不避亲疏而不欲食,不欲食故妄走也。阳盛者,阳邪盛也。阳明
为多气多血之经而阳邪实之,阳之极也。阳气者静则神藏,躁则消
亡,故神明乱而病如是。詈音利。

十三、太阴阳明之异素问太阴阳明论

黄帝问曰:太阴阳明为表里,脾胃脉也,生病而异者何也?太阴
脾也,阳明胃也,虽皆属土,然一表一里,故所受所伤有不同矣。**岐**
伯对曰:阴阳异位,更虚更实,更逆更从,或从内,或从外,所从不同,
故病异名也。脾为藏,阴也。胃为府,阳也。阳主外,阴主内,阳主
上,阴主下,是阴阳异位也。阳虚则阴实,阴虚则阳实,是更虚更实
也。病者为逆,不病者为从,是更逆更从也。凡此者,皆所从不同,
故病名亦异。**帝曰:愿闻其异状也。岐伯曰:阳者天气也主外,阴者**
地气也主内,胃属三阳,故主天气。脾属三阴,故主地气。**故阳道**

实，阴道虚。阳刚阴柔也。又外邪多有余，故阳道实。内伤多不足，故阴道虚。一曰阴道实则阳道虚矣，所谓更虚更实者，亦通。**故犯贼风虚邪者阳受之，食饮不节起居不时者阴受之。阳受之则入六府，阴受之则入五藏。**贼风虚邪，外伤也，故阳受之而入府。饮食起居，内伤也，故阴受之而入藏。**入六府则身热不时卧，上为喘呼；入五藏则䐜满闭塞，下为飧泄，久为肠澼。**不时卧，不能以时卧也。阳邪在表在上，故为身热不卧喘呼。阴邪在里在下，故为䐜满飧泄肠澼。䐜，音嗔。飧音孙。澼音僻。**故喉主天气，咽主地气。**喉为肺系，所以受气，故上通于天。咽为胃系，所以受水谷，故下通于地。**故阳受风气，阴受湿气。**风，阳气也，故阳分受之。湿，阴气也，故阴分受之。各从其类也。**故阴气从足上行至头，而下行循臂至指端；阳气从手上行至头，而下行至足。**《逆顺肥瘦篇》曰：手之三阴，从藏走手；手之三阳，从手走头。足之三阳，从头走足；足之三阴，从足走腹。即此之谓。盖阴气在下，下者必升；阳气在上，上者必降。脾阴胃阳，气皆然也。**故曰阳病者上行极而下，阴病者下行极而上。**阳病极则及于下，阴病极则及于上，极则变也。非惟上下，表里亦然。**故伤于风者，上先受之；伤于湿者，下先受之。**阳受风气，故上先受之。阴受湿气，故下先受之。然上非无湿，下非无风，但受有先后耳。曰先受之，则后者可知矣。

帝曰：脾病而四支不用何也？岐伯曰：四支皆禀气于胃而不得至经，必因于脾乃得禀也。此下言胃气必因脾气乃得行也。**今脾病不能为胃行其津液，四支不得禀水谷气，气日以衰，脉道不利，筋骨肌肉皆无气以生，故不用焉。**四支之举动，必赖胃气以为用，然胃气不能自至于诸经，必因脾气之运行，则胃中水谷之气化为精微乃得及于四支也。若脾病则胃气不行，故各经脉道日以衰微，而四支不为用矣。为，去声。下同。**帝曰：脾与胃以膜相连耳，而能为之行其**

津液何也？ 此言三阴三阳之脉皆禀于脾胃之气也。膜，模、莫二音。
**岐伯曰：足太阴者三阴也。其脉贯胃属脾络嗌，故太阴为之行气于
三阴。** 为之者，为胃也。脾脉贯胃属脾，足太阴也，故为之行气于三
阴。三阴者，五藏之谓。**阳明者表也，五藏六府之海也，亦为之行气
于三阳。** 阳明者，太阴之表也，主受水谷以溉藏府，故为五藏六府之
海。虽阳明行气于三阳，然亦赖脾气而后行，故曰亦也。三阳者，即
六府也。**藏府各因其经而受气于阳明，故为胃行其津液。** 因其经，
因脾经也。藏府得禀于阳明者，以脾经贯胃，故能为胃行其津液也。
**四支不得禀水谷气，日以益衰，阴道不利，筋骨肌肉无气以生，故不
用焉。** 阴道，血脉也。此复明脾主四支之义。

十四、五决十经素问五藏生成篇

诊病之始，五决为纪， 五决者，谓察五藏之疾以决死生，乃为诊
病之纲纪也。**欲知其始，先建其母。** 始，病之始也。建，立也。母，
病之因也。不得其因，则标本弗辨，故当先建其母，如下文某藏某经
之谓。**所谓五决者，五脉也。** 五脉者，五藏之脉，各有其经也。又如
肝脉弦，心脉钩，脾脉奂，肺脉毛，肾脉石，皆所谓五脉也。**是以头痛
巅疾，下虚上实，过在足少阴、巨阳，甚则入肾。** 头痛巅疾，实于上
也。上实者因于下虚，其过在肾与膀胱二经。盖足太阳之脉从巅络
脑，而肾与膀胱为表里，阴虚阳实，故为是病。甚则府病已而入于
藏，则肾独受伤矣。**徇蒙招尤，目冥耳聋，下实上虚，过在足少阳、厥
阴，甚则入肝。** 徇，亦作巡，行视貌。蒙，茫昧也。招，掉摇也。尤，
甚也。目无光则蒙昧不明，头眩动则招尤不定，甚至目冥者不能视，
耳聋者无所闻，其过在肝胆之气，实于下而虚于上也。盖足少阳之
脉起于目锐眦，上抵头角，下耳后，足厥阴之脉连目系，上出额，与督
脉会于巅，故为此病。甚则自府归藏，而并入于肝矣。按：此下三

节，皆不言甚则入藏，盖文之缺而义则同也。**腹满膜胀，支鬲胠胁，下厥上冒，过在足太阴、阳明。**支，隔塞也。胠，胁之上也。足太阴之脉入腹属脾络胃上鬲，足阳明之脉属胃络脾，其支者循腹里，且脾胃皆主四支，故为支鬲胠胁，而四支厥逆于下，胸腹冒闷于上者，皆过在足太阴阳明经也。膜，昌真切。**欬嗽上气，厥在胸中，过在手阳明、太阴。**上气，喘急也。肺居胸中，手太阴也，其脉起于中焦，上鬲属肺。手阳明，大肠也，为太阴之表，其脉下入缺盆络肺。二经之气，皆能逆于胸中，故为欬嗽上气之病。**心烦头痛，病在鬲中，过在手巨阳、少阴。**鬲中，鬲上也。手太阳小肠之脉，入缺盆络心，其支者循颈上颊至目锐眦。手少阴心脉起于心中，出属心系，其支者上挟咽，系目系。故病在鬲中而为心烦头痛者，过在手太阳少阴也。

十五、八虚以候五藏 灵枢邪客篇

黄帝问于岐伯曰：人有八虚，各何以候？八虚，即《五藏生成篇》所谓八溪也，是皆筋骨之隙，气血之所流注者，故曰八虚。**岐伯答曰：以候五藏。**谓可因八虚以察五藏之病。**黄帝曰：候之奈何？岐伯曰：肺心有邪，其气留于两肘。**人之五藏，惟肺与心居于鬲上，其经属手，脾肝肾俱在鬲下，其经属足，故肺心有邪，乘虚而聚，其气必留于两肘，在肺则尺泽，在心则少海之次。**肝有邪，其气流于两腋。**肝与胆合，其经自足而上，皆行胁腋之间，故肝邪乘虚而聚者，其气当流于两腋，即期门、渊腋等穴之次。**脾有邪，其气留于两髀。**脾与胃合，其脉皆自胫股上出冲门、气冲之间，故邪气留于髀跨间者，知为脾经之病。髀，并米切，又音比。**肾有邪，其气留于两腘。**肾与膀胱为表里，其经皆出膝后阴谷、委中之间，故邪气留于两腘者，知为肾经之病。腘音国。**凡此八虚者，皆机关之室，真气之所过，血络之所游，邪气恶血固不得住留，住留则伤经络骨节机关，不得屈伸，故**

痀挛也。机，枢机也。关，要会处也。室，犹房室也。凡此八者，皆气血之所由行也。正气居之则为用，邪气居之则伤经络机关，而屈伸为之不利，此八虚可候五藏也。痀音拘。

十六、邪盛则实，精夺则虚 素问通评虚实论

黄帝问曰：何谓虚实？岐伯对曰：邪气盛则实，精气夺则虚。邪气有微甚，故邪盛则实。正气有强弱，故精夺则虚。夺，失也。愚按：邪气盛则实，精气夺则虚，二句为病治之大纲，其辞似显，其义甚微，最当详辨，而辨之有最难者何也？盖实言邪气，实宜写也；虚言正气，虚宜补也。凡邪正相薄而为病，则邪实正虚，皆可言也。故主写者则曰邪盛则实，当写也；主补者则曰精夺则虚，当补也。各执一句，茫无确见，借口文饰，孰得言非？，是以至精之训，反酿莫大之害。不知理之所在，有必不可移易者，奈时医不能察耳。余请析此为四，曰孰缓孰急，其有其无也。所谓缓急者，察虚实之缓急也。无虚者急在邪气，去之不速，留则生变也；多虚者急在正气，培之不早，临期无济也。微虚微实者，亦治其实，可一扫而除也；甚虚甚实者，所畏在虚，但固守根本以先为己之不可胜，则邪无不退也。二虚一实者兼其实，开其一面也；二实一虚者兼其虚，防生不测也。总之实而误补，固必增邪，犹可解救，其祸小；虚而误攻，真气忽去，莫可挽回，其祸大。此虚实之缓急，不可不察也。所谓有无者，察邪气之有无也。凡风寒暑湿火燥皆能为邪，邪之在表在里在府在藏必有所居，求得其本则直取之，此所谓有，有则邪之实也；若无六气之邪而病出三阴，则惟情欲以伤内，劳倦以伤外，非邪似邪，非实似实，此所谓无，无则病在元气也。不明虚实有无之义，必至以逆为从，以标作本，绝人长命，损德多矣，可不惧且慎哉！**帝曰：虚实何如？**问五藏虚实之大体也。**岐伯曰：气虚者肺虚也，气逆者足寒也，**肺主气，故气虚者

即肺虚也。气逆不行，则无以及于四支，阳虚于下，故足寒也。**非其时则生，当其时则死。**以肺虚而遇秋冬，非相贼之时故生。若当春则金木不和，病必甚；当夏则金虚受克，病必死也。一曰肺王于秋，当秋而气虚，金衰甚也，故死，于义亦通。**余藏皆如此。**心脾肝肾各有所主，则各有衰王之时，以肺藏为例，可类推矣。**帝曰：何谓重实？岐伯曰：所谓重实者，言大热病气热脉满，是谓重实。**证脉皆实，是重实也。重，平声，下同。**帝曰：经络俱实何如？何以治之？岐伯曰：经络皆实，是寸脉急而尺缓也，皆当治之，**经，十二经也。络，十五络也。此以脉口寸尺，粲察经络之虚实也。寸脉之直行者为太阴之经，尺中列缺别走阳明者为太阴之络。以上下言，则寸为阳，尺为阴；以内外言，则络为阳，经为阴。故寸脉急则邪居于经，尺脉缓则热盛于络，是经络俱实也，皆当治之。治，言写也。按：《平人气象论》曰：缓而滑曰热中。《邪气藏府病形篇》曰：缓者多热。故此以尺缓为实也。详《脉色类》十六、十九。**故曰滑则从，涩则逆也。**滑，阳脉也。涩，阴脉也。实而兼滑，阳气胜也，故为从。若见涩，则阴邪胜而阳气去也，故为逆。**夫虚实者，皆从其物类始，故五藏骨肉滑利，可以长久也。**物之生则滑利，死则枯涩，皆由阳气之存亡耳。脉之逆顺，亦犹是也。**帝曰：络气不足，经气有余何如？岐伯曰：络气不足、经气有余者，脉口热而尺寒也，秋冬为逆，春夏为从，治主病者。**络脉在表，主乎阳也。经脉通里，主乎阴也。经气有余则脉口热，阴分之邪盛也。络气不足则尺中寒，阳分之气虚也。阳虚者畏阴胜之时，故秋冬为逆，春夏为从。治主病者，即下文灸刺之义。按：本节以脉口热为经气有余，尺寒为络气不足，故王氏以尺寸言阴阳，注曰阴分主络，阳分主经。然《经脉》《脉度》等篇曰：经脉为里，浮而浅者为络。是经本阴也，络本阳也，难以反言。夫尺寸者，分阴阳之位耳，而阴阳之气，则五藏上下无所不在。如寸有肺金，阴不在上乎？尺有命门，阳不在下乎？故反言尺寸则可，反言经络则不可。
且本节之义，重在经络，不在尺寸，观者当详辨之。**帝曰：经虚络满
何如？岐伯曰：经虚络满者，尺热满，脉口寒涩也，此春夏死，秋冬生
也。**经虚络满者，阴气不足，阳邪有余也。阴虚者畏阳胜之时，故春
夏死，秋冬生。按：王氏注此二节曰：春夏阳气高，故脉口热、尺中寒
为顺。秋冬阳气下，故尺中热、脉口寒为顺。此说若为近理，而实有
所不然也。观《内经》论脉诸篇，则但言阴阳浮沉随气候，初未闻有
以尺寸盛衰分四时也。学者于此不辨，恐反资多歧之惑。**帝曰：治
此者奈何？岐伯曰：络满经虚，灸阴刺阳；经满络虚，刺阴灸阳。**此
正以络主阳，经主阴，灸所以补，刺所以写也。**帝曰：何谓重虚？岐
伯曰：脉气上虚尺虚，是谓重虚。**阴阳俱虚，是重虚也。**帝曰：何以
治之？岐伯曰：所谓气虚者，言无常也。尺虚者，行步惟然。**气虚即
上虚，气虚于上，故言乱无常。如《脉要精微论》曰：言而微，终日乃
复言者，此夺气也。尺虚者下虚，故行步恇然怯弱也。恇音匡。**脉
虚者，不象阴也。**气口独为五藏主，脉之要会也。五藏为阴，藏虚则
脉虚，脉虚者阴亏之象，故曰不象阴也。**如此者，滑则生，涩则死也。**
义同前。**帝曰：寒气暴上，脉满而实何如？**此指伤寒之属也。**岐伯
曰：实而滑则生，实而逆则死。**邪盛者脉当实，实而兼滑，得阳脉也，
故生。若见阴脉为逆，故死。按《玉机真藏论》曰：脉弱以滑，是有胃
气，命曰易治。脉逆四时，为不可治。详《脉色类》十二。**帝曰：脉实
满，手足寒，头热，何如？岐伯曰：春秋则生，冬夏则死。**脉之实满，
邪有余也。手足寒者，阴逆在下。头热者，阳邪在上。阴阳乖离，故
为上实下虚之病。春秋为阴阳和平之候，得其和气，故可以生。冬
夏乃阴阳偏胜之时，阳剧于夏，阴剧于冬，故死。**脉浮而涩，涩而身
有热者死。**浮而身热，阳邪盛也。涩为气血虚，阴不足也。外实内
虚则孤阳不守，故死。**帝曰：其形尽满何如？岐伯曰：其形尽满者，**

脉急大坚,尺涩而不应也。此正言阳实阴虚之候也。阳有余,故其形尽满,脉当急大而坚;阴不足,故当尺涩而不应也。**如是者,从则生,逆则死。帝曰:何谓从则生、逆则死? 岐伯曰:所谓从者,手足温也。所谓逆者,手足寒也。**四支为诸阳之本,故阳邪盛者,手足当温为顺;若手足寒冷,则以邪盛于外,气虚于内,正不胜邪,所以为逆。

十七、五藏虚实病刺素问藏气法时论

肝病者,两胁下痛引少腹,令人善怒;此肝之实邪也。肝脉布胁肋抵小腹,邪实则两胁下痛,引于少腹。肝志怒,故气强则善怒。**虚则目𥇀𥇀无所见,耳无所闻,善恐如人将捕之。**目为肝之窍,肝脉上入颃颡,连目系,肝与胆为表里,胆脉从耳后入耳中;故气虚则目无所见,耳无所闻也。肝虚则胆虚,故气怯而善恐。𥇀,音荒。取其经厥阴与少阳,取其经者,非络病也。取厥阴以治肝,取少阳以治胆。此承上文虚实二节而言,虚者当补,实者当写也。下放此。**气逆则头痛耳聋不聪颊肿,取血者。**气逆于上则上实,故头痛耳聋颊肿。盖肝脉与督脉会于巅,下颊里;胆脉入耳中,下加颊车也。治此者,当取其经血盛之处,随其左右,有则刺而写之。

心病者,胸中痛,胁支满,胁下痛,膺背肩甲间痛,两臂内痛;此心经之实邪也。手少阴心脉,从心系却上肺,下出腋下;手厥阴心包络之脉,其支者循胸出胁,上抵腋下,循臑内入肘中,下臂行两筋之间;又心与小肠为表里,小肠脉绕肩胛,交肩上。故为此诸证。**虚则胸腹大,胁下与腰相引而痛。**胸腹腰胁之间,皆手少阴厥阴之脉所及,心虚则阳虚而逆气不行,故为胸腹大。心主血脉,血虚则不能荣养筋脉,故腰胁相引而痛。**取其经少阴、太阳、舌下血者;**手少阴太阳,心与小肠脉也,当随其虚实而取之。心主舌,故取舌下血以写其实。**其变病,刺郄中血者。**变病,谓病属少阴而证有异于前说者。

郄中,阴郄穴也,为手少阴之郄,血去则邪随而写矣。郄,隙同。

脾病者,身重,善肌肉痿,足不收,行善瘈,脚下痛;此脾经之实邪也。脾属土,主肌肉,土邪湿胜,故令人身重肌肉痿。肉痿者,痹弱不仁也。脾主四支,故足不收、行善瘈。瘈者,手足掉掣也。脾脉起于足大指,过核骨以上内踝,故为脚下痛。痿,威、蕤二音。瘈,翅、系、寄三音。**虚则腹满肠鸣,飧泄食不化。**足太阴之脉属脾络胃,脾虚则失其健运之用而中气不治,故为此诸病。飧音孙。**取其经太阴、阳明,少阴血者。**脾与胃为表里,故当取足太阴、阳明之经。少阴,肾脉也。脾主湿,肾主水,水能助湿伤脾,故当取少阴之血以泄其寒实。如《厥病篇》治脾心痛者,亦取肾经之然谷、太溪,义犹此也。详《针刺类》六十四。

肺病者,喘欬逆气,肩背痛,汗出,此肺经之实邪也。肺藏气,主喘息,在变动为欬,故病则喘欬逆气。背为胸中之府,肩接近之,故肩背为痛。肺主皮毛,病则疏泄,故汗出。**尻阴股膝髀腨胻足皆痛;**此病皆足少阴经也。少阴之脉起于足下,循内踝入跟中,以上腨内,出腘内廉,上股内后廉,贯脊属肾络膀胱。今肺病连肾,以气陷下部而母病及子也,故下文兼取足少阴以治之。尻,开高切。髀,并米切,又音比。腨音篆。胻音杭,又形敬切。**虚则少气不能报息,耳聋嗌干。**报,复也。不能报息,谓呼吸气短,难于接续也。手太阴之络会于耳中,故气虚则聋,其脉循喉咙,故为嗌干也。嗌音益。**取其经太阴,足太阳之外、厥阴内血者。**太阴,肺之本经也,故当因其虚实取而刺之。更取足太阳之外,外言前也。足厥阴之内,内言后也。正谓内踝后直上腨之内侧者,乃足少阴脉次也。视左右足脉,凡少阴部分,有血满异于常处者,取而去之,以写其实。

肾病者,腹大胫肿,喘欬身重,寝汗出憎风;此肾经之实邪也。足少阴之脉上腨内,夹脐上行入肺中。阴邪上侵,故腹大胫肿而喘欬也。肾主骨,骨病故身重。肾主五液,在心为汗,而肾邪侮之,心气内微,改为寝汗出。如《脉要精微论》曰:阴气有余为多汗身寒。即此之谓。凡汗多者表必虚,表虚者阳必衰,故恶风也。憎音曾。**虚则胸中痛,大腹小腹痛,清厥意不乐。**足少阴脉从肺出络心注胸中,肾虚则心肾不交,故胸中痛。大腹小腹痛者,正以肾脉自下而上,至俞府而止也。肾藏精,精化气,精虚则气虚,故为清冷厥逆。肾之神为志,惟志不足,故意有不乐也。**取其经少阴、太阳血者。**足少阴、太阳为表里也。凡刺之道,自当虚补实写,然经络有血,犹当先去血脉,而后平其有余不足焉。《三部九候论》曰:必先度其形之肥瘦,以调其气之虚实,实则写之,虚则补之,必先去其血脉而后调之。此之谓也。

十八、有余有五,不足有五素问调经论

黄帝问曰:余闻刺法言:有余写之,不足补之。何谓有余?何谓不足?岐伯对曰:有余有五,不足亦有五,帝欲何问?帝曰:愿尽闻之。岐伯曰:神有余有不足,气有余有不足,血有余有不足,形有余有不足,志有余有不足,凡此十者,其气不等也。神属心,气属肺,血属肝,形属脾,志属肾,各有虚实,故其气不等。**帝曰:人有精气津液,四支九窍五藏十六部,三百六十五节,乃生百病,百病之生,皆有虚实。今夫子乃言有余有五,不足亦有五,何以生之乎?**精气津液,义详《藏象类》二十五。四支,手足也,合九窍五藏,其为十六部。三百六十五节者,言脉络之会。如《九针十二原篇》曰:节之交,三百六十五会。所谓节者,神气之所游行出入也,非皮肉筋骨也。凡此诸部,皆所以生百病者。**岐伯曰:皆生于五藏也。**阴阳表里,无非五藏之所主也。**夫心藏神,肺藏气,肝藏血,脾藏肉,肾藏志,而此成形。**正以见形成于外,神藏于内,惟此五者而已。**志意通,内连骨髓,而**

成身形五藏。志意者,统言人身之五神也。骨髓者,极言深邃之化生也。五神藏于五藏而心为之主,故志意通调,内连骨髓,以成身形五藏,则互相为用矣。**五藏之道,皆出于经隧以行血气,血气不和,百病乃变化而生,是故守经隧焉**。隧,潜道也。经脉伏行,深而不见,故曰经隧。五藏在内,经隧在外,脉道相通,以行血气,血气不和,乃生百病,故但守经隧,则可以治五藏之病。

帝曰:**神有余不足何如?** 岐伯曰:**神有余则笑不休,神不足则悲**。心藏神,火之精也。阳胜则神王,故多喜而笑。阳衰则阴惨乘之,故多忧而悲。《本神篇》曰:心藏脉,脉舍神,心气虚则悲,实则笑不休。《行针篇》曰:多阳者多喜,多阴者多怒。皆此义也。**血气未并,五藏安定,邪客于形,洒淅起于毫毛,未入于经络也,故命曰神之微**。此外邪之在心经也。并,偏聚也。邪之中人,久而不散,则或并于气,或并于血,病乃甚矣。今血气未并,邪犹不深,故五藏安定。但洒淅起于毫毛,未及经络,此以浮浅微邪在脉之表,神之微病也,故命曰神之微。帝曰:**补写奈何?** 岐伯曰:**神有余,则写其小络之血,出血勿之深斥,无中其大经,神气乃平**。小络,孙络也。斥,弃除也。心主血脉而藏神,神本无形,故神有余者,但写其小络之血,勿去血太深及中其经,神自平矣。神不足者,视其虚络,按而致之,刺而利之,无出其血,无泄其气,以通其经,神气乃平。按而致之,致其气也。刺而利之,补不足以行其滞也。病以神不足,故不宜出血及泄其气,但欲通其经耳。帝曰:**刺微奈何?** 岐伯曰:**按摩勿释,著针勿斥,移气于不足,神气乃得复**。此刺外邪之在心经者,即上文所谓神之微也。微邪在心经之表,故当按摩勿释,欲散其外也;著针勿斥,毋伤其内也;乃可移气于不足,邪去而神自复矣。

帝曰:**善。气有余不足奈何?** 岐伯曰:**气有余则喘欬上气,不足则息利少气**。此肺藏之虚实也。《本神篇》曰:肺气虚则鼻塞不利少气,实则喘喝胸盈仰息。大略同也。**血气未并,五藏安定,皮肤微病,命曰白气微泄。**此肺经之表邪也。血气未并,义俱如前。肺主皮肤而属金,微邪客之,故命曰白气微泄。**帝曰:补写奈何? 岐伯曰:气有余则写其经隧,无伤其经,无出其血,无泄其气。不足则补其经隧,无出其气。**经隧义如前。写其经隧者,谓察其有余之脉,写其邪气而已。无伤其大经,出其血,泄其正气,此刺气之法也。有余尚尔,不足可知矣。**帝曰:刺微奈何? 岐伯曰:按摩勿释,出针视之曰:我将深之。适人必革,精气自伏,邪气散乱,无所休息,气泄腠理,真气乃相得。**此刺肺经之微邪也。适,至也。革,变也。先行按摩之法,欲皮肤之气流行也。次出针而视之曰:我将深之。欲其恐惧而精神内伏也。适人必革者,谓针之至人,必变革前说而刺仍浅也。如是则精气既伏于内,邪气散乱无所止息而泄于外,故真气得其所矣。

帝曰:善。血有余不足奈何? 岐伯曰:**血有余则怒,不足则恐。**此肝藏之虚实也。《本神篇》曰:肝藏血,肝气虚则恐,实则怒。**血气未并,五藏安定,孙络外溢,则经有留血。**此肝经之表邪也。邪不在藏而在经,但察其孙络之脉有外溢者,则知其大经之内,有留止之血也。**帝曰:补写奈何? 岐伯曰:血有余则写其盛经,出其血。不足则视其虚经,内针其脉中,久留而视脉大,疾出其针,无令血泄。**血有余则盛经满溢,故当写而出之。不足则察其经之虚者,内针补之。然补虚之法,必留针以候气,所谓如待所贵、不知日暮者是也。留针既久,但视其脉已大,是气已至,则当疾出其针矣。血去则愈虚,故无令血泄也。**帝曰:刺留血奈何? 岐伯曰:视其血络,刺出其血,无令恶血得入于经,以成其疾。**此刺肝经之表邪也。邪血在络,但速去之,自可免入经之患矣。

帝曰:善。形有余不足奈何? 岐伯曰:**形有余则腹胀泾溲不利,**

不足则四支不用。此脾藏之虚实也。泾，水名也。溲，溺也。脾湿胜则气壅不行，故腹胀而泾溲不利。脾主四支，故虚则四支不用。此与《本神篇》义同。泾音经。溲音搜。**血气未并，五藏安定，肌肉蠕动，命曰微风。**此脾经之表邪也。脾主肌肉，故微邪未深者，但肌肉间蠕动，如有虫之微行也。脾土畏风木，风主动，故命曰微风。蠕音软，又乳允切。**帝曰：补写奈何？岐伯曰：形有余则写其阳经，不足则补其阳络。**经穴络穴皆足阳明者，以胃为脾之阳也。故实者写之，写脾之阳邪也；虚者补之，补脾之阳气也。**帝曰：刺微奈何？岐伯曰：取分肉间，无中其经，无伤其络，卫气得复，邪气乃索。**此刺脾经之微邪也。邪在肌肉，故但当刺其分肉间，使卫气得复，则邪气自索。索者，散也。

帝曰：善。**志有余不足奈何？岐伯曰：志有余则腹胀飧泄，不足则厥。**此肾藏之虚实也。肾藏志，水之精也。水化寒，故肾邪有余，则寒气在腹而为腹胀飧泄。肾气不足，则阴虚阳胜而为厥逆上冲。《本神篇》曰：肾藏精，精舍志，肾气虚则厥，实则胀。《解精微论》曰：厥则阳气并于上，阴气并于下。阳并于上则火独光也；阴并于下则足寒，足寒则胀也。**血气未并，五藏安定，骨节有动。**此肾经之微邪也。肾主骨，邪未入藏而薄于骨，故但于骨节之间，有鼓动之状。**帝曰：补写奈何？岐伯曰：志有余则写然筋血者，不足则补其复溜。**然筋当作然谷，足少阴之荥穴也，出其血可以写肾之实。复溜，足少阴之经穴也，致其气可以补肾之虚。**帝曰：刺未并奈何？岐伯曰：即取之，无中其经，邪所乃能立虚。**此刺肾经骨节之邪也。即取之，即其邪居之所而取之。故无中其经穴，则邪自能去而可以立虚矣。

十九、气血以并,有者为实,无者为虚素问调经论连前篇

帝曰:余已闻虚实之形,不知其何以生?岐伯曰:气血以并,阴阳相倾,气乱于卫,血逆于经,血气离居,一实一虚。并,偏胜也。倾,倾陷也。气为阳,故乱于卫。血为阴,故逆于经。阴阳不和,则气血离居,故实者偏实,虚者偏虚,彼此相倾也。**血并于阴,气并于阳,故为惊狂。**血并于阴,是重阴也。气并于阳,是重阳也。重阴者癫,重阳者狂,故为惊狂。**血并于阳,气并于阴,乃为炅中。**血并于阳,阴在表也。气并于阴,阳在里也。故为炅中。炅,热也。炅,居永切。**血并于上,气并于下,心烦惋善怒。**上,鬲上也。下,鬲下也。血并于上,则阴邪抑心,故烦惋。气并于下,则火动于肝,故善怒。惋,乌贯切。**血并于下,气并于上,乱而喜忘。**血并于下则阴气不升,气并于上则阳气不降,阴阳离散,故神乱而喜忘。**帝曰:血并于阴,气并于阳,如是血气离居,何者为实?何者为虚?**血并于阴则阳中无阴,气并于阳则阴中无阳,阴阳不和,故血气离居。**岐伯曰:血气者,喜温而恶寒,寒则泣不能流,温则消而去之。**血之与气,体虽异而性则同,故皆喜温而恶寒,寒则凝泣而留滞,温则消散而运行。邪之或并于血,或并于气,由于此矣。泣,涩同。**是故气之所并为血虚,血之所并为气虚。**气并于阳则无血,是血虚也。血并于阴则无气,是气虚也。**帝曰:人之所有者,血与气耳。今夫子乃言血并为虚,气并为虚,是无实乎?岐伯曰:有者为实,无者为虚,**有血无气,是血实气虚也。有气无血,是气实血虚也。**故气并则无血,血并则无气,今血与气相失,故为虚焉。**相失者,不相济。失则为虚矣。**络之与孙脉俱输于经,血与气并,则为实焉。血之与气并走于上,则为大厥,厥则暴死,气复反则生,不反则死。**上文言血与血并,气与气并,偏虚偏实也。此言血与气并,并者为实,不并者为虚也。血气并

走于上则上实下虚,下虚则阴脱,阴脱则根本离绝而下厥上竭,是为
大厥,所以暴死。若气极而反,则阴必渐回,故可复苏。其有一去不
反者,不能生矣。**帝曰:实者何道从来? 虚者何道从去? 虚实之要,**
愿闻其故。岐伯曰:夫阴与阳皆有俞会,阳注于阴,阴满之外,阴阳
匀平,以充其形,九候若一,命曰平人。俞会,经穴有俞有会也。阳
注于阴,则自经归藏;阴满之外,则自藏及经。九候若一,则阴阳和,
血气匀,身安无病,故曰平人。**夫邪之生也,或生于阴,或生于阳。**
其生于阳者,得之风雨寒暑;其生于阴者,得之饮食居处,阴阳喜怒。
风雨寒暑,生于外也,是为外感,故曰阳。饮食居处,阴阳喜怒,生于
内也,是为内伤,故曰阴。外感多有余,内伤多不足,此实之所以来,
虚之所以去也。**帝曰:风雨之伤人奈何? 岐伯曰:风雨之伤人也,先**
客于皮肤,传入于孙脉,孙脉满则传入于络脉,络脉满则输于大经
脉,血气与邪并客于分腠之间,其脉坚大,故曰实。实者外坚充满,
不可按之,按之则痛。此外感之生实也。实痛者必坚满,中有留邪
也。按之则实邪相拒,故痛愈甚。虚痛者必柔软,中空无物也。按
之则气至而温,故其痛止。是以可按者为虚,拒按者为实也。此节
与《皮部论》《缪刺论》大同,一见《经络类》三十一,一见《针刺类》三
十。**帝曰:寒湿之伤人奈何? 岐伯曰:寒湿之中人也,皮肤不收,肌**
肉坚紧,荣血泣,卫气去,故曰虚。虚者聂辟气不足,按之则气足以
温之,故快然而不痛。此外感之生虚也。凡寒湿中人,必伤卫气,故
皮肤不收而为纵缓,肌肉坚紧而为消瘦,营血涩于脉中,卫气去于脉
外,所以为虚。凡言语轻小曰聂,足弱不能行曰辟,皆气不足也。气
虚作痛者,按之可以致气,气至则阳聚阴散,故可快然而痛止也。
聂,尼辄切。辟音壁。**帝曰:善。阴之生实奈何? 岐伯曰:喜怒不节**
则阴气上逆,上逆则下虚,下虚则阳气走之,故曰实矣。此内伤之生
实也。阴逆于上则虚于下,阴虚则阳邪凑之,所以为实。然则实因

于虚,此所以内伤多不足也。按:下文以喜则气下为虚,而此节所重在怒,故曰实也。观阴气上逆之意,言怒可知。又《举痛论》曰怒则气上,正此之谓。**帝曰:阴之生虚奈何? 岐伯曰:喜则气下,悲则气消,消则脉虚空,因塞饮食,寒气熏满,则血泣气去,故曰虚矣。**此内伤之生虚也。下,陷也。消,散也。《举痛论》曰喜则气缓,与此稍异。因寒饮食者,寒气熏满中焦,必伤阳气,故血涩气去而中为虚也。若饮食过度,留滞不消,虽亦内伤,此则虚中挟实,是又不可不为详辨。

二十、阴阳虚实寒热,随而刺之素问调经论连前篇

帝曰:经言:阳虚则外寒,阴虚则内热,阳盛则外热,阴盛则内寒。余已闻之矣,不知其所由然也。经言,引古经语也。阳主表,其气热。阴主里,其气寒。所以阳虚则寒,阳盛则热,阴虚则热,阴盛则寒也。**岐伯曰:阳受气于上焦,以温皮肤分肉之间,今寒气在外则上焦不通,上焦不通则寒气独留于外,故寒栗。**寒气在外,阻遏阳道,故上焦不通,卫气不温于表,而寒气独留,乃为寒栗,此阳虚则外寒也。**帝曰:阴虚生内热奈何? 岐伯曰:有所劳倦,形气衰少,谷气不盛,上焦不行,下脘不通,胃气热,热气重薰胸中,故内热。**形气,阴气也。上焦之气,水谷精微之所化也。今劳倦不慎,而形气衰少,伤脾阴也。故谷气不盛则上焦不行,上不行则下脘不通,以致胃府郁热,薰于胸中,此阴虚生内热也。按:本节言劳倦伤形,指脾胃也。若情欲不节,则五藏失守而伤精,精伤则水亏,故邪火易生,阴虚内热,此为尤甚。**帝曰:阳盛生外热奈何? 岐伯曰:上焦不通利,则皮肤致密,腠理闭塞,玄府不通,卫气不得泄越,故外热。**上焦之气,主阳分也。故外伤寒邪,则上焦不通,肌表闭塞,卫气郁聚,无所流行而为外热,所谓人伤于寒,则病为热,此外感证也。**帝曰:阴盛生内**

寒奈何？岐伯曰：**厥气上逆，寒气积于胸中而不写，不写则温气去，寒独留则血凝泣，凝则脉不通，其脉盛大以涩，故中寒。**厥气，寒厥之气也。或寒气伤藏，或食饮寒凉，寒留中焦，阳气乃去，经豚凝滞，故盛大而涩。盖阳脉流利多滑，不滑则无阳可知，此内伤证也。

帝曰：**阴与阳并，血气以并，病形以成，刺之奈何？**岐伯曰：**刺此者取之经隧，取血于营，取气于卫，用形哉，因四时多少高下。**此下连前二章而统言刺法也。取血于营，刺阴气也。取气于卫，刺阳气也。且人之形体，有长短肥瘦大小不同；天之四时，有寒暑温凉不一。故凡刺此者，必用人之形，因天之序，以为针之多少高下耳。**帝曰：血气以并，病形以成，阴阳相倾，补写奈何？**岐伯曰：**写实者气盛乃内针，针与气俱内，以开其门如利其户，针与气俱出，精气不伤，邪气乃下，外门不闭，以出其疾，摇大其道如利其路，是为大写，必切而出，大气乃屈。**气盛乃内针者，因病人之吸气而入针也。针与气俱出者，候病人之呼气而出针也。盖气盛纳针，迎而夺之也。开其门，利其户，针与气俱出，则邪必从而竭矣。故必切中其疾而后出针，则大邪之气可以屈伏，是谓大写之法。**帝曰：补虚奈何？**岐伯曰：**持针勿置，以定其意。候呼内针，气出针入。针空四塞，精无从去，方实而疾出针，气入针出，热不得还，闭塞其门，邪气布散，精气乃得存，动气候时，近气不失，远气乃来，是谓追之。**持针勿置，以定其意，谓宜详审补法而后下之针也。如必先扪而循之，切而散之，推而按之，弹而怒之，抓而下之之类皆是也。候呼内针，即气出针入，谓乘其虚而济之也。方实而疾出针，候吸引针也。气入针出，则针下所致之气，聚而不退，故热不得还也。动气者，气至为故也。候时者，如待所贵不知日暮也。必如是则已至之近气可使弗失，未至之远气可令其来，所谓追而济之，是补法也。上二节当与《离合真邪论》参阅，详《针刺类》十四。空，孔同。**帝曰：夫子言虚实者有十，生于五藏，五**

藏五脉耳。**夫十二经脉,皆生其病,今夫子独言五藏。夫十二经脉者,皆络三百六十五节,节有病必被经脉,经脉之病皆有虚实,何以合之?** 所谓节者,神气之所会也,以穴俞为言,故有三百六十五节。被,及也。何以合之,谓何以皆合于五藏也。**岐伯曰:五藏者,故得六府与为表里,经络支节各生虚实,其病所居,随而调之。** 藏府相为表里,故为十二经。经络各生枝节,故为三百六十五节。气脉贯通,故皆合于五藏。其间各生虚实,则病有所居,随其所在皆可调之如下文也。**病在脉,调之血;** 脉者血之府,脉实血实,脉虚血虚,故脉病者当调血也。**病在血,调之络;**《痈疽篇》曰:血和则孙脉先满溢,乃注于络脉,而后注于经脉。《百病始生篇》曰:阳络伤则血外溢,阴络伤则血内溢。《本论》曰:孙络外溢则经有留血。故病在血者当调之络也。**病在气,调之卫;** 卫主阳气也。**病在肉,调之分肉;** 随所在而取于分肉之间也。**病在筋,调之筋;** 察其缓急,熨刺之也。**病在骨,调之骨。** 此二节如《终始篇》曰:手屈而不伸者,其病在筋;伸而不屈者,其病在骨。在骨守骨,在筋守筋。是虽以手为言,然凡病之在筋在骨者,可于此而类求矣。又筋痹、肌痹、骨痹义,详《针刺类》五十。**燔针劫刺其下及与急者。** 此调筋病法也。筋塞则急,故以燔针劫刺之。燔针义,又见本类后六十九。燔音烦。**病在骨,焠针药熨。** 病在骨者其气深,故必焠针刺之,及用辛热之药熨而散之。按:上节言燔针者,盖纳针之后,以火燔之使煖也。此言焠针者,用火先赤其针而后刺之,不但煖也,塞毒固结,非此不可。但病有浅深,故圣人用分微甚耳。焠刺义见《针刺类》五。焠音翠。**病不知所痛,两跷为上。** 病不知所痛者,如《痹论》所云,详本类后六十七。两跷者,阳跷脉出足太阳之申脉,阴跷脉出足少阴之照海。俱当取之,故曰为上。**身形有痛,九候莫病,则缪刺之。** 形体有痛而大经之九候莫病者,病不在经而在络也。宜缪刺之者,刺络穴也,左痛刺右,右痛刺左。**痛**

在于左而右脉病者,巨刺之。身有所痛而见于脉者,病在经也。巨刺者,刺经穴也,亦左痛刺右,右痛刺左。巨刺缪刺义,详《针刺类》三十。**必谨察其九候,针道备矣。**病之在血气经络筋骨分肉之间者,总不出三部九候之外,察得其详而无失,针道尽之矣。

二十一、虚实之反者病 素问刺志论全

黄帝问曰:愿闻虚实之要。岐伯对曰:气实形实,气虚形虚,此其常也,反此者病。形立于外,气充于内,形气相合,是谓和平。故气实者形实,气虚者形虚,此禀赋之常也。若形气相反,则偏虚偏实之病生矣。**谷盛气盛,谷虚气虚,此其常也,反此者病。**人受气于谷,谷入于胃以传于肺,五藏六府皆以受气此气生于谷也,是谓谷气。故谷气盛衰,候当相应,不应则为病矣。**脉实血实,脉虚血虚,此其常也,反此者病。**脉之盛衰者,所以候血气之虚实也。故脉之与血,相应者为常,不相应者反而病也。**帝曰:如何而反?岐伯曰:气虚身热,此谓反也。**此以下即所以释上文也。气虚者阳虚也,当为身寒,而反病热者,阴气虚于内,阳邪盛于外也。形气相逆,故谓之反。按:下文云气盛身寒,得之伤寒,则此节亦当有气盛身寒四字,必脱简也。**谷入多而气少,此谓反也。**二阳有余,三阴不足也。**谷不入而气多,此谓反也。**胃府受邪,及于肺也。**脉盛血少,此谓反也。脉少血多,此谓反也。**脉盛血少者,阳实阴虚也。脉少血多者,阳虚阴实也。**气盛身寒,得之伤寒。气虚身热,得之伤暑。**气盛身寒,得之伤寒者,寒伤形也。气虚身热,得之伤暑者,暑伤气也。愚按:《热论篇》曰:人之伤于寒也,则为病热。本节复以身寒者为伤寒,身热者为伤暑,其说若乎相反。不知四时皆有伤寒,而伤暑惟在夏月,病不同时者,自不必辨。惟于夏至之后,有感寒暑而同时为病者,则不可不察其阴阳也。盖阴邪中人,则寒集于表,气聚于里,故

邪气盛实而身本因寒也。暑邪中人，则热触于外，气伤于中，故正气疲困而因热无寒也。此夏月寒暑之明辨，故以二者并言于此，非谓凡患伤寒者，皆身寒无热也。**谷入多而气少者，得之有所脱血，湿居下也**。谷入多者，胃热善于消谷也。脱血者，亡其阴也。湿居下者，脾肾之不足，亦阴虚也。阴虚则无气，故谷虽入多而气则少也。**谷入少而气多者，邪在胃及与肺也**。邪在胃则不能食，故谷入少。邪在肺则息喘满，故气多。**脉小血多者，饮中热也**。脉小者血应少，而反见其多，必或酒或饮，中于热而动之也。**脉大血少者，脉有风气，水浆不入，此之谓也**。风为阳邪，居于脉中，故脉大。水浆不入，则中焦无以生化，故血少。**夫实者气入也，虚者气出也**。此下言虚实寒热之因，用针补写之法也。气入者充满于内，所以为实。气出者漏泄于中，所以为虚。**气实者热也，气虚者寒也**。气为阳，气实则阳实，故热。气虚则阳虚，故寒。**入实者右手开针空也，入虚者左手闭针空也**。入实者，刺实也。以右手持针，摇大其道，是右手开针空也。入虚者，刺虚也。出针之后，以左手推阖其门，是左手闭针空也。开则邪气去，故实者可写；闭则神气存，故虚者可补也。空，孔同。

二十二、五实五虚死素问玉机真藏论 附:虚损治法

黄帝曰:余闻虚实以决死生，愿闻其情。岐伯曰:五实死，五虚死。五实者，五藏之实也。五虚者，五藏之虚也。五实五虚具者皆死。然气虚至尽，尽而死者，理当然也。若五实者，何以亦死? 盖邪之所凑，其气必虚，不脱不死，仍归于气尽耳。故愚谓邪无不足，正无有余，实有假实，虚则真虚也。**帝曰:愿闻五实五虚。岐伯曰:脉盛，皮热，腹胀，前后不通，闷瞀，此谓五实**。实者，邪气盛实也。脉盛者，心所主也。皮热者，肺所主也。腹胀者，脾所主也。前后不

通，肾开窍于二阴也。闷瞀者，肝豚贯鬲，气逆于中也。瞀，茂、务二音，昏闷也，一曰目不明。**脉细，皮寒，气少，泄利前后，饮食不入，此谓五虚。**虚者，正气虚也。脉细，心虚也。皮寒，肺虚也。气少，肝虚也。泄利前后，肾虚也。饮食不入，脾虚也。**帝曰：其时有生者何也？岐伯曰：浆粥入胃，泄注止，则虚者活；**治之者，能使浆粥入胃则脾渐苏，泄注止则肾渐固，根本气回，故虚者活也。**身汗得后利，则实者活。此其候也。**得身汗则表邪解，得后利则里邪除，内外通和，故实者活也。愚按：病有虚实者，虚因正气不足，实因邪气有余也。凡外入之病多有余，如六气所感，饮食所伤之类也。内出之病多不足，如七情伤气，劳欲伤精之类也。凡实者宜泻，如经曰寒者热之，热者寒之，坚者削之，客者除之，结者散之，留者攻之，溢者行之，强者泻之之属，皆用泻之法也。凡虚者宜补，如云散者收之，燥者润之，急者缓之，脆者坚之，衰者补之，劳者温之，损者益之，惊者平之之属，皆用补之法也。虚实之治，大概如此。第当今之人，实者无几而虚者七八。病实者，其来速，其去亦速，故其治易。病虚者，损伤有渐，不易复元，故其治难。治实者但知为少壮新邪，则可攻可拔，犹无足虑。治虚者，但察其根本有亏，则倏忽变幻，可无虑乎？凡治实之法，外有余可散其表，内有余可攻其里，气有余可行其滞，血有余可逐其瘀，方治星罗，可无赘也。惟虚损之治，在法有未尽者，不得不详其要焉。夫人之虚损，有先天不足者，有后天不足者。先天者由于禀受，宜倍加谨慎，急以后天人事培补之，庶可延年，使觉之不蚤而慢不为意，则未有不夭折者矣。后天者由于劳伤，宜速知警省，即以情性药饵调摄之，使治之不蚤而迁延讳疾，则未有不噬脐者矣。凡劳伤之辨，劳者劳其神气，伤者伤其形体。如喜怒思虑则伤心，忧思悲哀则伤肺，是皆劳其神气也。饮食失度则伤脾，起居不慎则伤肝，色欲纵肆则伤肾，是皆伤其形体也。凡损其肺者伤其气，为皮焦而毛藁，损其心者伤其神，为血脉少而不营于藏府，此自上而伤者也。损其肝者伤其筋，为筋缓不能自收持，损其肾者伤其精，为骨髓消减，痿弱不能起，此自下而伤者也。损其脾者伤其仓廪之本，为饮食不为肌肤，此自中而伤者也。夫心肺损而神色败，肝肾损而形体痿，脾胃损而饮食不化，感此病者，皆损之类也。《难经》曰：损其肺者益其气，损其心者调其营卫，损其脾者调其饮食，适其寒温，损其肝者缓其中，损其肾者益其精，此治损之法也。然所损虽分五藏，而五藏所藏则无非精与气耳。夫精为阴，人之水也；气为阳，人之火也。水火得其正，则为精为气；水火失其和，则为热为寒。此因偏损，所以致有偏胜。故水中不可无火，无火则阴胜而寒病生；火中不可无水，无水则阳胜而热病起。但当详辨阴阳，则虚损之治无余义矣。如水亏者，阴虚也，只宜大补真阴，切不可再伐阳气；火虚者，阳虚也，只宜大补元阳，切不可再伤阴气。盖阳既不足而复伐其阴，阴亦损矣；阴已不足而再伤其阳，阳亦亡矣。夫治虚治实本自不同，实者阴阳因有余，但去所余，则得其平；虚者阴阳有不足，再去所有，则两者俱败，其能生乎？故治虚之要，凡阴虚多热者，最嫌辛燥，恐助阳邪也；尤忌苦寒，恐伐生阳也；惟喜纯甘壮水之剂，补阴以配阳，则刚为柔制，虚火自降，而阳归乎阴矣。阳虚多寒者，最嫌凉润，恐助阴邪也；尤忌辛散，恐伤阴气也，只宜甘温益火之品，补阳以配阴，则柔得其主，沉寒自敛，而阴从乎阳矣。是以气虚者宜补其上，精虚者宜补其下，阳虚者宜补而兼暖，阴虚者宜补而兼清，此固阴阳之治辨也。其有气因精而虚者，自当补精以化气；精因气而虚者，自当补气以生精。又如阳失阴而离者，非补阴何以收散亡之气？水失火而败者，非补火何以苏随寂之阴？此又阴阳相济之妙用也。故善补阳者，必于阴中求阳，则阳得阴助而生化无穷；善补阴者，必于阳中求阴，则阴得阳升而泉源不竭。故以精气分阴阳，则阴阳不可离；以寒热分阴阳,则阴阳不可混。此又阴阳邪正之离合也。知阴阳邪正之治,则阴阳和而生道得矣。经曰:不能治其虚,何问其余? 即此之谓。

二十三、病气一日分四时灵枢顺气一日分为四时篇

黄帝曰:夫百病之所始生者,必起于燥湿寒暑风雨,阴阳喜怒,饮食居处,气合而有形,得藏而有名,余知其然也。夫百病者,多以旦慧昼安、夕加夜甚何也?燥湿寒暑风雨,外感也。阴阳喜怒饮食居处,内伤也。气合而有形,脉证可据也。得藏而有名,表里可察也。虽病有不同,而多以旦慧昼安、夕加夜甚者,诸病皆相类也。**岐伯曰:四时之气使然。黄帝曰:愿闻四时之气。岐伯曰:春生夏长,秋收冬藏,是气之常也。**春之生,阳气升也。夏之长,阳气盛也。秋之收,阳气降也。冬之藏,阳气伏也。是气之常,皆以阳气为言也。**人亦应之,以一日分为四时,朝则为春,日中为夏,日入为秋,夜半为冬。**天地之交,四时之序,惟阴阳升降而尽之矣。自子之后,太阳从左而升,升则为阳;自午之后,太阳从右而降,降则为阴。大而一岁,小而一日,无不皆然,故一日亦分四时也。**朝则人气始生,病气衰,故旦慧。日中人气长,长则胜邪,故安。夕则人气始衰,邪气始生,故加。夜半人气入藏,邪气独居于身,故甚也。**朝时太阳在寅卯,自下而上,在人应之,阳气正升,故病气衰而旦慧。日中太阳在巳午,自东而中,在人应之,阳气正盛,故能胜邪而昼安。夕时太阳在申酉,由中而昃,在人应之,阳气始衰,故邪气惭盛而暮加重。夜半太阳在戌亥,自上而降,在人应之,阳气伏藏,邪气正盛,故夜则甚。盖邪气之轻重,由于正气之盛衰。正气者,阳气也。升则从阳,从阳则生;降则从阴,从阴则死。天人之气,一而已矣。**黄帝曰:其时有反者何也?**反,谓不应前说也。**岐伯曰:是不应四时之气,藏独主其病**

者,是必以藏气之所不胜时者甚,以其所胜时者起也。不应四时之气者,以藏气独主其病,有所胜所不胜也。所不胜者,如脾病畏木,肺病畏火,肾病畏土,肝病畏金,心病畏水,值其时日,故病必甚也。所胜时者,如脾病喜火土,肺病喜土金,肾病喜金水,肝病喜水木,心病喜木火,值其时日,故病当起也。**黄帝曰:治之奈何?岐伯曰:顺天之时而病可与期,顺者为工,逆者为粗。帝曰:善。**顺天之时者,因时气之盛衰,知阴阳之虚实,故病之凶吉可期,此明哲之事也。彼粗工者,以是作非,以标作本,但有逆之而已,又恶足以知此?

二十四、五藏病气法时 素问藏气法时论

黄帝问曰:合人形以法四时五行而治,何如而从?何如而逆?得失之意,愿闻其事。岐伯对曰:五行者,金木水火土也。更贵更贱,以知死生,以决成败,而定五藏之气,间甚之时,死生之期也。帝曰:愿卒闻之。五行之道,当其王则为贵,当其衰则为贱。间甚,即轻重之谓。卒,尽也。**岐伯曰:肝主春,木藏也。足厥阴、少阳主治,**厥阴肝,乙木也。少阳胆,甲木也。二藏相为表里,故治同。**其日甲乙。**甲为阳木,乙为阴木,皆东方之干,内应肝胆,即年月日时无不皆然。他放此。**肝苦急,急食甘以缓之。**肝为将军之官,其志怒,其气急,急则自伤,反为所苦,故宜食甘以缓之,则急者可平,柔能制刚也。**病在肝,愈于夏;**夏属火,木所生也。肝木畏金,火能平之。子制其鬼,故愈。余同。**夏不愈,甚于秋;**胜己者也。**秋不死,持于冬;**得母气以养之,生我者也,故可执持无害矣。余持同。**起于春。**木王之时也。**禁当风。**风气通于肝,故禁之勿犯。**肝病者,愈在丙丁;**同前夏气,能制胜己者也。**丙丁不愈,加于庚辛;**同前秋气,金伐木也。**庚辛不死,持于壬癸;**同前冬气,得所生也。**起于甲乙。**同前春气,逢其王也。**肝病者,平旦慧,下晡甚,夜半静。**平旦寅卯,木王时

也，故爽慧。下晡申酉，金之胜也，故加甚。夜半亥子，木得生也，故安静。晡，卑姑切。**肝欲散，急食辛以散之，用辛补之，酸写之。**木不宜郁，故欲以辛散之。顺其性者为补，逆其性者为写，肝喜散而恶收，故辛为补、酸为写。此下五藏补写之味，与《至真要大论》主客正味义同，详《运气类》三十。

心主夏，火藏也。**手少阴、太阳主治，**少阴心，丁火也。太阳小肠，丙火也。二藏表里，故治同。**其日丙丁。**丙为阳火，丁为阴火，南方之干也。**心苦缓，急食酸以收之。**心藏神，其志喜，喜则气缓而心虚神散，故宜食酸以收之。**病在心，愈在长夏；**长夏土，火之子也。**长夏不愈，甚于冬；**火不胜水也。**冬不死，持于春；**火得所生也。**起于夏。**火之王也。**禁温食热衣。**恐助火邪也。**心病者，愈在戊己；**应长夏也。**戊己不愈，加于壬癸；**应冬气也。**壬癸不死，持于甲乙；**应春气也。**起于丙丁。**应夏气也。**心病者，日中慧，夜半甚，平旦静。**日中巳午，火王时也，故慧。夜半亥子，水之胜也，故甚。平旦寅卯，火得生也，故静。**心欲耎，急食咸以耎之，用咸补之，甘写之。**心火太过则为躁越，故急宜食咸以耎之，盖咸从水化，能相济也。心欲耎，故以咸耎为补。心苦缓，故以甘缓为写。耎，软同。

脾主长夏，土藏也。**足太阴、阳明主治，**阳明胃，太阴脾，戊己土也。表里治同。**其日戊己。**戊为阳土，己为阴土，中官之干也。**脾苦湿，急食苦以燥之。**脾以运化水谷，制水为事，湿胜则反伤脾土，故宜贪苦温以燥之。**病在脾，愈在秋；**秋属金，土之子也。**秋不愈，甚于春；**土不胜木也。**春不死，持于夏；**土得火生也。**起于长夏。**土之王也。**禁温食饱食，湿地濡衣。**温言非热，防滞也。湿地濡衣，阴寒也。皆能病脾，故当禁之。**脾病者，愈在庚辛；**应愈在秋也。**庚辛不愈，加于甲乙；**应甚于春也。**甲乙不死，持于丙丁；**应持于夏也。**起于戊己。**应起于长夏也。**脾病者，日昳慧，日出甚，下晡静。**日昳日昳,未土王也,故慧。日出寅卯,木胜土也,故甚。下晡申酉,其子乡也,故静。昳音迭。**脾欲缓,急食甘以缓之,用苦写之,甘补之。**脾贵充和温厚,其性欲缓,故宜食甘以缓之。脾喜甘而恶苦,故苦为写、甘为补也。

肺主秋,金藏也。**手太阴、阳明主治**,太阴肺,辛金也。阳明大肠,庚金也。表里治同。**其日庚辛。**庚为阳金,辛为阴金,西方之干也。**肺苦气上逆,急食苦以泄之。**肺主气,行治节之令,气病则上逆于肺,故宜急食苦以泄之。**病在肺,愈在冬**;金之子乡也。**冬不愈,甚于夏**;金所不胜也。**夏不死,持于长夏**;金气得生也。**起于秋。**金气王也。**禁寒饮食寒衣。**形寒饮冷则伤肺也。**肺病者,愈在壬癸**;应愈在冬也。**壬癸不愈,加于丙丁**;应甚于夏也。**丙丁不死,持于戊己**;应持于长夏也。**起于庚辛。**应起于秋也。**肺病者,下晡慧,日中甚,夜半静。**下晡金王,故慧。日中火胜之,故甚。夜半水乡,则子能制邪,故静。**肺欲收,急食酸以收之,用酸补之,辛写之。**肺应秋,气主收敛,故宜食酸以收之。肺气宜聚不宜散,故酸收为补,辛散为写。

肾主冬,水藏也。**足少阴、太阳主治**,少阴肾,癸水也。太阴膀胱,壬水也。表里治同。**其日壬癸。**壬为阳水,癸为阴水,北方之干也。**肾苦燥,急食辛以润之,开腠理,致津液,通气也。**肾为水藏,藏精者也,阴病者苦燥,故宜食辛以润之。盖辛从金化,水之母也。其能开腠理、致津液者,以辛能通气也。水中有真气,惟辛能达之,气至水亦至,故可以润肾之燥。**病在肾,愈在春**;水之子乡也。**春不愈,甚于长夏**;水不胜土也。**长夏不死,持于秋**;水得生也。**起于冬。**水所王也。**禁犯焠㷹热食温灸衣。**焠㷹,烧爆之物也。肾恶燥烈,故当禁此。焠,音翠。㷹,音哀。**肾病者,愈在甲乙**;应愈在春也。**甲乙不愈,甚于戊己**;应甚于长夏也。**戊己不死,持于庚辛**;应持于秋也。

起于壬癸。应起于冬也。**肾病者,夜半慧,四季甚,下晡静。**夜半水王,故慧。四季土胜之,故甚。下晡金王,水得所生,故静。**肾欲坚,急食苦以坚之,用苦补之,咸写之。**肾主闭藏,气贵周密,故肾欲坚,宜食苦以坚之也。苦能坚,故为补。咸能耎坚,故为写。

夫邪气之客于身也,以胜相加,此下总结上文愈甚持起之由然也。凡内伤外感之加于人者,皆曰邪气。外感六气,盛衰有持,内伤五情,间甚随藏,必因胜以侮不胜,故曰以胜相加也。**至其所生而愈,**我所生也,以时而言。下同。**至其所不胜而甚,**我不胜彼,被克者也。**至于所生而持,**生我之时也。**自得其位而起。**自王之时也。**必先定五藏之脉,乃可言间甚之时,死生之期也。**欲知时气逆顺,必须先察藏气,欲察藏气,必须先定五藏所病之脉,如肝主弦,心主钩,肺主毛,肾主石,脾主代,脉来独至,全无胃气,则其间甚死生之期,皆可得而知之,如上文所论者是矣。

肝色青,宜食甘,粳米牛肉枣葵皆甘。此承上文肝苦急,急食甘以缓之等义,而详言其所宜之味也。**心色赤,宜食酸,小豆犬肉李韭皆酸。**心苦缓,故宜此酸物以收之也。**肺色白,宜食苦,麦羊肉杏薤皆苦。**肺苦气上逆,故宜此苦物以泄之也。薤音械,根自如小蒜,《尔雅翼》云:似韭而无实。**脾色黄,宜食咸,大豆豕肉栗藿皆咸。**咸从水化,其气入肾,脾宜食咸者,以肾为胃关,胃与脾合,咸能润下,利其关窍,胃关利则脾气运,故宜食之。上文云:脾苦湿,急贪苦以燥之。此复言咸者,盖咸之利湿,与苦之写者,各有宜也。故诸藏皆同前,惟此独异耳。藿,豆叶羹也。**肾色黑,宜食辛,黄黍鸡肉桃葱皆辛。**肾苦燥,故宜此辛物以润之也。黄黍即糯小米,北方谓之黄米。**辛散,酸收,甘缓,苦坚,咸耎。**此总言五味之用,药食皆然也。**毒药攻邪,**药以治病,因毒为能,所谓毒者,以气味之有偏也。盖气味之正者,谷食之属是也,所以养人之正气。气味之偏者,药饵之属是也,所以去人之邪气。其为故也,正以人之为病,病在阴阳偏胜耳。欲救其偏,则惟气味之偏者能之,正者不及也。如《五常政大论》曰:大毒治病,十去其六;常毒治病,十去其七;小毒治病,十去其八;无毒治病,十去其九。是凡可辟邪安正者,均可称为毒药,故曰毒药攻邪也。**五谷为养**,养生气也。**五果为助**,助其养也。**五畜为益**,益精血也。**五菜为充**,实藏府也。**气味合而服之,以补精益气。**《阴阳应象大论》曰:阳为气阴为味。味归形,气归精。又曰:形不足者温之以气,精不足者补之以味。故气味和合,可以补精益气。**此五者,有辛酸甘苦咸,各有所利,或散或收,或缓或急,或坚或奀,四时五藏,病随五味所宜也。**此总结上文,五藏之气,四时之用,各有所利;然变出不常,则四时五藏,因病而药,五味当随所宜也。

类经十五卷

疾病类

二十五、宣明五气素问宣明五气篇全

五味所入：酸入肝，酸化从木也。**辛入肺，**辛化从金也。**苦入心，**苦化从火也。**咸入肾，**咸化从水也。**甘入脾，**甘化从土也。**是谓五入。**五味各从其类，同气相求也。《九针论》仍有淡入胃一句。

五气所病：心为噫，噫，嗳气也。遍考本经，绝无嗳气一证，而惟言噫者，盖即此也。按《九针论》曰：心为噫。《刺禁论》曰：刺中心，一日死，其动为噫。《痹论》曰：心痹者，嗌干善噫。是皆言噫出于心也。然《诊要经终论》曰：太阴终者，善噫善呕。《脉解篇》曰：太阴所谓上走心为噫者，阴盛而上走于阳明，阳明络属心，故曰上走心为噫也。《口问篇》曰：寒气客于胃，厥逆从下上散，复出于胃，故为噫。由此观之，是心脾胃三藏皆有是证，盖由火土之郁，而气有不得舒伸，故为此证。噫，伊、隘三音。释义曰：饱食息也。《礼记》注曰：不寤之声。**肺为欬，**肺主气，其属金，邪挟金声，故病为欬。欬，康益切。**肝为语，**问答之声曰语，语出于肝，象木有枝条，多委曲也。**脾为吞，**脾受五味，故为吞。象土包容，为物所归也。**肾为欠、为嚏，**欠，呵欠也。嚏，喷嚏也。阳未静而阴引之，故为欠。阳欲达而阴发之，故为嚏。阴盛于下，气化于水，所以皆属乎肾。故凡阳盛者不欠，下虚者无嚏，其由于肾也可知。欠、嚏二义，具《口问篇》，详本类后七十九。嚏音帝。**胃为气逆、为哕、为恐，**胃为水谷之海，胃有不

和,则为气逆。哕,呃逆也,胃中有寒则为哕。恐,肾之志也,胃属土,肾属水,土邪伤肾则为恐,故皆涉于胃也。哕,于决切。详义见《针刺类》五十三。**大肠、小肠为泄,**大肠为传道之府,小肠为受盛之府,小肠之清浊不分,则大肠之传道不固,故为泄利。**下焦溢为水,**下焦为分注之所,气不化则津液不行,故溢于肌肉而为水。**膀胱不利为癃,不约为遗溺,**膀胱为津液之府,其利与不利皆由气化。有邪实膀胱,气不通利而为癃者;有肾气下虚,津液不化而为癃者,此癃闭之有虚实也。若下焦不能约束而为遗溺者,以膀胱不固,其虚可知。然《本输篇》曰:三焦者,太阳之别也,并太阳之正,入络膀胱,约下焦,实则闭癃,虚则遗溺。盖三焦为中渎之府,水道之所由出,故三焦亦属膀胱也。癃,良中切。溺,娘料切。**胆为怒,**怒为肝志而胆亦然者,肝胆相为表里,其气皆刚,而肝取决于胆也。**是谓五病。**藏府各五也。

五精所并:**精气并于心则喜,**并,聚也,精气五藏各有所藏也。并于心者,火之气也。气并于心则神有余,故其志为喜。然《本神篇》曰:肺喜乐无极则伤魄。正以心火实而乘肺金也。**并于肺则悲,**气并于肺则乘肝而为悲,肝之虚也。《本神篇》曰:肝悲哀动中则伤魂。**并于肝则忧,**气并于肝,则乘脾而为忧,脾之虚也。《本神篇》曰:脾忧愁不解则伤意。**并于脾则畏,**气并于脾,则脾实乘肾,故为畏。《本神篇》曰:恐惧而不解则伤精。**并于肾则恐,**气并于肾而乘心之虚,则为恐。《本神篇》曰:心怵惕思虑则伤神,神伤则恐惧自失。**是谓五并,虚而相并者也。**藏气有不足,则胜气得相并也。《九针论》曰:五精之气并于藏也。

五脏所恶:**心恶热,**心本属火,过热则病,故恶热。**肺恶寒,**肺属金而主皮毛,金寒则病,故恶寒。**肝恶风,**肝属木,其应风,感风则伤筋,故恶风。**脾恶湿,**脾属土,其应湿,湿胜则伤肌肉,故恶湿。**肾恶**

燥,肾属水而藏精,燥胜则伤精,故恶燥。**是谓五恶。**

五藏化液:心为汗,心主血,汗则血之余也。**肺为涕,**涕出于鼻,肺之窍也。**肝为泪,**泪出于目,肝之窍也。**脾为涎,**涎出于口,脾之窍也。**肾为唾,**唾生于舌下,足少阴肾脉循喉咙挟舌本也。**是谓五液。**

五味所禁:辛走气,气病无多食辛;辛能散气也。**咸走血,血病无多食咸;**血得咸则凝结不流也。《五味论》曰:血与咸相得则凝。详《气味类》三。**苦走骨,骨病无多食苦;**苦性沉降,阴也;骨属肾,亦阴也。骨得苦,则沉阴益甚,骨重难举矣,故骨病者禁苦。《五味论》曰:苦走骨,多食之令人变呕。上二节,按《九针论》曰:苦走血,病在血,无食苦;咸走骨,病在骨,无贪咸。与此稍异,盖火化苦,故走血,水化咸,故走骨,义亦当然也。**甘走肉,肉病无多食甘;**甘能缓中,善生胀满,故肉病者无多贪甘。《五味论》曰:甘走肉,多食之令人悗心。悗,美本切。**酸走筋,筋病无多食酸;**酸能收缩,故病在筋者无多食酸。《五味论》曰:酸走筋,多贪之令人癃。**是谓五禁,无令多食。**《九针论》曰:口嗜而欲贪之,不可多也,必自裁也,命曰五裁。

五病所发:阴病发于骨,骨属肾,肾者阴中之阴也。**阳病发于血,**血属心,心者阳中之阳也。**阴病发于肉,**肉属脾,脾者阴中之至阴也。**阳病发于冬,**阴胜则阳病也。**阴病发于夏,**阳胜则阴病也,是谓五发。按《九针论》尚有以味发于气一句,盖食入于阴,则长气于阳,故味发于气也。

五邪所乱:邪入于阳则狂,邪入阳分,则为阳邪,邪热炽盛,故病为狂。《生气通天论》曰:阴不胜其阳,则脉流薄疾,并乃狂。**邪入于阴则痹,**邪入阴分,则为阴邪,阴盛则血脉凝涩不通,故病为痹。《寿夭刚柔篇》曰:病在阴命曰痹。《九针论》曰:邪入于阴,则为血痹。**搏阳则为巅疾,**搏,击也。巅,癫也。邪搏于阳,则阳气受伤,故为癫疾。上文言邪入于阳则狂者,邪助其阳,阳之实也。此言搏阳则为巅疾者,邪伐其阳,阳之虚也。故有为狂为巅之异。《九针论》曰:邪入于阳,转则为癫疾。言转入阴分,故为癫也。**搏阴则为瘖**,邪搏于阴,则阴气受伤,故声为瘖哑。阴者,五藏之阴也。盖心主舌,而手少阴心脉上走喉咙系舌本;手太阴肺脉循喉咙;足太阴脾脉上行结于咽,连舌本,散舌下;足厥阴肝脉循喉咙之后上入颃颡,而筋脉络于舌本;足少阴肾脉循喉咙系舌本,故皆主病瘖也。《九针论》曰:邪入于阴,转则为瘖。言转入阳分则气病,故为瘖也。按:《难经》曰:重阳者狂,重阴者癫。巢元方曰:邪入于阴则为癫。王叔和云:阴附阳则狂,阳附阴则癫。孙思邈曰:邪入于阳则为狂,邪入于阴则为血痹。邪入于阳,传则为癫痉;邪入于阴,传则为痛痹。此诸家之说虽若不同,而意不相远,皆可参会其义。**阳入之阴则静**,阳敛则藏,故静。**阴出之阳则怒**,阴发则躁,故怒。**是谓五乱。**

五邪所见:春得秋脉,夏得冬脉,长夏得春脉,秋得夏脉,冬得长夏脉,五脉互胜,病胜藏也,故曰五邪。**名曰阴出之阳,病善怒不治**,《阴阳别论》曰:所谓阴者,真藏也。所谓阳者,胃脘之阳也。凡此五邪,皆以真藏脉见而胃气绝,故曰阴出之阳。阴盛阳衰,土败木贼,故病当善怒,不可治也。真藏义,详《脉色类》二十六七。**是谓五邪皆同,命死不治。**此明五脉皆然也。

五藏所藏:心藏神,精气之灵明也。《本神篇》曰:两精相搏谓之神。**肺藏魄**,精气之质地也。《本神篇》曰:并精而出入者谓之魄。**肝藏魂**,神气之佐辅也。《本神篇》曰:随神往来者谓之魂。**脾藏意**,神有所注者也。《本神篇》曰:心有所忆谓之意。**肾藏志**,意有专一者也。《本神篇》曰:意之所存谓之志。《九针论》曰:肾藏精、志也。**是谓五藏所藏。**五义俱详《藏象类》九。

五藏所主:心主脉,心主血脉,应火之动而运行周身也。**肺主**

皮,肺主皮毛,应金之坚而保障全体,捍御诸邪也。**肝主筋,**肝主筋膜,应木之柔而联络关节也。**脾主肉,**脾主肌肉,应土之厚而畜养万物也。**肾主骨,**肾主骨髓,应水石之沈而为立身之干,为万化之原也。**是谓五主。**

五劳所伤:**久视伤血,**久视则劳神,故伤血。《营卫生会篇》曰:血者神气也。**久卧伤气,**久卧则阳气不伸,故伤气。**久坐伤肉,**久坐则血脉滞于四体,故伤肉。**久立伤骨,**立者之劳在骨也。**久行伤筋,**行者之劳在筋也。**是谓五劳所伤。**

五脉应象:**肝脉弦,**耎弱而滑,端直以长,其应春。**心脉钩,**来盛去衰,外实内虚,其应夏。**脾脉代,**代,更代也。脾脉和耎,分王四季,如春当和而兼弦,夏当和耎而兼钩,秋当和耎而兼毛,冬当和耎而兼石,随时相代故曰代,此非中止之谓。详按在《脉色类》四。**肺脉毛,**脉来浮虚,轻如毛羽,其应秋。**肾脉石,**沉坚如石,其应冬。**是阴五藏之脉。**按《九针论》有与本篇稍异者,悉已采附前注中,其他相同之文,俱不重载。

二十六、情志九气素问举痛谕

帝曰:余知百病生于气也。气之在人,和则为正气,不和则为邪气。凡表里虚实,逆顺缓急,无不因气而至,故百病皆生于气。**怒则气上,喜则气缓,悲则气消,恐则气下,寒则气收,炅则气泄,惊则气乱,劳则气耗,思则气结,九气不同,何病之生?**炅,居永切,热也。**岐伯曰:怒则气逆,甚则呕血及飧泄,故气上矣。**怒,肝志也。怒动于肝,则气逆而上,气逼血升,故甚则呕血。肝木乘脾,故为飧泄。肝为阴中之阳,气发于下,故气上矣。及飧泄三字,《甲乙经》作食而气逆,于义亦妥。飧音孙。**喜则气和志达,荣卫通利,故气缓矣。**气脉和调,故志畅达。荣卫通利,故气徐缓。然喜甚则气过于缓而渐至涣散，故《调经论》曰：喜则气下。《本神篇》曰：喜乐者，神惮散而不藏。义可知也。**悲则心系急，肺布叶举而上焦不通，荣卫不散，热气在中，故气消矣**。悲生于心则心系急，并于肺则肺叶举，故《宣明五气篇》曰，精气并于肺则悲也。心肺俱居膈上，故为上焦不通。肺主气而行表里，故为营卫不散。悲哀伤气，故气消矣。**恐则精却，却则上焦闭，闭则气还，还则下焦胀，故气不行矣**。恐惧伤肾则伤精，故致精却。却者，退也。精却则升降不交，故上焦闭。上焦闭则气归于下，病为胀满而气不行，故曰恐则气下也。《本神篇》曰：忧愁者，气闭塞而不行。恐惧者，神荡惮而不收。**寒则腠理闭，气不行，故气收矣**。腠，肤腠也。理，肉理也。寒束于外则玄府闭密，阳气不能宣达，故收敛于中而不得散也。**炅则腠理开，荣卫通，汗大泄，故气泄矣**。热则流通，故腠理开。阳从汗散，故气亦泄。**惊则心无所倚，神无所归，虑无所定，故气乱矣**。大惊卒恐，则神志散失，血气分离，阴阳破散，故气乱矣。**劳则喘息汗出，外内皆越，故气耗矣**。疲劳过度，则阳气动于阴分，故上奔于肺而为喘，外达于表而为汗。阳动则散，故内外皆越而气耗矣。**思则心有所存，神有所归，正气留而不行，故气结矣**。思之无已，则系恋不释，神留不散，故气结也。愚按：世有所谓七情者，即本经之五志也。五志之外，尚余者三。总之曰：喜怒思忧恐惊悲畏，其目有八，不止七也。然情虽有八，无非出于五藏。如《阴阳应象大论》曰：心在志为喜，肝在志为怒，脾在志为思，肺在志为忧，肾在志为恐。此五藏五志之分属也。至若五志有互通为病者，如喜本属心，而有曰肺喜乐无极则伤魄，是心肺皆主于喜也。盖喜生于阳，而心肺皆为阳藏，故喜出于心而移于肺，所谓多阳者多喜也。又若怒本属肝，而有曰胆为怒者，以肝胆相为表里，肝气虽强而取决于胆也。有曰血并于上，气并于下，心烦惋善怒者，以阳为阴胜，故病及于心也。有曰肾盛怒而不止则伤志，有曰邪客于足少阴之络、令人无故善怒者,以怒发于阴而侵乎肾也。是肝胆心肾四藏皆能病怒,所谓多阴者多怒,亦曰阴出之阳则怒也。又若思本属脾,而此曰思则心有所存,神有所归,正气留而不行,故气结矣。盖心为脾之母,母气不行则病及其子,所以心脾皆病于思也。又若忧本属肺,而有曰心之变动为忧者,有曰心小则易伤以忧者,盖忧则神伤,故伤心也。有曰精气并于肝则忧者,肝胜而侮脾也。有曰脾忧愁而不解则伤意者,脾主中气,中气受抑则生意不伸,故郁而为忧。是心肺肝脾四藏,皆能病于忧也。又若恐本属肾,而有曰恐惧则伤心者,神伤则恐也。有曰血不足则恐,有曰肝虚则恐者,以肝为将军之官,肝气不足,则怯而恐也。有曰恐则脾气乘矣,以肾虚而脾胜之也。有曰胃为气逆为哕为恐者,以阳明土胜,亦伤肾也。是心肾肝脾胃五藏皆主于恐而恐则气下也。五志互病之辨,既详如右。此外尚有病悲者,如曰肝悲哀动中则伤魂,悲伤于肝也。有曰精气并于肺则悲,有曰悲则肺气乘矣,亦金气伤肝也。有曰心虚则悲,有曰神不足则悲,有曰悲哀太甚则胞络绝,胞络绝则阳气内动,发则心下崩,数溲血者,皆悲伤于心也。此肝肺心三藏皆病于悲而气为之消也。有病为惊者,曰东方色青,入通于肝,其病发惊骇,以肝应东方风木,风主震动而连乎胆也。有曰阳明所谓甚则厥,闻木音则惕然而惊者,肝邪乘胃也。有曰惊则心无所倚,神无所归者,心神散失也。此肝胆胃心四藏皆病于惊而气为之乱也。有病为畏者,曰精气并于脾则畏,盖并于脾则伤于肾,畏由恐而生也。由此言之,是情志之伤,虽五藏各有所属,然求其所由,则无不从心而发。故《本神篇》曰:心怵惕思虑则伤神,神伤则恐惧自失。《邪气藏府病形篇》曰:忧愁恐惧则伤心。《口问篇》曰:悲哀忧愁则心动,心动则五藏六府皆摇。可见心为五藏六府之大主,而总统魂魄,兼该志意。故忧动于心则肺应,思动于心则脾应,怒动于心则肝应,恐动于心则肾应,此所以五志惟心所使也。设能善养此心而居处安静,无为惧惧,无为欣欣,婉然从物而不争,与时变化而无我,则志意和,精神定,悔怒不起,魂魄不散,五藏俱安,邪亦安从奈我哉?

二十七、八风五风,四时之病 素问金匮真言论

黄帝问曰:天有八风,经有五风,何谓? 经,经脉也。八风,八方之风也,出《九官八风篇》。五风,五藏之风也,出《风论》。**岐伯对曰:八风发邪,以为经风,触五藏,邪气发病。** 八风不得其正,则发为邪气,其中于人,则人为五经之风,特以所伤之异,故名亦异耳。风自外入,则循经而触于五藏,故发病也。**所谓得四时之胜者,春胜长夏,长夏胜冬,冬胜夏,夏胜秋,秋胜春,所谓四时之胜也。** 春木,夏火,长夏土,秋金,冬水,五时五气,互有克胜。所胜为邪,则不胜者受之。天之运气,人之藏气,无不皆然。此节义与《六节藏象论》同,详《运气类》二。**东风生于春,病在肝,俞在颈项。** 上文言四时之胜者能为病,此下言邪气随时之为病也。东风生于春,木气也,故病在肝。春气发荣于上,故俞应于颈项。**南风生于夏,病在心,俞在胸胁。** 火气应于心,心脉掮胸出胁,而南方之气主于前,故俞在胸胁。**西风生于秋,病在肺,俞在肩背。** 金之气也,故病在肺。肺居上焦,附近肩背,故俞应焉。**北风生于冬,病在肾,俞在腰股。** 水之气也,故病在肾。腰为肾之府,与股接近,故俞应焉。**中央为土,病在脾,俞在脊。** 脊居体中,故应土也。**故春气者病在头,** 阳气上升也。**夏气者病在藏,** 在藏言心,心通夏气,为诸藏之主也。**秋气者病在肩背,** 肺之应也。**冬气者病在四支。** 上文北方言在腰股,此言在四支者,盖腰股属阴,四支气薄,皆易于受寒者也。**故春善病鼽衄,** 风邪在头也。鼽音求。衄,女六切。**仲夏善病胸胁,** 胸胁近心也。**长夏善病洞泄寒中,** 风寒犯脾也。**秋善病风疟,** 暑汗不出,风寒袭于肤腠

也。**冬善病痹厥。**寒邪在四支也。**故冬不按跷，春不鼽衄，**按跷谓按摩肢节以行导引也。三冬元气伏藏在阴，当伏藏之时而扰动筋骨，则精气泄越，以致春夏秋冬各生其病。故冬宜养藏，则春时阳气虽升，阴精自固，何有鼽衄及如下文之患？按跷且不可，则冒寒妄劳益可知矣。跷音乔，又极虐切。**春不病颈项，仲夏不病胸胁，长夏不病洞泄寒中，秋不病风疟，冬不病痹厥飧泄而汗出也。**此节五句亦皆由冬不按跷所致。盖水王则生春木，木王则生夏火，火王则生长夏土，土王则生秋金，金王则生冬水，故可免四时之病。飧音孙。**夫精者身之本也，故藏于精者，春不病温。**人身之精，真阴也，为元气之本。精耗则阴虚，阴虚则阳邪易犯，故善病温。此正谓冬不按跷则精气伏藏，阳不妄升则春无温病，又何虑乎鼽衄颈项等病，**夏暑汗不出者，秋成风疟。此平人脉法也。**夏月伏暑而汗不出，则暑邪内畜，以至秋凉凄切之时，寒热相争，乃病风疟。故《热论篇》曰：暑当与汗皆出勿止也。以上二节，一言冬宜闭藏，一言夏宜疏泄。冬不藏精则病温，夏不汗泄则病疟。阴阳启闭，时气宜然。此举冬夏言，则春秋在其中矣。凡四时之气，顺之则安，逆之则病，是即平人之脉法。脉法者，言经脉受邪之由然也。

二十八、风证素问风论全

黄帝问曰：风之伤人也，或为寒热，或为热中，或为寒中，或为疠风，或为偏枯，或为风也，其病各异，其名不同，或内至五藏六府，不知其解，愿闻其说。风之伤人，若惟一证，及其为变，则或寒或热，或表或里，或在藏府，或在经络，无所不至。盖风虽阳邪，气则寒肃，是风之与寒本为同类，但有阴阳之辨耳。《岁露篇》曰：四时八风之中人也，故有寒暑，寒则皮肤急而腠理闭，暑则皮肤缓而腠理开。所以病变若此。后人不究其本，而多立风证名目，失其梗概，致资学者之疑。凡欲辨风者,但当详察此下诸篇之义。疠,癞同,又音利。**岐伯对曰:风气藏于皮肤之间,内不得通,外不得泄。**风寒袭于肤腠,则玄府闭封,故内不得通,外不得泄,此外感之始也。**风者善行而数变,腠理开则洒然寒,闭则热而闷;**风性动,故行数变。风本阳邪,阳主疏泄,故令腠理开,开则卫气不固,故洒然而寒。若寒胜则腠理闭,闭则阳气内壅,故烦热而闷。数音朔。**其寒也则衰食饮,其热也则消肌肉,故使人快栗而不能食,名曰寒热。**寒邪伤阳,则胃气不化,故衰少贪饮。热邪伤阴,则津液枯涸,故消瘦肌肉。寒热交作则振寒,故为快栗不贪。此上三节,皆以明风为寒热也。快音秩。**风气与阳明入胃,循脉而上至目内眦,其人肥则风气不得外泄,则为热中而目黄;人瘦则外泄而寒,则为寒中而泣出。**风气客于阳明,则内入于胃,胃居中焦,其脉上行系于目系,人肥则腠理致密,邪不得泄,留为热中,故目黄。人瘦则肌肉疏浅,风寒犯之,阳气易泄,泄则寒中而泣出。此明风气之变,或为热中,或为寒中也。皆音渍。**风气与太阳俱入,行诸脉俞,散于分肉之间,与卫气相干,其道不利,故使肌肉愤腫而有疡,卫气有所凝而不行,故其肉有不仁也。**风由太阳经入者,自背而下,凡五藏六府之俞皆附焉。故邪必行诸脉俞而散于分肉也。分肉者,卫气之所行也。卫气昼行于阳,自足太阳始,风与卫气相薄,俱行于分肉之间,故气道涩而不利。不利则风邪搏聚,故肌肉肿如愤腫而为疮疡。或卫气不行则体有不仁,故凡于痛痒寒热,皆有所弗知也。此节帝无所问而伯言之,所以发其详耳。下节有同然者类此。腫,昌真切。疡音阳。**疠者,有荣气热附,其气不清,故使鼻柱坏而色败,皮肤疡溃,风寒客于脉而不去,名曰疠风,或名曰寒热。**风寒客于血脉,久留不去,则荣气化热,皮肤胕溃,气血不清,败坏为疠。故《脉要精微论》曰:脉风成为疠也。胕,腐同。溃音会。**以春甲乙伤于风者为肝风,以夏丙丁伤于风者为心风,以季夏**

戊己伤于邪者为脾风，以秋庚辛中于邪者为肺风，以冬壬癸中于邪者为肾风。春与甲乙皆木也，故伤于肝。夏与丙丁皆火也，故伤于心。季夏与戊己皆土也，故伤于脾。秋与庚辛皆金也，故中于肺。冬与壬癸皆水也，故中于肾。此明风邪内至五藏也。按：本节以四时十干之风分属五藏，非谓春必甲乙而伤肝，夏必丙丁而伤心也。凡一日之中，亦有四时之气，十二时之中，亦有十干之分。故得春之气则入肝，得甲乙之气亦入肝，当以类求，不可拘泥，诸气皆然也。又如本节曰伤曰中，本为互言，初无轻重之别。后世以中风为重，伤风为轻，原非经旨，亦牵强矣。**风中五藏六府之俞，亦为藏府之风，各入其门户，所中则为偏风。**风中五藏六府之俞，即十二经藏府之风也。随俞左右而偏中之，则为偏风，故有偏病之证。**风气循风府而上，则为脑风。**风府，督脉穴。自风府而，则入脑户故为脑。**风入系头，则为目风眼寒。**风自脑户入系于头，则合于足之太阳。太阳之脉起于目内眦，风邪入之，故为目风，则或痛或痒，或眼寒而畏风羞涩也。**饮酒中风，则为漏风。**酒性温散，善开玄府，酒后中风则汗漏不止，故曰漏风。《病能论》谓之酒风，义见后三十二。**入房汗出中风，则为内风。**内耗其精，外开腠理，风邪乘虚入之，故曰内风。**新沐中风，则为首风。**沐头面中风也。一曰沐浴。**久风入中，则为肠风、飧泄。**久风不散，传变而入于肠胃之中，热则为肠风下血，寒则水谷不化而为飧泄泻痢。**外在腠理，则为泄风。**风在腠理则汗泄不止，故曰泄风。自上文风气循风府而上至此共七种，所以明或为风也，故有其病各异、其名不同之义。**故风者百病之长也，至其变化，乃为他病也，无常方然，致有风气也。**风之始入，自浅而深，至其变化，乃为他病，故风为百病之长。《骨空论》曰：风为百病之始也。无常方然者，言变化之多，而其致之者，则皆因于风气耳。**帝曰：五藏风之形状不同者何？愿闻其诊及其病能。**凡察病之法，皆谓之诊。凡致病之害，皆谓之能。**岐伯曰：肺风之状，多汗恶风，色皏然白，时欬短气，昼日则差，暮则甚，诊在眉上，其色白。**多汗者，阳受风气，开泄腠理也。恶风者，伤风恶风也。下文诸藏皆同。皏然，浅白貌，金色白也。肺主气，在变动为欬，风邪迫之，故时欬短气也。昼则卫气在表，风亦随之，故觉其瘥。暮则卫气入阴，邪应于内，故为甚也。眉上乃阙庭之间，肺之候也，故肺病则白色见于此。皏，普梗切。差，瘥同。**心风之状，多汗恶风，焦绝，善怒吓，赤色，病甚则言不可快，诊在口，其色赤。**多汗恶风义如前。焦绝者，唇舌焦燥津液干绝也。风化木，心属火，风薄于心，则木火合邪，神志溃乱，故或为善怒，或为惊吓。心主舌，病甚则舌本强，故言不可快。心和则舌能知味，故诊当在口。口者兼唇而言，色当赤也。吓音黑，又虚嫁切。**肝风之状，多汗恶风，善悲色微苍，嗌干善怒，时憎女子，诊在目下，其色青。**气并于肺则悲，肝病而肺气乘之，故善悲。色微苍，肝之色也。足厥阴脉循喉咙之后上入颃颡，故嗌干也。善怒，肝之志也。肝为阴中之阳，其脉环阴器，强则好色，病则妒阴，故时憎女子也。肝气通于目，故诊在目下，色当青也。嗌音益。憎音曾。**脾风之状，多汗恶风，身体怠惰，四支不欲动，色薄微黄，不嗜食，诊在鼻上，其色黄。**身体怠惰、四支不用者，脾主肌肉四支也。色薄微黄，土之色也。不嗜贪，脾病不能化也。鼻为面王，主应脾胃，故色诊当见于鼻上。嗜音示。**肾风之状，多汗恶风，面疣然浮肿，脊痛不能正立，其色炲，隐曲不利，诊在肌上，其色黑。**疣然，浮惨貌。风邪入肾，则挟水气上升，故面为浮肿。肾脉贯脊属肾，故令脊痛不能正立。炲，烟炲也。隐曲，阴道也。肾主水，故色黑如炲。肾开窍于二阴，故为隐曲不利。肌肉本主于脾，今其风水合邪，反侮乎土，故诊在肌上，色当黑也。又肾风风水义，见后三十一。疣音芒。炲音台。**胃风之状，颈多汗恶风，食饮不下，鬲塞不通，腹善满，失衣则膜胀，**

食寒则泄,诊形瘦而腹大。胃脉从大迎前下人迎,循喉咙入缺盆,故胃风之状,颈必多汗恶风。胃主受纳水谷,而风邪居之,故食饮不下,鬲塞不通。胃脉循腹里,故善满。失衣则阳明受寒于外,故为䐜胀。食寒则胃气受伤于内,故为泄泻。胃者肉其应,胃病故形瘦。腹者胃所居,邪实故腹大。此下当详明六府之病,而止言胃风者,以胃为六府之长,即如《本输篇》所谓大肠小肠皆属于胃之意,胃病则府在其中矣。**首风之状,头面多汗恶风,当先风一日则病甚,头痛不可以出内,至其风日则病少愈。**首为诸阳之会,因沐中风,则头面之皮腠疏,故多汗恶风。凡患首风者,止作无时,故凡于风气将发,必先风一日而病甚头痛,以阳邪居于阳分,阳性先而速也。先至必先衰,是以至其风日则病少愈。内,谓房室之内。不可出者,畏风寒也。**漏风之状,或多汗,常不可单衣,食则汗出,甚则身汗喘息恶风,衣常濡,口干善渴,不能劳事。**漏风之病,因于饮酒中风也。风邪挟酒,则阳气散越,故多汗。阳胜则身热恶寒,故不可以单衣。食入于阴,长气于阳,故食则汗出。甚则阳浮于上,故喘息。汗出不止,故衣濡。阳盛阴虚,津亡于内,所以口干善渴,身不能劳也。能,耐同。**泄风之状多汗,汗出泄衣上,口中干,上渍,其风不能劳事,身体尽痛则寒。**泄风者,表不固也。上渍者,身半以上,汗多如渍也。口中干,津液涸也。液涸则血虚,故不能劳而身尽痛。汗多则亡阳,故令人寒也。渍,曾四切。**帝曰:善。**

二十九、风传五藏素问玉机真藏论

是故风者百病之长也,长义如前章。**今风寒客于人,使人毫毛毕直,皮肤闭而为热,当是之时,可汗而发也。**客者,如客之自外而至,居非其常也。毕,尽也。风寒客于皮肤,则腠理闭密,故毫毛尽直。寒束于外,则阳气无所疏泄,故郁而为热。斯时也,寒邪初中在表，故可取汗而愈。**或痹不仁肿痛，当是之时，可汤熨及火灸刺而去之。**邪在皮毛，不亟去之，则入于经络，故或为诸痹，或为不仁，或为肿痛，故当用汤熨灸刺之法，以去经络之病。**弗治，病入舍于肺，名曰肺痹，发欬上气。**风寒自表入藏，必先于肺，盖肺合皮毛，为藏之长也。《宣明五气篇》曰：邪入于阴则痹。故肺受风寒则病为肺痹。而其变动为欬，欬则喘急，故为上气。**弗治，肺即传而行之肝，病名曰肝痹，一名曰厥，胁痛出食，当是之时，可按若刺耳。**在肺弗治，则肺金乘木，故及于肝，是为肝痹。肝气善逆，故一名曰厥。厥在肝经，故胁痛。厥而犯胃，故出食。可按若刺，则厥逆散而肝邪平矣。**弗治，肝传之脾，病名曰脾风发瘅，腹中热烦心，出黄，当此之时，可按可药可浴。**在肝弗治，则肝木乘土，风热入脾，病名脾瘅。其在内则腹中热而烦心，在外则肌体出黄，可按可药可浴，在解其表里之风热耳。**弗治，脾传之肾，病名曰疝瘕，少腹冤热而痛，出白，一名曰蛊，当此之时，可按可药。**在脾弗治，则土邪乘肾，病名疝瘕。邪聚下焦，故小腹冤热而痛，溲出白浊也。热结不散，亏蚀真阴，如虫之吸血，故亦名曰蛊。瘕，加、驾二音。**弗治，肾传之心，病筋脉相引而急，病名曰瘈，当此之时，可灸可药。弗治，满十日法当死。**肾邪克火则传于心，心主血脉，心病则血燥，血燥则筋脉相引而急，手足挛挈，病名曰瘈。邪气至心，其病已极，此而弗治，故不出十日当死。瘈，音翅。**肾因传之心，心即复反传而行之肺，发寒热，病当三岁死，**若肾传于心，未至即死而邪未尽者，当复传于肺，而金火交争，金胜则寒，火胜则热，故发寒热。三岁死者，凡风邪传遍五藏，本当即死。其不死者，以元气未败，势犹在缓。故肺复受邪，再一岁则肺病及肝，二岁则肝病及脾，三一岁则脾病及肾，三阴惧败，故当死也。**此病之次也。**此即顺传所胜之次第也。**然其卒发者，不必治于传。**病有发于仓卒者，随气为患，不以次而入，亦不必依次以治其传。此又于逆传顺传之外，而复有不次相乘者矣。卒，猝同。**或其传化有不以次，不以次入者，忧恐悲喜怒，令不得以其次，故令人有大病矣。**五志之发无常，随触而动，故生病亦不以其次。**因而喜大虚则肾气乘矣，**喜则气下，故伤心。心伤而大虚，则肾气乘之，水胜火也。**怒则肝气乘矣，**怒则气逆于肝而乘于脾，木胜土也。**悲则肺气乘矣，**悲则气并于肺而乘于肝，金胜木也。**恐则脾气乘矣，**恐伤肾而肾气虚，则脾气乘之，土胜水也。**忧则心气乘矣，**忧伤肺则心气乘之，火胜金也。**此其道也。**或以有余而乘彼，或以不足而被乘，皆乘所不胜，此不次之道也。**故病有五，五五二十五变，及其传化，传乘之名也。**藏惟五，而五藏之传，又能各兼五藏，则有二十五变。传者以此传彼，乘者以强凌弱，故有曰传曰乘之异名耳。本篇与《藏象类》二十四章同出一论，所当并考。

三十、风厥劳风 素问评热病论

帝曰：有病身热汗出烦满，烦满不为汗解，此为何病？不为汗解，谓汗后热烦不散也。**岐伯曰：汗出而身热者风也，汗出而烦满不解者厥也，病名曰风厥。帝曰：愿卒闻之。岐伯曰：巨阳主气，故先受邪，少阴与其为表里也，得热则上从之，从之则厥也。**风为阳邪，故汗虽出而身仍热也。巨阳主气，气言表也。表病则里应，故少阴得热，则阴分之气亦从阳而上逆，逆则厥矣，故名风厥。按：风厥之义不一，如本篇者，言太阳少阴病也。其在《阴阳别论》者，云二阳一阴发病名曰风厥，言胃与肝也。详本类前六。在《五变篇》者，曰人之善病风厥漉汗者，肉不坚，腠理疏也。详本类后七十六。俱当参辨其义。**帝曰：治之奈何？岐伯曰：表里刺之，饮之服汤。**阳邪盛者阴必虚，故当写太阳之热。补少阴之气，合表里而刺之也。饮之服汤，即《脉度篇》所谓虚者饮药以补之之意。

帝曰:劳风为病何如? 岐伯曰:劳风法在肺下,劳风者,因劳伤风也。肺下者,在内则胸膈之间,在外则四椎五椎之间也。风受于外则病应于内,凡人之因于劳者必气喘,此劳能动肺可知。按:王氏曰:劳,谓肾劳也。肾脉从肾上贯肝膈入肺中,故肾劳风生,上居肺下也。此固一说,第劳之为病,所涉者多,恐不止于肾经耳。**其为病也,使人强上冥视,**邪在肺下,则为喘逆,故令人强上不能俛首。风热上壅,则畏风羞明,故令人冥目而视。**唾出若涕,恶风而振寒,此为劳风之病。**风热伤阴,则津液稠浊,故唾出若涕。肺主皮毛,卫气受伤,故恶风振寒。**帝曰:治之奈何? 岐伯曰:以救俛仰。**风之微甚,证在俛仰之间也,故当先救之。然救此者必先温肺,温肺则风散,风散则俛仰安矣。若温散不愈,郁久成热,然后可以清解。温清失宜,病必延甚。俛,俯同。**巨阳引精者三日,中年者五日,不精者七日,**风邪之病肺者,必由足太阳膀胱经风门、肺俞等穴,内入于藏。太阳者水之府,三阳之表也,故当引精上行,则风从欬散。若巨阳气盛,引精速者,应在三日。中年精衰者,应在五日。衰年不精者,应在七日。当欬出青黄痰涕而愈。如下文者,是即引精之谓。**欬出青黄涕,其状如脓,大如弹丸,从口中若鼻中出,不出则伤肺,伤肺则死也。**欬涕不出者,即今人所谓干欬嗽也。甚至金水亏竭,虚劳之候,故死。王氏曰:平调欬者,从咽而上出于口。暴卒欬者,气冲突于蓄门而出于鼻。夫如是者,皆肾气劳竭,肺气内虚,阳气奔迫之所为,故不出则伤肺而死也。按王氏所谓蓄门者,义出《营气篇》,详《经络类》二十四。

三十一、肾风风水附:中风治法

帝曰:有病肾风者,面胕痝然,壅害于言,可刺不?《素问·评热病论》)。胕,浮肿也。痝然,失色貌。壅,重浊不清也。肾脉循喉咙挟舌本,病风则肾脉不利,故壅害于言语。胕音附。痝,音芒。**岐伯曰:虚不当刺,不当刺而刺,后五日其气必至。**虚者本不当刺,若为肿为实,以针写之,则真气愈虚,邪必乘虚而至。后五日者,藏气一周而复至其所伤之藏,病气因而甚矣。**帝曰:其至何如?岐伯曰:至必少气时热,时热从胸背上至头,汗出手热,口干苦渴,小便黄,目下肿,腹中鸣,身重难以行,月事不来,烦而不能。食,不能正偃,正偃则欬,病名曰风水,论在刺法中。**肾主水,风在肾经,即名风水。论在刺法中,即水热穴论也,详《针刺类》三十八。此节诸释,俱如下文。惟热从胸背上至头及手热等义未之及,或脱简也。此病以肾阴不足而复刺之,则重伤真阴,乃成是病。盖肾与膀胱为表里,肾经自足上注胸中,膀胱经自头项下行肩背,阴虚则阳胜,故热从肩背上至头而汗出也。手心主之脉入掌中,肾水不足则心火有余,故又为手热。《平人气象论》曰:面肿曰风。足胫肿曰水。详本类后五十九。**帝曰:愿闻其说。岐伯曰:邪之所凑,其气必虚,**邪必因虚而入,故邪之所凑,其气必虚。经文止此二句,奈何后人有续之者曰:留而不去,其病则实。此言大有不通。夫凑即邪之实也,又何必留而后实邪?留而实者,固然有之,愈留而愈虚者,尤为不少。倘执前言为成训,则未免虚实误用。斯言也,不惟为赘,且为害矣,当察之。**阴虚者阳必凑之,故少气时热而汗出也。**阴虚则无气,故为少气时热。阳主散而凑于阴分,故汗出。**小便黄者,少腹中有热也。**少腹有热,邪在阴也,故小便黄。**不能正偃者,胃中不和也。正偃则欬甚,上迫肺也。**正偃,仰卧也。肾脉贯肝鬲入肺中,其支者注胸中,肾邪自下而上,则胃气逆而不和,故正偃则欬甚而上迫于肺。**诸有水气者,微肿先见于目下。帝曰:何以言?岐伯曰:水者阴也,目下亦阴也,腹者至阴之所居,故水在腹者,必使目下肿也。**目下肿如卧蚕者,其腹必有水气也。**真气上逆,故口苦舌干,卧不得正偃,正偃则欬出清**

水也。诸水病者,故不得卧,卧则惊,惊则欬甚也。水邪留滞于藏,故为气逆。气逆则不得正卧,故惊而欬甚。**腹中鸣者,病本于胃也。薄脾则烦不能食,食不能下者,胃脘隔也。身重难以行者,胃脉在足也。**脾胃属土,所以制水,土弱则寒水反侮之,故腹中鸣而食不下。胃主肌肉,其脉行于足,水气居于肉中,故身重不能行。**月事不来者,胞脉闭也。胞脉者属心而络于胞中,今气上迫肺,心气不得下通,故月事不来也。**胞即子宫,相火之所在也。心主血脉,君火之所居也。阳气上下交通,故胞脉属心而络于胞中以通月事。今气上迫肺,则阴邪遏绝阳道,心气不得下行,故胞脉闭而月事断矣。凡如上文者,皆虚不当刺之病,可见误刺之害为不小也。**帝曰:善。**

帝曰:有病庬然如有水状,切其脉大紧,身无痛者,形不瘦,不能食,食少,名为何病?《素问・奇病论》。如有水状,谓其庬然浮肿,似水而实非水也。脉大者,阴虚也。脉紧者,寒气也。身无痛形不瘦者,邪气在藏不在表也。风挟肾邪,反伤脾胃,故不能贪。**岐伯曰:病生在肾,名为肾风。**病生在肾,名为肾风,其非外感之风可知,然则五风有由内生者,皆此义也,所以风有内外之分,不可不辨。愚按:风之为病,最多误治者,在不明其表里耳。盖外风者,八方之所中也;内风者,五藏之本病也。八风自外而入,必先有发热恶寒头疼身痛等证,此因于外者,显然有可察也;五风由内而病,则绝无外证,而忽病如风,其由内伤可知也。然既非外感,而经曰诸暴强直皆属于风,诸风掉眩皆属于肝,何也? 盖肝为东方之藏,其藏血,其主风,血病则无以养筋,筋病则掉眩强直之类,诸变百出,此皆肝木之化,故云皆属于风。谓之属者,以五气各有所主,如诸湿肿满皆属于脾之类,其义同也。盖有所中者谓之中,外感也;无所中者谓之属,内伤也。故王安道有真中类中之辨,所当察也。后世不明此义,不惟以类风者认为真风,而且以内夺暴厥等证俱认为风,误亦甚矣。夫外感者,邪袭肌表,故多阳实;内伤者,由于酒色劳倦,七情口腹,致伤藏气,故由阴虚。凡藏气受伤,脾败者病在肢体,或多痰饮;肾病者,或在骨髓,或在二阴;心病者,或在血脉,或在神志;肺病者,或在营卫,或在声音;肝病者,或在筋爪,或在胁肋,此五藏之类风,未有不由阴虚而然者。惟东垣独得其义曰:有中风者,卒然昏愦,不省人事,此非外来风邪,乃本气自病也。人年逾四旬,气衰者,多有此疾。盖人年四十而阴气自半,故多犯之,岂非阴虚之病乎?夫人生于阳而根于阴,根本衰则人必病,根本败则人必危矣。所谓根本者,即真阴也。人知阴虚惟一,而不知阴虚有二。如阴中之水虚,则病在精血;阴中之火虚,则病在神气。盖阳衰则气去,故神志为之昏乱,非火虚乎?阴亏则形坏,故肢体为之废弛,非水虚乎?今以神离形坏之证,乃不求水火之源,而犹以风治,鲜不危矣。试以天道言之,其象亦然。凡旱则多燥,燥则多风,是风木之化从乎燥,燥即阴虚之候也。故凡治类风者,专宜培补真阴,以救根本,使阴气复则风燥自除矣。然外感者非曰绝无虚证,气虚则虚也。内伤者非曰必无实证,有滞则实也。治虚者当察其在阴在阳而直补之,治实者但察其因痰因气而暂开之,此于内伤外感及虚实攻补之间,最当察其有无微甚而酌其治也。甚至有元气素亏,猝然仆倒,上无痰,下失禁,瞑目昏沉,此厥竭之证,尤与风邪无涉,使非大剂参熟或七年之艾破格挽回,又安望其复真气于将绝之顷哉?倘不能察其表里,又不能辨其虚实,但以风之为名,多用风药。不知风药皆燥,燥复伤阴;风药皆散,散复伤气。以内伤作外感,以不足为有余,是促人之死也。班氏云不服药为中医者,正为此辈而发耳。**肾风而不能食,善惊,惊已心气痿者死。**风生于肾,则反克脾土,故不能食。肾邪犯心,则神气失守,故善惊。惊后而心气痿弱不能复者,心肾俱败,水火俱困也,故死。**帝曰:善。**

三十二、酒风素问病能论

帝曰:有病身热解㑊,汗出如浴,恶风少气,此为何病? 岐伯曰:
病名曰酒风。此即前《风论》中所谓漏风也。酒性本热,过饮而病,
故令身热。湿热伤于筋,故解㑊。湿热蒸于肤腠,故汗出如浴。汗
多则卫虚,故恶风。卫虚则气泄,故少气。因酒得风而病,故曰酒
风。**帝曰:治之奈何?** 岐伯曰:**以泽泻、术各十分,麋衔五分,合以三**
指撮,为后饭。泽泻味甘淡,性微寒,能渗利湿热。白术味甘苦,气
温,能补中燥湿止汗。麋衔即薇衔,一名无心草,南人呼为吴风草,
味苦平,微寒,主治风湿。十分者,倍之也。五分者,减半也。合以
三指撮,用三指撮合以约其数而为煎剂也,饭后药先,故曰后饭。

三十三、贼风鬼神灵枢贼风篇全

黄帝曰:夫子言贼风邪气之伤人也,令人病焉。今有其不离屏
蔽,不出室穴之中,卒然病者,非不离贼风邪气,其故何也? 贼者,伤
害之名。凡四时不正之气,皆谓之贼风邪气。详《运气类》三十六。
室穴者,古人多穴居也。非不离贼风邪气,言虽避风邪而亦有病者
何也? **岐伯曰:此皆尝有所伤于湿气,藏于血脉之中,分肉之间,久**
留而不去,若有所堕坠,恶血在内而不去,卒然喜怒不节,饮食不适,
寒温不时,腠理闭而不通。尝有所伤,谓故有所伤也。或伤于湿气,
留藏于分肉血脉之间;或有所堕坠,恶血留而不去;或卒然喜怒不
节,则气有所逆;或饮食不适其宜,则内有所伤;或寒温不时,致腠理
闭而卫气不通。凡此五者,皆如下文之所谓故邪也。**其开而遇风**
寒,则血气凝结,与故邪相袭,则为寒痹。其开者,谓胃露于风寒也。
故邪在前,风寒继之,二者相值,则血气凝结,故为寒痹。《痹论》曰:
寒气胜者为痛痹也。**其有热则汗出,汗出则受风,虽不遇贼风邪气,**

必有因加而发焉。其或有因热汗出而受风者,虽非贼风邪气,亦为外感必有因加而发者,谓因于故而加以新也,新故合邪,故病发矣。**黄帝曰:今夫子之所言者,皆病人所自知也。其毋所遇邪气,又毋怵惕之所志、卒然而病者,其故何也?唯有因鬼神之事乎?**鬼神之事,盖自古惑之矣,故帝特以为问,在欲发明其义以示人也。怵,出、恤二音。毋,无同。**岐伯曰:此亦有故邪留而未发,因而志有所恶,及有所慕,血气内乱,两气相博。其所从来者微,视之不见,听而不闻,故似鬼神。**故邪者,言其先有病邪,如上文之湿气堕坠喜怒寒温之类,留而未发之谓也。恶者,恶其所憎也。慕者,慕其所好也。故邪未发而新邪复触之,则五志为邪所凭,血气因而内乱,邪正先后,两气相搏,而邪妄之病生矣。但病所从来者,其机甚微,有非闻见可及,故人以鬼神为疑。不知迹似鬼神,而实非鬼神之所为也。**黄帝曰:其祝而已者,其故何也?岐伯曰:先巫者,因知百病之胜,先知其病之所从生者,可祝而已也。**祝者,巫咒之属,即祝由也。胜者,凡百病五行之道,必有所以胜之者;然必先知其病所从生之由,而后以胜法胜之,则可移精变气,祛其邪矣。病有药石所不及,非此不可者,惟先巫知之,故可祝而已也。然则先巫用祝之妙,正不在祝,其机在胜之而已。鬼神祝由详按,在《论治类》十六,当与此并观。祝,咒同。

三十四、厥逆素问厥论

黄帝问曰:厥之寒热者何也?厥者,逆也。气逆则乱,故忽为眩仆脱绝,是名为厥。愚按:厥证之起于足者,厥发之始也。甚至猝倒暴厥,忽不知人,轻则渐苏,重则即死,最为急候。后世不能详察,但以手足寒热为厥,又有以脚气为厥者,谬之甚也。虽仲景有寒厥热厥之分,亦以手足为言,盖彼以辨伤寒之寒热耳,实非若内经之所谓厥也。观《大奇论》曰:暴厥者不知与人言。《调经论》曰:血之与气并走于上,则为大厥,厥则暴死,气复反则生,不反则死。《缪刺论》曰:手足少阴太阴足阳明五络俱竭,令人身脉皆重而形无知也。其状若尸,或曰尸厥。若此者,岂止于手足寒热及脚气之谓邪?今人多不知厥证,而皆指为中风也。夫中风者,病多经络之受伤;厥逆者,直因精气之内夺。表里虚实,病情当辨,名义不正,无怪其以风治厥也,医中之害,莫此为甚。今将风厥二类并列于此,以便观者之究正。诸篇厥义,详《会通类》疾病二十三。**岐伯对曰:阳气衰于下则为寒厥,阴气衰于下则为热厥。** 凡物之生气,必自下而升,故阴阳之气衰于下,则寒厥热厥由之而生。**帝曰:热厥之为热也,必起于足下者何也?** 足下,足心也。热为阳邪而反起于阴分,故问之。**岐伯曰:阳气起于足五指之表,阴脉者集于足下而聚于足心,故阳气胜则足下热也。** 足指之端曰表,三阳之所起也。足下、足心,三阴之所聚也。若阳气胜则阴气虚,阳乘阴位,故热厥必从足下始。凡人病阴虚者,所以足心多热也。**帝曰:寒厥之为寒也,必从五指而上于膝者何也?** 五指为阳气之所起,寒为阴邪,反从阳分而上,故问之。**岐伯曰:阴气起于五指之里,集于膝下而聚于膝上,故阴气胜则从五指至膝上寒,其寒也不从外,皆从内也。** 里言内也,亦足下也。若阴气胜则阳气虚,阳不胜阴,故寒厥必起于五指而上寒至膝。然其寒也,非从外入,皆由内而生也。故凡病阳虚者,必手足多寒,皆从指端始。

　　帝曰:寒厥何失而然也? 厥之将发,手足先寒者,是为寒厥。**岐伯曰:前阴者宗筋之所聚,太阴、阳明之所合也。** 前阴者,阴器也。宗筋者,众筋之所聚也。如足之三阴、阳明、少阳及冲、任、督、跷,筋脉皆聚于此,故曰宗筋。此独言太阴、阳明之合者,重水谷之藏也。盖胃为水谷气血之海,主润宗筋;又阴阳总宗筋之会,会于气街,而阳明为之长,故特言之,以发明下文之义。**春夏则阳气多而阴气少,秋冬则阴气盛而阳气衰。**天人之道皆然也。**此人者质壮,以秋冬夺于所用,下气上争不能复,精气溢下,邪气因从之而上也,**质壮者有所恃,当秋冬阴胜之时,必多情欲之用,以夺肾中之精气,精虚于下则取足于上,故下气上争也。去者太过,生者不及,故不能复也。精溢则气去,气去则阳虚,阳虚则阴胜为邪,故寒气因而上逆矣。**气因于中,**气即上文之精气邪气也。精气之原,本于水谷,水谷之化,出于脾胃,故凡病为寒厥,为下气上争,为精气温下,皆气因于中也。然水谷在胃,命门在肾。以精气言,则肾精之化因于胃;以火土言,则土中阳气根于命门。阴阳颠倒,互有所关,故上文云厥起于下,此云气因于中,正以明上下相因之义。**阳气衰不能渗营其经络,阳气日损,阴气独在,故手足为之寒也。**阳气者,即阳明胃气也。四支皆禀气于胃,故阳虚于中,则不能渗营经络而手足寒也。

帝曰:**热厥何如而然也?**厥之将发,手足皆热者,是为热厥。**岐伯曰:酒入于胃,则络脉满而经脉虚。**酒为热谷之液,其气悍而疾,故先充络脉。络满而经虚者,酒能伤阴,阳盛则阴衰也。酒之详义,见《经络类》六及《藏象类》二十一。**脾主为胃行其津液者也,阴气虚则阳气入,阳气入则胃不和,胃不和则精气竭,精气竭则不营其四支也。**脾主为胃行其津液,故酒入于胃,必归于脾。湿热在脾,则脾阴虚,阳独亢,而胃不和矣。脾胃俱病则精气竭,故不能营其经络四支也。**此人必数醉若饱以入房,气聚于脾中不得散,酒气与谷气相薄,热盛于中,故热遍于身,内热而溺赤也。夫酒气盛而慓悍,肾气日衰,阳气独胜,故手足为之热也。**数醉若饱入房者,既伤其脾,复伤其肾,皆阴虚也,故手足为热。按:本篇寒热二厥:一由恃壮以秋冬夺于所用,故阳气衰而为寒厥;一由数醉若饱入房,故精气竭而为热厥。二者皆因于酒色,致伤真元,乃为是病,故本篇首言其所由然,则厥之重轻,于兹可见矣。

帝曰:厥或令人腹满,或令人暴不知人,或至半日,远至一日,乃知人者何也? 暴不知人,猝然昏愦也。**岐伯曰:阴气盛于上则下虚,下虚则腹胀满；** 阴气盛于上,则不守于下,故下虚。阴虚于下,则脾肾之气不化,故腹为胀满。**阳气盛于上则下气重上而邪气逆,逆则阳气乱,阳气乱则不知人也。** 重,并也。邪气,气失常也。阳气盛于上,则下气并而上行,并则逆,逆则乱,阳气乱则神明失守,故暴不知人也。

三十五、十二经之厥素问厥论连前篇

帝曰:愿闻六经脉之厥状病能也。 能,犹形也。前章言病厥之本,故此下复问其各经之状。**岐伯曰:巨阳之厥,则肿首头重,足不能行,发为眴仆。** 眴,目眩乱也。仆,猝倒也。足太阳之脉起于目内眦,上额交巅入络脑,故为肿首头重眴仆。其下行之支者,合腘中,贯腨内,故为足不能行。眴音眩。**阳明之厥,则癫疾欲走呼,腹满不得卧,面赤而热,妄见而妄言。** 阳明,胃脉也,为多气多血之经。气逆于胃则阳明邪实,故为癫狂之疾而欲走且呼也。其脉循腹里,故为腹满。胃不和则卧不安,故为不得卧。阳明之脉行于面,故为面赤而热。阳邪盛则神明乱,故为妄见妄言。**少阳之厥,则暴聋颊肿而热,胁痛,胻不可以运。** 厥在足少阳者,其脉入耳中,故暴聋。下加颊车,故颊肿而热。下腋循胸过季胁,故胁痛。下出膝外廉下外辅骨之前,故胻不可以运。胻音杭。**太阴之厥,则腹满膜胀,后不利,不欲食,食则呕,不得卧。** 足太阴之脉入腹属脾络胃,故厥则腹满膜胀。逆气在脾,故后便不利,且令不欲食而食则呕。脾与胃为表里,胃不和者卧不安,脾亦然也。**少阴之厥,则口干溺赤,腹满心痛。** 厥逆在足少阴者,其脉循喉咙挟舌本,故口干。肾脉络膀胱,故溺赤。其直者从肾上贯肝鬲，其支者从肺出络心注胸中，故腹满心痛。
厥阴之厥，则少腹肿痛腹胀，泾溲不利，好卧屈膝，阴缩肿，胻内热。
足厥阴之脉抵少腹挟胃，故厥则少腹肿痛而腹胀。其脉环阴器，故
泾溲不利，阴缩而肿。肝主筋，为罢极之本，故足软好卧而屈膝。其
下者行足胫内侧，故胻内为热。泾音经，水名。溲音搜。**盛则写之，**
虚则补之，不盛不虚，以经取之。不盛不虚者，惟逆气在经而无关于
虚盛也，故但取其经而已。义详本类前十。

　　太阴厥逆，胻急挛，心痛引腹，治主病者。此下亦皆言足六经
也。足太阴之脉上腨内，循胫骨之后，故胻为急挛。入腹注心中，故
心痛引腹。治主病者，谓如本经之左右上下及原俞等穴，各有宜用，
当审其所主而刺之也。余准此。按：六经之厥已具上文，此复言者，
考之全元起本，自本节之下，另在第九卷中，盖彼此发明，原属两篇
之文，乃王氏类移于此者，非本篇之重复也。**少阴厥逆，虚满呕变，**
下泄清，治主病者。肾为胃关，故少阴厥逆，则下焦不化而为虚满呕
变。肾病则命门阳气亦衰，故下泄清冷。**厥阴厥逆，挛腰痛，虚满前**
闭谵言，治主病者。厥阴脉络诸筋，故为拘挛腰痛。肝邪侮土，故为
虚满。肝经之脉环阴器，故为前闭不通。肝藏魂，厥逆在肝则神魂
乱，故言为谵妄。**三阴俱逆，不得前后，使人手足寒，三日死。**不得
前后者，或闭结不通，或遗失不禁，不得其常之谓也。三阴俱逆则藏
气绝。《阳明脉解篇》曰：厥逆连经则生，连藏则死。此之谓也。**太**
阳厥逆，僵仆呕血善衄，治主病者。足太阳之脉起目内眦，从巅入络
脑，挟脊循脊下腨中，贯腨内，为三阳之大经，故主僵仆衄蔑之病。
然五藏之俞皆系于此，故本经厥逆者，当为呕血。衄，女六切。**少阳**
厥逆，机关不利。机关不利者，腰不可以行，项不可以顾，足之少阳，
胆经也。机关者，筋骨要会之所也。胆者筋其应，少阳厥逆则筋不
利，故为此机关腰项之病。**发肠痈不可治，惊者死。**肠痈发于少阳

厥逆者,相火之结毒也,故不可治。若有惊者,其毒连藏,故当死。**阳明厥逆,喘欬身热,善惊衄呕血。**阳明之脉循喉咙入缺盆下膈,故为喘欬。阳明主肌肉,故为身热。风木之邪发惊骇,为胃所畏,故善惊。阳明之脉起于鼻属于胃,气有所逆,故为衄血呕血。

　　手太阴厥逆,虚满而欬,善呕沫,治主病者。此下言手六经之厥逆也。手太阴之脉起于中焦。循胃口上膈属肺,故其为病如此。**手心主少阴厥逆,心痛引喉,身热,死不可治。**手心主厥阴之脉起于胸中,出属心包络;手少阴心脉从心系上挟嗌,皆令人心痛引喉。二经属火,其主血脉,故为身热。心为五藏六府之大主,故逆之则死不可治。**手太阳厥逆,耳聋泣出,项不可以顾,腰不可以俛仰,治主病者。**手太阳小肠之脉至目之内外皆入耳中,故厥则耳聋泣出。其支者从缺盆循颈,故项不可以顾。又《四时气篇》曰:邪在小肠者,连睾系,属于脊。故腰不可以俛仰也。**手阳明少阳厥逆,发喉痹嗌肿,痓,治主病者。**手阳明大肠之脉从缺盆上颈贯颊,手少阳三焦之脉上出缺盆上项,故皆发喉痹嗌肿。按全元起本痓作痉,谓手臂肩项强直也。痓音炽。痉音敬。

三十六、厥逆头痛五有余,二不足者,死。素问奇病论

　　帝曰:人有病头痛以数岁不已,此安得之? 名为何病? 头痛不当数岁,故怪而为问。**岐伯曰:当有所犯大寒,内至骨髓,髓者以脑为主,脑逆故令头痛齿亦痛,病名曰厥逆。帝曰:善。** 髓以脑为主,诸髓皆属于脑也,故大寒至髓,则上入头脑而为痛。其邪深,故数岁不已。髓为骨之充,故头痛齿亦痛。是因邪逆于上,故名曰厥逆。

　　帝曰:有癃者,一日数十溲,此不足也。身热如炭,颈膺如格,人迎躁盛,喘息气逆,此有余也。太阴脉细微如发者,此不足也。其病安在? 名为何病? 癃,小水不利也。一日数十溲,数欲便而所出不

多也。如炭者，热之甚也。颈言咽喉，膺言胸臆。如格者，上下不通，若有所格也。人迎躁盛者，足阳明动脉在结喉两傍，所以候阳也。喘息者，呼吸急促也。气逆者，治节不行也。太阴脉微细者，即两手寸口之脉，所以候阴也。癃，良中切。溲音搜。**岐伯曰：病在太阴，**脾肺二藏皆属太阴，观下文复云颇在肺，则此节专言脾阴可知。如上文云太阴之脉细微者，正以气口亦太阴也，藏气不足，则脉见于此。又《口问篇》曰：中气不足，溲便为之变。今其癃而数十溲者，亦由中气之不足耳，故病在脾阴。气口亦太阴义，详《藏象类》十一。**其盛在胃，**上文云身热如炭者，胃主肌肉也。颈膺如格者，胃脉循喉咙入缺盆下膈也。人迎躁盛者，即《终始》等篇所云人迎一盛二盛三盛四盛，且大且数，名曰温阳也。凡上三者，皆属阳明，故曰其盛在胃。**颇在肺，**即喘息气逆也。**病名曰厥，死不治。**阴不入阳，故其盛在胃。阳不入阴，故太阴细微。病名曰厥者，阴阳皆逆也，故死不可治。**此所谓得五有余、二不足也。帝曰：何谓五有余、二不足？岐伯曰：所谓五有余者，五病之气有余也；二不足者，亦病气之不足也。今外得五有余，内得二不足，此其身不表不里，亦正死明矣。**外得五有余者，一身热如炭，二颈膺如格，三人迎躁盛，四喘息，五气逆也。内得二不足者，一癃而一日数十溲，二太阴脉细微如发也。若此五病者，邪气有余也。二病者，正气不足也。欲写其邪，则阴虚于里；欲补其虚，则阳实于外。救里不可，治表亦不可，此不表不里之病，即阳证阴脉之类，有死而已，不能为也。

三十七、厥腰痛素问病能论

帝曰：有病厥者，诊右脉沉而紧，左脉浮而迟，不然病主安在？此言厥逆而为腰痛者，其病在肾也。右脉左脉，皆以两尺为言。不然，《甲乙经》作不知，于义为妥，当从之。**岐伯曰：冬诊之，右脉固当**

沉紧,此应四时;左脉浮而迟,此逆四时。冬气伏藏,故沉紧者为应时,浮迟者为逆,逆则为厥矣。**在左当主病在肾,颇关在肺,当腰痛也。**任左者当主病在肾,此正以尺为言也。然浮者为肺脉,故云颇关在肺。**帝曰:何以言之?岐伯曰:少阴脉贯肾络肺,今得肺脉,肾为之病,故肾为腰痛之病也。**肾脉本络于肺,今以冬月而肺脉见于肾位,乃肾气不足,故脉不能沉而见浮迟,此非肺病,病在肾也。腰为肾之府,故肾气逆者,当病为腰痛。

三十八、厥逆之治,须其气并素问腹中论

帝曰:有病膺肿颈痛,胸满腹胀,此为何病?何以得之?膺,胸之两傍高处也。颈,项前也。**岐伯曰:名厥逆。**膺肿颈痛,胸满腹胀,皆在上中二焦,此以阴并于阳,下逆于上,故病名厥逆。**帝曰:治之奈何?岐伯曰:灸之则瘖,石之则狂,须其气并,乃可治也。**瘖,失音也。石,总针石而言。**帝曰:何以然?岐伯曰:阳气重上,有余于上,灸之则阳气入阴,入则瘖;**阳气有余于上而复灸之,是以火济火也。阳极乘阴,则阴不能支,故失声为瘖。**石之则阳气虚,虚则狂;**阳并于上,其下必虚,以石泄之,则阳气随刺而去,气去则上下俱虚,而神失其守,故为狂也。**须其气并而治之,可使全也。**气并者,谓阴阳既逆之后,必渐通也。盖上下不交,因而厥逆,当其乖离而强治之,恐致偏绝。故必须其气并,则或阴或阳,随其盛衰,察而调之,可使保全也。

三十九、伤寒素问热论篇 附:传经说及伤寒治法

黄帝问曰:今夫热病者,皆伤寒之类也,或愈或死,其死皆以六七日之间,其愈皆以十日以上者何也?不知其解,愿闻其故。伤寒者,中阴寒杀厉之气也。寒盛于冬,中而即病者,是为伤寒。其不即

病者,至春则名为温病,至夏则名为暑病。然有四时不正之气,随感随发者,亦曰伤寒。寒邪束于肌表,则玄府闭,阳气不得散越,乃郁而为热,故凡系外感发热者,皆伤寒之类。**岐伯对曰:巨阳者,诸阳之属也。**巨,大也。太阳为六经之长,统摄阳分,故诸阳皆其所属。**其脉连于风府,故为诸阳主气也。**风府,督脉穴。太阳经脉,复于巅背之表,故主诸阳之气分。**人之伤于寒也,则为病热,热虽甚不死;**人伤于寒而传为热者,寒盛则生热也。寒散则热退,故虽甚不致死。**其两感于寒而病者,必不免于死。**表里俱受,是谓两感,义详后章。**帝曰:愿闻其状。岐伯曰:伤寒一日,巨阳受之,故头项痛,腰脊强。**巨阳,足太阳也,为三阳之表,而脉连风府,故凡病伤寒者多从太阳始。太阳之经从头项下肩髆,挟脊抵腰中,故其为病如此。仲景曰:太阳之为病,脉浮,头项强痛而恶寒。按:人身经络,三阳为表,三阴为里。三阳之序,则太阳为三阳,阳中之阳也;阳明为二阳,居太阳之次;少阳为一阳,居阳明之次,此三阳为表也。三阴之序,则太阴为三阴,居少阳之次,少阴为二阴,居太阴之次;厥阴为一阴,居少阴之次,此三阴为里也。其次序之数,则自内而外,故各有二三三之先后者如此。又如邪之中人,必自外而内,如《皮部论》等篇曰:邪客于皮则腠理开,开则邪入客于络脉,络脉满则注于经脉,经脉满则入舍于府藏。此所以邪必先于皮毛,经必始于太阳,而后三阴三阳五藏六府皆受病,如下文之谓也。**二日阳明受之,阳明主肉,其脉侠鼻络于目,故身热目疼而鼻干,不得卧也。**伤寒多发热,而独此五身热者,盖阳明主肌肉,身热尤甚也。邪热在胃则烦,故不得卧。余证皆本经之所及。仲景曰:阳明之为病,胃家实也。**三日少阳受之,少阳主胆,其脉循胁络于耳,故胸胁痛而耳聋。**邪在少阳者,三阳已尽,将入太阴,故为半表半里之经。其经脉出耳前后,下循胸胁,故为胁痛耳聋等证。仲景曰:伤寒脉弦细,头痛发热者,属少阳。少阳之为病，口苦咽干目眩也。又曰：太阳病不解，转入少阳者，胁下鞕满，干呕不能食，往来寒热。盖邪在阴则寒，邪在阳则热，邪在表则无呕满等证，邪在里则胸满干呕不能贪。故成无己曰，少阳之邪，在半表半里之间。**三阳经络皆受其病，而未入于藏者，故可汗而已。**三阳为表属府，邪在表而未入三阴之藏者，皆可汗而散也。**四日太阴受之，太阴脉布胃中，络于嗌，故腹满而嗌干。**邪在三阳，失于汗解，则入三阴，自太阴始也。仲景曰：伤寒脉浮而缓，手足自温者，系在太阴。太阴之为病，腹满而吐，食不下，自利益甚，时腹自痛也。**五日少阴受之，少阴脉贯肾络于肺，系舌本，故口燥舌干而渴。**肾经属水而邪热涸之，故口舌为之干渴。仲景曰：少阴之为病，脉微细，但欲寐也。**六日厥阴受之，厥阴脉循阴器而络于肝，故烦满而囊缩。**六经传遍，乃至厥阴，邪热甚于阴分，故为烦满。仲景曰：厥阴之为病，气上撞心，心中疼热，饥而不欲食，食则吐蛔，下之利不止。按：伤寒传变，先自三阳之表，后入三阴之里，此阴阳先后之序也。然观东垣曰：太阳者，巨阳也。膀胱经病，若渴者，自入于本也，名曰传本。太阳传阳明胃土者，名曰巡经传。太阳传少阳胆木者，名曰越经传。太阳传少阴肾水者，名曰表里传。太阳传太阴脾土者，名曰误下传。太阳传厥阴肝木者，名曰巡经得度传。又陶节庵曰：风寒之初中人也无常，或入于阴，或入于阳，皆无定体，非但始太阳、终厥阴也。或自太阳始，日传一经，六日至厥阴，邪气衰，不传而愈者；亦有不罢再传者；或有间经而传者；或有传至三二经而止者；或有终始只在一经者；或有越经而传者；或有初入太阳，不作郁热，便入少阴而成真阴证者；或有直中阴经而成寒证者。缘经无明文，后人有妄治之失。若夫自三阳传次三阴之阴证，外虽有厥逆，内则热邪耳。若不发热，四肢便厥冷而恶寒者，此则直中阴经之寒证也。自叔和立说之混，使后人蒙害者多矣。又有合病并病之症：曰合病者，两经或三经齐病不传者为合病；并病者，一经先病未尽，又过一经之传者为并病。所以有太阳阳明合病，有太阳少阳合病，有少阳阳明合病，有三阳合病。三阳若与三阴合病，即是两感，所以三阴无合并例也。此皆经文所未及，而二子言之，其义多出于仲景，皆理所必然者也。然经所言者，言传经之常；二子所言者，言传经之变。学者俱当详察，不可执一，庶乎随机应变，不致有胶柱之误矣。**三阴三阳、五藏六府皆受病，荣卫不行，五藏不通，则死矣。**伤寒邪在经络，本为表证，经尽气复，自当渐解；若六经传遍而邪不退，则深入于府，府不退则深至于藏，故五藏六府皆受病矣。邪盛于外则营卫不行，气竭于内则五藏不通，故六七日间致死也。善治此者，必不使其邪入内，亦必不使其藏气竭，知斯二者，近于神矣。愚按：伤寒传变，止言足经，不言手经，其义本出此篇，如上文六节是也。奈何草窗刘氏不明其理，遂谬创伤寒传足不传手之说，谓足经所属皆水木土，水寒则冰，木寒则凋，土寒则坼，是皆不胜其寒也。手经所属，皆金与火，金得寒则愈坚，火体极热而寒不能袭。所以伤寒只传足经，不传手经，巧言要誉，昧者称奇，妄诞欺人，莫此为甚。夫人之金火两藏，不过以五行之气各有所属耳，岂即真金真火，不能毁伤者邪？斯言一出，遂起人疑，致有谓足经在下，手经在上，寒本阴邪，故传足也。有谓足之六经皆东北方及四隅之气，手之六经皆西南方之气，寒气中人，必在冬春，同气相求，故先自水经以及木土，而金火则无犯也。有谓无奇经则无伤寒，奇经惟附于足也。纷纷议论，争辨不明，其说皆谬。夫人之血气运行周身，流注不息，岂传遇手经而邪有不入者哉？且寒之中人，必先皮毛，皮毛者肺之合，故在外则有寒栗鼻塞等证，在内则有欬喘短气等证，谓不传于肺乎？其入手少阴、厥阴也，则有舌胎怫郁，神昏错乱等证，谓不传于心主包络乎？其入手阳明也，则有泄泻秘结等证，谓不传于大肠乎？其入手太阳也，则有癃闭不化等证，谓不传于小肠乎？其入手少阳也，则有上下不通，五官失职，痞满燥实俱全等证，谓不传于三焦乎？再观本节云三阴三阳、五藏六府皆受病，岂手经不在内乎？所以仲景有肺心肝脾肾五藏绝症，义又可知。然本经之不言手者何也？盖伤寒者表邪也，欲求外证，但当察于周身，而周身上下脉络，惟足六经则尽之矣，手经无能遍也。且手经所至，足经无不至者，故但言足经，则其左右前后阴阳诸证，无不可按而得，而手经亦在其中，不必言矣。此本经所以止言足者，为察周身之表证也。义本易见，而疑辩至今，皆惑于刘氏之妄言耳。井蛙蠡道之评，孰为评之过也。**其不两感于寒者，七日巨阳病衰，头痛少愈**；邪气渐退，则正气渐复，如下文也。**八日阳明病衰，身热少愈；九日少阳病衰，耳聋微闻；十日太阴病衰，腹减如故，则思饮食；十一日少阴病衰，渴止不满，舌干已而嚏；十二日厥阴病衰，囊纵少腹微下，大气皆去，病日已矣。**所谓其愈皆十日已上者如此。嚏音帝。**帝曰：治之奈何？岐伯曰：治之各通其藏脉，病日衰已矣。其未满三日者，可汗而已；其满三日者，可泄而已。**各通其藏脉，谓当随经分治也。凡传经之邪，未满三日者，其邪在表，故可以汗已。满三日者，其邪传里，故可以下。然此言表里之大体耳。按《正理伤寒论》曰：脉大浮数，病为在表，可发其汗；脉实沉数，病为在里，可下之。故日数虽多，但有表证而脉浮大者，犹宜发汗；日数虽少，但有里证而脉沉实者，即当下之。此汗下之法，但当以表里为据，有不可以执一也。愚按：伤寒一证，感天地阴厉之气，变态不测，最为凶侯，治一有差，死生反掌。在古人垂训之多，何止百家千卷。其中立法之善，无出仲景，用药之善，须逊节庵，凡于曲折精微，靡不详尽，余复何言。然尤有不能已者，在苦于条目之浩繁，而后学求之不易也。观陶氏家秘的本曰：伤寒治法，得其纲领如拾芥，若求之多岐，则支离破碎，如涉海问津矣，盖脉证与理而已。斯言也，予殊佩之。然求其所谓纲领者,谓操其枢要,切于时用者是也。所谓多岐者,谓检遍方书,无方可用者是也。所谓脉证者,谓表里阴阳寒热虚实之辨也。所谓理者,谓见之真、法之要也,得其理则治无一失矣。是以法必贵详,用当知约,详而不约,徒详何益?诚若望洋,无所用之地矣。予请约之曰:凡治伤寒,其法有六,曰吐汗下温清补也。盖吐中有发散之意,可去胸中之实,可举陷下之气,若无实邪在上,不可用之,所用既少,法亦无多,故舍吐之外而切于用者,惟汗下温清补五法而已。所谓汗者,治表证也,寒邪在表,不汗何从而解?然汗法有三:曰温散,曰凉解,曰平解。温散者,如以寒胜之时,阴胜之藏,阳气不充,则表不易解。虽身有大热,亦必用辛温,勿以寒凉为佐,此即寒无犯寒之谓也。凉解者,如炎热炽盛,表里枯涸,则阴气不营,亦不能汗,宜用辛凉,勿以温热为佐,此即热无犯热之谓也。若病在阴阳之间,既不可温,又不可凉,则但宜平用,求其解表而已也。然无表证者不可汗,似表非表者不可汗,咽中闭寒者不可汗,诸动气者不可汗,淋家不可汗,诸亡血者不可汗,脉微弱者无阳也不可汗,脉微恶寒者阴阳俱虚不可汗吐下。其可汗者,如仲景曰:凡发汗温服汤药,其方虽言日三服,若病剧不解,当促之于半日中尽三服。又曰:凡作汤药,不可避晨夜,觉病须臾,即宜便治,不等蚤晚,则易愈矣。此所以汗不嫌蚤也。所谓下者,攻其内也,实邪内结,不下何从而去?然表邪未解者不可下,诸虚者不可下,阳微者不可下,诸外实者不可下,咽中闭塞者不可下,诸动气者不可下,脉弱者不可下,脉浮而大者不可下,病呕吐者不可下,大便先便后溏者不可下,非有大满燥实坚者不可下,此所以下不嫌迟也。所谓温者,温其中也,藏有寒气,不温之何自而除?有客寒者,寒自外入者也。有主寒者,气虚者也。盖气为阳,气不足则寒生于中,寒即阴证之属,温即兼乎补也。所谓清者,清其热也,有热无结,本非大实,不清之何由而散?表热者宜于清解,里热者宜于清降,热即阳证之属,清即类乎写也。若此四者,古人发明已尽,余不过述其要耳,学者仍当由博而约,勿谓止于是也。惟补之一字,则所系尤切,而人多不知之。夫用补之法,岂止因于中气,盖实兼乎表里。如表邪不解,屡散之而汗不出者,中虚无力,阴气不能达也。盖汗即水也,水既不足,汗自何来?人知汗属阳分,升阳可以解表,而不知汗生于阴,补阴最能发汗,今有饮水而汗出者,即其义也。又如内热不解,屡清之而火不退者,阴不足也。人知惟寒可以去热,而不知壮水方能息火也。又如正气不足,邪气有余,正不胜邪,病必留连不解。有如是者,不可攻邪,但当实其中气,使正气内强,则根本无害,逼邪外出,则营卫渐平,所谓温中自有散寒之意,此不散表而表自解,不攻邪而邪自退,不治之治,尤非人之所知也。惟是用补之法,则藏有阴阳,药有宜否,宜阳者必先于气,宜阴者必先乎精。阳以人参为主,而芪术升柴之类可佐之;阴以熟地为主,而茱萸山药归杞之类可佐之。然人参随熟地,则直入三阴;熟地随芪术,亦上归阳分。但用药当如盘珠,勿若刻舟求剑。且人伤于寒而传为热,则阳胜伤阴者多,故利于补阴者十之七八,利于补阳者十之三三。然阴中非无阳气,佐以桂附,则真阳复于命门;佐以姜草,则元气达于脾胃。药不及病,与不药同。故当随病重轻以为增减,此余之百战百胜者,所活已多,非谬说也。或曰:古人之治伤寒,皆重在汗吐下三法而后于补;今子所言,则似谆谆在补而后于攻者何也?曰:三法已悉,无待再言,独于用补,殊未尽善,故不得不详明其义,以补古人之未备。试以《伤寒论》观之,曰:阴证得阳脉者生,阳证得阴脉者死。迄今说者,无不为然。愚谓阳证阳脉、阴证阳脉者,本为顺证,可以无虑;惟阳证阴脉,则逆候也,为伤寒之最难,故古人直谓之死,则其无及于此也可知矣,余所谓切于补者,正在此也。今以余所经验,凡正气虚而感邪者多见阴脉。盖证之阳者,假实也;脉之阴者,真虚也。阳证阴脉,即阴证也。观陶节庵曰:凡察阴证,不分热与不热,须凭脉下药,至为切当。不问脉之浮沉大小,但指下无力,重按全无,便是伏阴,不可与凉药,服之必死。然则脉之沉小者,人知其为阴脉矣;而浮大者亦有阴脉,则人所不知也。治以凉药犹且不可,况其他乎? 故余于此证,必舍证从脉,所以十全其九。然所用之法,多非本门正方,随手而应,见者无不异之,夫亦何异之有,药对证而已矣,余请再悉其义。夫伤寒之千态万状,只虚实二字足以尽之。一实一虚,则邪正相为胜负,正胜则愈,邪胜则死,死生之要,在虚实间耳。若正气实者,即感大邪,其病亦轻,正气虚者,即感微邪,其病亦甚。凡气实而病者,但去其邪则愈矣,放胆攻之,何难之有? 此而当余,亦不过若吹灰拉朽耳,无足齿也。虽付之庸手,自无难愈。即不治之,俟其经尽气复,亦无不愈。此譬之两敌相持,主强则客不能胜,必自解散而去,何患之有? 故凡正气实者,无论治与不治,皆无虑也。所可虑者,惟挟虚伤寒耳。凡疾病相加,未有元气不竭而死者,强弱相攻,未有根本不伤而败者,此理势之必然也。伤寒之难,止于此耳。奈何庸浅之辈,初不识人虚实,但见发热,动手便攻。夫不可攻而攻之,则未有不死者何也? 盖攻者所以攻邪,然必借元气以为之帅,设主气不足而强攻其邪,则邪气未去,而正气因攻先败矣。如此杀人,罪将谁委? 又其最可怪者,则有曰伤寒无补法,惑乱人心,莫此为甚。独不观仲景立三百九十七法,而脉证之虚寒者一百有余,定一百一十三方,而用人参者三十,用桂附者五十有余。此下如东垣、丹溪、陶节庵辈所用补中益气、回阳返本、温经益元等汤,皆未尝不用补也,孰谓伤寒无补法邪? 此其立法,固为不少,但在余则犹谓未尽,在人则目为异常,不惟异常,而且曰无之,高明者岂其然哉? 矧今人之患挟虚伤寒者十尝六七,传诵伤寒无补法者十之八九,虚而不补,且复攻之,余目睹其受害者盖不

可胜纪矣,心切悲之,故力辩于此,欲以救时弊耳,非好补也。观者
惟加详察,则苍生大幸。

四十、两感素问热论连前篇

**帝曰:其病两感于寒者,其脉应与其病形何如?岐伯曰:两感于
寒者,病一日则巨阳与少阴俱病,则头痛口干而烦满。**两感者,表里
同病也。足太阳与少阴为表里,故在太阳则为头痛,在少阴则为口
干烦满。**二日则阳明与太阴俱病,则腹满身热,不欲食,谵言。**阳明
太阴为表里,二经同病也。谵言,妄言也。阳明病则身热谵言,太阴
病则腹满不欲贪。谵音占。**三日则少阳与厥阴俱病,则耳聋囊缩而
厥,水浆不入,不知人,六日死。**少阳厥阴表里同病也。少阳病则为
耳聋,厥阴病则为囊缩而厥。至是则三阴三阳俱受病,故水浆不入,
昏不知人,于六日之际当死也。**帝曰:五藏已伤,六府不通,荣卫不
行,如是之后,三日乃死何也?**如此之后,三日乃死,谓两感传遍之
后,复三日而死也,盖即六日之义。**岐伯曰:阳明者,十二经脉之长
也。其血气盛,故不知人;三日其气乃尽,故死矣。**阳明为水谷气血
之海,胃气之所出也,故为十二经脉之长,且为多气多血之经,若感
于邪,其邪必甚,故不知人。凡两感于邪者,三日之后,胃气乃尽,故
当死也。按:门人钱祯曰:两感者,本表里之同病,似若皆以外邪为
言,而实有未必尽然者,正以内外俱伤,便是两感。今见少阴先溃于
内,而太阳继之于外者,即纵情肆欲之两感也。太阴受伤于里,而阳
明重感于表者,即劳倦竭力、饮食失调之两感也。厥阴气逆于藏,少
阳复病于府者,必七情不慎、疲筋败血之两感也。人知两感为伤寒,
而不知伤寒之两感,内外俱困,病斯剧矣。但伤有重轻,医有贤不
肖,则死生系之。或谓两感之证不多见者,盖亦见之不广,而义有未
达耳。此言最切此病,诚发人之未发,深足指迷,不可不录也。

四十一、温病暑病素问热论连前篇

凡病伤寒而成温者，先夏至日者为病温，后夏至日者为病暑。寒邪中人而成温病暑病者，其在时则以夏至前后言，在病则以热之微甚言，故凡温病暑病，皆伤寒也。**暑当与汗皆出，勿止。**暑气侵入，当令有汗，则暑随汗出，故曰勿止。《阴阳应象》等论曰：冬伤于寒，春为温病；夏伤于暑，秋为痎疟。仲景曰：冬时严寒，触冒之者，乃名伤寒。其伤于四时之气，皆能为病，以伤寒为毒，最成杀厉之气也。中而即病者，名曰伤寒。不即病者，寒毒藏于肌肤，至春变为温病，至夏变为暑病。暑病者，热极，重于温也。是以辛苦之人，春夏多温热病，皆由冬时触寒所致，非时行之气也。凡时行者，春时应暖而复大寒，夏时应热而反大凉，秋时应凉而反大热，冬时应寒而反大温，此非其时而有其气，是以一岁之中，长幼之病多相似者，此则时行之气也。

四十二、遗证素问热论连前篇

帝曰：热病已愈，时有所遗者何也？岐伯曰：诸遗者，热甚而强食之，故有所遗也。若此者，皆病已衰而热有所藏，因其谷气相薄，两热相合，故有所遗也。病虽衰而余热未除，尚有所藏，因而强食，则病气与食气相并，两热合邪，以致留连不解，故名曰遗。**帝曰：善。治遗奈何？岐伯曰：视其虚实，调其逆从，可使必已矣。**食滞于中者病之实，脾弱不能运者病之虚，实则写之，虚则补之，虚实弗失，则逆从可调，病必已矣。**帝曰：病热当何禁之？岐伯曰：病热少愈，食肉则复，多食则遗，此其禁也。**复者病复作，遗则延久也。凡病后脾胃气虚，未能消化饮食，故于肉食之类皆当从缓，若犯食复，为害非浅。其有挟虚内馁者，又不可过于禁制，所以贵得宜也。

四十三、阴阳交素问评热病论

黄帝问曰:有病温者,汗出辄复热而脉躁疾,不为汗衰,狂言不能食,病名为何? 岐伯对曰:病名阴阳交,交者死也。汗者阴之液,身热脉躁者阳之邪,病温汗出之后,则当邪从汗解,热退脉静矣。今其不为汗衰者,乃阳胜之极,阴气不能复也,故为狂言,为不食。正以阳邪交入阴分,则阴气不守,故曰阴阳交,交者死也。**帝曰:愿闻其说。岐伯曰:人所以汗出者,皆生于谷,谷生于精。**谷气内盛则生精。精气外达则为汗。**今邪气交争于骨肉而得汗者,是邪却而精胜也。精胜则当能食而不复热。**惟精胜邪,所以能汗。邪从汗散,则当能食,不复热矣。**复热者,邪气也。汗者,精气也。今汗出而辄复热者,是邪胜也。不能食者,精无俾也。**俾,使也。精,阴气也。五藏所以藏精,藏气虚则不能使人饮食,故曰精无俾也。俾音比。**病而留者,其寿可立而倾也。**病气留而不退,则元气日败,必致损命矣。**且夫热论曰:汗出而脉尚躁盛者死。**热论指《灵枢·热病》篇也,见《针刺类》四十。凡汗后脉当迟静,而反躁盛者,直阴竭而邪独胜也,故病必死。**今脉不与汗相应,此不胜其病也,其死明矣。**精气不胜病气也。**狂言者是失志,失志者死。**此总五志为言也。志舍于精,精不胜邪,则五藏之志皆失,故致狂言者多死。**今见三死,不见一生,虽愈必死也。**汗后辄复热不能食者,一死;汗后脉尚躁盛者,二死;汗后反狂言失志者,三死。有此三者,则必死之候。

四十四、五藏热病刺法素问刺热篇全

肝热病者,小便先黄,腹痛多卧身热。肝脉环阴器,故小便黄。抵少腹,故腹痛。肝主筋,筋热则㾗,故多卧。邪在厥阴经,则行于股阴腹胁,故身热。按:前篇热论所载者,悉言伤寒;此篇名刺热者,盖即所以治伤寒也。但前篇分伤寒之六经，此篇详伤寒之五藏，正彼此相为发明耳。观后节之复言两感，概可知矣。凡欲察伤寒之理者，其毋忽此篇之义及《灵枢·热病篇》治法。详《针刺类》四十。**热争则狂言及惊，胁满痛，手足躁，不得安卧**。热入于藏，则邪正相胜故曰争。下同。气争于肝，则肝气乱，故狂言而惊，肝病主惊骇也。肝脉布胁肋，故胁为满痛。热极则生风，风淫四末，故手足躁扰。木邪乘土，必及于胃，胃不和则卧不安。**庚辛甚，甲乙大汗，气逆则庚辛死**。庚辛属金，肝所畏也，故甚而死。甲乙属木，肝所王也，故汗而愈。**刺足厥阴、少阳**。少阳为厥阴之表，皆可写其热邪。**其逆则头痛员员，脉引冲头也**。肝脉与督脉会于巅，故气逆于上，则头痛员员，脉引冲于头也。员员，靡定貌。

　　心热病者，先不乐，数日乃热。心者神明之所出，邪不易犯，犯必先觉之，故热邪将入于藏，则先有不乐之兆。**热争则卒心痛，烦闷善呕，头痛面赤，无汗**。热与心气分争，故卒然心痛而烦闷。心火上炎，故善呕。头者精明之府，手少阴之脉上出于面，故头痛面赤。汗为心液，心热则液亡，故无汗。卒，猝同。**壬癸甚，丙丁大汗，气逆则壬癸死**。壬癸属水，心所畏也。丙丁属火，心之王也。**刺手少阴、太阳**。手太阳为少阴之表，故皆当刺之。

　　脾热病者，先头重颊痛，烦心颜青，欲呕身热。脾胃相为表里，脾病必及于胃也。阳明胃脉循颊车上耳前，至额颅，故头重颊痛。脾脉注心中，故烦心。脾病则肝木乘之，故颜上色青。脾胃受邪，则饮食不纳，故欲呕。太阴阳明主肌肉，故邪盛则身热。**热争则腰痛不可用俛仰，腹满泄，两颔痛**。腰者肾之府，热争于脾则土邪乘肾，必注于腰，故为腰痛不可俛仰。太阴之脉入腹属脾络胃，故腹满而泄。阳明脉循颐后下廉出大迎，故两颔痛。俛，俯同。颔，何敢切。**甲乙甚，戊己大汗，气逆则甲乙死**。甲乙木，脾所畏也。戊己土，脾之王也。**刺足太阴、阳明。**表里俱当取之,以去其热。

肺热病者,先淅然厥,起毫毛,恶风寒,舌上黄,身热。肺主皮毛,热则畏寒,故先淅然恶风寒,起毫毛也。肺脉起于中焦,循胃口,肺热入胃,则胃热上升,故舌上黄而身热。**热争则喘欬,痛走胸膺背,不得太息,头痛不堪,汗出而寒。**热争于肺,其变动则为喘为咳。肺者胸中之藏,背者胸中之府,故痛走胸膺及背,且不得太息也。喘逆在肺,气不下行,则三阳俱壅于上,故头痛不堪。热邪在肺,则皮毛不敛,故汗出而寒。**丙丁甚,庚辛大汗,气逆则丙丁死。**丙丁属火,克肺者也。庚辛属金,肺所王也。**刺手太阴阳明,出血如大豆,立已。**太阴阳明二经表里俱当刺之。出血者,取其络脉之盛者也。

肾热病者,先腰痛胻痠,苦渴数饮,身热。足少阴之络贯腰脊,故先为腰痛。其脉循内踝之后以上腨内,故为胻痠。又其直者循喉咙挟舌本,邪火耗伤肾水,故苦渴数饮。肾与太阳为表里,太阳之脉从巅下背,抵腰走足,故为身热。胻音杭。痠音酸。**热争则项痛而强,胻寒且痠,足下热,不欲言。**热争在表,则太阳经也。太阳之脉别下项,故项痛而强。热争在里,则少阴经也。少阴之脉斜走足心,上腨内,挟舌本,故为胻寒且痠,足热不言等病。**其逆则项痛员员,淡淡然。**员员,义见前。淡淡,精神短少貌。阴虚无气之候也。**戊己甚,壬癸大汗,气逆则戊己死。**戊己土,克肾者也。壬癸水,肾所王也。**刺足少阴、太阳。**水藏之表里也。**诸汗者,至其所胜日汗出也。**气王之日,即所胜也。王则胜邪,故汗出而病愈。

肝热病者,左颊先赤;此下言面部五藏之色也。肝属木,应在东方,故肝热者,左颊当先赤。**心热病者,颜先赤;**心属火,其应南方。颜,额也,亦曰庭。**脾热病者,鼻先赤;**脾属土,其应中央,故鼻先赤。**肺热病者,右颊先赤;**肺属金其应在西,故右颊先赤。**肾热病者,颐先赤。**肾属水,应在北,故两颐先赤。**病虽未发,见赤色者刺之,名**

曰治未病。病虽未见，而赤色已见于五部，则为病之先兆，当求其藏而预治之，所谓防于未然也。

　　热病从部所起者，至期而已；此下言诸热病，并刺治之法也。从部所起者，至期而已，谓如肝色先见于左颊，至甲乙日即当汗解之类是也。余藏义同。**其刺之反者，三周而已；**反，谓写虚补实也。病而反治，其病必甚，其愈反迟。三周者，谓三遇所胜之日而后已。**重逆则死。**一误者尚待三周，再误者焉得不死？**诸治热病，以饮之寒水乃刺之，必寒衣之，居止寒处，身寒而止也。**先饮寒水而后刺，欲其阴气自内达表而热泄于外也，故必寒衣寒处，皆欲其避温就凉耳。**热病先胸胁痛，手足躁，刺足少阳，补足太阴，**足少阳之脉下胸中，循胁里，故为胸胁痛。脾主四肢而甲木乘之，则风淫末疾，故手足躁扰。木强土弱，所以当写足少阳之实，补足太阴之虚。王氏注曰：胸胁痛，丘墟主之。补足太阴之脉，当于井荥取也。**病甚者为五十九刺。**五十九刺，义详《针刺类》二十九、四十。**热病始手臂痛者，刺手阳明太阴而汗出止。**王氏曰：手臂痛，列缺主之。列缺者，手太阴之络也。欲汗出，商阳主之。商阳者，手阳明之井也。**热病始于头首者，刺项太阳而汗出止。**王氏曰：天柱主之。**热病始于足胫者，刺足阳明而汗出止。**按《寒热病》篇曰：足阳明可汗出。当是内庭、陷谷二穴。详义见《针刺类》五十四。**热病先身重骨痛，耳聋好瞑，刺足少阴，病甚为五十九刺。**肾主骨，在窍为耳，热邪居之，故为身重骨痛耳聋。热伤真阴，则志气昏倦，故好瞑。仲景曰：少阴之为病，但欲寐也。义与此同。刺足少阴者，如王氏曰：据经无正主穴，当补写井荥耳。若其病甚，则当用五十九刺如前。**热病先眩冒而热，胸胁满，刺足少阴少阳。**头脑运转曰眩，脑者骨之充也，眼目蒙昧曰冒，瞳子者骨之精也，皆主于肾。又足少阳之脉起目锐眦，循胁里，皆为此证。故当取足少阴少阳而刺之。王氏曰：亦井荥也。

　　太阳之脉,色荣颧骨,热病也。此下言两感之脉色死期也。荣,发见也。太阳之脉起于目内眦,太阳之筋下结于頄,故太阳热病者,赤色当荣于颧骨。**荣未交,曰今且得汗,待时而已。**此荣字与上节之荣不同,盖指营卫为言。按《平人气象论》《疟论》《痹论》俱作荣,盖古所通用也。荣未交者,谓邪犹在卫,未交于荣,其气不深,故曰今且得汗,可待时而已也。如肝待甲乙,心待丙丁,脾待戊己,肺待庚辛,肾待壬癸,病必已矣。**与厥阴脉争见者,死期不过三日。**脉义有二:以寸口之脉言,则太阳之脉浮,厥阴之脉弦而细;以经脉之病言,则太阳为头项痛,腰脊强,厥阴为烦满而囊缩,今以太阳热病,与厥阴脉证争见者,阴阳俱病,当不过三日而死矣。何也?盖此言两感之邪也。按《热论篇》曰:两感于寒者,一日则巨阳、少阴俱病,二日则阳明、太阴俱病,三日则少阳、厥阴俱病。故六经热病之序,其始太阳,其终厥阴。今终始争见,则六经两感俱已传遍,故当三日而死,证之下文,义尤明显。**其热病内连肾,少阳之脉色也。**此承上文而详言两感也。上文言太阳热病,兼见厥阴之脉证,此言肾经热病,兼见少阳之脉色,皆两感也。盖太阳与少阴为表里,少阳与厥阴为表里,以太阳而见厥阴,则未有不由少阴者,以肾病而见少阳,则未有不至厥阴者。详如下文。**少阳之脉色,荣颊前,热病也。**足少阳之脉下颊车,故其热病,赤色当荣于颊前。**荣未交,曰今且得汗,待时而已。**义如前。**与少阴脉争见者,死期不过三日。**少阳之脉弦,少阴之脉沉而微,少阳之证为胸胁痛而耳聋,少阴之证为口燥舌干而渴。今以少阳热病而与少阴脉证争见者,亦当三日而死,皆两感传遍也。如上文言太阳厥阴争见者,太阳为传表之始,厥阴为传里之终,自始而终也。此以少阳少阴争见者,少阳为传表之终,少阴为传里之始,自终而始也。言始言终,则六经无不遍矣,故不必言阳明太阴之争见也。

热病气穴：三椎下间主胸中热，四椎下间主鬲中热，五椎下间主肝热，六椎下间主脾热，七椎下间主肾热，荣在骶也。此总言治热之藏俞也。椎，脊骨节也。荣，阴气也。骶，尾骶也，即督脉之长强穴。凡五藏俞旁之穴，三椎下者魄户也，四椎下傍膏肓也，五椎下旁神堂也，六椎下傍噫嘻也，七椎下傍膈关也。盖既取阳邪于上，仍当补阴于下，故曰荣在骶也。按：本节诸椎皆不合藏俞，而云主疗，义本难明，故王氏但曰未详。或以中行督脉之穴为言，尤无所据。考之《水热穴论》云：五藏俞傍五，此十者，以写五藏之热也。盖指魄户、神堂等五穴为言。虽与本节椎穴未皆尽合，然写藏热之法必不外此，故引以为注，义详《针刺类》三十九，惟明者再正之。椎音槌。骶音底。**项上三椎，陷者中也。**此取脊椎之大法也。项上三椎者，乃项骨三节，非脊椎也。三椎之下陷者中，方是第一节，穴名大椎，由此而下数之，则诸椎循次可得矣。

颊下逆颧为大瘕，下牙车为腹满，颧后为胁痛，颊上者鬲上也。此以面部之色，察腹中之病也，然义莫详于《五色篇》，见《脉色类》三十二。瘕，加、驾三音。

四十五、寒热病，骨痹肉苛素问逆调谕腹中论

黄帝问曰：人身非常温也，非常热也，为之热而烦满者何也？《素问·逆调论》。非素所有，故曰非常。**岐伯对曰：阴气少而阳气胜，故热而烦满也。**阴虚者阳必凑之，阳邪实于阴分，故热而烦满。**帝曰：人身非衣寒也，中非有寒气也，寒从中生者何？**无所因而寒者，寒生于中也。**岐伯曰：是人多痹气也，阳气少，阴气多，故身寒如从水中出。**痹者，正气不行也。阳少阴多，则营卫不能充达，故寒从中生，即《寿夭刚柔篇》所谓寒痹之属。**帝曰：人有四肢热，逢风寒如炙如火者何也？**凡有内热而风寒外束之，则热必愈甚，故如炙如火

也。**岐伯曰:是人者阴气虚、阳气盛,四肢者阳也,两阳相得而阴气虚少,少水不能灭盛火而阳独治。**四肢者,诸阳之本也。风者,阳气也。以四肢之热而逢风于外,是谓两阳相得。况乎阴气衰少,则水不胜火,故病为阳独治。治言王也。**独治者,不能生长也,独胜而止耳。**阳独治者,孤阳也,故不能生长而止能为热耳。**逢风而如炙如火者,是人当肉烁也。**肉者阴也,阳盛则伤阴,故令人肌肉消烁。

帝曰:人有身寒,汤火不能热,厚衣不能温,然不冻栗,是为何病?岐伯曰:是人者,素肾气胜,以水为事,太阳气衰,肾脂枯不长,一水不能胜两火,肾者水也,而生于骨,肾不生则髓不能满,故寒甚至骨也。素肾气胜者,必恃胜而多欲,故以水为事。太阳者,少阴之表,阴中之阳也。欲多则精伤于肾而脂枯不长,脂枯则水不胜火,火胜则肾水愈虚,骨髓不充,气涸于内,故寒甚至骨也。**所以不能冻栗者,肝一阳也,心二阳也,肾孤藏也,一水不能胜二火,故不能冻栗,病名曰骨痹,是人当挛节也。**肝有少阳之相火,心为少阴之君火,肾一水也,一水已竭,二火犹存,是阴气已虚于中,而浮阳独胜于外,故身骨虽寒而不至冻栗,病名骨痹。然水不胜火,则筋骨皆失所滋,故肢节当为拘挛。

帝曰:人之肉苛者,虽近于衣絮,独尚苛也,是谓何疾?苛者,顽木沉重之谓。苛音呵。**岐伯曰:荣气虚、卫气实也。荣气虚则不仁,卫气虚则不用,荣卫俱虚,则不仁且不用,肉如故也,人身与志不相有曰死。**不仁,不知痛痒寒热也。不用,不能举动也。营气者,阴气也,主里;卫气者,阳气也,主表。上言卫气实者,言肌肉本无恙也,下言卫气虚者,正言卫气之病也。荣卫俱虚,则血气俱病,血虚故为不仁,气虚故为不用。人之身体在外,五志在内,虽肌肉如故而神气失守,则外虽有形而中已无主,若彼此不相有也,故当死。

帝曰:病热而有所痛者何也?《素问·腹中论》。**岐伯曰:病热**

者阳脉也，以三阳之动也。阳脉者，火邪也。凡病热者，必因于阳，故三阳之脉，其动甚也。**人迎一盛少阳，二盛太阳，三盛阳明，入阴也。**人迎、足阳明脉，所以候阳也。如《终始》《禁服》《六节藏象》等篇俱详明其义。言人迎一盛，病在足少阳；一盛而躁，病在手少阳。人迎二盛，病在足太阳；二盛而躁，病在手太阳。人迎三盛，病在足阳明；三盛而躁，病在手阳明也。凡邪热在表，三阳既毕，则入于阴分矣。**夫阳入于阴，故病在头与腹，乃膜胀而头痛也。帝曰：善。**头主阳，腹主阴。阳邪在头则头痛，及其入于阴分，则腹为膜胀也。

四十六、移热移寒素问气厥论全

黄帝问曰：五藏六府寒热相移者何？相移者，以此病而移于彼也。**岐伯曰：肾移寒于脾，痈肿少气。**肾中寒气移于脾者，乃为痈肿。凡痈毒之病，寒热皆能为之，热者为阳毒，寒者为阴毒。盖脾主肌肉，得寒则气聚而坚，坚而不散，则为肿为痈也。一曰：痈者壅也，肾以寒水之气，反传所胜，侵侮脾土，故壅为浮肿。其义尤通。少气者，寒盛则阳虚于下，阳虚则无以化气也。脾字王注作肝，误也。按全元起及《甲乙经》俱作脾者是，今改从之。**脾移寒于肝，痈肿筋挛。**脾中寒胜，则反传于肝。脾寒则肉寒，故为痈肿。肝寒则筋寒，故为拘挛。**肝移寒于心，狂，隔中。**肝移寒于心，传其所生也。心主火，其藏神，受肝邪之寒逆，故神乱而为狂。心脉出属心系下隔，阳为阴抑，则气有不行，故隔塞不通也。**心移寒于肺，肺消。肺消者，饮一溲二，死不治。**心与肺，二阳藏也。心移寒于肺者，君火之衰耳。心火不足则不能温养肺金，肺气不温则不能行化津液，故饮虽一而溲则倍之。夫肺者水之母也，水去多则肺气从而索矣，故曰肺消。门户失守，本元日竭，故死不能治。按王氏注曰：心受诸寒，寒气不消，乃移于肺，寒随心火，内烁金精，金受火邪，故中消也。愚谓火烁于内者,又安得饮一而溲二? 此注似为未妥。**肺移寒于肾,为涌水。涌水者,按腹不坚,水气客于大肠,疾行则鸣濯濯,如囊裹浆水之病也。**涌水者,水自下而上,如泉之涌也。水者阴气也,其本在肾,其末在肺。肺移寒于肾,则阳气不化于下,阳气不化,则水泛为邪而客于大肠,以大肠为肺之合也。但按腹不坚,而肠中濯濯有声者,即是其候。涌,湧同。

　　脾移热于肝,则为惊衄。上文言移寒,此下言移热也。脾移热于肝者,反传所胜,热之甚也。肝藏血,病主惊骇,邪热薄之,则风火交作,故为惊,为鼻中出血也。衄,女六切。**肝移热于心,则死。**心木属火,而肝以风热移之,木火相燔,犯及君主,故当死也。**心移热于肺,传为鬲消。**肺属金,其化本燥,心复以热移之,则燥愈甚而传为鬲消。鬲消者,鬲上焦烦,饮水多而善消也。按:上文言肺消者因于寒,此言鬲消者因于热,可见消有阴阳二证,不可不辨。**肺移热于肾,传为柔痓。**柔,筋软无力也。痓,骨强直也。肺主气,肾主骨,肺肾皆热,则真阴日消,故传为柔痓。按《伤寒论》曰:太阳病发热无汗,反恶寒者,名曰刚痓。太阳病发热汗出,不恶寒者,名曰柔痓。此又以无汗有汗分刚柔,但皆兼强直为言也。痓,音翅。**肾移热于脾,传为虚,肠澼,死不可治。**肾移热于脾者,阴火上炎也。邪热在下,真阴必亏,故传为虚损。肾本水藏而挟热侮脾,故为肠澼。下利脓血,阴虚反克,则水土俱败,故死不治也。澼音僻。**胞移热于膀胱,则癃,溺血。**胞,子宫也,在男则为精室,在女则为血室。膀胱,津液之府也,俗名谓之溲胞。命门火盛,则胞宫移热于膀胱,故小便不利为癃,甚则为溺血。常见相火妄动,逆而不通,多患此者,即其证也。胞,包、脬二音,在胞胎之胞则音包,在溲胞之胞则音脬,义详《气味类》三。癃,良中切。溺,娘料切。**膀胱移热于小肠,鬲肠不便,上为口糜。**膀胱之热上行,则移于小肠。小肠之脉循咽下鬲抵胃,其支者循颈上颊,故受热为鬲肠之病则否塞不便,受热于咽颊之间则上为口糜。糜,苗肌切,烂也。**小肠移热于大肠,为虙瘕,为沉。**小肠之热下行,则移于大肠。热结不散,则或气或血,留聚于曲折之处,是为虙瘕。虙瘕者,谓其隐伏秘匿,深沉不易取也。虙,伏同。瘕,加、驾二音。**大肠移热于胃,善食而瘦,又谓之食㑊。**大肠移热于胃,燥热之气上行也,故善于消谷。阳明主肌肉而热烁之,则虽食亦病而瘦,所以谓之食㑊。**胃移热于胆,亦曰食㑊。**阳明胃热而移于胆,则木火合邪,不生脾土,故亦当善食而瘦。**胆移热于脑,则辛頞鼻渊。鼻渊者,浊涕下不止也。**胆经之脉起于目锐眥,上抵头角,下耳后,曲折布于脑后,故胆移热于脑,则为辛頞鼻渊之病。辛,酸辛也。頞音遏,鼻茎也。**传为衄衊瞑目。**脑热不已,则传为此证。衄衊皆为鼻血,但甚者为衄,微者为衊。热伤阴血,则目无所养,故令瞑目,以羞明不能开也。衄,女六切。衊音灭。**故得之气厥也。**厥者,气逆也。此总结一篇之义,皆由气逆所致。

四十七、乳子病热死生素问通评虚实论 附:乳子脉辨

帝曰:乳子而病热,脉悬小者何如?乳子,婴儿也。病热脉悬小者,阳证阴脉,本为大禁。但小而缓者,邪之微也,其愈则易;小而急者,邪之甚也,为可虑耳。**岐伯曰:手足温则生,寒则死。**此统言小儿之内外证也。小儿以稚阳之体,而加之病热,脉不当小。若脉虽小而手足温者,以四支为诸阳之本,阳犹在也,故生;若四支寒冷,则邪胜其正,元阳去矣,故死。《通评虚实论》曰:所谓从者,手足温也。所谓逆者,手足寒也。**帝曰:乳子中风热,喘鸣肩息者,脉何如?岐伯曰:喘鸣肩息者,脉实大也,缓则生,急则死。**此言小儿之外感也。风热中于阳分,为喘鸣肩息者,脉当实大。但大而缓,则胃气存,邪渐退,故生;实而急,则真藏见,病日进,故死。愚按:此二节之义,可

见古人之诊小儿者，未尝不重在脉也。即虽初脱胞胎，亦自有脉可辨。何后世幼科如《水镜诀》及《全幼心鉴》等书，别有察三关之说，于脉则全置不问。夫三关乃阳明之浮络，原不足以候藏府之气。且凡在小儿，无论病与不病，此脉皆紫白而兼乎青红，虽时有浓淡之异，而四色常不相离也。何以辨其紫为风，红为寒，青为惊，白为疳？又何以辨其雷惊、人惊、水惊、兽惊之的确乎？即余初年，亦用此法，然惟测摸疑似，终属茫然。奈何近代医家习此为常，全不知脉，欲济其危，胡可得也？及遍考《内经》，则并无三关名目，惟《经脉篇》有察手鱼之色者，若乎近之；然乃概言诊法，亦非独为小儿也。义详《经络类》六。然则三关之说，特后世之异端耳，不足凭也。故凡欲诊小儿者，在必察气口之脉，面部之色，呼吸之声，或兼察手鱼亦可也。且小儿之脉，原非大方之比，不必多岐，但求于大小缓急虚实六者之间，可以尽之，诊得其真，取如反掌，既明且易，岂不大愈于彼哉？欲求实济于此者，速当知所从也。

类经十六卷

疾病类

四十八、痎疟素问疟论全

黄帝问曰：夫痎疟皆生于风，其畜作有时者何也？ 痎，皆也。疟，残虐之谓，疟证虽多，皆谓之虐，故曰痎疟。自王氏而下，诸解不一，皆未为得。观痎疟之下，曰皆生于风，盖总诸疟为言，于此皆字，义可知矣。畜言邪畜于经，有时而伏也。作言病见于外，不期而发也。痎音皆。**岐伯对曰：疟之始发也，先起于毫毛，伸欠乃作，寒栗鼓颔，腰脊俱痛，寒去则内外皆热，头痛如破，渴欲冷饮。** 起于毫毛，憎寒而毛竖也。伸者，伸其四体，邪动于经也。欠，呵欠也，阴阳争引而然。诸义皆如下文。颔，何敢切，颐颔也。**帝曰：何气使然？愿闻其道。岐伯曰：阴阳上下交争，虚实更作，阴阳相移也。** 阳气者，下行极而上。阴气者，上行极而下。邪气入之，则阴阳上下交争矣。阳虚则外寒，阴虚则内热；阳盛则外热，阴盛则内寒。邪之所在，则邪实正虚。故入于阴，则阴实阳虚；入于阳，则阳实阴虚。虚实更作者，以阴阳相移易也。**阳并于阴，则阴实而阳虚，阳明虚则寒栗鼓颔也。** 阳并于阴则阴邪胜，阴胜则寒也。阳明者胃气之所出，其主肌肉，其脉循颐颊，故阳明虚则为寒栗鼓颔。鼓者，振悚之谓。**巨阳虚则腰背头项痛。** 腰背头项，皆太阳经也。阳虚则寒邪居之，故为痛。**三阳俱虚则阴气胜，阴气胜则骨寒而痛。** 三阳者，兼阳明少阳而言。阴胜则阳气不行，血脉凝滞，故骨寒而痛。《终始篇》曰：病痛者阴也。**寒生于内，故中外皆寒。**表里阴邪皆胜也。**阳盛则外热，阴虚则内热，外内皆热，则喘而渴，故欲冷饮也。**此邪自阴分而复并于阳分，并于阳则阳胜，阳胜则外内皆热，而喘渴喜冷。**此皆得之夏伤于暑，热气盛，藏于皮肤之内，肠胃之外，此荣气之所舍也。**暑伤于夏，其时则热盛，其邪则风寒也。如上文曰：痎疟皆生于风。《金匮真言论》曰：夏暑汗不出者，秋成风疟。其义可知。风寒在表，必郁而为热，其藏于皮肤之内，肠胃之外，盖即经脉间耳。荣行脉中，故曰此荣气之所舍也。暑有阴阳之辨，义详本类前五。荣、营通用。**此令人汗空疏，腠理开。**暑气能开肌表也。**因得秋气，汗出遇风，及得之以浴，水气舍于皮肤之内，与卫气并居。**暑邪内伏者，阴邪也。秋气，水气，亦阴气也。新邪与卫气并居，则内合伏暑，故阴阳相薄而疟作矣。按：伤暑为疟，何谓阴邪？盖阳暑伤气，其证多汗，感而即发，邪不能留。其留藏不去者，惟阴暑耳，以其无汗也。故凡患疟者，必因于盛暑之时，贪凉取快，不避风寒，或浴以凉水，或澡以河流，或过食生冷，壮者邪不能居，未必致病，怯者畜于营卫，则所不免。但外感于寒者多为疟，内伤于寒者多为痢，使能慎此二者，则疟痢何由来也？**卫气者，昼日行于阳，夜行于阴，此气得阳而外出，得阴而内薄，内外相薄，是以日作。**风寒自表而入，则与卫气并居，故必随卫气以为出入。卫气一日一周，是以新感之疟，亦一日一作。然则日作之疟，邪在卫耳，其气浅，故其治亦易。

帝曰：其间日而作者何也？岐伯曰：其气之舍深，内薄于阴，阳气独发，阴邪内著，阴与阳争不得出，是以间日而作也。其气之舍深，则邪居荣气之间，连乎藏矣。荣为阴，卫为阳，阳气独发者其行本速，阴邪内著者其行则迟，一迟一速，相拒而争，则阴邪不得与卫气俱出，故间日而作也。**帝曰：其作日晏与其日蚤者，何气使然？岐伯曰：邪气客于风府，循膂而下。**风府，督脉穴。膂，吕同，脊骨曰吕，象形也。一曰夹脊两旁之肉曰膂。下者，下行至尾骶也。**卫气一日一夜大会于风府，其明日日下一节，故其作也晏。**卫气每至明旦，则出于足太阳之睛明穴，而大会于风府，此一日一夜卫气周行之常度也。若邪气客于风府，必循脊而下，其气渐深则日下一节，自阳就阴，其会渐迟，故其作渐晏也。**此先客于脊背也。每至于风府则腠理开，腠理开则邪气入，邪气入则病作，以此日作稍益晏也。**风府不一，义如下文。此先客于脊背，言初感之伏邪也。每至于风府则腠理开，言卫气邪气之会也。会则病作，晏则因邪之日下也。**其出于风府，日下一节，三十五日下至骶骨，二十六日入于脊内，注于伏膂之内。**项骨三节，脊骨二十一节，共二十四节。邪气自风府日下一节，故于二十五日下至尾骶。复自后而前，故于二十六日入于脊内，以注伏膂之脉。按《岁露篇》曰：入脊内，注于伏冲之脉。盖冲脉之循背者，伏行脊膂之间，故又曰伏膂也。冲脉详义见《经络类》二十七。骶音底。**其气上行，九日出于缺盆之中，其气日高，故作日益早也。**邪在伏膂之脉，循脊而上，无关节之室，故九日而出缺盆。其气日高，则自阴就阳，其邪日退，故作渐早也。**其间日发者，由邪气内薄于五藏，横连募原也。其道远，其气深，其行迟，不能与卫气俱行，不得皆出，故间日乃作也。**此重申上文未尽之义也。诸经募原之气，内连五藏，邪在阴分，故道远行迟而间日作也。募音暮。按《举痛论》及全元起本俱作膜原。**帝曰：夫子言卫气每至于风府，腠理乃发，发则邪气入，入则病作。今卫气日下一节，其气之发也，不当风府，其日作者奈何？**上文云邪气客于风府而与卫气日下一节，是卫气之与风府，日相远矣，又何所会而病日作也？故致疑为问。**岐伯曰：此邪气客于头项，循膂而下者也。故虚实不同，邪中异所，则不得当其风府也。**凡邪气客于头项则必循膂而下，此其常也。然邪之所中，亦但随虚实而异其处，不必尽当风府也。然则所谓日下者,惟邪气耳。卫气周环,岂有日下之理?但气至而会,其病乃作,则邪气卫气,均为日下一节矣。**故邪中于头项者,气至头项而病;中于背者,气至背而病;中于腰脊者,气至腰脊而病;中于手足者,气至手足而病。气至者,卫气之至者。**至与邪合,然后病作,故其畜作则迟蚤有时。**卫气之所在,与邪气相合则病作,故风无常府。卫气之所发,必开其腠理,邪气之所合,则其府也。**府者所以聚物,故凡风之所居,即为风府。卫气之至,与邪相合,则腠理开,开则邪复入之,故无论乎上下左右,皆可中邪,凡邪所中之处,亦皆可称为风府,故曰风无常府也。**帝曰:善。夫风之与疟也,相似同类,而风独常在,疟得有时而休者何也?**此风字,指风证为言。风之与疟皆因于风,本为相似同类,然风则无休,疟有时止,故当知所辨。**岐伯曰:风气留其处,故常在;疟气随经络,沉以内薄,故卫气应乃作。**风气留其处,着而不移者也。疟气随经络,流变不一者也。沉以内薄,言其深也,即上文薄于五藏,横连募原之谓,故必因卫气之应而作也。

　　帝曰:疟先寒而后热者何也?岐伯曰:夏伤于大暑,其汗大出,腠理开发,因遇夏气凄沧之水寒,藏于腠理皮肤之中,秋伤于风,则病成矣。凄沧之水寒,谓浴水乘凉之类也。因暑受寒则腠理闭,汗不出,寒邪先伏于皮肤之中,得清秋之气而风袭于外,则病发矣。**夫寒者阴气也,风者阳气也,先伤于寒而后伤于风,故先寒而后热也,病以时作,名曰寒疟。**先受阴邪,后受阳邪,故先寒后热。人之患疟者,多属此证。

　　帝曰:先热而后寒者何也?岐伯曰:此先伤于风而后伤于寒,故先热而后寒也。亦以时作,名曰温疟。先受阳邪,后受阴邪,故先热后寒而为温疟。

　　其但热而不寒者,阴气先绝,阳气独发,则少气烦冤,手足热而

欲呕,名曰瘅疟。瘅,热也,阳邪独亢,故但热不寒而烦冤少气。表里俱病,故手足热而欲呕,以热邪及于胃也。瘅音丹,又上、去二声。

帝曰:夫经言有余者写之,不足者补之。今热为有余,寒为不足。夫疟者之寒,汤火不能温也,及其热,冰水不能寒也,此皆有余不足之类。当此之时,良工不能止,必须其自衰乃刺之,其故何也?愿闻其说。此下言疟之诸变也。须其自衰乃刺之,谓不可刺于病发之时。岐伯曰:经言无刺熇熇之热,经言,引《灵枢·逆顺篇》也。熇熇之势,热正盛也。不可刺之,盖避其来锐之谓。熇,赫、嚣二音,又呼木切。无刺浑浑之脉,浑浑之脉,阴阳虚实未定也。不得其真,恐有所误,故未可刺。无刺漉漉之汗,漉漉,汗大出也。其时邪正未分,故不可刺。漉音鹿。故为其病逆,未可治也。于此三者而刺之,是逆其病气也。夫疟之始发也,阳气并于阴,当是之时,阳虚而阴盛,外无气,故先寒栗也。此阴有余、阳不足也。卫气并于阴分则表虚,故曰外无气。阴气逆极,则复出之阳,阳与阴复并于外,则阴虚而阳实,故先热而渴。气极于里,则复出于外,阴虚阳实,故病热而渴。夫疟气者,并于阳则阳胜,并于阴则阴胜,阴胜则寒,阳胜则热。此疟证或寒或热之故也。疟者,风寒之气不常也,病极则复。或阴或阳,疟本不常,有先寒后热者,阴极则复于阳也。有先热后寒者,阳极则复于阴也。至病之发也,如火之热,如风雨不可当也。其暴如此,故名为疟。故经言曰:方其盛时必毁,因其衰也,事必大昌。此之谓也。病邪方盛之时,真气正衰,辄加以刺,必致毁伤,故当因其衰止而后取之,则邪气去而事大昌矣。此即上文须其自衰乃刺之谓。夫疟之未发也,阴未并阳,阳未并阴,因而调之,真气得安,邪气乃亡,故工不能治其已发,为其气逆也。邪气正发,乃阴阳气逆之时,故不可以强治。帝曰:善。攻之奈何?蚤晏何如?岐伯曰:疟之

且发也,阴阳之且移也,必从四末始也。阳已伤,阴从之,故先其时坚束其处,令邪气不得入,阴气不得出。**审候见之,在孙络盛坚而血者皆取之,此真往而未得并者也。**阴阳且移,必从四末始者,以十二经井原之气,皆本于四支也。故凡疟之将发,则四支先有寒意,此即其候。故治之者,当于先时未发之顷,坚束其处,谓四关之上也,使邪气不得流行,乃察其孙络之坚盛者皆取之。今北人多行此法,砭出其血,谓之放寒,其义即此。故可令真气自为往来,而邪则无能并也。**帝曰:疟不发,其应何如? 岐伯曰:疟气者,必更盛更虚。当气之所在也,病在阳则热而脉躁,在阴则寒而脉静。**疟不发,谓其未作时也。欲察其应,当求气之所在。故但于证之寒热,脉之躁静,可辨其病之阴阳也。**极则阴阳俱衰,卫气相离,故病得休。卫气集,则复病也。**疟之或在阴,或在阳,阴阳盛极,气必俱衰,故与卫气相离而病得休止。及卫气可至,则邪正分争,病复作矣。**帝曰:时有间二日或至数日发,或渴或不渴,其故何也? 岐伯曰:其间日者,邪气与卫气客于六府,而有时相失,不能相得,故休数日乃作也。**客,犹言会也。邪在六府则气远会希,故或间二日,或休数日乃作也。按:本节言疟之间二日及数日发者,以邪气深客于府,时与卫气相失而然,其理甚明。观丹溪曰:作于子午卯酉日为少阴疟,作于寅申巳亥日为厥阴疟,作于辰戌丑未日为太阴疟。此不过以六气司天之义为言。然子午虽曰少阴,而卯酉则阳明矣。巳亥虽曰厥阴,而寅申则少阳矣。丑未虽曰太阴,而辰戌则太阳矣。如三日作者,犹可借此为言;若四日者,又将何以辨之? 殊属牵强。倘按此施治,未必无误,学者不可执以为训。**疟者,阴阳更胜也,或甚或不甚,故或渴或不渴。**阳胜则热甚,故渴也。**帝曰:论言夏伤于暑,秋必病疟,今疟不必应者何也?** 论,即《生气通天》及《阴阳应象》二。**岐伯曰:此应四时者也。其病异形者,反四时也。**夏伤于暑,秋必病疟,此应四时者也。其于春夏冬而病疟者,则病形多异。正以四时之气,寒热各有相反,皆能为疟也。**其以秋病者寒甚**,秋以盛热之后,而新凉束之,阴阳相激,故病为寒甚。**以冬病者寒不甚**,阳气伏藏于内,故冬病者虽寒不甚。**以春病者恶风**,春时阳气外泄,腠理渐疏,余寒未去,故病多恶风。**以夏病者多汗。**夏时热甚,熏蒸肌表,故病此者多汗。**帝曰:夫病温疟与寒疟而皆安舍,舍于何藏?**安舍者,言其何所居也。**岐伯曰:温疟者,得之冬中于风寒。**风虽阳邪,其气则寒,故风寒可以并言。**气藏于骨髓之中,至春则阳气大发,邪气不能自出,因遇大暑,脑髓烁,肌肉消,腠理发泄,或有所用力,邪气与汗皆出,此病藏于肾,其气先从内,出之于外也。**肾应冬,其主骨髓,故冬中风寒而不即病者,则邪气藏于骨髓之中,或遇春温,或遇大暑,随触而发,故自内达外而为病也。**如是者阴虚而阳盛,阳盛则热矣。**自阴出阳,则阴虚阳实也。**衰则气复反入,入则附虚,阳虚则寒矣。故先热而后寒,名曰温疟。**阳极而衰,故复入于阴分。按:此以冬中于寒而发为温疟,即伤寒之属,故《伤寒论》有温疟一证,盖本诸此。**帝曰:瘅疟何如?岐伯曰:瘅疟者,肺素有热,气盛于身,厥逆上冲,中气实而不外泄,因有所用力,腠理开,风寒舍于皮肤之内、分肉之间而发,发则阳气盛,阳气盛而不衰则病矣。其气不及于阴,故但热而不寒。**肺素有热者,阳盛气实之人也。故邪中于外,亦但在阳分而不及于阴,则但热不寒也。**气内藏于心,而外舍于分肉之间,令人消烁脱肉,故命曰瘅疟。帝曰:善。**气藏于心,阳之藏也。热在肌肉之间,故令人消烁。然则瘅疟之所舍者,在肺心两经耳。

四十九、又论疟

灵枢岁露篇。此与前章疟论辞义多重,似不必入。然其中亦稍有异同,故并存之,以资印证。附:疟疾治法。

　　黄帝问于岐伯曰：经言夏日伤暑，秋病疟，疟之发以时，其故何也？凡本篇义与前章同者，皆不重释。岐伯对曰：邪客于风府，病循膂而下，卫气一日一夜常大会于风府，其明日日下一节，故其日作晏。此其先客于脊背也，故每至于风府则腠理开，腠理开则邪气入，邪气入则病作，此所以日作尚晏也。卫气之行风府，日下一节，二十一日下至尾底，二十二日入脊内，注于伏冲之脉。前《疟论》云二十五日下至骶骨，二十六日入于脊内，与此不同。盖彼兼项骨为言，此则单言脊椎也。伏冲之脉，彼作伏膂之脉。其行九日，出于缺盆之中，其气上行，故其病稍益至。至字误，前《疟论》云益蚤者是。其内搏于五藏，横连募原，其道远，其气深，其行迟，不能日作，故次日乃蓄积而作焉。前《疟论》云间日乃作也。蓄，昌六切。黄帝曰：卫气每至于风府，腠理乃发，发则邪入焉。其卫气日下一节，则不当风府奈何？岐伯曰：风府无常，卫气之所应，必开其腠理，气之所舍节，则其府也。卫气之所应，前《疟论》作所发。所舍节，言所舍之节也。黄帝曰：善。夫风之与疟，相与同类，而风常在，而疟特以时休何也？岐伯曰：风气留其处，疟气随经络，沉以内搏，故卫气应乃作也。帝曰：善。本篇两搏字，前《疟论》俱作薄。愚按：《生气通天》等论曰：夏伤于暑，秋为痎疟。《疟论》曰：痎疟皆生于风。又曰：疟者，风寒之气不常也。又曰：汗出通风，及得之以浴，水气舍于皮肤之内也。此诸论者，皆以风寒暑湿为言，而病疟之因已尽于此。若于此而分其阴阳，则风与暑，阳邪也；寒与水，阴邪也。然风者，阳中之凉气也；暑者，热中之寒邪也。合是四者而言，无非皆属乎寒，故江南呼为脾寒病，谓寒邪客于肌肉之间而脾应肉也。及疟之将发，必先手足厥冷，以脾主四支也。然则脾寒之名，非无谓也。而张子和非之曰：《内经》既以夏伤于暑而为疟，何世医皆以脾寒治之？是在子和，亦认暑为热邪，故有此说。独不观之经曰：夏伤于大暑，其汗大出，腠理开发，因遇夏气凄沧之水寒，藏于腠理皮肤之中，秋伤于风，则病成矣。是可见其言暑者，言时气也；言寒者，言病气也。及邪气之变，自浅而深，郁寒成热，然终不免寒为本、热为标耳，安得谓之非寒邪？故其初感，则寒邪先伏于腠理，及遇秋清之令，而新凉束之，则表邪不能外越，于是乎阴欲入而阳拒之，阳欲出而阴遏之，阴阳相薄而病作矣。然其浅者，病在三阳，故随卫气以为出入，而一日一作；其深者，病在三阴，则邪气不能与卫气并出，故或间日，或三四日，而作愈迟者，其病愈甚也。是以疟之轻重，惟在阴阳浅深耳。故于本经则有寒疟、温疟、瘅疟及六经六藏疟证之分，义无出于此矣。乃后世自杨仁斋、朱丹溪而下，复分有痰疟、食疟及水饮败血为疟等证。若此之类，不过皆疟之兼证耳，岂果因此而成疟哉？此外复有谓瘴疟者，惟岭南风瘴之地有之，亦湿邪之外入也。有谓牝疟者，但寒无热，以阳气不足，亦阴邪之胜也。有谓劳疟者，因劳即发，以表里气虚而感邪之易也。有谓鬼疟者，本无疟鬼，神为邪所乱也。由此言之，则亦无非寒邪耳。凡邪自外入，当从汗解。故经曰：夏暑汗不出者，秋成风疟。又曰：暑当与汗皆出，勿止。又曰：体若燔炭，汗出而散。皆其义也。故治疟者，但当察其邪之浅深，证之阴阳，必令其自藏而府，自里而表，引而散之，升而举之，使邪气得出，自然和矣。治法云：有汗要无汗，以扶正为主而兼散；无汗要有汗，以散邪为主而兼补。斯言得之矣。惟是邪在阳者取汗易，邪在阴者取汗难，所以在春夏者为易，在秋冬者为难，在上体者为易，在下体者为难。必达其阴气，自然汗及下体。务令由阴而阳，由晏而蚤，方是佳兆，故又以汗之难易为微甚也。其有外受风寒，内伤生冷，表里俱病，则疟痢并作。疟感由经，痢感由藏，但兼表里而去其寒湿之本，必皆愈也。至于痰贪血气，内寒内热等证，不过随其甚者而兼调之，弗得以此为主，是治疟之大法也。然法虽如此，犹有其要，则在乎标本虚实四者而已。盖标以邪言,邪盛则实;本以正言,正夺则虚。如果有实证实脉之可据,则指其所在而直取之,拔去其邪,诸病自愈,此治标也。如无实脉实证而病不愈者,必其元气之虚,但当温补真元,培其根本,使中气渐实,则逼邪外出,病必自愈,此治本也。故有标则治标,无标则治本,是得其要矣。或其疟发既久,表邪已衰,而诸药不效者,但用人参生姜各一两,煎汤,于未发二时之前,或发日五鼓,连进二服,无不愈者。或因参贵难以疗贫,则白术、当归,亦可随宜择而代之。若阴虚水亏之人,则以熟地、生姜加倍用之,皆无不应手而效也。然必因脉以知其内,因证以知其外,但知标本之缓急,又何疟之足虑哉?余阅疟门方剂,多不分表里先后,俱用芩、连、知母及大黄、石膏之类。夫以表邪不解而得此寒凉,则寒邪愈陷。或任用常山、草果及劫截峻厉等剂。若正为邪伤而受此克伐,则元气愈虚,故多致绵延不已,轻者变重,重者至危,是皆不得其本耳。得则易如反掌,在察所由而已。

五十、诸经疟刺素问刺疟篇全

足太阳之疟,令人腰痛头重,寒从背起,先寒后热,熇熇暍暍然,热止汗出难已,刺郄中出血。此下言足六经之疟刺也。头背腰皆足太阳经之所行,故为是病。熇熇、暍暍,皆热甚貌。邪在三阳,盛于表也。汗不易收,故曰难已。刺郄中者,按王氏曰:太阳之郄,是谓金门。又曰:《黄帝中诰图经》云:委中主之。则古法以委中为郄中也。故当以委中为的,二穴皆系本经。熇,郝、嚣二音,又呼木切。暍音谒。郄,隙同。**足少阳之疟,令人身体解㑊,寒不甚,热不甚,恶见人,见人心惕惕然,热多汗出甚,刺足少阳。**解,懈也。㑊,迹也。身体解㑊,谓不耐烦劳,形迹困倦也。寒不甚、热不甚者,病在半表半里也。见人惕惕然者,邪在胆也。少阳为木火之经,故热多于寒而汗出甚也。当刺足少阳之经,王氏云侠溪主之。按:解㑊之义,王氏即以寒不甚热不甚为解。然细详之,若有不然。观其既云身体解㑊,复云寒热不甚,分明各有所谓,意本不同。观《刺要论》曰:髓伤则销铄胻酸,体解㑊然不去矣。是岂非举动解倦之谓乎? 及考㑊字,不收于韵,若音为亦,殊无意味,当从迹韵,庶乎为妥。**足阳明之疟,令人先寒,洒淅洒淅,寒甚,久乃热,热去汗出,喜见日月光火气乃快然,刺足阳明跗上。**阳明虽多血多气之经,而寒邪胜之,故先为寒,久乃热,热去则邪解,故汗出。《经脉篇》曰:阳明病至则恶人与火。今反喜见日月光及得火气乃快然者何也? 盖阳明受阳邪,胃之实也,故恶热;阳明受阴邪,胃之虚也,故喜煖耳。跗上,即本经之冲阳穴。淅音昔。**足太阴之疟,令人不乐,好太息,不嗜食,多寒热汗出,病至则善呕,呕已乃衰,即取之。**脾者心之子,脾病则心气不舒,故不乐。脾不化则上焦痞塞,故好太息而不嗜食。太阴主里,邪不易解,故多寒热汗出。脾脉络胃上鬲挟咽,故病至则善呕。然必待其呕已病衰,方可取之。王氏曰:取之井俞及公孙也。皆本经穴。**足少阴之疟,令人呕吐甚,多寒热,热多寒少,欲闭户牖而处,其病难已。**肾脉上贯肝鬲,入肺中,循喉咙,阴邪上冲,故为呕吐甚。肾病则阴虚,阴虚故热多寒少。病在阴者喜静,故欲闭户牖而处。肾为至阴之藏而邪居之,故病深难已。此不言刺者,必缺失也。王氏曰:太钟、太溪悉主之。皆本经穴。牖音有。**足厥阴之疟,令人腰痛,少腹满,小便不利如癃状,非癃也,数便,意恐惧,气不足,腹中悒悒,刺足厥阴。**肝脉过阴器,抵少腹,布胁肋,故为腰腹小便之病。凡小水不利为癃,今曰如癃状,非癃也。盖病不在水而在于肝邪之陷,故亦如小便不利而急数欲便也。意恐惧者,肝气不足也。腹中悒悒,不畅之貌。皆当刺足厥阴之经,王氏曰:太冲主之。即本经穴。癃,良中切。悒音邑。

肺疟者，令人心寒，寒甚热，热间善惊，如有所见者，刺手太阴、阳明。此下言五藏疟刺而并及于胃也。肺者心之盖也，以寒邪而乘所不胜，故肺疟者令人心寒。寒甚复热而心气受伤，故善惊如有所见。当刺其表里二经，以写阳明之实，补太阴之虚也。王氏云手太阴之络列缺，阳明之原合谷主之。**心疟者，令人烦心甚，欲得清水，反寒多，不甚热，刺手少阴。**疟邪在心，故烦心甚，欲得水以解也。心本阳藏，为邪所居，则阳虚阴盛，故反寒多而不甚热。王氏曰神门主之，即手少阴穴。**肝疟者，令人色苍苍然，太息，其状若死者，刺足厥阴见血。**肝属木，故色苍苍然。肝郁则气逆，故太息。木病则坚强，故其状若死。刺足厥阴见血者，王氏曰中封主之。按：上文已言足厥阴等疟，而此重言之。盖上文所言者，言经病也，故复明藏病之详如此，下文脾肾胃三藏义同。**脾疟者，令人寒，腹中痛，热则肠中鸣，鸣已汗出，刺足太阴。**脾以至阴之藏而疟邪居之，故令人寒。脾脉自股入腹，故为腹中痛。寒已而热则脾气行，故肠中鸣。鸣已则阳气外达，故汗出而解也。刺足太阴者，王氏曰商丘主之。**肾疟者，令人洒洒然，腰脊痛宛转，大便难，目眴眴然，手足寒，刺足太阳、少阴。**洒洒，寒栗貌。肾脉贯脊属肾，开窍于二阴，故腰脊之痛苦于宛转而大便难也。眴眴然，眩动貌。目视不明，水之亏也。手足寒，阴之厥也。刺足太阳、少阴之表里，取穴如前。眴音眩。**胃疟者，令人且病也，善饥而不能食，食而支满腹大，刺足阳明、太阴横脉出血。**府有六而此独言胃者，以胃为六府之长也。邪在阳明则胃病及脾，故善饥不能食而支满腹大也。当兼刺阳明之表里，王氏曰：厉兑、解溪、三里主之，足阳明者取此三穴，足太阴刺其横脉出血，谓足内踝前斜过大脉，则太阴之经，盖即商丘也。

　疟发身方热，刺跗上动脉，开其空，出其血，立寒。此下言诸疟之刺法也。身方热者，谓于未发之前，热将作也。疟之先热者，温疟也。跗上动脉，当是足阳明之冲阳穴。阳明为多气多血之经，热盛气壮，故出其血，可以退热邪也。**疟方欲寒，刺手阳明、太阴、足阳明、太阴。**疟方欲寒，寒之将发未发也。刺手足阳明，可以写热；刺手足太阴，可以补阴。王氏曰当随此四经之井俞而刺之。**疟脉满大急，刺背俞，用中针，傍五胠俞各一，适肥瘦出其血也。**满大急，阳邪之实也。背为诸阳所出，故当刺之，即五胠俞也。胠者，胁也，一曰旁开也。《水热穴论》曰：五藏俞傍五，以写五藏之热。即此谓也。盖此五者，乃五藏俞傍之穴，以其傍开近胁，故曰傍五胠俞，即魄户、神堂、魂门、意舍、志室也，皆足太阳经穴。适肥瘦出血者，谓瘦者浅之，少出血；肥者深之，多出血也。胠音区。**疟脉小实急，灸胫少阴，刺指井。**脉小实急，阴邪胜也。阴盛者生内寒，故当灸胫之少阴以散寒，刺指之井以补阳也。王氏曰灸胫少阴，是谓复溜；刺指井者，谓足太阳之至阴。**疟脉满大急，刺背俞，用五胠俞背俞各一，适行至于血也。**此节重复。**疟脉缓大虚，便宜用药，不宜用针。**针有写而无补，故脉虚者不宜用针。《脉度篇》曰：盛者写之，虚者饮药以补之。即此之谓。**凡治疟，先发如食顷，乃可以治，过之则失时也。**先时邪正未合，故可以治。既合而治，则邪正不分，反伤气矣。**诸疟而脉不见，刺十指间出血，血去必已，先视身之赤如小豆者尽取之。**脉不见者，邪盛气逆而脉伏也，故当刺十指之血以写其实。**十二疟者，其发各不同时，察其病形，以知其何脉之病也。**十二疟者，如前之六经六藏也。其发不同，故当因其形证而察属何经之病。**先其发时如食顷而刺之，一刺则衰，二刺则知，三刺则已；**一刺之病气虽衰，犹未觉也。故必再刺，始知其效，三刺而后病可已。**不已，刺舌下两脉出血；**如下文。**不已，刺郄中盛经出血；**即委中也。其穴在足太阳，故曰盛经。**又刺项已下侠脊者必已。**足太阳之大杼、风门也。**舌下两脉者，**廉泉也。任脉穴。**刺疟者，必先问其病之所先发者，先刺之。**

先伐其本也。如下文。**先头痛及重者,先刺头上及两额两眉间出血。**头上者,上星、百会也,督脉穴。两额者,悬颅也,足少阳穴。两眉间者,攒竹也,足太阳穴。**先项背痛者,先刺之。**在项者,风池、风府主之。在背者,大杼、神道主之。风府、神道俱督脉穴,风池足少阳穴,大杼足太阳穴。**先腰脊痛者,先刺郄中出血。**腰背皆属太阳,故当刺委中穴。**先手臂痛者,先刺手少阴、阳明十指间。**手少阴、阳明,皆以井穴为言。又刺十指间者,各随其所病之经也,亦取井穴。**先足胫痠痛者,先刺足阳明十指间出血。**十指间出血者,各因邪居之所写其井也。**风疟,疟发则汗出恶风,刺三阳经背俞之血者。**三阳经背俞之血,谓足太阳膀胱俞、足阳明胃俞、足少阳胆俞,皆足太阳经穴。**胻痠痛甚,按之不可,名曰胕髓病,以镵针针绝骨出血,立已。**胻,胫骨也。按之不可,痛益甚也。其邪深伏,故名曰胕髓病。镵针,第一针也。绝骨本名悬钟,足少阳经穴。胻,音杭,又下敬切。痠音酸。胕音附。镵音谗。**身体小痛,刺至阴。**足太阳经穴。**诸阴之井无出血,间日一刺。**此承上文而言,凡取诸阴之井,皆不可使之出血,但间日一刺之,则邪气自泄矣。然则可出血者,惟三阳之井,而真阴不可伤也。**疟不渴,间日而作,刺足太阳。**不渴者,内无邪,邪在表耳,故当刺足太阳。**渴而间日作,刺足少阳。**渴则邪在表里之间,故当刺足少阳。《杂病篇》曰:疟不渴,间日而作,取足阳明。渴而日作,取手阳明。与此不同,见《针刺类》五十三。**温疟汗不出,为五十九刺。**五十九刺法,详《针刺类》三十九、四十。

五十一、如疟证素问至真要大论

帝曰:火热复恶寒发热,如有疟状,或一日发,或间数日发,其故何也?凡病寒热,多由外感,然有不因风寒而火热内盛者,亦为恶寒发热,其作有期,状虽似疟而实非疟证,故特为问辨也。**岐伯曰:胜**

复之气,会遇之时,有多少也。阴气多而阳气少,则其发日远;阳气多而阴气少,则其发日近。此胜复相薄,盛衰之节,疟亦同法。夫寒热者,阴阳之气也。迟速者,阴阳之性也。人之阴阳则水火也,营卫也。有热而反寒者,火极似水也。寒而反热者,阴极似阳也。阴阳和则血气匀,表里治;阴阳不和,则胜复之气,会遇之时,各有多少矣。故阳入之阴,则阴不胜阳而为热;阴出之阳,则阳不胜阴而为寒。又若阴多阳少,则阴性缓而会遇迟,故其发日远;阳多阴少,则阳性速而会遇蚤,故其发日近。此胜复盛衰之节,虽非疟证,而多变似疟,法亦同然。所谓同者,皆阴阳出入之理也。然同中自有不同,则曰是疟,曰非疟。是疟非疟者,在有邪无邪之辨耳。真疟有邪,由卫气之会以为止作;似疟无邪,由水火争胜以为盛衰。此则一责在表,一责在里,一治在邪,一治在正,勿谓法同而治亦同也。同与不同之间,即杀人生人之岐也,学者于此,不可不察。

五十二、欬证素问欬论全 附:欬证治法

黄帝问曰:肺之令人欬何也?岐伯对曰:五藏六府皆令人欬,非独肺也。令,平声。欬,康盖切。**帝曰:愿闻其状。岐伯曰:皮毛者肺之合也,**皮毛先受邪气,邪气以从其合也。邪气,风寒也。皮毛先受之则入于肺,所以从其合也。**其寒饮食入胃,从肺脉上至于肺则肺寒,肺寒则外内合邪,因而客之,则为肺欬。**肺脉起于中焦,循胃口上鬲属肺,故胃中饮食之寒,从肺脉上于肺也。所谓形寒寒饮则伤肺,正此节之谓。**五藏各以其时受病,非其时各传以与之。**如肝当受病于春,以其时也。然有非木令之时而肝亦病者,正以肺先受邪,而能传以与之也。凡诸藏府之非时受邪者,其义皆然。所以五藏六府虽皆有欬,然无不由于肺者。**人与天地相参,故五藏各以治时感于寒则受病,微则为欬,甚者为泄为痛。**治时,治令之时也。上

文言外内合邪,此即其证。邪微者浅而在表,故为欬。甚者深而入里,故为泄为痛。**乘秋则肺先受邪,乘春则肝先受之,乘夏则心先受之,乘至阴则脾先受之,乘冬则肾先受之。**此即治时受病也。故当其时者,必先受之。

帝曰:何以异之?此下辨五藏之欬不同也。**岐伯曰:肺欬之状,欬而喘息有音,甚则唾血。**肺主气而司呼吸,故喘息有音。唾血者,随欬而出,其病在肺,与呕血者不同。**心欬之状,欬则心痛,喉中介介如梗状,甚则咽肿喉痹。**心脉起于心中,出属心系,上挟于咽,故病喉中梗介、咽肿喉痹也。介介如有所梗,妨碍之意。**肝欬之状,欬则两胁下痛,甚则不可以转,转则两胠下满。**肝脉布胁肋,故病如是。胠,腋下胁也。胠,区、去二音。**脾欬之状,欬则右胠下痛,阴阴引肩背,甚则不可以动,动则欬剧。**脾脉上膈挟咽,其支者复从胃别上膈,故为胠下痛而阴阴然痛引肩背。脾应土,其性静,故甚者不可以动,动则增剧也。按:脾欬则右胠下痛者,盖阴土之气应于坤,出西南也。观《平人气象论》曰:胃之大络,名曰虚里,贯膈络肺,出于左乳下。岂非阳土之气应于艮而出东北乎?人与天地相参,理有无往不合者。剧音极。**肾欬之状,欬则腰背相引而痛,甚则欬涎。**肾脉贯脊系于腰背,故相引而痛。其直者入肺中,循喉咙,故甚则欬涎。盖肾为水藏,主涎饮也。

帝曰:六府之欬奈何?安所受病?此下辨六府之欬不同也。**岐伯曰:五藏之久欬,乃移于六府。**五藏之久欬不已,则病及于府,皆各因其合而表里相移也。**脾欬不已,则胃受之。胃欬之状,欬而呕,呕甚则长虫出。**脾与胃合,故脾欬不已,胃必受之。胃不能容,则气逆为呕。长虫,蚘虫也,居肠胃之中,呕甚则随气而上出。蚘音回。**肝欬不已,则胆受之。胆欬之状,欬呕胆汁。**胆汁,苦汗。**肺欬不已,则大肠受之。大肠欬状,欬而遗失。**遗失,《甲乙经》作遗矢,大肠病也。矢，屎同。**心欬不已，则小肠受之。小肠欬状，欬而失气，气与欬俱失。** 小肠之下，则大肠也。大肠之气，由于小肠之化，故小肠受邪而欬，则下奔失气也。**肾欬不已，则膀胱受之。膀胱欬状，欬而遗溺。** 膀胱为津液之府，故邪气居之，则欬而遗溺。**久欬不已，则三焦受之。三焦欬状，欬而腹满，不欲食饮。** 久欬不已，则上中下三焦俱病，出纳升降皆失其和，故腹满不能食饮。**此皆聚于胃，关于肺，使人多涕唾而面浮肿气逆也。** 此下总结诸欬之证而并及其治也。诸欬皆聚于胃、关于肺者，以胃为五藏六府之本，肺为皮毛之合，如上文所云皮毛先受邪气及寒饮食入胃者，皆肺胃之候也。阳明之脉起于鼻，会于面，出于口，故使人多涕唾而面浮肿。肺为藏府之盖而主气，故令人欬而气逆。**帝曰：治之奈何？岐伯曰：治藏者治其俞，治府者治其合，浮肿者治其经。帝曰：善。** 脉之所注者为俞，所入者为合，所行者为经，诸藏府皆然也。详《经络类》十四、十六。愚按：欬证必由于肺，而本篇曰五藏六府皆令人欬，又曰五藏各以其时受病，非其时各传以与之，则不独在肺矣。盖欬有内伤外感之分，故自肺而传及五藏者有之，自五藏而传于肺者亦有之。如风寒暑湿伤于外，则必先中于皮毛，皮毛为肺之合而受邪不解，此则自肺而后传于诸藏也；劳欲情志伤于内，则藏气受伤，先由阴分而病及上焦，此则自诸藏而后传于肺也。但自表而入者，其病在阳，故必自表而出之，治法宜辛宜温，求其属而散去外邪，则肺气清而欬自愈矣；自内而生者，伤其阴也，阴虚于下则阳浮于上，水涸金枯则肺苦于燥，肺燥则痒，痒则欬不能已，治此者宜甘以养阴，润以养肺，使水壮气复而肺则宁也。大法治表邪者，药不宜静，静则留连不解，久必变生他病，故最忌寒凉收敛之剂，如《五藏生成篇》所谓肺欲辛者此也。治里证者，药不宜动，动则虚火不宁，真阴不复，燥痒愈增，病必日甚，故最忌辛香助阳等剂，如《宣明五气篇》所谓辛走气，气病无多食辛者此也。然治表者虽宜从散,若形气病气俱虚者,又当补其中气而佐以温解之药,若专于解散,恐肺气益弱,腠理益疏,外邪乘虚易入,而病益甚也。治里者虽宜静以养阴,若命门阳虚,不能纳气,则参姜桂附之类亦所必用,否则气不化水,终无济于阴也。至若因于火者宜清,因于湿者宜利,因痰者降其痰,因气者理其气。虽方书所载,条目极多,求其病本,则惟风寒劳损二者居其八九。风寒者责在阳实,劳损者责在阴虚。此欬证之纲领,其他治标之法,亦不过随其所见之证,而兼以调之则可,原非求本之法也。至于老人之久嗽者,元气既虚,本难全愈,多宜温养脾肺,或兼治标,但保其不致羸困则善矣;若求奇效而必欲攻之,则非计之得也。夫治病本难,而治嗽者为尤难,在不得其要耳。故余陈其大略如此,观者勿谓治法不详而忽之也。

五十三、动静勇怯,喘汗出于五藏素问经脉别论

黄帝问曰:人之居处动静勇怯,脉亦为之变乎?岐伯对曰:凡人之惊恐恚劳动静皆为变也。脉以经脉血气统言之也。恚,怒也。恚、慧、畏二音。**是以夜行则喘出于肾,淫气病肺。**此下四条言喘者,喘属气,病在阳也。肾者至阴也,阴受气于夜,夜行则劳骨伤阴,故喘出于肾。淫气者,阴伤则阳胜,气逆为患也。肺肾为母子之藏,而少阴之脉上入肺中,故喘出于肾则病苦于肺。**有所堕恐,喘出于肝,淫气害脾。**有所堕坠而恐者,伤筋损血,故喘出于肝。肝气淫则害于脾,木乘土也。**有所惊恐,喘出于肺,淫气伤心。**惊恐则神气散乱,肺藏气,故喘出于肺。心藏神,故淫气伤之。**度水跌仆,喘出于肾与骨。**水气通于肾,跌仆伤于骨,故喘出焉。仆音付。**当是之时,勇者气行则已,怯者则着而为病也。**此结上文而言有病有不病者,因气有强弱不同也。**故曰:诊病之道,观人勇怯,骨肉皮肤,能知其**

情，**以为诊法也。**勇可察其有余，怯可察其不足，骨可以察肾，肉可以察脾，皮肤可以察肺，望而知其情，即善诊者也。

　　故饮食饱甚，汗出于胃。此下五条言汗者，汗属精，病在阴也。饮食饱甚，则胃气满而液泄，故汗出于胃。**惊而夺精，汗出于心。**惊则神散，神散则夺其精气，故汗出于心。**持重远行，汗出于肾。**持重远行则伤骨，肾主骨，故汗出于肾。**疾走恐惧，汗出于肝。**肝主筋而藏魂，疾走则伤筋，恐惧则伤魂，故汗出于肝。**摇体劳苦，汗出于脾。**摇体劳苦，则肌肉四支皆动，脾所主也，故汗出于脾。《本病论》曰：醉饱行房，汗出于脾。**故春秋冬夏，四时阴阳，生病起于过用，此为常也。**五藏受气，强弱各有常度，若勉强过用，必损其真，则病之所由起也。

五十四、热食汗出灵枢营卫生会篇

　　黄帝曰：人有热饮食下胃，其气未定汗则出，或出于面，或出于背，或出于身半，其不循卫气之道而出何也？饮食入胃，其气各有所行，如《经脉别论》曰，散精于肝，淫气于筋，浊气归心，淫精于脉之类是也。卫气之道，昼行于阳，夜行于阴，有常度也。今有热饮食者，方入于胃，其气之留行未定而汗辄外泄，出无方所，是不循卫气之道也，故以为问。**岐伯曰：此外伤于风，内开腠理，毛蒸理泄，卫气走之，固不得循其道。**风为阳邪，有外热也。热食气悍，因内热也。热之所聚，则开发腠理，所以毛蒸理泄而卫气走之，故不循其常道也。**此气慓悍滑疾，见开而出，故不得从其道，故命曰漏泄。**此即热食之气也。出不由度，故曰漏泄。慓音飘，急也。

五十五、鼓胀素问腹中论

黄帝问曰:有病心腹满,旦食则不能暮食,此为何病? 岐伯对曰:名为鼓胀。 内伤脾肾,留滞于中,则心腹胀满,不能再食,其胀如鼓,故名鼓胀。**帝曰:治之奈何? 岐伯曰:治之以鸡矢醴,一剂知,二剂已。** 鸡矢之性,能消积下气,通利大小二便,盖攻伐实邪之剂也。一剂可知其效,二剂可已其病。凡鼓胀由于停积及湿热有余者,皆宜用之。若脾肾虚寒发胀及气虚中满等证,最所忌也,误服则死。按《普济方》云:治脾虚不能制水,水反胜土,水谷不运,气不宣流,故令中满者,宜鸡矢醴主之。此说不明虚实,殊失经意,不可不察。鸡矢醴法,按正传云:用羯鸡矢一升,研细,炒焦色,地上出火毒,以百沸汤淋汁,每服一大盏,调木香、槟榔末各一钱,日三服,空腹服,以平为度。又按:《医鉴》等书云:用干羯鸡矢八合,炒微焦,入无灰好酒三碗,其煎干至一半许,用布滤取汁,五更热饮,则腹鸣,辰巳时行二三次,皆黑水也。次日觉足面渐有皱纹,又饮一次,则渐皱至膝上而病愈矣。此二法,似用后者为便。**帝曰:其时有复发者何也?** 胀病多反复也。**岐伯曰:此饮食不节,故时有病也。** 鼓胀之病,本因留滞,故不可复纵饮食也。**虽然其病且已时,故当病气聚于腹也。** 病虽将愈而复伤其脾,所以气复聚也。

五十六、藏府诸胀灵枢胀论全 附:肿胀治法

黄帝曰:脉之应于寸口,如何而胀? 岐伯曰:其脉大坚以涩者胀也。 脉大者,邪之盛也。脉坚者,邪之实也。涩因气血之虚而不能流利也。大都洪大之脉,阴气必衰,坚强之脉,胃气必损,故大坚以涩,则病当为胀。**黄帝曰:何以知藏府之胀也? 岐伯曰:阴为藏,阳为府。** 涩而坚者为阴,其胀在藏。大而坚者为阳,其胀在府。一曰

脉病在阴则胀在藏,脉病在阳则胀在府,亦通。**黄帝曰:夫气之令人胀也,在于血脉之中耶? 藏府之内乎? 岐伯曰:三者皆存焉,然非胀之舍也。**舍,言留止之处也。**黄帝曰:愿闻胀之舍。岐伯曰:夫胀者,皆在于藏府之外,排藏府而郭胸胁,胀皮肤,故命曰胀。**排挤于藏府之外,以胸胁为郭,而居于皮肤之中,是即胀之所舍。**黄帝曰:藏府之在胸胁腹里之内也,若匣匮之藏禁器也,各有次舍,异名而同处,一域之中,其气各异,愿闻其故。**此下仍当有岐伯答辞一节,必阙失也。**黄帝曰:未解其意,再问。岐伯曰:夫胸腹,藏府之郭也。**胸腹者,所以保障五内,故为藏府之郭。**膻中者,心主之宫城也。**膻中,胸中也。肺覆于上,膈膜障于下,为清虚周密之官,心主之所居也,故曰宫城。膻,唐坦切。**胃者,太仓也。**胃为水谷之海,故曰太仓。**咽喉小肠者,传送也。**咽喉传送者,谷气自上而入。小肠传送者,清浊自下而出。**胃之五窍者,闾里门户也。**闾,巷门也。里,邻里也。《周礼》:五家为比,五比为闾。盖二十五家为闾也。《风俗通》曰:五家为轨,十轨为里。盖五十家为里也。胃之五窍为闾里门户者,非言胃在五窍,正以上自胃脘,下至小肠大肠,皆属于胃,故曰闾里门户。如咽门、贲门、幽门、阑门、魄门,皆胃气之所行也,故总属胃之五窍。轨音癸。**廉泉、玉英者,津液之道也。**二穴俱属任脉。玉英即玉堂。**故五藏六府者,各有畔界,其病各有形状。**畔界各有所属,故病之形见可按也。畔音叛。**营气循脉,卫气逆为脉胀。**清者为营,营在脉中,其气精专,未即致胀。浊者为卫,卫行脉外,其气慓疾滑利而行于分肉之间,故必由卫气之逆,而后病及于营,则为脉胀。是以凡病胀者,皆发于卫气也。**卫气并脉循分为肤胀。**卫气逆而并于脉,复循分肉之间,故为肤胀。**三里而写,近者一下,远者三下,无问虚实,工在疾写。**三里,足阳明经穴。阳明为五藏六府之海而主肌肉,故胀在肌肤者当以针写之。一下三下,谓一次再次三次也。盖邪有远近,故写有难易耳。

黄帝曰:愿闻胀形。此下辨胀病之形证也。岐伯曰:夫心胀者,烦心短气,卧不安。肺胀者,虚满而喘欬。肝胀者,胁下满而痛引小腹。脾胀者,善哕,四肢烦悗,体重不能胜衣,卧不安。肾胀者,腹满引背央央然,腰髀痛。此五藏之胀也。悗,闷乱也。央央然,困苦貌。悗,美本切。六府胀:胃胀者,腹满,胃脘痛,鼻闻焦臭,妨于食,大便难。大肠胀者,肠鸣而痛濯濯,冬日重感于寒,则飧泄不化。小肠胀者,少腹䐜胀,引腰而痛。膀胱胀者,少腹满而气癃。三焦胀者,气满于皮肤中,轻轻然而不坚。胆胀者,胁下痛胀,口中苦,善太息。此六府之胀也。濯濯,肠鸣水声也。飧泄不化,完谷而泄也。气癃,膀胱气闭,小水不通也。飧音孙。䐜,音嗔。癃,良中切。

凡此诸胀者,其道在一。明知逆顺,针数不失。写虚补实,神去其室,致邪失正,真不可定,粗之所败,谓之夭命。补虚写实,神归其室,久塞其空,谓之良工。此下言治胀之得失也。胀有虚实,而当补当写,其道惟一,无二歧也。能察者谓之良工,彼粗者误用,则伤人之命矣。黄帝曰:胀者焉生?何因而有?岐伯曰:卫气之在身也,常然并脉循分肉,行有逆顺,阴阳相随,乃得天和,五藏更始,四时循序,五谷乃化。此卫气之常度也。然后厥气在下,营卫留止,寒气逆上,真邪相攻,两气相搏,乃合为胀也。上节言卫气之顺,此节明卫气之逆也。厥逆之气,自下而上,营卫失常,故真邪相攻而合为胀也。黄帝曰:善。何以解惑?岐伯曰:合之于真,三合而得。帝曰:善。不得其真,所以生惑。胀虽由于卫气,然有合于血脉之中者,在经络也。有合于藏者,在阴分也。有合于府者,在阳分也。三合既明,得其真矣。

黄帝问于岐伯曰:胀论言无问虚实,工在疾写,近者一下,远者

三下,今有其三而不下者,其过焉在? 不下者,言胀不退也。**岐伯对**
曰:此言陷于肉肓而中气穴者也。上文云一下三下者,言针当必陷
于肉肓,亦必中于气穴,然后可以取效也。肓义见本类后六十七。
不中气穴则气内闭,针不陷肓则气不行,上越中肉则卫气相乱,阴阳
相逐。不中穴,不陷肓,则妄中于分肉间矣。故卫气相乱,而阴阳之
邪,反相逐以乘之也。**其于胀也,当写不写,气故不下。**不得其气穴
肉肓也。**三而不下,必更其道,气下乃止,不下复始,可以万全,乌有**
殆者乎? 三而不下,必未得其所也,故当更穴再刺之。**其于胀也,必**
审其脉,当写则写,当补则补,如鼓应桴,恶有不下者乎? 胻疡曰胗,
盖胀之微甚,必见于胻,故当审之于此,以察其虚实。然胗字未妥,必
脉字之误也。胗,疹同。桴音孚。愚按:肿胀一证,观本篇之义,则五
藏六府无不有之。再考诸篇,如《脉要精微论》曰:胃脉实,气有余则
胀。《邪气藏府病形篇》曰:胃病者,腹膜胀,胃脘当心而痛。《本神
篇》曰:脾气实则腹胀,泾溲不利。《阴阳应象大论》曰:浊气在上,则
生䐜胀。此皆实胀也。《太阴阳明论》曰:饮食起居失节,入五藏则
䐜满闭塞。《经脉篇》曰:足太阴之别公孙,虚则鼓胀。此皆虚胀也。
《师传篇》曰:胃中寒则腹胀。《异法方宜论》曰:藏寒生满病。《风
论》曰:胃风膈塞不通,腹善满,失衣则䐜胀。此皆寒胀也。《阴阳别
论》曰:二阴一阳发病,善胀心满。《诊要经终论》曰:手少阴终者,腹
胀闭。足太阴终者,腹胀闭。此心脾受伤之胀也。此外如《六元正
纪》《至真要》等论,有云太阴所至为重胕肿,及土郁之发,太阴之初
气,太阴之胜复,皆湿胜之肿胀也。有曰水运之太过,有曰寒胜则
浮,有曰太阳之司天,太阳之胜复,皆寒胜之肿胀也。有曰少阴之司
天,少阴之胜复,少阳之司天,少阳之胜复,有曰热胜则肿,皆火胜之
肿胀也。有曰厥阴之司天在泉,厥阴之复,有曰阳明之复,是皆木邪
侮土及金气反胜之肿胀也。观此,则不惟五藏六府,即五运六气,亦

无不皆有是病。然《至真要大论》曰：诸湿肿满，皆属于脾。《水热穴论》曰：其本在肾，其末在肺，皆聚水也。又曰：肾者胃之关也，关门不利，故聚水而从其类也。由此言之，则诸经虽皆有胀，然无不干于脾肺肾三藏。盖脾属土，其主运化；肺属金，其主气；肾属水，其主五液。凡五气所化之液，悉属于肾；五液所行之气，悉属于肺；转输于二藏之中，以制水生金者，悉属于脾。所以肿胀之生，无不由此三者。但证有阴阳虚实，如诸论之所云者，不可不辨。大都阳证多热，热者多实；阴证多寒，寒者多虚。先胀于内而后及于外者多实，先肿于表而后甚于里者多虚。小便黄赤，大便秘结者多实；小水清白，大便稀溏者多虚。脉滑数有力者多实，弦浮微细者多虚。形色红黄，气息粗长者多实；容颜憔悴，音声短促者多虚。凡是实症，必以六淫有余伤其外，或饮食怒气伤其内，故致气道不行，三焦壅闭，此则多在气分，无处不到，故不分部位而多通身浮肿。又或气实于中，则为单腹胀急。然阳邪急速，其至必暴，每成于旬日数日之间，此惟少壮者多有之，但破其结气，利其壅滞，则病无不愈，此治实之道也。若是虚证，必以五志积劳，或酒色过度，伤其脾肾，日积月累，其来有渐，此等病候，多染于中年之外，其形证脉气，必有虚寒之候，显然可察，非若实证之暴至，而邪热壅结，肝气悍逆之有因也。治实者本无所难，最难者在治虚耳。然虚有在气者，有在水者。在气者，以脾气虚寒，不能运化，所谓气虚中满者是也。在水者，以脾虚不能制水，则寒水反侮脾土，泛滥为邪，其始也必从阴分，渐次而升，按肉如泥，肿有分界，所谓水臌水胀者是也。然水虽制于脾，而实主于肾，盖肾本水藏，而元阳生气所由出。若肾中阳虚，则命门火衰，既不能自制阴寒，又不能温养脾土，阴阳不得其正，则化而为邪。夫气即火也，精即水也，气之与水，本为同类，但在于化与不化耳。故阳王则化，而精能为气；阳衰则不化，而水即为邪。凡火盛水亏则病燥，水盛火亏则病湿。故火不能化，则阴不从阳，而精气皆化为水，所以水肿之证多属阳虚，故曰寒胀多，热胀少也。然观丹溪之治肿胀，云清浊相混，坠道壅塞而为热，热留为湿，湿热相生，遂成胀满，治宜补其脾，又须养肺金以制木，使脾无贼邪之患，滋肾水以制火，使肺得清化之令。其说重在湿热，而犹以制火为言。夫制火固可保金，独不虑其不生土乎？若以此法施于阳实而热者则可，若以治阳虚而气不化者，岂不反助阴邪而益其病哉？故予之治此，必察其果系实邪，则直清阳明，除之极易，凡属虚劳内损者，多从温补脾肾而愈，俱得复元。或临证之际，有虚实未明，疑似难决者，则宁先以治不足之法，探治有余，若果未投而病反加甚，是不宜补也，不妨易辙，自无大害。倘药未及病，而病自甚者，其轻重真假，仍宜详察。若误以治有余之法治不足，而曾经峻攻者真气复伤，虽神丹不能疗矣。或从清利，暂见平复，使不大补脾肾以培根本，虽愈目前，未有不危亡踵至者，此治虚之道也。夫肿胀之病，多有标实本虚，最为危候，若辨之不明，则祸人非浅。

五十七、水胀肤胀鼓胀，肠覃石瘕石水灵枢水胀篇全

黄帝问于岐伯曰：水与肤胀、鼓胀、肠覃、石瘕、石水，何以别之？此六证者，病异而形相似，故宜有以别之。覃音潭。瘕加、驾二音。**岐伯答曰：水始起也，目窠上微肿，如新卧起之状，**目之下为目窠。微肿如新卧起之状者，形如卧蚕也。窠音科。**其颈脉动，时欬，**颈脉，足阳明人迎也。阳明之脉，自人迎下循腹里，而水邪乘之，故为颈脉动。水之标在肺，故为时欬。**阴股间寒，足胫瘇，腹乃大，其水已成矣。**阴邪始于阴分也。瘇，肿同。**以手按其腹，随手而起，如裹水之状，此其候也。**凡按水囊者必随手而起，故病水者亦若是。以上皆水肿之候。

黄帝曰：肤胀何以候之？岐伯曰：肤胀者，寒气客于皮肤之间，**鼕鼕然不坚，腹大，身尽肿，皮厚**，鼕鼕，鼓声也。寒气客于皮肤之间者，阳气不行，病在气分，故有声若鼓。气本无形，故不坚。气无所不至，故腹大身尽肿。若因于水，则有水处肿，无水处不肿，此为可辨。然有水则皮泽而薄，无水则皮厚。鼕音空。**按其腹窅而不起，腹色不变，此其候也。**寒气在肤腠之间，按散之则不能猝聚，故窅而不起。腹色不变，即皮厚故也。愚按：此上两条云以手按其腹，随手而起者属水，窅而不起者属气，此固然也。然按气囊者，亦随手而起，又水在肌肉之中，按而散之，猝不能聚，如按糟囊者，亦窅而不起，故未可以起与不起为水气之的辨。但当察其皮厚色苍，或一身尽肿，或自上而下者，多属气；若皮薄色泽，或肿有分界，或自下而上者，多属水也。又风水肤胀义，详《脉色类》十八。窅音夭，深也。

鼓胀何如？岐伯曰：**腹胀身皆大，大与肤胀等也，色苍黄，腹筋起，此其候也。**腹胀身皆大，与上文肤胀者证同。色苍黄者，亦皮厚腹色不变之义，但腹有筋起为稍异耳。盖此亦病在气分，故名鼓胀也。又鼓胀义见前五十五。

肠覃何如？岐伯曰：**寒气客于肠外，与卫气相搏，气不得荣，因有所系，癖而内著，恶气乃起，瘜肉乃生。**覃，延布而深也。寒气与卫气相搏，则搐积不行，留于肠外，有所系著，故癖积起，瘜肉生，病日以成矣。瘜肉，恶肉也。卫气留于腹中，义出《卫气失常篇》，详《针刺类》二十六。癖音僻。瘜音息。**其始生也，大如鸡卵，稍以益大，至其成，如怀子之状，久者离岁，按之则坚，推之则移，月事以时下，此其候也。**离岁，越岁也。寒邪客于肠外，不在胞中，故无妨于月事，其非血病可知。盖由汁沫所聚而生，此肠覃之候也。

石瘕何如？岐伯曰：**石瘕生于胞中，寒气客于子门，**胞，即子宫也,男女皆有之,在男谓之精室,在女谓之血海。子门,即子宫之门也。义详三焦包络命门辨中,见《附翼》三卷。**子门闭塞,气不得通,恶血当写不写,衃以留止,日以益大,状如怀子,月事不以时下,皆生于女子,可导而下。**衃凝败之血也。子门闭塞,则衃血留止,其坚如石,故曰石瘕。月事不以时下,惟女子有之也,故可以导血之剂下之。按:篇首帝有石水之问,而此下无答,必阙失也。考之《阴阳别论》曰:阴阳结邪,多阴少阳曰石水,少腹肿。其义即此,详见本类前六。衃,铺杯切。

黄帝曰:肤胀鼓胀可刺邪?岐伯曰:先写其胀之血络,后调其经,刺去其血络也。先写其胀之血络,谓无论虚实,凡有血络之外见者,必先写之,而后因虚实以调其经也。刺去其血络,即重明先写之义。按:本篇自水而下,所言者凡六证,而此独以二证之刺为问者,盖水俞五十七穴,已详于《水热穴论》,故不必再问。此云肤胀鼓胀者,盖兼五证而统言之,辞虽简而意则在也。

五十八、五癃津液别 灵枢五癃津液别篇全

黄帝问于岐伯曰:水谷入于口,输于肠胃,其液别为五。天寒衣薄则为溺与气,天热衣厚则为汗,悲哀气并则为泣,中热胃缓则为唾。邪气内逆,则气为之闭塞而不行,不行则为水胀,余知其然也,不知其何由生?愿闻其道。五液者,阴精之总称也。本篇以溺、汗、泣、唾、水,故名为五。《宣明五气篇》曰:五藏化液:心为汗,肺为涕,肝为泪,脾为涎,肾为唾,是为五液。《决气篇》曰精、气、津、液、血、脉,其辨有六。又道家曰涕、唾、精、津、汗、血、液,其名则七。皆无非五液之属耳。**岐伯曰:水谷皆入于口,其味有五,各注其海,津液各走其道。**水谷入口,五液之所由生也。五味之入,各有所归,辛先入肺,苦先入心,甘先入脾,酸先入肝,咸先入肾也。各注其海者,人

身有四海,脑为髓海,冲脉为血海,膻中为气海,胃为水谷之海也。五藏四海,各因经以受水谷之气味,故津液随化而各走其道。**故三焦出气,以温肌肉,充皮肤,为其津;其流而不行者,为液**。此津液之有辨也。宗气积于上焦,营气出于中焦,卫气出于下焦。达于表者,阳之气也,故三焦出气以温肌肉,充皮肤,而为其津,津属阳也。营于里者,阴之气也,故周流于血脉之间,而不散行于外,注于藏府,益于精髓,而为之液,液属阴也。又津液义,详《藏象类》二十五。**天暑衣厚则腠理开,故汗出;寒留于分肉之间,聚沫则为痛**。此津液之为汗也。热蒸于表则津泄,故腠理开而汗出。或为寒邪所感则液凝,留于肌肉之间,故汁沫聚而为痛。**天寒则腠理闭,气湿不行,水下留于膀胱,则为溺与气**。此津液之为溺气。腠理闭密则气不外泄,故气化为水。水必就下,故留于膀胱。然水即气也,水聚则气生,气化则水注,故为溺与气。**五藏六府,心为之主,耳为之听,目为之候,肺为之相,肝为之将,脾为之卫,肾为之主外**。此二节言津液之为涕泣也。心总五藏六府,为精神之主,故耳目肺肝脾肾,皆听命于心。是以耳之听,目之视,无不由乎心也。肺朝百脉而主治节,故为心之相。肝主谋虑决断,故为心之将。脾主肌肉而护养藏府,故为心之卫。肾主骨而成立其形体,故为心之主外也。**故五藏六府之津液,尽上渗于目,心悲气并则心系急,心系急则肺举,肺举则液上溢。夫心系与肺不能常举,乍上乍下,故欬而泣出矣**。心为藏府之主,故五藏之系皆入于心,心之总系复上贯于肺,通于喉,而息由以出。故心悲则系急而肺叶举,液即随之而上溢。然心系与肺本不常举,故有乍上乍下。当其气举而上,则为欬为泣也。凡人之泣甚而继以嗽者,正以气并于上而奔迫于肺耳。按:《口问篇》曰:心者,五藏六府之主也;目者,宗不脉之所聚也,上液之道也;口鼻者,气之门户也。故悲哀愁忧则心动,心动则五藏六府皆摇,摇则宗脉感,液道通,故涕泣出焉。**中热则胃中消谷,消谷则虫上下作,肠胃充郭故胃缓,胃缓则气逆,故唾出**。此津液之为唾也。虫为湿热所化,常居肠中,胃热则消谷中空,虫行求食,故或上或下,动作于肠胃之间。充郭者,纵满之谓。肠郭则胃缓,胃缓则气逆上行,涎随而溢,故多唾也。按:《宣明五气篇》曰肾为唾,而此曰胃为唾,是胃之与肾皆主为唾,盖土郁之唾在胃,水泛之唾在肾也。郭,廓同。**五谷之精液和合而为膏者,内渗入于骨空,补益脑髓,而下流于阴股**。此津液之为精髓也。膏,脂膏也。精液和合为膏,以填补于骨空之中,则为脑为髓,为精为血,故上至巅顶,得以充实,下流阴股,得以交通也。**阴阳不和,则使液溢而下流于阴,髓液皆减而下,下过度则虚,虚故腰背痛而胫酸**。阴阳不和则精气俱病,气病则不摄,精病则不守,精气不相统摄,故液溢于下而流泄于阴窍。精髓皆减,输泄过度,则真阴日虚,故为腰痛胫酸等病,此劳瘵之所由作也。胫,形景、形敬二切。酸音酸。**阴阳气道不通,四海闭塞,三焦不写,津液不化,水谷并于肠胃之中,别于回肠,留于下焦,不得渗膀胱则下焦胀,水溢则为水胀**。此津液之为水胀也。三焦为决渎之官,膀胱为津液之府,气不化则水不行,所以三焦不能写,膀胱不能渗,而肿胀之病所由作,故治此者,当以气化为主。试观水潦为灾,使非太阳照临,则阴凝终不能散,泥泞终不能干,能知此义,则知阴阳气化之道矣。**此津液五别之逆顺也**。阴阳和,则五液皆精而充实于内,阴阳不和,则五精皆液而流溢于外,此其所谓逆顺也。

五十九、风水黄疸之辨素问平人气象论

颈脉动,喘,疾欬,曰水。颈脉,谓结喉旁动脉,足阳明之人迎也。水气上逆,反侵阳明,则颈脉动。水溢于肺,则喘急而疾欬。**目裹微肿,如卧蚕起之状,曰水**。目裹者,目之下胞也,胃脉之所至,脾

气之所主,若见微肿如卧蚕起之状,是水气淫及脾胃也。《评热病论》曰:水者阴也,目下亦阴也,腹者至阴之所居,故水在腹中者,必使目下肿也。**溺黄赤,安卧者,黄疸**。疸,黄病也。《论疾诊尺篇》曰:身痛而色微黄,齿垢黄,爪甲上黄,黄疸也。安卧,小便黄赤,脉小而涩者,不嗜食。《正理论》谓之劳疸,以女劳得之也。疸音旦。**已食如饥者,胃疸**。已食如饥者,是胃热也。善消谷食,故曰胃疸。又《论疾诊尺篇》曰:脉小而涩者,不嗜食。言中寒也。所以治疸者,当知阴阳之辨。**面肿曰风**。风为阳邪,故面肿者曰风,阳受风气也。**足胫肿曰水**。水为阴邪,故足胫肿者曰水,阴受湿气也。**目黄者曰黄疸**。目者宗脉之所聚也,诸经有热则上熏于目,故黄疸者其目必黄。

六十、消瘅热中附:消瘅治法

帝曰:消瘅虚实何如?《素问·通评虚实论》。消瘅者,三消之总称,谓内热消中而肌肤消瘦也。瘅音丹,又上、去二声。《广韵》曰火瘅,一曰黄病。**岐伯曰:脉实大,病久可治;脉悬小坚,病久不可治**。邪热在内,脉当实大者为顺,故病虽久犹可治;若脉悬小,则阳实阴虚,脉证之逆也,故不可治。《五变篇》曰:五藏皆柔弱者,善病消瘅。又曰:热则消肌肤,故为消瘅。详本类后七十六。

帝曰:夫子数言热中消中,不可服高梁芳草石药,石药发瘨,芳草发狂。素问腹中论。王氏曰:多饮数溲,谓之热中。多食数溲,谓之消中。多喜曰瘨。多怒曰狂。瘨,癫同。**夫热中消中者,皆富贵人也。今禁高梁是不合其心,禁芳草石药是病不愈,愿闻其说**。高梁,厚味也。芳草,辛香之品也。石药,煅炼金石之类也。三者皆能助热,亦能销阴,凡病热者所当禁用。热中消中者,即内热病也,惟富贵之人多有之。《通评虚实论》曰:凡治消瘅,肥贵人则高梁之疾也。盖富贵者以肥甘为事,肥者令人内热,甘者令人中满,气积成热,则转为消中消渴之病,故于高粱芳草之类,皆不得不禁也。**岐伯曰:夫芳草之气美,石药之气悍,二者其气急疾坚劲,故非缓心和人不可以服此二者。**芳美者,气热而散,悍急者,性刚而烈也。**帝曰:不可以服此二者何以然?岐伯曰:夫热气慓悍,药气亦然,二者相遇,恐内伤脾。**脾者阴中之至阴也。阳胜则伤阴,故二热合气,必致伤脾。慓音飘。**脾者土也,而恶木,服此药者,至甲乙日更论。**脾伤者畏木,故至甲乙日更论,盖谓其必甚也。愚按:消瘅消中者,即后世所谓三消证也。凡多饮而渴不止者为上消,消谷善饥者为中消,溲便频而膏浊不禁者为下消。如《气厥论》之云肺消鬲消,《奇病论》之云消渴,即上消也。《脉要精微论》云瘅成为消中,《师传篇》云胃中热则消谷令人善饥,即中消也。《邪气藏府病形篇》云肾脉肝脉微小皆为消瘅,肝肾在下,即下消也。观刘河间三消论曰:五藏六府四肢皆禀气于脾胃,行其津液,以濡润养之。然消渴之病,本湿寒之阴气极衰,燥热之阳气太盛故也。治当补肾水阴寒之虚,泻心火阳热之实,除肠胃燥热之甚,济身中津液之衰,使道路散而不结,津液生而不枯,气血和而不溢,则病自已。若饮水多而小便多,名曰消渴;若饮食多,不甚渴,小便数而消瘦者,名曰消中;若渴而饮水不绝,腿消瘦而小便有脂液者,名曰肾消。一皆以燥热太甚,三焦肠胃之腠理脉络怫郁壅滞,虽多饮于中,终不能浸润于外,荣养百骸,故渴不止而小便多出或数溲也。又张戴人云:三消之说,当从火断。火之为用,燔木则消而为炭,炼金则消而为汁,煅石则消而为灰,煎海则消而为盐,干汞则消而为粉,熬锡则消而为丹。故泽中之潦,消于炎辉;鼎中之水,干于壮火。盖五藏心为君火正化,肾为君火对化,三焦为相火正化,胆为相火对化,得其平则烹炼饮食,糟粕去焉;不得其平,则燔灼藏府,津液竭焉。夫一身之心火,甚于上为膈膜之消,甚于中为肠胃之消,甚于下为膏液之消,甚于外为肌肉之消。上甚不已则消及于肺,中甚不已则消及于脾,下甚不已则消及于肝肾,外甚不已则消及于筋骨,四藏皆消尽则心始自焚而死矣。故《素问》有消瘅、消中、消渴、风消、膈消、肺消之说,消之证不同,归之火则一也。此三消从火之说,二公言之详矣。又按《袖珍方》云:人身之有肾,犹木之有根。故肾藏受病,必先形容憔悴,虽加以滋养,不能润泽,故患消渴者,皆是肾经为病。由壮盛之时,不自保养,快情恣欲,饮酒无度,食脯炙丹石等药,遂使肾水枯竭,心火燔盛,三焦猛烈,五藏渴燥,由是渴利生焉。此又言三消皆本于肾也。又何栢斋曰:造化之机,水火而已,宜平不宜偏,宜交不宜分。水为湿为寒,火为热为燥,火性炎上,水性润下,故火宜在下,水宜在上,则易交也。交则为既济,不交则为未济,不交之极,则分离而死矣。消渴证,不交而火偏盛也;水气证,不交而水偏盛也。制其偏而使之交,则治之法也。观此诸论,则凡治消者,在清火壮水,二者之间,但察三焦虚实,或滋或泻,随所宜而用之,若乎尽矣。然以予之见,犹有说焉。如《阴阳别论》曰:二阳之病发心脾,其传为风消。此以阳明为十二经之海,土衰而木气乘之,故为肌肉风消也。《气厥论》曰:心移寒于肺为肺消,饮一溲二死不治。此言元阳之衰而金寒水冷,则为肺肾之消也。《邪气藏府病形篇》曰五藏之脉微小者,皆为消瘅。此言寸口之弱见于外,以血气之衰而消于内也。又如《气交变大论》曰:岁水太过,上临太阳,民病渴而妄冒。《五常政大论》曰:太阳司天,寒气下临,心火上从,民病嗌干善渴。《至真要大论》曰:太阳司天,寒淫所胜,民病嗌干,渴而欲饮。是皆以阴抑阳,以水制火,必以温剂散去寒邪,其疾自愈。诸如此者,总皆消渴之类也。夫消者消耗之谓,阳胜固能消阴,阴胜独不能消阳乎?故凡于精神血气肌肉筋骨之消,无非消也。予尝治一荐绅,年愈四旬,因案牍积劳,致成大病,神困食减,时多恐惧,上焦无渴,不嗜汤水,或有少饮,则沃而不行,然每夜必去溺二三升,莫知其所从来,且半皆浊液。最后延余诊视,因相告曰:自病以来,通宵不寐者已半年有余,即间有蒙胧似睡之意,必梦见亡人凶丧等事,鬼魅相亲,其不免矣。余曰:不然。此以思虑积劳,损伤心肾,元阳既亏,则阴邪胜之,故多阴梦。阳衰则气虚,阳不帅阴,则水不化气,故饮水少而溺浊多也。阳气渐回,则阴邪自退,此正《内经》所谓心移寒于肺,饮一溲二之证耳。病本非轻,所幸者,脉犹带缓,肉犹未脱,胃气尚存,可无虑也。乃以归脾之属去白术木香,八味之属去丹皮泽泻,一以养阳,一以养阴,出入间用,至三百余剂,计人参二十余斤而后全愈。此非神消于上,精消于下之证乎?可见消有阴阳,不得尽称为火证,姑纪此一按,以为治消者之鉴。

六十一、脾瘅胆瘅素问奇病篇

帝曰:有病口甘者,病名为何? 何以得之? 岐伯曰:此五气之溢也,名曰脾瘅。瘅,热病也。五气,五味之所化也。夫五味入口,藏于胃,脾为之行其精气,津液在脾,故令人口甘也。脾主为胃行其津液者也,故五味入胃,则津液在脾。脾属土,其味甘,脾气通于口,故令人口甘也。此肥美之所发也。肥甘太过,故发为病。此人必数食甘美而多肥也。肥者令人内热,甘者令人中满,故其气上溢,转为消渴。肥者,味厚助阳,故能生热。甘者,性缓不散,故能留中。热留不去,久必伤阴,其气上溢,故转变为消渴之病。治之以兰,除陈气也。兰草性味甘寒,能利水道,辟不祥,除胸中痰癖,其气清香,能生津止渴,润肌肉,故可除陈积畜热之气。

帝曰:有病口苦,取阳陵泉,口苦者病名为何? 何以得之? 岐伯曰:病名曰胆瘅。阳陵泉,足少阳胆经穴。口苦者病在胆,故病名胆瘅。**夫肝者，中之将也，取决于胆，咽为之使。**肝者将军之官，谋虑出焉。胆者中正之官，决断出焉。夫谋虑在肝，无胆不断，故肝为中之将而取决于胆也。又足少阳之脉上挟咽，足厥阴之脉循喉咙之后上入颃颡，是肝胆之脉皆会于咽，故咽为之使。使，上声。**此人者，数谋虑不决，故胆虚气上溢而口为之苦，治之以胆募俞，**数谋虑不决则肝胆俱劳，劳则必虚，虚则气不固，故胆气上溢而口为之苦。胆募在肋，本经之日月也，胆俞在背，足太阳之穴也，并前阳陵泉者共六穴，皆可以治之。**治在阴阳十二官相使中。**治当作论，即《灵兰秘典论》也。详《藏象类》一。